세브란스와 한국의료의 여명

박형우(朴瀅雨)

2006. 5.

Severance and
Dawning of the Korean Medicine

Hyoung Woo Park, M. D., Ph. D.

Published by

이 저서는 2000년도 연세대학교 학술연구비(과제명: 한국사회의 발전과
연세의학교육, SAP 과제번호 2000-1-0194)에 의하여 연구된 것임.

머리말

올해는 연세대학교, 특히 연세대학교 의과대학이 창립 120주년을 맞은 뜻 깊은 해이며, 이를 기념하여 우리나라 최첨단의 세브란스 새병원이 개원하였다.

저자는 2002년 5월 『제중원(濟衆院)』이란 제목의 책을 낸 적이 있다. 원래 해부학(발생학)이 전공인 의학자가 역사책을 출판하는 것은 쉬운 일이 아니었다. 다행히 1996년 2월 연세대학교 의과대학에 의사학과가 만들어지고 저자가 초대 과장(科長)으로 임명된 후 여인석 교수(현 의사학과장)와 강사 혹은 조교 등으로 근무했던 사학 전공의 박윤재, 이경록, 김영경 및 이태훈 선생들의 도움으로 제중원에 관해 여러 편의 논문을 발표하였고, 다른 자료를 보충하여 하나의 단행본을 출판할 수 있었다. 책이 나오자 의외로 여러 분들의 격려를 받았고, 또한 문화관광부의 추천도서로 선정되는 기쁨도 누렸다.

『제중원』은 시작은 분명하지만 끝맺음이 애매한 책이었다. 명목상 제중원은 1885년 4월 10일 개원하여 반환에 관한 약정서를 체결하고 조선정부가 미국 선교부에 대금을 지불한 1905년 4월 10일까지 존속했다고 볼 수 있지만, 제중원의 핵심인 병원으로서의 기능은 1904년 9월 23일 준공된 세브란스병원으로 현재까지 계속 이어지고 있기 때문이었다.

이 책은 1904년 준공된 세브란스병원을 주제로 1917년 5월 의학전문학교로 발전하기까지의 과정을 다루었으며, 이전의 제중원을 포함시킴으로써 제중원 - 세브란스를 보다 포괄적으로 다루었다. 그런데 이 책의 내용을 보면 좀 의아하다는 생각이 들 것이다. 경성의학전문학교나 연희전문학교 같이 전혀 관계없어 보이는 내용이 포함되어 있기 때문이다. 저자는 이 책을 통해 몇 가지 관점에서 '세브란스'를 분석함으로써 그 역사적 의의를 자리매김하려 시도하였다.

우선 세브란스병원으로 이름이 바뀐 제중원의 설립을 살펴보았다. 제중원이 설립되기 이전 서양의학과의 접촉 과정을 살펴보고, 제중원이 설립되는 과정 및 여러 활동을 정리하였으며, 미국 북장로회 이외에도 기독교의 다른 여러 교파의 의료 활동을 종합함으로써 선교 측면에서의 제중원의 위치를 되돌아보았다. 그리고 1890년대 말 조선정부가 시도했던 의학교 및 병원과 비교하여 우리나라 의학의 흐름이 어떤 배경으로 성립되었는가를 살펴보았다.

다음으로 제중원이 우리나라 최초의 근대식 병원인 세브란스병원으로 발전하는 과정, 세브란스에서 이루어진 의학교육, 여러 교파의 연합화, 진료, 재정 및 연구 등을 다룸으로써 세브란스병원 및 의학교의 발전을 통해 선교병원인 세브란스가 우리나라 의학의 중추적 기관으로 발전하는 과정을 살펴보았다.

한편 을사보호조약 이후 일본의 영향 하에 의학교가 폐지되고 대한의원의 부속기관으로 되며, 나라를 빼앗기자 결국 일본인 의사들이 지배하는 조선총독부의원 부속 의학강습소, 이어 1916년 경성의학전문학교로 되는 과정을 살펴보았다. 이를 통해 일본인 중심의 경성의학전문학교와 대비되는 조선인 중심의 세브란스를 이해하는 데 도움을 주고자 하였다.

그리고 연희전문학교를 설립한 언더우드가 제중원 및 세브란스와 어떠한 관계가 있는 지를 알아봄으로써 현재의 연세대학교의 기원을 살펴보았다.

마지막으로 세브란스연합의학전문학교의 설립, 교칙, 재단 및 교직원 등을 살펴보았다. 이를 통해 조선인 의사 뿐 아니라 우수한 교수들을 배출하는 조선 의료계의 중심 기관으로서의 세브란스를 살펴보았다.

이상을 종합해 보면 이 책은 우리나라 서양의학 발상지로서의 제중원, 의료 선교의 중심 기관으로서의 세브란스, 조선인 중심의 세브란스, 그리고 현재의 연세대학교 의과대학으로 이어지는 초기 역사를 재구성한 것이다.

이 책 역시 그 동안 발표했던 다음과 같은 글들을 보다 구체화한 것이다.

이유복, 박형우: 알프레드 어빙 러들로의 생애. 연세대학교 출판부, 서울, 2000.
박형우: 제중원. 몸과 마음. 서울, 2002.
박형우: 세브란스의학교 1회 졸업생의 활동. 연세의사학 2(2): 299-319, 1998.
박형우: 우리나라 초창기 의학서적. I. 제중원-세브란스에서 간행된 초창기 의학교과서. 의사학 7(2): 223-238, 1998.
박형우: 대의 김필순. 의사학 7(2): 239-253, 1998.
박형우, 박윤재, 여인석, 김일순: 제중원에서의 초기 의학교육(1885-1908). 의사학 8(1): 25-44, 1999.
박형우: 조선 개항 이후의 서양의학 도입, 의학교육을 중심으로. 동방학지 104:

249, 1999.

박형우: 우리나라 서양의학 도입 초기의 간호 활동과 제중원. 간호학탐구 9(2): 46-55, 2000.

김영경, 박형우, 노재훈: 제중원의학당 입학생의 신분과 사회진출. 의사학 10(1): 60-70, 2001.

여인석, 박윤재, 이경록, 박형우: 한국 의사면허제도의 정착과정. 한말과 일제시대를 중심으로. 의사학 11: 137-153, 2002.

이 책을 내는데 있어 항상 격려와 조언을 아끼지 않으신 이유복 명예교수님과 여인석 의사학과 과장의 도움에 감사를 드리며, 자료의 정리, 사진 준비 및 교정 등에 도움을 준 의사학과의 양정필, 고일영, 동은의학박물관의 박준형 선생에게 감사를 드립니다.

이 연구는 2000년 연세대학교로부터 받은 연구비(과제명: 한국사회의 발전과 연세의학교육, SAP 과제번호 2000-1-0194)에 의해 이루어진 것이며, 연구비를 지원해주신 연세대학교 김병수 전 총장님과 한상완 전 연구처장님께 감사드립니다. 그리고 갓 만들어진 의사학과와 동은의학박물관이 지금까지 자리를 잡을 수 있게 여러 모로 도움을 주신 한동관 전 연세의료원장, 백광세 전 학장님, 그리고 책의 출판에 지원을 아끼지 않으신 지훈상 연세의료원장님께 깊은 감사를 드립니다.

마지막으로 책이 출판되기까지 여러 모로 도움을 주신 청년의사의 박재영 국장 및 여러 직원들께도 감사를 드립니다. 이외에도 일일이 열거하지 못했지만 평소 저자를 성원해 주신 여러분들께도 깊은 감사를 드립니다.

2006년 4월 1일
제중원(광혜원) 개원 121주년에 즈음하여
목동(木洞)에서 박형우 씀

차 례

머리말 ··· 5
목차 ··· 8

제 I 장 : 우리나라의 서양의학 도입

1. 제중원 설립 이전 서양의학과의 접촉 ·· 3
2. 우리나라 최초의 서양식 병원 제중원 ·· 5
   1) 갑신정변과 민영익 치료 ··· 5
   2) 제중원(광혜원)의 개원 ·· 9
   3) 제중원의 규모 및 운영 ··· 13
   4) 알렌과 헤론 시기의 제중원에서의 진료 ·· 18
   5) 우리나라 최초의 의학교육기관 제중원의학당 ·································· 22
   6) 제중원에서의 전도 ··· 26
   7) 재동 제중원의 구리개 이전 ·· 26
   8) 에비슨의 부임 및 제중원의 미선교부 이관 ····································· 29
   9) 에비슨 시기의 제중원 ·· 34
3. 여러 선교부 및 다른 경로를 통한 의학 도입 ·· 39
   1) 선교사 맥클레이의 첫 방문 ·· 40
   2) 미국 북장로회의 최초 의료선교사 알렌의 입국 ······························· 42
   3) 한국의료선교 제1기의 의료 사업(1884-1889) ··································· 43
   4) 한국의료선교 제2기의 의료 사업(1890-1903) ··································· 44
   5) 한국의료선교 제3기의 의료 사업(1904-1909) ··································· 50
   6) 한국의료선교 제4기의 의료 사업(1910-1924) ··································· 55
   7) 선교 이외의 경로를 통한 서양의학 도입 ·· 60
4. 조선정부에 의한 의학교 및 병원 설치 ··· 63
   1) 의학교 ·· 63
   2) 내부병원 ·· 76

제 II 장 : 세브란스병원의 설립

1. 에비슨의 안식년과 세브란스와의 만남 ··· 99
   1) 미 북장로회의 병원 건립 허락 ·· 100

  2) 세브란스와의 만남 ··· 101
  3) 세브란스 가문 ·· 106
 2. 평양선교사들의 반대와 조선 정부의 비협조 ··· 111
  1) 평양 선교사들의 반대 ·· 111
  2) 조선정부의 비협조 ·· 115
 3. 새 병원의 건립 ··· 118
  1) 정초석 ·· 119
  2) 봉헌식 및 개원식 ·· 121
  3) 새 병원의 구조 ·· 123
 4. 제중원 대지 및 건물의 반환 ··· 126

제Ⅲ장 : 세브란스의 의학교육

 1. 에비슨에 의한 의학 교육의 재개 - 제중원의학교 ······························· 143
  1) 에비슨의 의학교육 구상 ·· 144
  2) 안식년 이전 에비슨의 초기 의학교육 ······································ 145
  3) 에비슨의 안식년 이후 진행된 체계적인 의학교육 ················ 147
  4) 우리말 교과서의 편찬 ·· 151
 2. 첫 졸업생의 배출 ··· 163
  1) 제중원의학교의 첫 졸업식 ·· 167
  2) 우리나라 최초의 면허 - 의술개업인허장 수여 ······················· 177
 3. 세브란스병원의학교 ··· 181
  1) 제2회 졸업생의 배출 ·· 181
  2) 제3회 졸업생의 배출 ·· 187
 4. 세브란스연합의학교 ··· 191
  1) 연합화의 과정 ·· 191
  2) 세브란스연합의학교로의 개칭 ·· 196
  3) 교육 과정 ·· 197
  4) 일제 시기의 의사면허제도 ·· 202
 5. 세브란스의 간호교육 ··· 205
  1) 제중원에서의 간호 ·· 205
  2) 에드먼즈에 의한 보구녀관에서의 간호 교육 ·························· 208
  3) 쉴즈에 의한 세브란스에서의 간호 교육 ·································· 211
 6. 첫 졸업생들 ··· 219

1) 김필순 ·· 220
   2) 김희영 ·· 224
   3) 박서양 ·· 225
   4) 신창희 ·· 227
   5) 주현칙 ·· 228
   6) 홍석후 ·· 230
   7) 홍종은 ·· 234

제Ⅳ장 : 세브란스의 진료, 재정, 연구 및 기타 활동

1. 세브란스의 의료진 ·· 251
   1) 에비슨 ·· 251
   2) 허스트 ·· 252
   3) 강문집 ·· 253
   4) 러들로 ·· 254
   5) 맥라렌 ·· 256
   6) 오긍선 ·· 257
   7) 노튼 ·· 258
   8) 고명우 ·· 258
   9) 신필호 ·· 259
2. 세브란스의 진료 ··· 261
   1) 외래진료 ·· 261
   2) 입원환자 및 수술 ·· 265
3. 세브란스 재정 ··· 269
4. 세브란스의 치과 ··· 273
   1) 제중원에서의 치과진료 ·· 273
   2) 선교치과의사의 내한 ··· 274
   3) 세브란스 치과학교실의 개설 및 활동 ·························· 275
5. 세브란스의 연구 활동 ·· 278
   1) 연구부 설립 이전의 활동 ·· 278
   2) 연구부의 설립 ··· 278
   3) 세브란스의 연구업적 ··· 279
6. 세브란스의 전도 ··· 286

제Ⅴ장 : 을사보호조약 이후 일본에 의한 의학교육

1. 대한의원 ·· 301
   1) 대한의원 교육부 ··· 304
   2) 대한의원 의육부 ··· 306
   3) 대한의원 부속의학교 ··· 308
2. 조선총독부의원 부속의학강습소 ·· 312
   1) 조선총독부의원 부속의학강습소의 구성 ························ 313
   2) 조선총독부의원 ·· 315
3. 경성의학전문학교 ·· 317

제Ⅵ장 : 연희전문학교

1. 언더우드와 제중원 - 세브란스 ·· 329
2. 경신학교 대학부 - 연희전문학교의 설립 ···························· 333
   1) 경신학교 대학부의 설립 ·· 333
   2) 사립 연희전문학교의 설립 인가 ···································· 335
   3) 학교 부지의 확보 및 교사 설립 ···································· 339

제Ⅶ장 : 세브란스연합의학전문학교

1. 전문학교 인가 ·· 345
2. 교칙 및 교직원 ·· 350
   1) 교칙 ··· 350
   2) 전문학교 인가 당시 교직원 ·· 353
3. 교과 과정 및 각 교실 ··· 356
   1) 기초 과목 ·· 356
   2) 화학 및 물리학교실 ··· 358
   3) 해부학교실 ·· 358
   4) 생리학 및 생화학교실 ··· 360
   5) 약물학 및 약학교실 ··· 361
   6) 병리학교실 ·· 361
   7) 세균학 및 위생학교실 ··· 362
   8) 법의학교실 ·· 362

9) 내과학교실	363
10) 외과학교실	364
12) 피부비뇨기과학교실	366
13) 안과학교실	366
14) 이비인후과학교실	367
15) 산부인과학교실	367
16) 소아과 및 정형외과학교실	367
17) 신경과학 및 정신과학교실	368
18) 치과학교실	368
19) 약리학과	368
4. 학생들이 필요한 경비	370

요 약

참고문헌	381
세브란스와 관련된 연표	388
찾아보기	393

제 I 장
우리나라의 서양의학 도입

1. 제중원 설립 이전 서양의학과의 접촉
2. 우리나라 최초의 서양식 병원 제중원
3. 여러 선교부 및 다른 경로를 통한 의학 도입
4. 조선정부에 의한 의학교 및 병원 설치

1. 제중원 설립 이전 서양의학과의 접촉

우리나라에 서양의학(西洋醫學)이 소개되기 시작한 것은 조선 후기에 들어 중국과의 접촉을 통해서였다. 17세기부터 명(明)나라와 교류하는 가운데 몇몇 사신들이 서양 문명을 접했고, 예수교 사제로 중국에서 천주교를 전도하던 독일인 샬폰벨(Johann A. Schall von Bell, 湯若望, 1591-1666)이 저술한『주제군징(主制群徵)』(1629)(그림 1-1A), 영국인 선교의사 홉슨(Benjamin Hobson, 合信, 1816-1873)이 저술한『전체신론(全體新論)』(1851),『서의약론(西醫略論)』(1857),『내과신설(內科新說)』(1858),『부영신설(婦嬰新說)』(1858) 및『박물신편(博物新編)』(1855) 등 중국어로 쓰여진 서양의학 서적들이 국내에 소개되었다(그림 1-1B). 이들 서양의학서적들에 대해 성호(星湖) 이익(李翼, 1682-1763), 오주(五洲) 이규경(李圭景, 1788- ?), 다산(茶山) 정약용(丁若鏞, 1762-1836), 그리고 혜강(惠崗) 최한기(崔漢綺, 1803-1879) 등의 실학자들이 큰 관심을 보였고 자신의 문집(文集)에 인용하기도 했지만 그 관심은 국가적인 차원이라기보다는 일부 학자들의 개인적인 호기심을 충족시켰을 뿐 의료 활동의 단계에까지 이르지 못하였다.[1]

1876년 2월 26일 일본과의 국교확대(國交擴大)는 조선정부의 주체적 의지만으로 이루어진 것은 아니었지만, 근대화의 필요성을 조선 사회에 뚜렷하게 인식시켰고 수신사(修信使)나 신사유람단(紳士遊覽團)을 파견하면서 조선은 일본을 통해 서양의학에 관한 지식을 갖게 되었다. 일본은 국교확대 이후 일본인 거류민 치료를 명목으로 부산의 제생의원(濟生醫院, 1876년), 원산의 생생의원(生生醫院, 1880년), 서울의 공사관의원(公使館醫院, 1883년) 및 인천의 영사관 부속병원(領事館 附屬病院, 1883년) 등을 설치 운영했지만, 이들 병원은 영사관 직원들과 자국 거류민 치료의 현실적 필요

4 세브란스

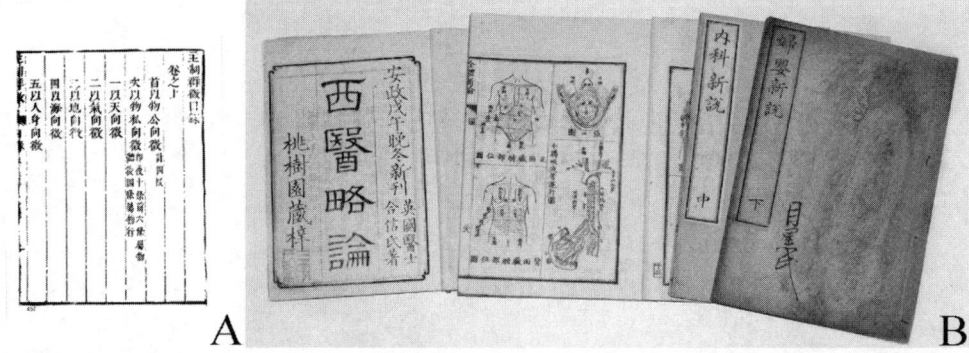

그림 1-1 우리나라에 처음 소개된 서양의학 서적. A. 샬폰벨의 주제군징(1629). 연세대학교 중앙도서관 소장 영인본. B. 홉슨의 책들. 중국에서 발행된 이 책은 일본에서도 발행되었다. 동은의학박물관 소장.

성에 의해 세워진 것이고 조선인으로 하여금 친일적 경향을 조장하는 것에 주목적을 두었던 만큼 우리나라의 서양의학 도입과는 거리가 먼 것이었다.[2]

이런 상황에서 1882년 개화(開化) 대 척사(斥邪) 세력의 논쟁 중에 올려진 '개화 상소(開化 上疏)'는 서양의 농상, 무기, 기기와 더불어 의약(醫藥)을 채택할 것을 제시하고 있었다. 이들 상소는 '의약은 부강(富强), 구제(救濟)의 도(道)에 유익한 것'[3]이며 '민산(民産)을 위해 본받아야 한다.'[4]고 하여 서양의학을 치도(治道)의 차원에서 수용할 필요가 있다고 주장하였다. 그러나 서양의학에 대한 구체적인 설명이 없었기 때문에 다소 막연한 측면이 없는 것은 아니었지만, 서양의학을 단순한 기술 이상으로 수용할 필요가 있음을 주장한 것이었다. 즉 개화정책이 구체적으로 추진될 경우 가장 먼저 시행되어야 할 부분으로 서양 의료제도가 꼽히게 된 것이었다.

1883년 창간된 『한성순보(漢城旬報)』는 서양 각국의 위생 및 의료제도를 소개하면서 서양의학의 수용과 의학 교육의 필요성을 언급한 기사(記事)들을 거의 1년에 걸쳐 꾸준히 게재하였는데, 이것은 서양의학의 수용 필요성이라는 원론적 주장이 아닌 서양의학이나 의료제도의 구체적인 내용을 소개하기 시작한 것이었다. 게재된 주요 기사들은 각 항구에 마땅히 서의학당(西醫學堂)을 설립해야 한다는 논설,[5] 우두(牛痘)의 내력에 대한 논설,[6] 만국위생회(萬國衛生會)의 소개,[7] 일본 군의(軍醫)인 카이로세 데시꼬(海瀨敏行)의 소개[8] 등과 같은 것들로 가까운 일본에서부터 서양 각국에 이르는 근대 의료제도의 실상과 국가적 차원에서의 서양 의료제도 수용을 소개하였다. 당시의 『한성순보』가 관보(官報)의 성격을 지녔던 것을 고려하면 정부 차원에서도 서양의학과 의료제도의 수용 방안을 모색하기 시작한 것이라 볼 수 있다.

따라서 일정한 계기가 마련된다면 서양의학의 수용이 현실화될 수 있는 단계에 있었던 것으로 생각할 수 있다. 그렇지만 보수적 양반층의 격렬한 반발, 농민층의 몰락, 국가 재정의 파탄, 그리고 관리들의 부패 등으로 개화정책이 순탄하게 진행되지는 않았다.

한편 조선의 전통적인 의료 기관은 전통적인 한의학(漢醫學)에 기반을 둔 내의원(內醫院), 전의감(典醫監) 및 혜민서(惠民署)의 삼의사(三醫司)를 근간으로 하고,[9] 구휼(救恤) 기관으로 활인서(活人署)가 있었다. 그런데 음력으로 1882년 혜민서가 혁파(革罷)되고 1894년 7월 갑오개혁(甲午改革)에서 전의감의 기능을 내의원이 흡수함으로써 삼의사 체제가 붕괴되었고, 특히 혜민서가 해체되어 대민 의료 기관이 없어졌다.[10] 국가 체제의 안정성 확보와 관련하여 대민 의료 기구가 없다는 것은 조선정부의 입장에서 보았을 때 매우 곤란한 일이었다. 따라서 조선정부가 혜민서와 활인서가 가지고 있던 대민 구료의 기능을 대체할 것으로 기대했던 기관은 1885년 4월 10일 알렌의 제안으로 개원한 우리나라 최초의 서양식 병원인 제중원(濟衆院)이었다.[11]

2. 우리나라 최초의 서양식 병원 제중원[12]

조선에 서양의학이 들어오게 된 직접적인 계기는 의료선교사의 내한(來韓)이었다. 1870년대 말부터 구체화되기 시작한 조선에 대한 미국 기독교 각 교파의 선교는 현지인들과 용이하게 접촉하고 외래 종교에 대한 반감을 희석시키려는 목적으로 의료와 교육을 앞세웠다.[13]

조선에 선교사를 가장 먼저 파송한 것은 미국 북장로회였다. 미국 북장로회는 1884년 2월부터 조선 선교를 위한 기금을 모금하기 시작하였고, 4월 24일 의료선교사로 헤론(John W. Heron, 惠論, 1856-1890)을, 7월에 언더우드를 전도 선교사로 임명하였다.[14] 그런데 1883년 10월 중국에 파송되었으나 제 역할을 찾지 못하고 있던 의료선교사 알렌(Horace N. Allen, 安連, 1858-1932)이 주위 친지들의 권유로 1884년 6월 조선 행을 자천하고 나섰고, 8월 해외선교부는 이를 허락하여 9월 20일 알렌은 기독교의 첫 선교사로 내한하였다(그림 1-2). 조선 최초의 선교사 알렌이 의사였다는 사실은 조선의 개신교 선교가 의료선교를 중심으로 진행될 것임을 암시한다고 생각할 수 있다.

1) 갑신정변과 민영익 치료

서울에 도착한 알렌은 9월 23일 미국 공사관의 무급(無給) 의사로 임명되었고, 조선에 거류하는 최초이자 유일한 서양인 의사로서 대단한 환영을 받았다. 당시 조선은 선교사의 활동을 엄금하고 있었기에 공사관 소속의 무급 의사라는 직책은 알렌

제 I 장 우리나라의 서양의학 도입 7

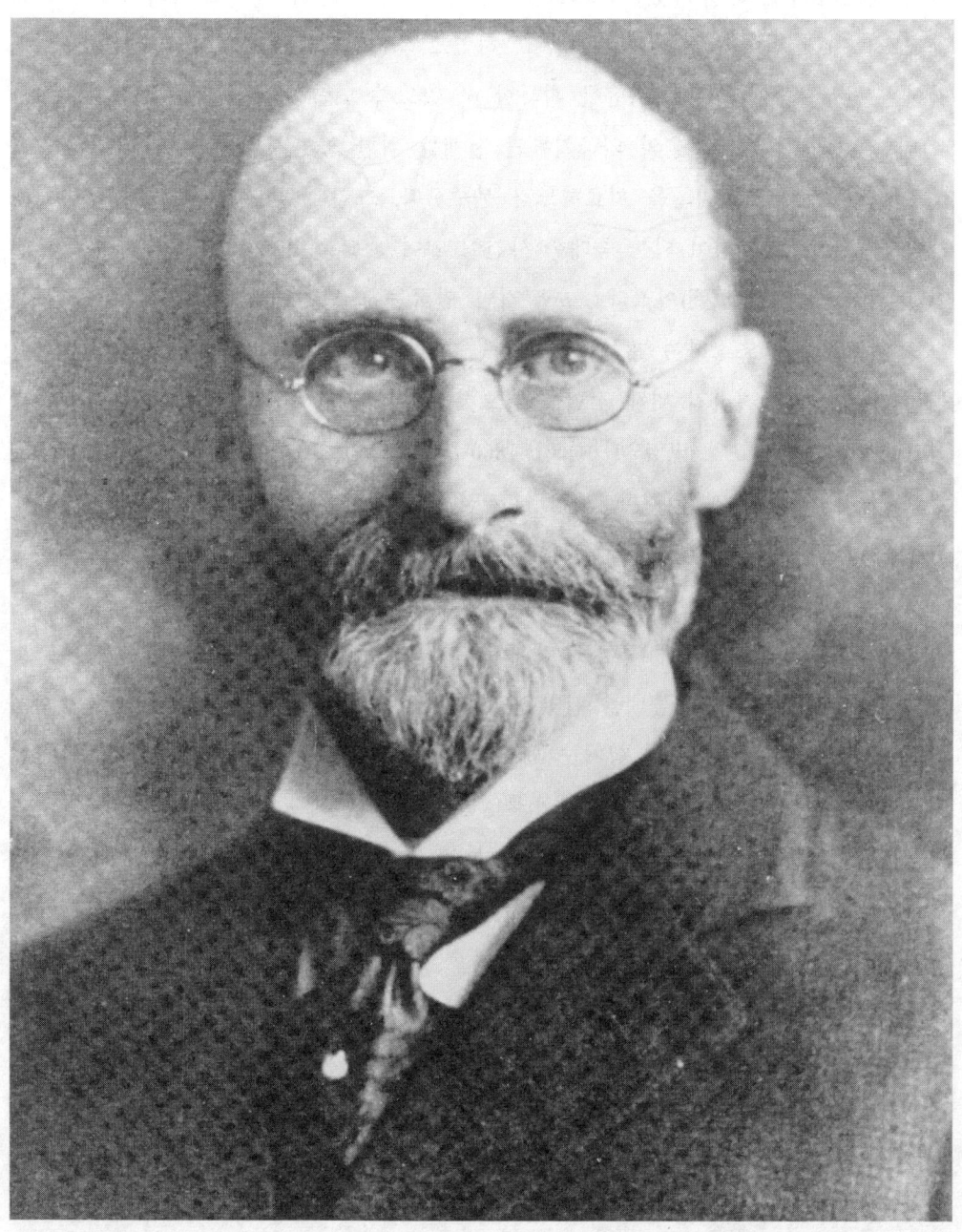

그림 1-2 알렌. 알렌은 갑신정변의 와중에서 자상을 입은 민비의 조카 민영익을 서양 의술로 치료하였고, 이를 계기로 고종 및 조선 정부의 후원으로 우리나라 최초의 서양식 병원 광혜원(제중원)을 설립하였다. 그는 이 기관을 통해 우리나라에 서양 의학을 도입 정착시켰다. 동은의학박물관 소장.

의 신분을 감추는데 유리했다. 그러나 알렌은 '나는 조선이 기독교 국가로 될 그 날을 보기 위해 살아가기를 희망한다.'고 하였고,[15] 알렌을 도왔던 미국 공사 푸트도 자신은 선교사들이 종교적 자유를 획득할 수 있도록 노력하고 있음을 밝혔다.[16]

내한 이후 알렌은 서울의 외국거류민 전체를 위한 공의(公醫)로서 여러 외국인들뿐 아니라 일부 조선인들을 치료하느라 분주했다. 그런데 알렌 뿐 아니라 우리나라 근대사에서 큰 전환점이 되는 중대한 사건이 일어났으니, 바로 1884년 12월 4일에 일어난 갑신정변(甲申政變)이었다. 그날 저녁 안국동에 위치한 우정국에서 서울 주재 주요 외교관들을 초청하여 개설을 축하하는 만찬이 열리고 있었는데, 급진 개화파가 온건 개화파를 제거하기 위해 정변을 일으켰고, 이 와중에 민비의 조카뻘 되는 친척이며 당시 실력자였던 민영익(閔泳翊, 1860-1914, 그림 1-3A)이 일곱 군데나 자상을 입고 목숨이 위태롭게 되었다. 부상당한 민영익을 두고 한의사들은 적절한 치료를 하지 못하고 우왕좌왕했고, 결국 서양의사 알렌에게 왕진을 요청하기에 이르렀다.

알렌은 이전까지 조선에서 이루어지던 어떠한 한방 치료와도 구별되는 전혀 다른 형태의 서양의술로서 밤새 정성을 다해 환자를 치료했다.[17] 우선 자상을 깨끗이 소독하고 수술하고 꿰매고 붕대를 감았다. 머리에서 출혈되는 부위는 명주실로 봉합하여 지혈시켰고, 다른 부위의 상처는 깨끗이 소독하고 더 이상 출혈되지 않도록 스펀지로 감싼 후 붕대로 감았다. 모두 스물일곱 군데를 꿰매고 한 군데는 혈관을 경색(梗塞)시켜 잡아매고 심을 넣어 반창고를 붙이고, 상처마다 거즈를 대고 붕대를 감았다. 이전에 종기나 째던 재래의학과는 근본적으로 다르게 해부 지식을 이용한 치료법을 시행했던 것이다. 특히 전통적인 유교 사상에 젖어 있던 조선에서 인체 구조를 정확하게 이해하고 외과적 치료에 임했던 것은 당시 사람들은 상상도 못했던 의술이었다. 다행히 치료의 효과가 있어 중대한 고비를 넘기자 12월 8일 알렌은 민영익이 소생했다고 보고하였다.[18]

이후 알렌은 매일 1-3번씩 꾸준히 왕진(往診)을 했고, 1월 말이 되자 상태가 호전되어 알렌에게 감사의 말까지 하게 될 정도로 민영익의 건강이 회복되었다. 결국 보기 흉한 흉터가 남아 있기는 했지만 민영익은 3개월 정도의 치료로 완쾌되었다.[19] 또한 알렌은 갑신정변의 와중에서 많은 외국인이 제물포로 철수하는 상황에서도 서울을 지켰고 민영익이 완쾌됨으로써 조선에서 뚜렷한 입지(立地)를 확보할 수 있게

제 I 장 우리나라의 서양의학 도입   9

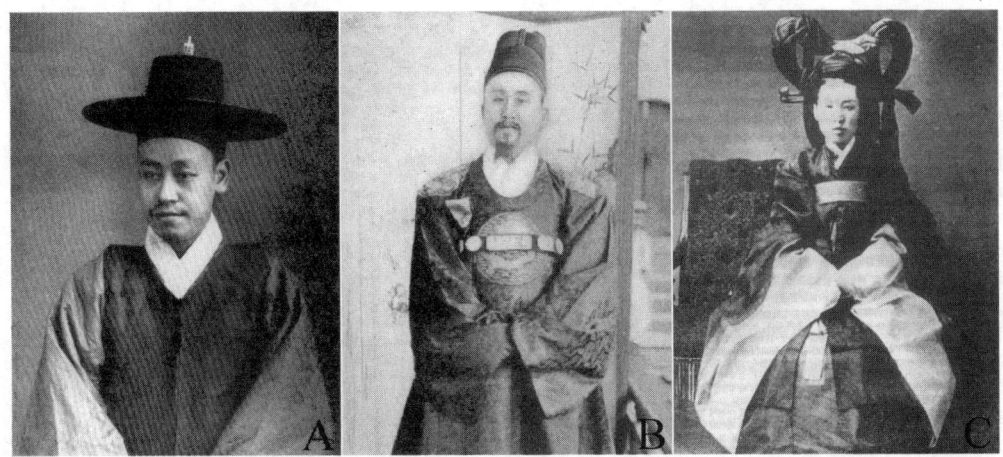

그림 1-3 A. 민영익. 寫眞으로 보는 韓國百年. 동아일보사, 1979. B. 고종. Underwood, LH: Fifteen Years among the Top-knots. American Tract Society, Boston, 1904. C. 민비. 아직도 진위에 논란이 많은 사진이다. Hulbert, HB: The Passing of Korea. Doubleday, Page & Co, Garden City, 1906.

되었다. 더욱이 당시 실세 중의 한 사람이었던 민영익을 매개로 자연스레 고종(그림 1-3B) 및 민비(그림 1-3C)와도 친근하게 지낼 수 있게 되었다.

2) 제중원(광혜원)의 개원

민영익의 치료에서 보여 준 서양의술, 특히 외과술의 효과에 대해 많은 조선 사람들이 좋은 반응을 나타내자 알렌은 자신감을 얻고 원래 해외 선교에 나섰던 자신의 뜻을 펼칠 방안을 구체화시키기 시작했다. 환자들의 치료 및 서양 의술의 전수를 위한 병원의 설립을 조선정부에 공식적으로 제기한 것이었다. 알렌의 병원설립안(病院設立案)은 1885년 1월 27일 미국 공사 폴크의 서신과 함께 민영익을 통해 외아문 독판 김윤식 앞으로 제출되었다(그림 1-4).

서울의 조선 국왕과 폐하의 정부를 위한 병원설립안

최근의 소요 이래, 저는 몸에 박힌 총탄을 제거하거나 화기에 의한 상처를 치료하기 위해 그리고 다른 이유로 아픈 사람들을 치료하기 위해 많은 조선인에게 호출되었습니다.

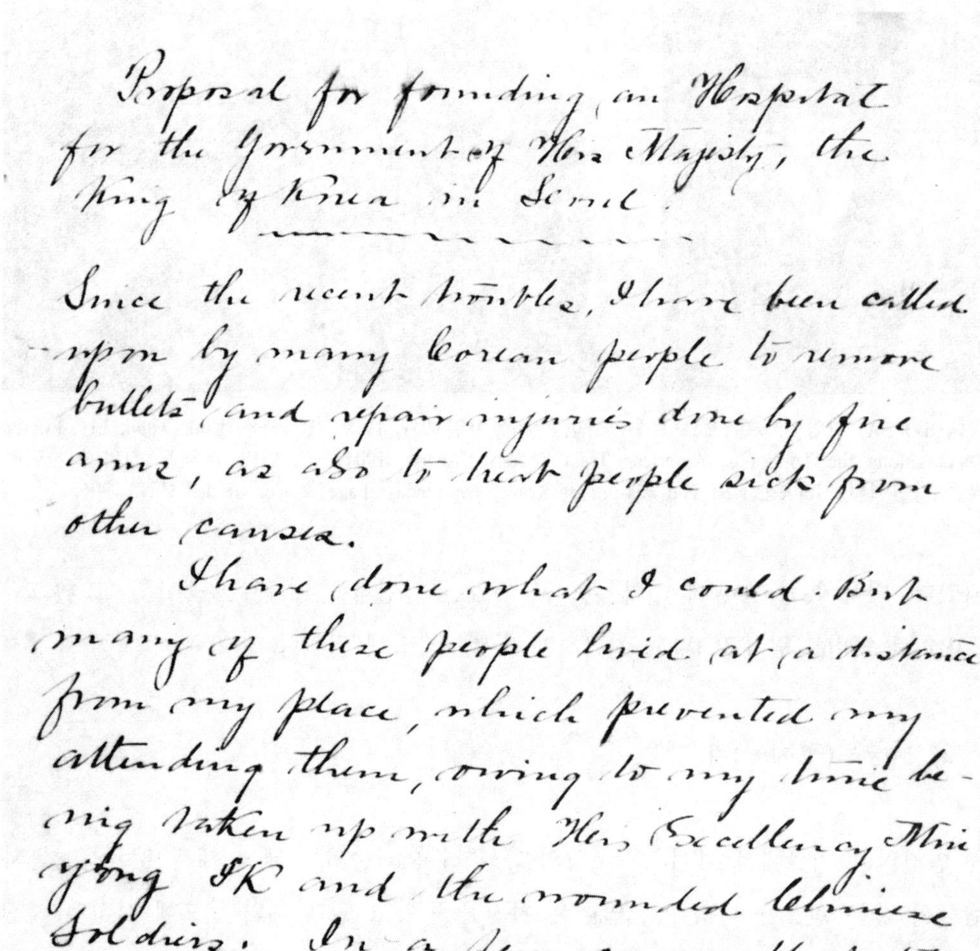

Proposal for founding an Hospital for the Government of His Majesty, the King of Korea in Seoul.

Since the recent troubles, I have been called upon by many Corean people to remove bullets, and repair injuries done by fire arms, as also to heal people sick from other causes.

I have done what I could. But many of these people lived at a distance from my place, which prevented my attending them, owing to my time being taken up with His Excellency Min Yong Ik and the wounded Chinese Soldiers. In a few cases the patients were rich and hired rooms near to my place, so that I could see them daily. Many of the poorer ones had to be turned away for lack of proper facilities. As an American citizen, I

그림 1-4 알렌의 병원설립안. 알렌의 병원설립안은 주한 미국공사 폴크를 통해 조선정부에 제출되었으며, 규장각에 소장되어 있다. 미원안, 규88046의 1, 1885년 1월 27일(고종 21년 2월 12일).

저는 제가 할 수 있는 일은 했습니다. 그러나 이들 가운데 많은 사람들은 저의 처소에서 멀리 떨어져 살고 있어 왕진을 가기가 어려웠습니다. 그것은 민영익 각하와 부상당한 청나라 군인을 치료하기 위해 저의 많은 시간이 투여되었기 때문입니다. 일부 재력 있는 환자들은 나의 처소 근처에 방을 얻었으므로 저는 그들을 매일 볼 수 있었습니다. (그러나) 많은 가난한 사람들은 적절한 시설의 부족으로 치료를 받을 수가 없었습니다. 저는 미국 국민으로서 조선 국민을 위해 제가 할 수 있는 모든 것을 하려고 합니다. 만약 정부에서 약간의 시설들을 제공한다면 병든 사람들은 서양 과학에 의해 치료를 받고, 부상당한 군인들도 돌볼 수 있는 장소가 생기는 것이므로 조선정부로서도 큰 이익이 될 것입니다. 그리고 이곳은 젊은이들에게 서양의 의학과 보건학을 가르치는 기관이 될 것입니다.

미국의 모든 도시에는 하나 이상의 병원이 있습니다. 서울에도 병원은 하나 꼭 있어야 하고 적은 비용으로 만들 수 있습니다.

저는 기꺼이 정부의 관심 아래 병원의 책임을 맡으려고 하며, 저의 업무에 대한 보수는 없어도 됩니다. 필요한 것은 쾌적한 장소에 위치한 커다란 한옥 한 채와 1년 단위의 운영비가 전부입니다. 이 운영비에는 조명, 땔감, 조수·간호원, 잡역부로 일할 사람들과 가난해서 음식을 마련할 수 없는 환자들을 위한 음식과 약값 300불 정도가 포함되어 있습니다. 이 제안을 수락하신다면, 여기에서 일할 다른 미국인 의사를 6개월 내에 구할 것이며, 우리는 보수를 받지 않고 함께 일할 것을 약속드립니다. 우리의 생활비는 미국에 있는 자선 단체에서 지원을 받을 것입니다. 현재 이 단체는 북경, 천진, 상해, 광동과 다른 중국 도시들의 병원에 지원을 하고 있는데, 이 중 두 곳은 이홍장(李鴻章)이 재정 지원을 한 곳입니다.

이 제안을 수락하신다면, 그 기관은 왕립병원(His Corean Majesty's Hospital)이라고 부르게 될 것이고, 고통 속에 있는 국민들이 적절하게 치료받는 것을 보는 기쁨을 폐하에게 안겨드릴 것입니다. 또한 이로 인해 의심할 여지없이 백성들은 폐하에게 더욱 친근감을 느낄 것이며, 백성들의 사기는 올라갈 것입니다.

알렌 (서명)[20]

이와 같이 알렌은 이 병원설립안에서 병원의 설립 목적을 가난한 조선인을 치료하는 것과 조선의 젊은이에게 서양의학을 전수하는 것에 두었다. 또한 조선정부는 병원의 운영에 필요한 경비를 부담하고, 알렌 자신의 보수는 미국의 자선단체에서 지원 받을 것이라는 등 운영 원칙을 제시하였던 것이다.

몇 가지 장애가 염려되었음에도 병원설립안에 대해 조선정부는 호의적인 반응을 나타냈다. 또한 근대적 병원을 갈망하던 고종은 알렌이 선교사라는 것을 알았지만, 무엇이든 원하는 것이 있으면 주저하지 말고 요청하라고 여러 번 강조하기까지 했다.[21] 조선정부는 즉시 논의를 통해 병원 설립을 결정하고, 신속히 작업에 들어갔다. 우선 병원 설립을 담당할 조선측 대표로 김윤식이 임명되었고, 병원 건물로 현재의 헌법재판소 구내 북서쪽 부분인 재동 35번지에 해당하는 고(故) 홍영식의 집이 선정되었다. 우정국의 책임자로 정변에 주도했다가 실패로 끝나자 참살 당한 후 거의 폐허가 되었던 홍영식의 저택이 우리나라 최초의 서양식 병원으로 내정된 것은 참으로 역사의 아이러니가 아닐 수 없다.

4월 3일에 외아문에서는 오늘부터 재동의 병원에서 알렌을 맞이하고 학도와 의약의 여러 도구들도 함께 갖추고 치료를 시작한다고 사문(四門)과 종각(鍾閣)에 게시했다(그림 1-5A).[22] 그러나 『알렌의 일기』에 진료 기록이 아직 나타나지 않는 것과 학도

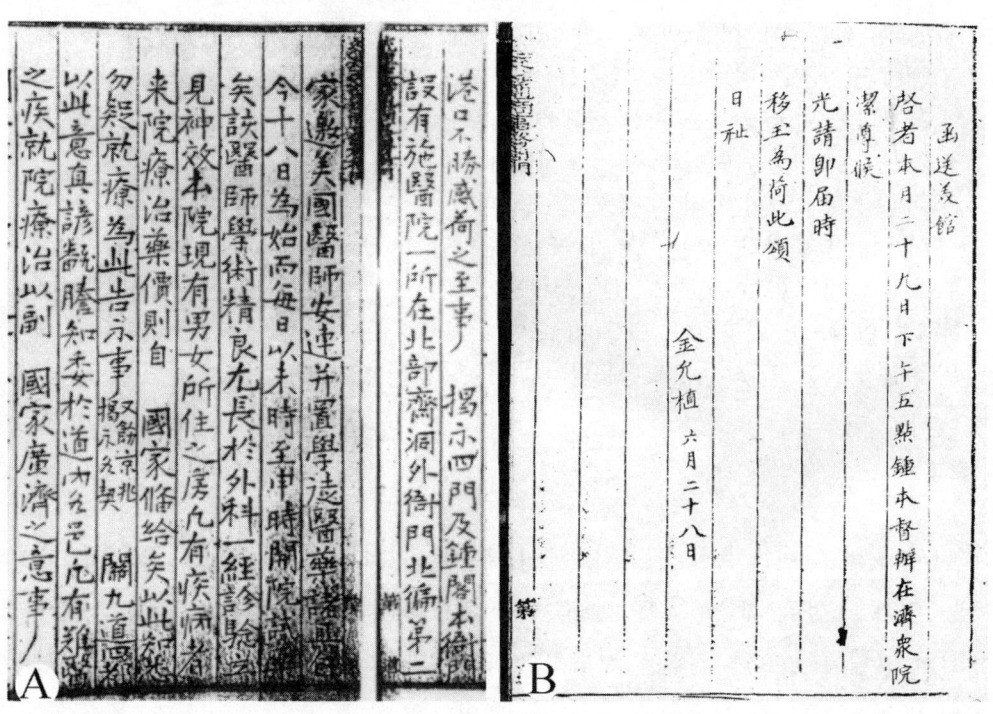

그림 1-5 제중원 개원 관련 문서. A. 제중원 개원의 게시. 통서일기. 규17936, 1885년 4월 3일(고종 22년 2월 18일). B. 제중원 개원 공식 축하연 초청장. 미안. 규17733, 제중원 초연의 건. 1885년 8월 8일(고종 22년 6월 28일).

의 모집은 아직 이루어지지 않은 시기인 것으로 보아, 공식적으로 개원하거나 실제적으로 치료를 시작한 것은 아니고 다만 공고(公告)였던 것으로 보인다.

알렌은 미국 선교부에 필요한 약품과 기구를 주문했고 4월 9일부터 환자를 보기 시작했다.[23] 그렇지만 우리나라 최초의 서양식 병원인 제중원(광혜원)의 공식적인 개원은 4월 10일에 특별한 의식 없이 이루어졌다.[24] 그리고 공식적인 축하연은 이보다 약 4개월 후인 1885년 8월 9일에 외과병동에서 열렸다(그림 1-5B).[25]

제중원의 개원은 조선 근대사의 중대한 한 쪽이요, 의학사, 교회사 및 근대 교육사에서도 대단히 중요한 역사적 의의를 지닌 사건이었다.

3) 제중원의 규모 및 운영

병원은 침대 없이 전통적인 온돌방을 그대로 사용하였고, 약 40명의 환자를 수용할 수 있는 규모로 개조되었다(그림 1-6).[26] 조선정부는 병원 건물을 마련한 데 이어

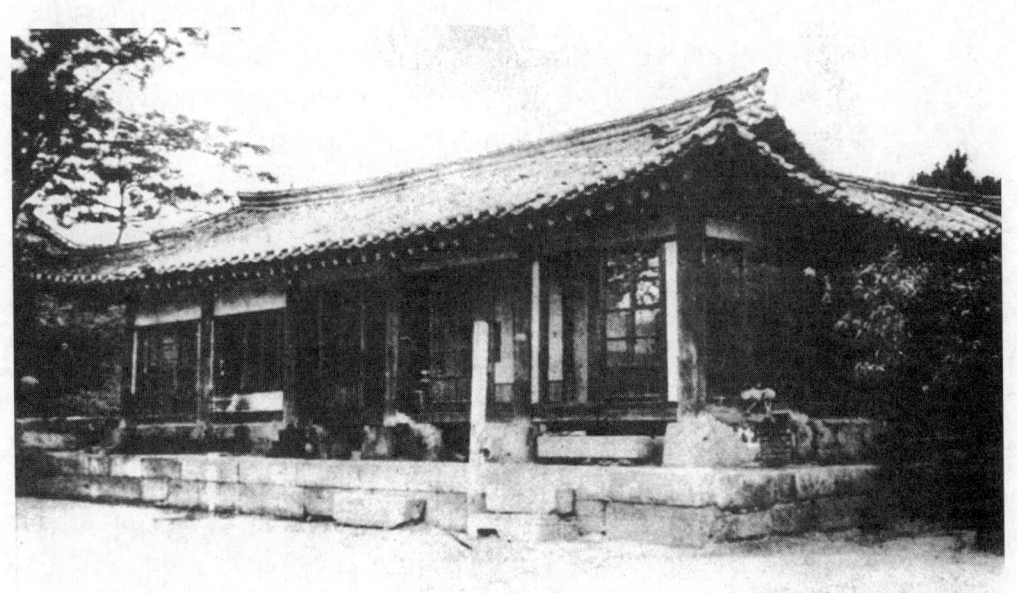

그림 1-6 재동 제중원. 1930년대 중반 촬영한 것이며, 당시 경기여고 기숙사 사감실로 이용되었다. Korea Mission Field 30(8), 1934.

병원 운영에 관련된 규칙 마련에 착수하였는데, 일본인 의사 카이로세 데시꼬[27]가 16조의 초안(草案)을 작성하였고 알렌과 조선정부가 협의하여 14조의 「공립의원 규칙(公立醫院 規則)」[28]이 확정되었다(그림 1-7).

1885년 (음력) 2월 일 공립의원 규칙

제1조 생도 약간 명(幾員)이 매일 배우는 시간은 오전 7시부터 오후 4시까지이며, 휴일을 제외하고는 마음대로 놀 수 없다. (학업에) 정통하고 탁월하여 중망을 얻은 자는 공천하여 표양한다.

제2조 생도는 약의 배합 및 제조와 기계 등의 설치를 담당하며 한결같이 의사의 지휘를 따라야 한다.

제3조 서기 2명은 각 항의 문서와 계산을 담당하며 하나하나 상세하게 해야 한다. 6월과 12월에 통계를 낸 후 공립의원의 각 관서에 고감(考鑑)하게 한다.

제4조 당직 2명은 각 방을 정결하게 하고 의약의 여러 도구 및 원내의 물품을 관리한다. 이유 없이 물품이 없어졌을 때는 처벌을 받는다.

제5조 문지기[門直] 2명 가운데, 한 명은 외문에서 환자의 성명을 먼저 기록하고 차례대로 패(牌)를 지급한 후 들어가도록 하며, 다른 한 명은 중문에서 갑·을 등등의 순서가 적힌 앞의 패를 거두어 살핀 후 의사를 만나도록 한다. 빈패(貧牌)를 소지한 사람에게는 원패(元牌)가 모두 들어간 다음에 들어가도록 한다.

제6조 환자가 외문에서 이름을 기록할 때 동전 2전을 납부하며 가족이나 의탁할 자가 없는 경우에는 빈자패(貧字牌)를 지급하여 들어가게 한다. (그리고) 패를 살핀 후에야 가지고 들어가게 한다.

제7조 사환은 5명 이내이며, 2명은 주방의 일을 담당하고 다른 2명은 뜰을 청소하고 아궁이에 불을 지피는 등의 여러 일을 맡으며 나머지 사환 1명은 물을 긷는다.

제8조 환자가 몸을 움직이지 못하여 의사를 요청해 의사가 몸소 왕진한 경우의 비용은 한 번에 동전 50냥을 선납한 후에야 의사를 만날 수 있다.

제9조 입원한 환자는 자신의 치료비를 예와 같이 가져와야 하는데, 상등 환자의 1일 치료비는 동전 10냥, 중등 환자는 5냥, 하등 환자는 3냥이다. 가족이나 의탁할 자가 없는 사람에게는 공립의원(의 예산)에서 그 비용을 보전(補塡)한다.

제10조 약값은 상·중·하등의 환자가 사용한 물품에 따라 돈을 치르도록 하며, 가족이나 의탁할 자가 없는 사람에게는 공립의원(의 예산)에서 그 비용을 지급한다.

제11조 공립의원에 임용될 모든 사람은 세 사람의 보증을 받아 추천을 통해 임명한

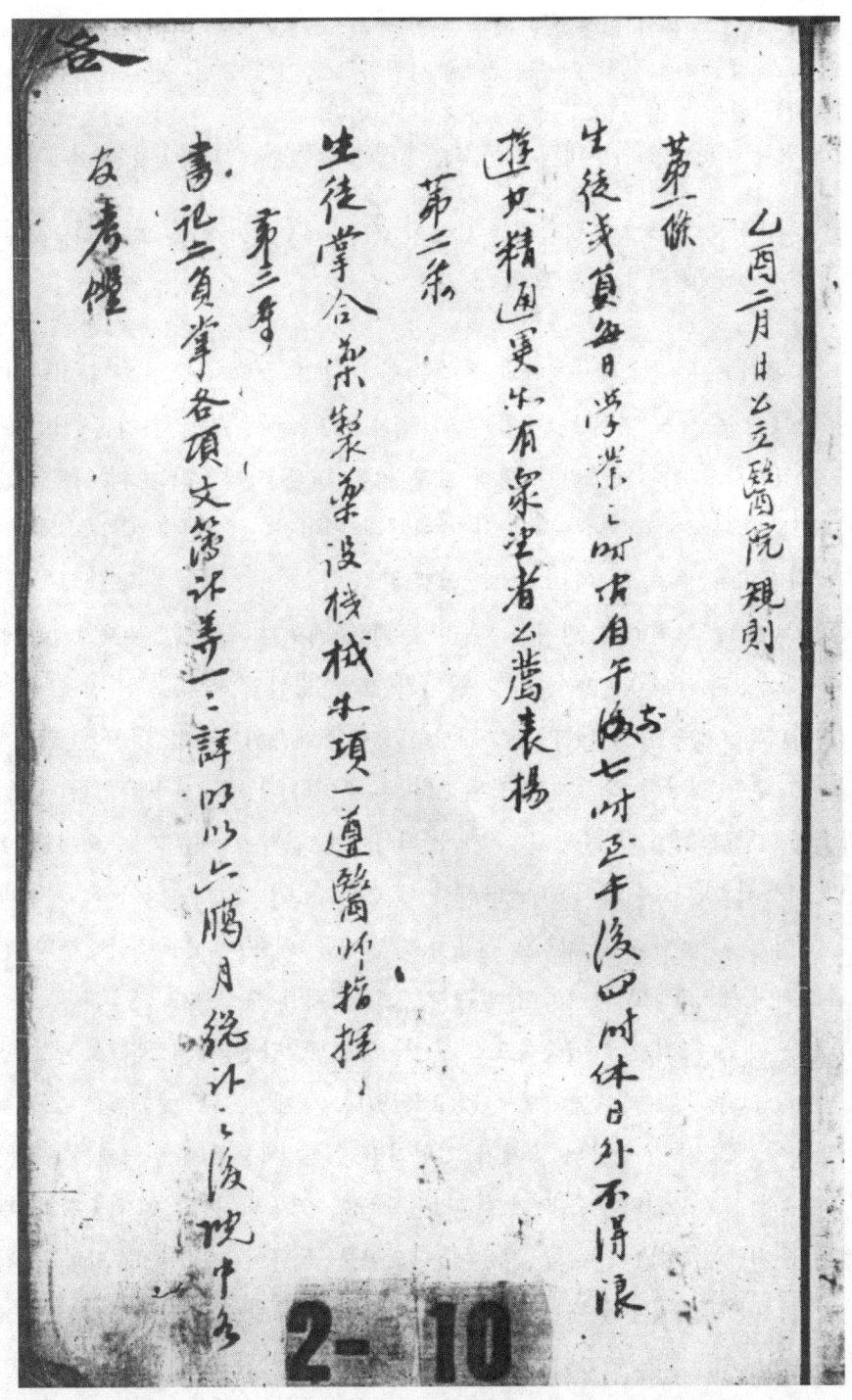

그림 1-7 공립의원 규칙. 이 규칙은 1886년 2월 1일자로 국한문 혼용체로 한성주보에 실렸다. 팔도사도삼항구일기, 규88083 제2책, 1885년 (음력) 2월.

다. 만약 물품이 없어졌을 때는 물품의 값을 해당 담당자에게 징수하고 담당자가 감당하지 못할 때에는 곧 세 사람의 보증인에게 징수한다.
제12조 간병하는 시간은 오후 2시에서 4시까지이다.
제13조 만약 문병인이 아닌데도 함부로 들어왔을 경우에는 그 사람을 중징계하고 문을 담당한 사람에게도 태벌을 가한다.
제14조 문병인을 제외하고 학도와 간사인을 보러 오는 자가 있을 때는 외문에서 문지기를 통해 연락한 후 들어온다.

이 규칙에서 주목할 점은 초안과 최종안에서 관리 책임자에 관한 규정이 변동되었다는 것이다. 즉, 조선정부는 초안의 제1조와 제2조에서 조선 관리를 책임자로 파견한다고 명기함으로써 제중원에 대해 보다 많은 권한을 가지려는 의도를 보였지만, 알렌과의 협의 과정에서 이 부분이 완전 삭제된 것이었다. 이는 제중원의 이중적 성격을 잘 나타내어 주는 한 예로 볼 수 있겠다.

고종은 4월 12일 병원의 명칭을 '널리 은혜를 베푸는 집'이란 뜻으로 '광혜원(廣惠院)'이라 붙였다. 하지만 2주일이 지난 4월 26일 병원의 명칭을 '사람을 구제하는 집'이란 의미의 '제중원(濟衆院)'으로 개칭하였다.[29] 제중원이라는 명칭은 조선정부의 의료정책에 대한 입장이 강하게 반영된 것으로 보인다. 본래 '제중'은 『논어』에 나오는 '박시제중(博施濟衆)'의 준말로 국가가 백성에게 인정을 베푼다는 의미로 이전부터 널리 사용되었던 표현들이었다. 따라서 제중원으로의 개칭은 국가 혹은 지배층이 주체가 되어 환과고독(鰥寡孤獨)을 진휼하고 질병을 치유한다는 조선정부의 전통적인 의료정책이 어느 정도 녹아들어 있는 것으로 이해할 수 있다.

제중원은 개원 초기부터 이중적으로 운영되었는데, 알렌의 의료와 조선정부의 관리 파견이라는 두 가지 측면을 모두 갖고 있었다. 구체적으로 제중원은 조선정부의 기관이었기에 책임자인 당랑의 직제가 있었지만 실제 제중원의 운영에는 직접 관여하지 않은 것으로 보인다. 또한 실제 따로 당랑이 임명되지 않고 제중원과 관련해 조선정부가 견해를 피력해야 할 경우에는 외아문 독판이나 협판이 당랑을 겸임한 상태에서 의료선교사들과 상대했던 것으로 보인다. 제중원을 외교와 통상 업무를 관장하던 외아문 소속으로 두었던 점 역시 주목된다. 이는 당시 조선정부가 서양 의술을 펴는 사업이 국내적인 문제가 아니라, 일차적으로 외국의 문화를 수입하는 것으로 인식하고 있었음을 말해주고 있다. 또한 동문학(同文學)이나 육영공원(育英公院)의 경우 정부의 필요에 따라 외국인 교사를 채용하고 일정 기간 신분 지위와 보수를 보장한 것에 비해, 제중원 의사들은 이 같은 의무 규정이 없었다. 이러한 모습들은 제중원이 정부의 의료 기관이면서 동시에 미국 선교부의 조선 진출을 위한 의료 활동 기관이라는 이중성을 갖고 있었으며, 그것은 곧 정부의 재정·행정 운영권과 미국 북장로회 선교부의 의료권 행사라는 이중적인 형태로 실현되었음을 의미한다.[30]

한편 제중원 운영과 관련하여 조선정부는 일정한 재원을 마련하지 못하고 임시방편적인 조치들만을 취한 결과 환자에게 급식이 중단되는 등 재정 불안의 상황이 나타났다. 그러나 1887년에 들어 인천, 부산, 원산 등의 세관 수입이 다른 세원에 비해 안정되어 감에 따라 조선정부는 이 삼항세(三港稅)로 제중원의 운영비를 충당하도록 하였고 1년 경비가 3,000원으로 정해졌다.[31] 제중원의 재정과 관련하여 흥미로운 것은 제중원에서 재정의 집행이 이원적으로 이루어졌다는 것이다. 건물의 수리비용, 일꾼들의 급료, 장례비용, 음식비, 피복비, 연료비 등 일반 운영 경비에 해당하는 부분은 조선정부에서 파견한 주사의 소관이었고, 의약품, 의약 기구, 학교 비품 구입

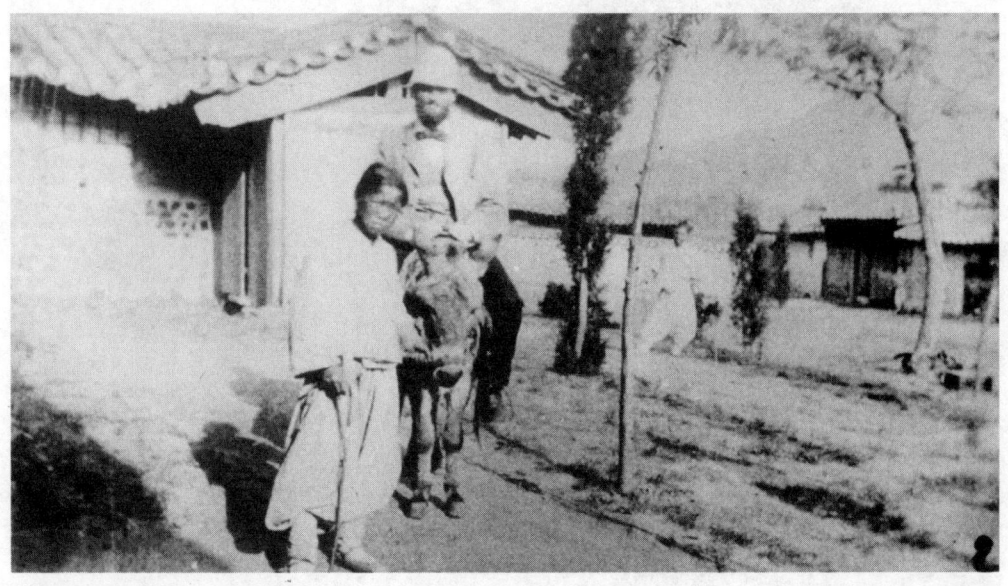

그림 1-8 고종이 하사한 말을 타고 조선인 요리사와 함께 왕진을 나가는 알렌. 이 사진은 재동 제중원 앞에서 찍은 유일한 사진이다. 원본 사진에는 아래 부분에 알렌의 친필이 있으며, 촬영한 날짜가 1885년이라고 적혀 있다. 동은의학박물관 소장.

18 세브란스

등 의료와 의학교육에 관련된 경비는 의료선교사의 소관이었다.[32] 의료선교사들은 대부분의 재정비용을 외아문에서 직접 받고, 극히 일부는 파견 주사에게 받아 사용하였다. 이것은 조선정부가 제중원의 이원적 성격을 인정하고 제중원의 의료 활동을 일반 운영과는 분명하게 구별하였음을 다시 한 번 말해준다 하겠다.

4) 알렌과 헤론 시기의 제중원에서의 진료

제중원 개원 후 몰려드는 환자를 혼자서 감당하기 힘들게 되자 알렌은 자신을 도

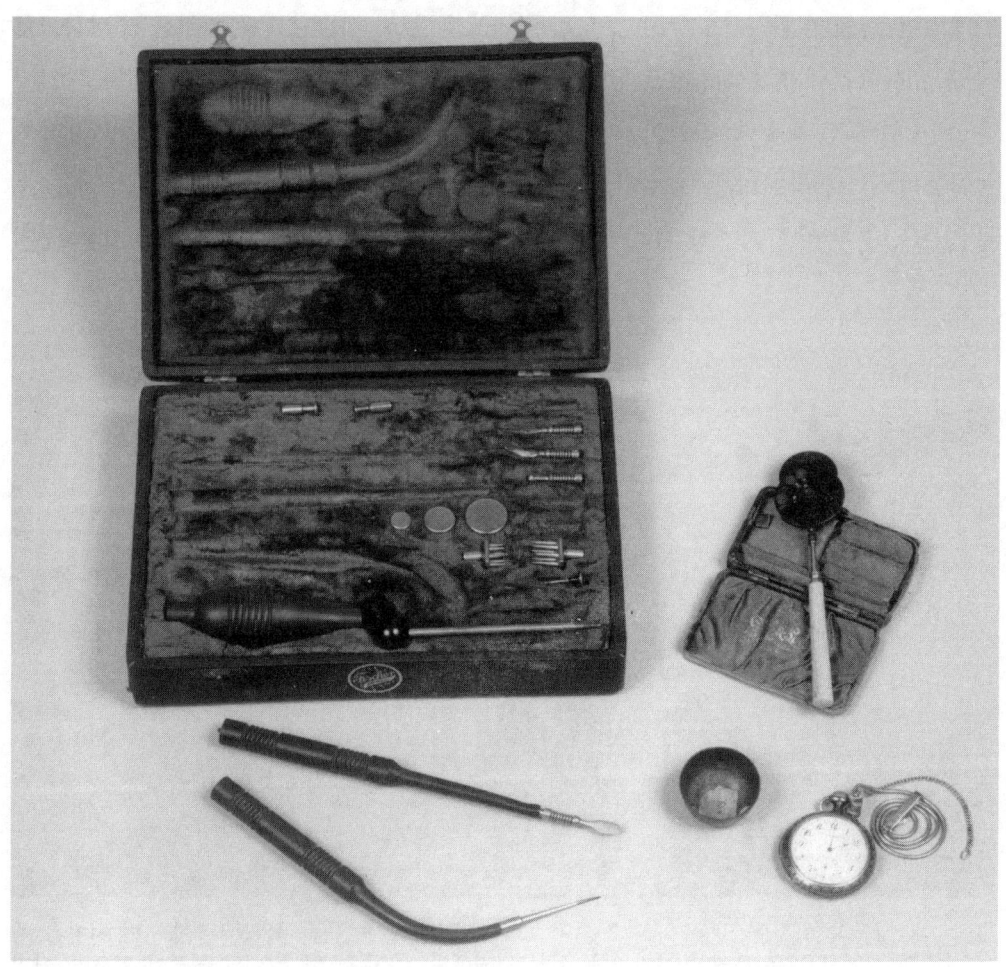

그림 1-9 알렌이 사용했던 의료기구. 동은의학박물관 소장.

울 수 있는 사람을 물색하기 시작했다. 마침 5월 초 내한한 미국 감리회의 스크랜튼 (William B. Scranton, 時奇蘭敦, 1856-1922)이 있어 약 한 달 동안 도움을 받았다. 또 1년 정도 의학 공부를 했던 언더우드(Horace G. Underwood, 元杜尤, 1859-1916)도 도왔다. 환자 보는데 정신없던 알렌의 숨통을 터준 것은 6월 21일 도착한 헤론이었다. 그들은 하루에 환자 70명을 진료하기도 하는 등 밀려드는 환자를 보느라 정신이 없었고, 1년 동안 모두 10,640명의 환자를 보았다. 알렌과 헤론은 제중원 개원 이후 1년 동안의 성과를 「제중원일차년도보고서」[33]라는 이름의 보고서로 작성해 미국 북장로회 해외선교부에 제출했다(그림 1-10). 이 보고서는 제중원 개원 후 1년 동안 진료한 환자에 대한 상세한 통계를 실고 있어 당시 우리나라 사람들이 앓고 있던 질병들의 종류와 특징을 보여주는 귀중한 자료이다.

제중원의 특징은 외과술에 있었다. 당시 조선을 지배하던 전통 의학의 입장에서

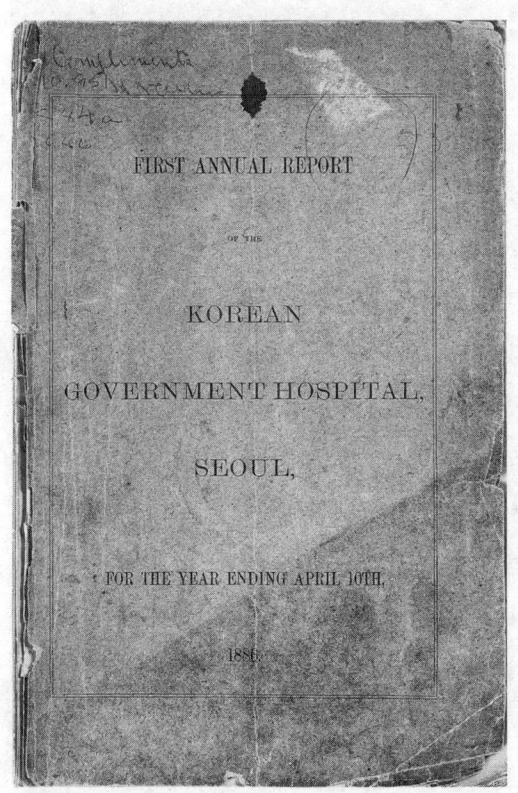

그림 1-10 제중원 일차년도 보고서의 표지 및 내용. 이 보고서는 우리나라 사람의 질병을 서양 의학의 관점에서 처음으로 분석, 제시한 귀중한 보고서이다. 연세대학교 중앙도서관 소장.

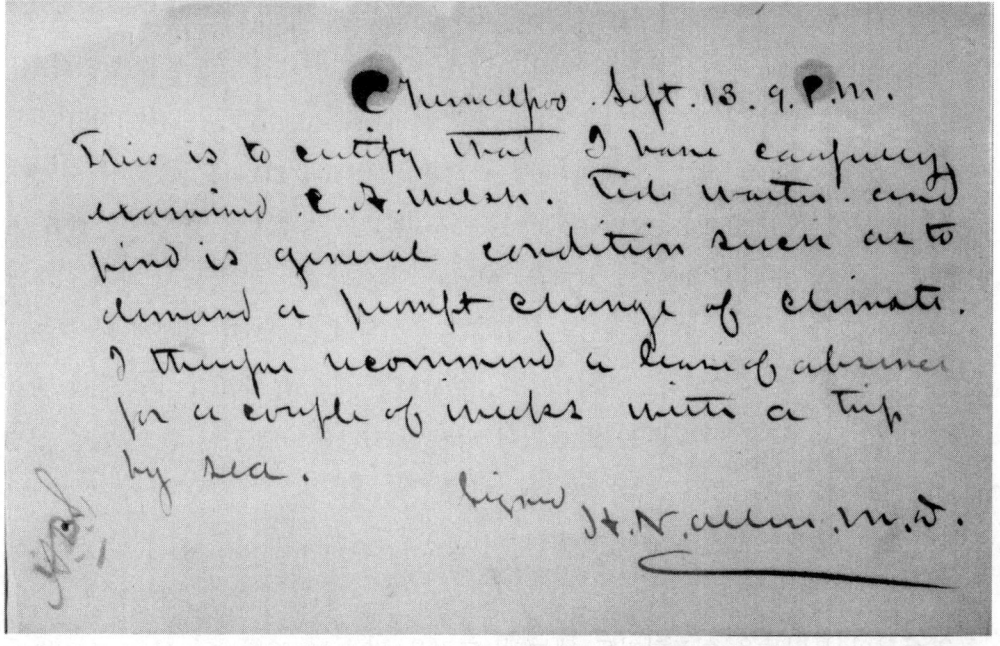

그림 1-11 알렌이 1885년 9월에 발행한 우리나라에서 가장 오래된 서양의학 진단서. 동은의학박물관 소장.

외과술은 서양 기술의 수용에 해당하는 것이었고, 외아문의 고시도 외과술에 특별히 뛰어나다는 점을 강조하고 있었다. 첫해 265명의 입원환자 중 130여명이 외과수술을 받았으며, 외래환자 가운데 400여명이 외과적인 처치를 받았다. 이중에는 괴사병 환자의 대퇴골 절제수술이나 척추골 수술 및 백내장 수술처럼 규모가 큰 치료도 포함되었다. 이와 같이 외과 환자가 넘쳤기에 얼마 되지 않아 입원실에 내과 환자를 받을 수 없었다. 처음에는 처방하는 모든 약에 대해 엽전 100푼을 받았으나 이 적은 의료비도 납부할 수 없는 사람들이 있어서 학질 치료를 위해 키니네를 가져가야 할 환자들 외에는 돈을 전혀 받지 않았다. 다만 구경꾼들의 접근을 막기 위해 모든 환자는 20푼(약 2센트)짜리 진찰권을 사서 기재된 순서에 따라 치료를 받게 하였다.[34]

제중원에서 치료했던 주된 질병을 살펴보면 말라리아가 가장 흔했으며, 그중에서도 사일열이 많았다. 말라리아 다음으로 매독이 많았는데, 그 증상이 매우 다양하였다. 그리고 쌀을 주식으로 하는 다른 나라에서와 같이 소화불량이 많았다. 나병도 흔했으며, 피부병은 모든 종류를 다 볼 수 있었고 연주창도 매우 흔했다. 이처럼 흔히 알려져 있는 모든 종류의 질환을 다양하게 변형된 상태로 볼 수 있었으며, 각기병, 흑색증 등 흔하지 않은 병도 있었고, 디스토마와 사상충증도 있었다.

전염병의 구료 사업에도 제중원이 관여했는데, 1885년 콜레라 유행의 기미가 보일 때 알렌은 여러 방역 조치를 내놓았으며, 1886년 콜레라가 창궐했을 때에는 다른 선교사들과 함께 열성적으로 방역 활동을 펼치기도 했다. 특히 종두와 관련되어 중요한 역할을 한 점이 주목된다. 제중원의 개원 이후 알렌과 헤론은 많은 조선인들에게 우두접종을 실시했는데 이는 우두법을 전국적으로 확대 보급하려는 조선정부의 당시 정책과도 일맥상통하는 것이었다. 이러한 활동은 1886년 초 조선정부가 알렌의 건의로 서울 곳곳에 '제중원에 와서 우두를 맞으라.'는 게시를 했던 것으로 어느 정도 짐작할 수 있다. 이러한 게시 결과 많은 조선인들이 우두접종을 위해 제중원에 내원했고, 독립된 예방 접종실을 새로 만들 수밖에 없었을 것으로 보인다.

당시 조선에서 제중원의 역할을 살펴볼 때 여성 진료를 빠뜨릴 수 없다. 알렌은 상류 사회의 부인들을 치료하기도 했는데, 그것은 썩 내키는 일이 아니었다. 왜냐하면 마당의 사람을 모두 내보내고 통행을 금지시키는 데 상당한 시간이 걸렸고, 아무도 보는 사람이 없는 상태에서 검사를 해야 했기 때문이었다. 또 자기 몸을 알렌과 같은 백인 남자 의사에게 내어 보이느니 차라리 죽어버리겠다고 완강히 진찰을 거부하는 경우도 많았기에 많은 애를 먹었다. 이 문제를 해결하기 위해 남성이나 여성 모두와 자유로이 어울릴 수 있는 여러 명의 기녀를 뽑았다. 이 기녀들은 총명하고 곧잘 배웠지만 이들을 계속 데리고 있는 것이 적절하지 않음을 알고 내보냈다. 따라서 알렌은 일찍부터 "여성을 위한 병원이 필요하며 조만간 설치되어야 할 것이다"라며 부인과 설치를 강조하였고, 미국의 북장로회 선교부도 그 필요성을 인정하였다. 이런 알렌의 바람은 미국 북장로회의 여의사 엘러즈(Annie J. Ellers, 房巨夫人, 1860-1938)가 파송되어 1886년 7월 4일 제중원에 부녀과(婦女科)가 신설되면서 이루어졌다(그림 1-12).

이외에 제중원 의사들은 어의(御醫)로서 고종과 민비의 건강을 돌보았다. 남녀유별이 심했던 당시 외국인 남자가 왕실 여성을 진료한다는 것은 놀랄 만한 일이었다. 특히 알렌은 일본, 영국, 청국 및 여러 외국 공사관의 주치의를 맡는 등 활발한 진료 활동을 펼쳤다. 이러한 제중원 의사의 활동에 대해 조선정부는 알렌과 헤론에게

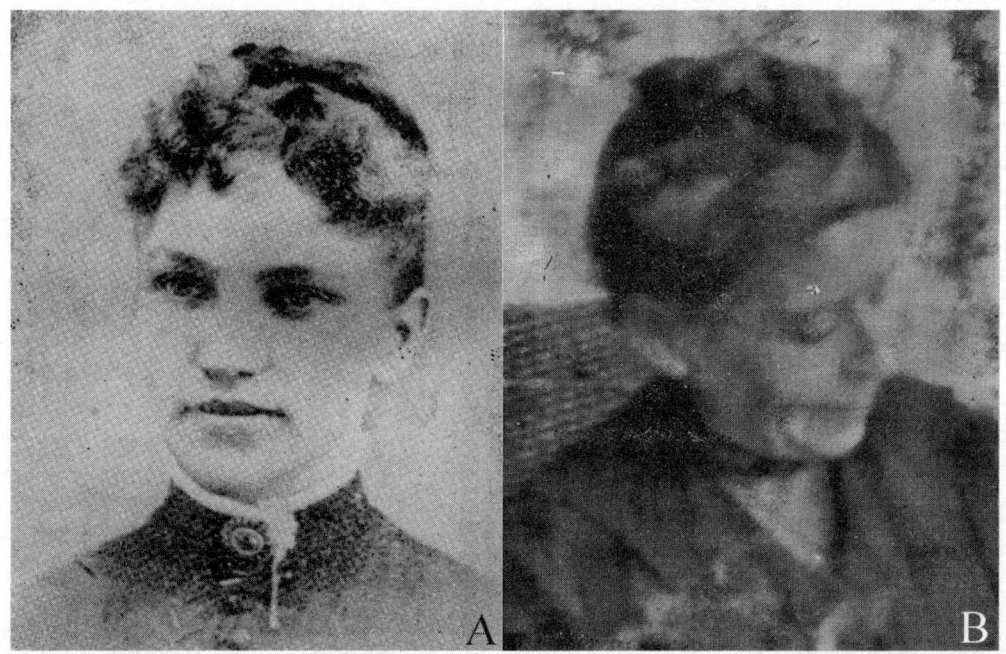

그림 1-12 제중원 부녀과에서 활동한 초기 여의사. A. 엘러즈. Korea Mission Field 35(10), 1939. B. 호튼. Korea Mission Field 17(12), 1921.

정2품에 해당하는 가선대부를, 엘러즈에게 정경부인의 직을 내렸고, 선교사들 외에 제중원의 조선 관리들도 승급 등의 포상을 받았다.

5) 우리나라 최초의 의학교육기관 제중원의학당

알렌은 병원설립안에서 의학교육의 실시가 병원 설립의 주요 목적임을 분명하게 명시하였다. 즉 조선에 병원을 세워 조선 사람들의 질병을 고쳐 줄뿐만 아니라 처음부터 그 병원을 통하여 조선 청년들에게 서양의학과 보건 위생을 가르칠 뜻과 계획이 있었음을 말한 것이었다.[35] 이러한 알렌의 의도는 알렌의 병원설립안이 승인됨에 따라 「공립의원 규칙」이 만들어지는 과정에서 뚜렷하게 나타나는데, 이 규칙의 첫 내용에 의학생에 관한 것이 크게 강조되어 있다는 점으로 알 수 있다.

개원 초 알렌은 밀려드는 환자 때문에 눈코 뜰 새 없이 바빴고 조선인 조수를 채용하여 진료의 도움을 받았다. 그러나 헤론이 합류하고 제중원이 크게 호평을 받게 되자, 힘을 얻은 알렌은 원래 자신이 계획했던 의학교육을 실시하기 위한 일련의 조치들을 취하기 시작했다. 바로 의학당(醫學堂)을 설치하는 것이었다. 우선 비용을 조선 정부에 요청했는데, 고종은 제중원 바로 북쪽에 인접한 민가를 구입해 학교 교사로 제공하였다(그림 1-13). 또한 알렌은 250달러를 들여 학생 교육에 지장이 없을 만큼 골격 표본을 비롯한 교육 기구를 구입하였다.[36]

의학당 설치가 결정되자 조선정부는 학생을 모집하기 시작하는데, 외아문은 1886년 2월 13일 팔도의 감영에 "본 아문의 학당 및 제원 학당의 생도가 정원에 꽤 미달한 상태이므로 지체와 문벌을 따지지 말고 14-5세에서 17-8세 사이의 젊은이 가운데

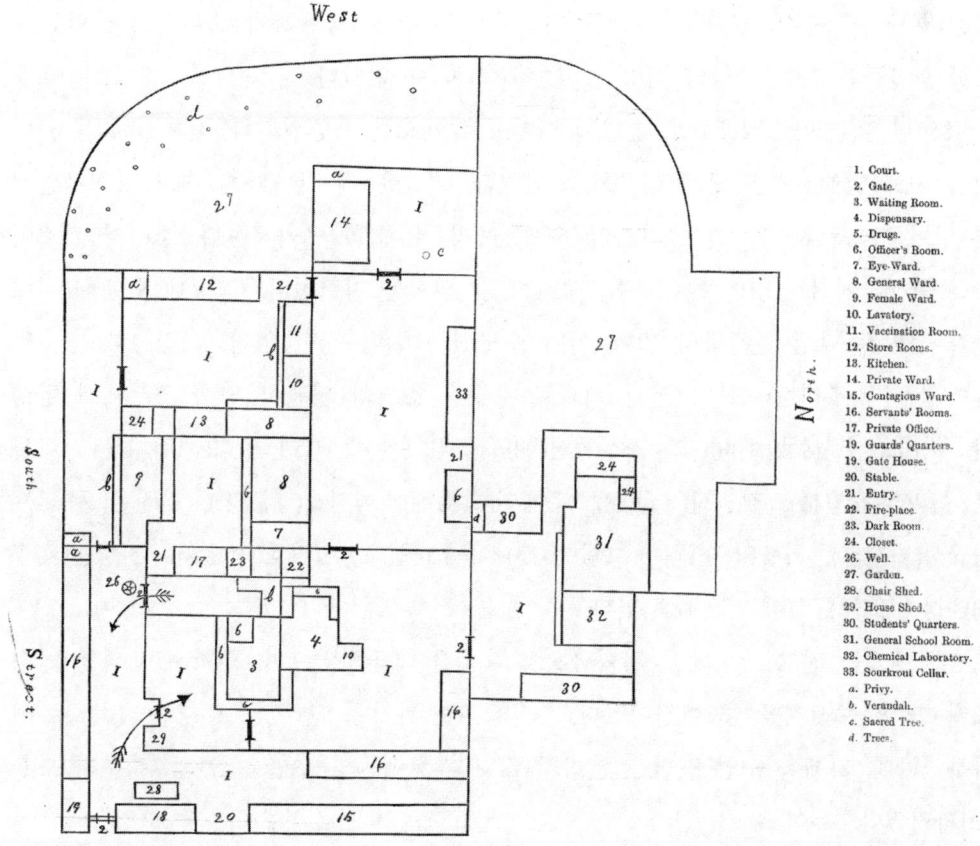

그림 1-13 제중원 일차년도 보고서에 수록된 제중원 배치도 및 의학당. 오른쪽 부분이 북쪽이며, 고종이 인접 민가를 구입하여 확장한 후 의학당으로 사용하게 하였다. 여인석: 제중원 일차년도 보고서. 延世醫史學 3: 50, 1999.

총명하고 똑똑하며 성실한 3-4명을 선발하여 곧바로 올려 보내 입학시키라."는 공문을 보냈다.[37] 학교 규칙[38]은 외아문의 독판 및 협판과 선교의사들의 회의에서 채택되었는데, 4개월 동안의 예비기간을 거친 후 성적이 우수한 12명을 정규 과정에 편입시키고, 나머지 4명은 낙제시키기로 하였다. 학생들에게는 식사비, 기숙사비 및 학비 등이 제공되었고, 과

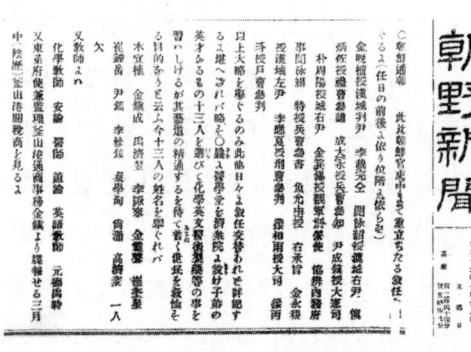

그림 1-14 일본에서 발행된 아사노신분(朝野新聞)에 실린 제중원 의학당 관련 기사. 1886년 7월 29일자.

정을 끝낸 후 '주사(主事)'의 직책을 가진 정부 관리로 등용하기로 예정되어 있었다. 또한 학생들은 학교 당국의 허락 없이는 중퇴할 수 없었다.

1886년 3월 29일 경쟁으로 선발된 학생으로 개교한 제중원의학당(濟衆院醫學堂)에는 교수로 알렌, 헤론 및 언더우드가 있었다. 이들은 최대한 빠른 속도로 학생들에게 영어를 가르친 후, 기초 과학인 수학, 물리 및 화학을 가르쳤다. 소정의 과정이 끝난 학생들에게는 영어로 해부학, 생리학 및 의학을 가르쳤다.[39] 그런데 학교 규칙에 따라 선발된 학생이 정확히 몇 명이며 누구였는지 알 길이 없다. 다만 1886년 7월 말에 본과생(本科生)으로 결정된 것으로 추정된 12명의 명단이 당시 일본에서 발행된 『아사노신분(朝野新聞)』의 조선통보(朝鮮通報) 난[40]에 실려 있다(그림 1-14). 이들은 이의식(李宜植), 김진성(金鎭成), 우제익(禹濟翌), 이겸래(李謙來), 김진성(金震聲), 최규성(崔奎星), 최종악(崔鐘岳)(그림 1-15), 윤호(尹鎬), 이진호(李軫鎬), 진학순(秦學洵), 상소(尙瀟), 고제자(高濟粢)였다.

이들에게는 전액 국비에서 장학금으로 숙식을 제공하였으며, 의학훈련 과정을 수료케 한 후 주사직을 줄 예정이었다.[41] 의학훈련 과정은 5년 정도로 하는 것으로 생각하였는데, 자세한 수업 연한은 분명치 않다.[42] 학생들의 수업은 오전 7시부터 오후 4시까지였다.

고종은 1886년 6월 14일 개원 이래 제중원이 거둔 성과를 치하하면서 학도였던 이의식을 제중원 주사로 승진시켰다.[43] 처음 예정했던 대로 소정의 과정을 끝낸 후

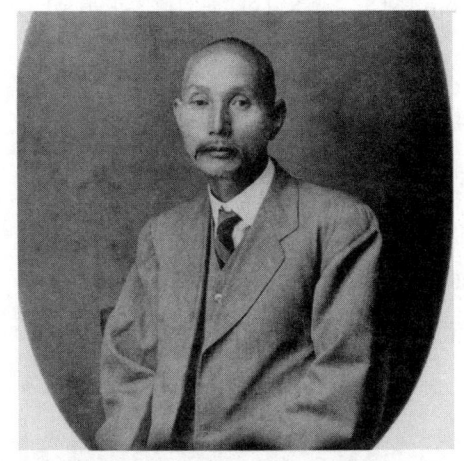

그림 1-15 초기 제중원의학당의 의학생. A. 최종악. 최용묵 제공. B. 이의식의 이력서. 국사편찬위원회편: 대한제국관원 이력서. 탐구당, 1971.

주사의 직책을 가진 정부 관리로 등용하였던 것이다(그림 1-15B). 그런데 1886년 7월 29일 『아사노신분』에 실린 기록 이후 의학당의 활동과 의학교육에 대한 기록이 별로 나타나지 않는데, 이것은 의학교육이 지속적으로 이루어지지 못했기 때문인 것으로 보인다.

그렇지만 이 의학교육이 한 번으로 끝난 것이 아니라 어느 정도 이어졌음을 나타내는 기록이 있다. 1886년 6월 14일 고종이 개원 이래 제중원의 성과를 치하하면서 포상한 내용 중에 주사 김의환(金宜煥)을 학도에 서임(敍任)케 한 일이 그것이다.[44] 김의환을 제중원의학당의 2기 학도로 볼 수 있는 대목이다. 1기 학도 중에서 이의식이 주사로 승차한 것을 일종의 수료(修了)로 간주하면, 새로운 학도로 들어 온 김의환은 2기생이랄 수 있기 때문이다. 아쉽게도 제중원의학당에서 의학을 배운 초창기 의학생 중 후에 의사가 된 사람은 아무도 없는 것을 보인다.

이 의학교육은 순탄하지 않아 2년 후에 영어 교육 기관으로 성격이 바뀌었다고 알려져 있다.[45] 이것은 헤론과 언더우드가 1888년 9월 8일 조선정부에 대해 학교 설립을 허가해줄 것을 요청한 사실로 알 수 있는데, 이 요청에 대해 조선정부는 유사한 교육을 하는 기관을 이미 설치했음으로 허락하지 않는다고 답변하였다.[46] 어쨌건 제중원에서는 지속적으로 교육이 이루어졌는데, 언더우드의 직책이 1889년 여름까지 제중원 교사(濟衆院 敎師)로 표시되어 있고, 1890년에는 제중원의 책임을 맡고 있는 헤론의 직책을 교사로 부르고 있는 점이 이를 뒷받침한다.[47]

1886년 제중원에서 시작된 의학교육은 처음부터 선교 의사들에 의하여 계획된 것이었지만, 조선정부에서도 필요성을 인정했기에 가능했다. 조선정부는 재정적인 지원과 함께 학생 모집을 담당하였다. 이와 함께 의학당에는 학칙과 교수진이 있었으며, 교육 과정과 더불어 졸업 후의 진로도 사전에 정하는 등 현대 의학교육기관으로서의 모습을 거의 갖추었다는 점에서 제중원의학당은 우리나라 서양의학교육의 효시(嚆矢)이었다.

6) 제중원에서의 전도

초창기 제중원에서 근무했던 알렌이나 헤론은 기독교를 전도하겠다는 분명한 목적의식이 있었다. 알렌은 집에서 매일 기도와 예배를 올렸다. 그러다 몇몇 선교사들이 내한하면서 우선 선교사들끼리 가족 예배가 시작되었고, 1885년 6월 21일 첫 일요 예배가 시작되었다. 10월 11일에는 알렌의 집에서 제공한 포도주와 은제 찻주전자로 개신교의 첫 성찬 의식이 거행되었다. 1886년 7월에 서울의 외국인들이 다수 참석하여 주일 예배를 드릴 수 있었다. 첫 개신교 신자는 다름 아닌 알렌의 두 번째 조선어 선생이었던 노춘경(盧春京)이었다. 노춘경은 착실하게 지식을 넓혀 갔고, 드디어 1886년 7월 11일 헤론의 집에서 세례를 받았다. 당시 선교사들이 지방이나 민중 속으로 깊이 파고 들어가기 불가능한 상태에서 제중원이 얼마나 선교의 전초 기지로 중요한 역할을 했는지를 나타내주는 한 단면이라 볼 수 있다.

7) 재동 제중원의 구리개 이전

제중원 운영이 진료·재정적인 측면에서 안정화되고 학생 교육이 시작되면서 병원 확장의 필요성이 본격적으로 제기되었다. 의학당 설립과 상관없이 환자의 폭주만으로도 제중원의 확장은 불가피한 상황이었으며, 외국식으로 지어진 새로운 병원의 필요성이 제기되고 있었다. 알렌은 보다 넓은 장소로 이전하기 위해 1886년 8월 14일

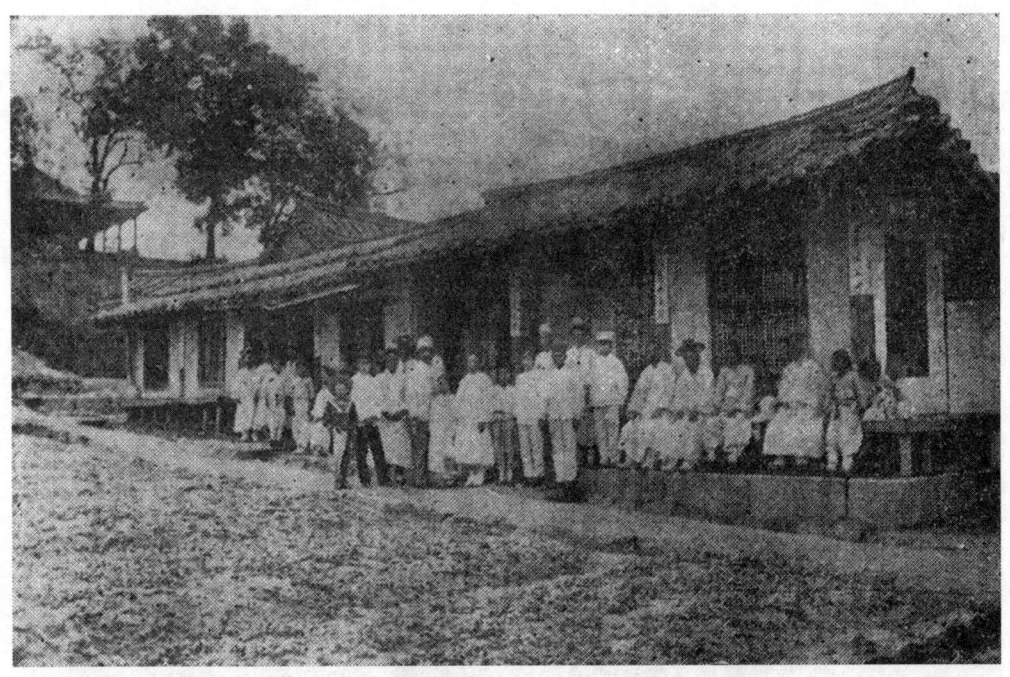

그림 1-16 구리개 제중원. 을지로 쪽의 제중원 입구에서 명동성당 쪽으로 찍은 사진이다. 1897년에 촬영한 것으로 중앙에 에비슨이 있다. Korea Mission Field 30(4), 1934.

「공립병원 이건확장에 대한 건의」를 하였다.[48] 이 건의서에서 알렌은 병원이 환자를 수용하기에는 협소하다는 점, 주민들로부터 멀리 떨어져 있어 이용에 불편하다는 점, 병원이 비위생적이라는 점을 들어 이전을 건의하고 있다. 건의서의 취지는 병원으로서 제대로 기능하려면 위생적이고 청결한 시설과 많은 환자를 수용할 수 있는 규모가 필요하다는 것이었다. 이에 합당한 부지로는 건평이 6,700평에 이를 정도로 매우 커다란 남별궁(南別宮)이 최적지라고 판단하고 있었다. 따라서 새로 이전될 제중원은 이전의 재동 시기보다 몇 배로 확장되는 것이 불가피했음을 알 수 있다.

결국 제중원은 1887년 초 구리개로 이전하였다.[49] 구리개 제중원은 현재의 을지로에서 명동성당에 이르는 언덕의 대부분을 차지하고 있었고, 부지는 재동의 약 850평에 비해 2-5배 정도 넓은 것이었다(그림 1-16). 구리개 제중원도 약 40병상을 수용할 수 있는 규모로 알려져 있으며, 여러 건물은 주병동, 대기실, 대진료실, 창고 등으로 구획되어 사용되었다.[50]

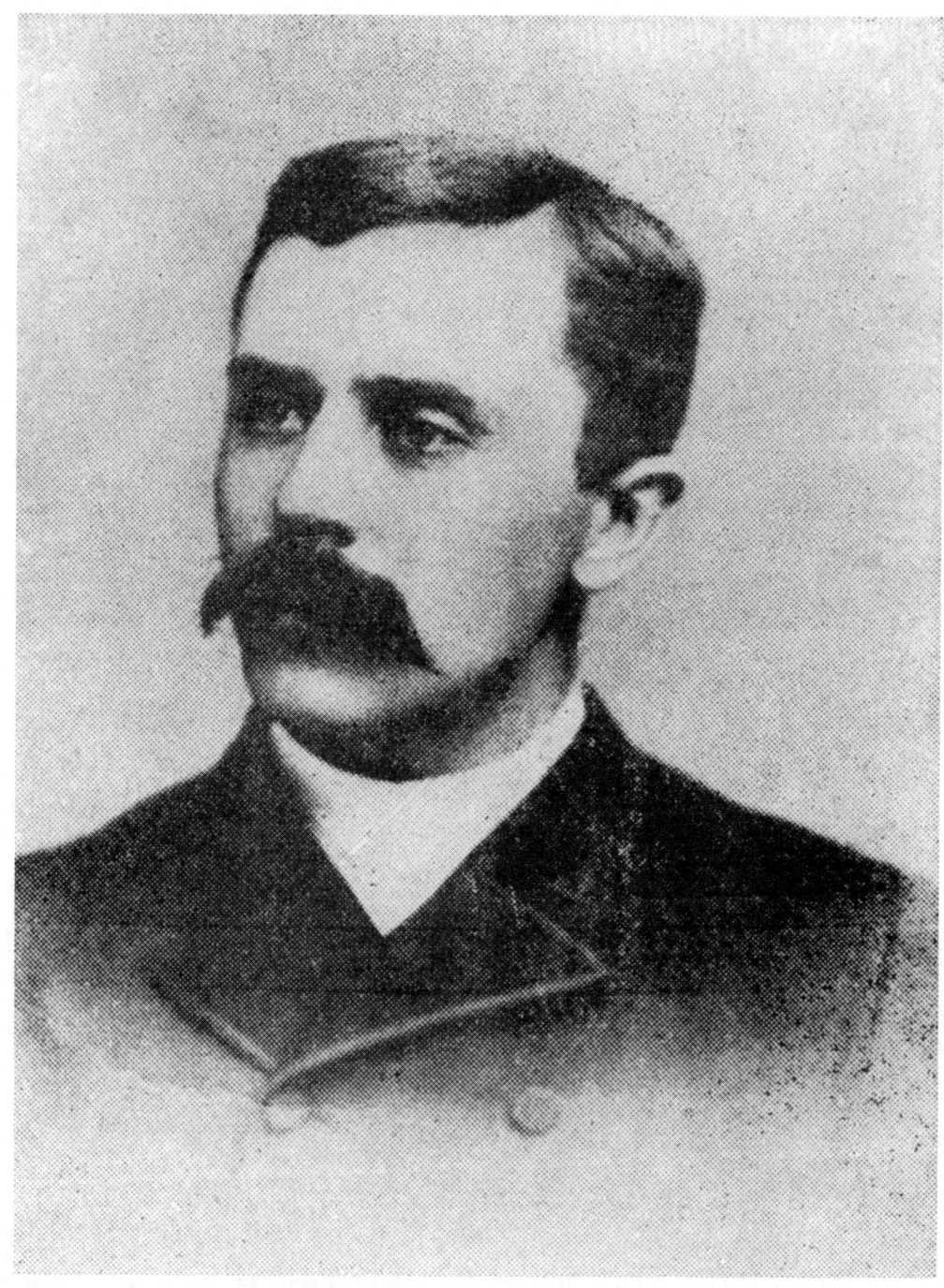

그림 1-17 헤론. 그는 1887년 알렌에 이어 제중원의 책임을 맡았으며, 1890년 여름 이질에 걸려 사망하였다. 그는 현재의 양화진 외국인 묘지에 처음으로 안장되었다. Korea Mission Field 35(10), 1939.

8) 에비슨의 부임 및 제중원의 미선교부 이관

1887년 8월 알렌이 주미 한국공사관의 참찬관(參贊官)으로 임명되면서 선교사직을 사임하자 헤론(그림 1-17)이 제중원의 책임을 맡게 되고 동시에 어의로 임명되었다. 고된 의료 활동으로 건강이 쇠약해진 헤론은 1890년 여름 다른 선교사 가족들과 함께 더위와 전염병을 피해 남한산성에 머물렀다. 그러나 환자가 생기면 왕진을 가야 했고 때로는 약 40킬로미터나 떨어진 시골에 왕진을 가기도 하였다. 그러다가 불행히도 이질에 걸려 약 3주 동안을 심하게 앓다가 7월 26일 운명하였고 양화진 외국인 묘지에 묻혔다.

헤론이 사망하자 제중원은 위기를 맞게 되었다. 헤론의 후임으로 1891년 4월 3일 부임한 빈튼(C. C. Vinton)(그림 1-20A)은 부임 직후부터 병원 재정의 자유로운 지출 등 제중원 운영과 관련되어 조선정부와 마찰을 빚었다. 갈등은 제중원의 운영비를 놓고 일어났지만, 빈튼이나 미국 북장로회 선교부가 단순히 운영비를 누가 주관할 것인가를 두고 문제를 제기한 것은 아니었다. 당시 조선에서는 이미 직접적인 선교가 가능했지만 유독 제중원에서는 선교가 불가능한 상태였다. 아무리 제중원 의사들의 활동을 간접적인 선교의 수단으로 생각하는 선교부일지라도 이제는 제중원에서 직접적인 선교를 하고 싶었던 것이다. 더 나아가 빈튼은 제중원에 교회도 세우고 싶어 하였다. 마침내 빈튼은 9월 1일부터는 오후에 자기 집에 따로 꾸민 진료소에서 환자를 진료하고 전도 활동을 하기에 이르렀다.[51] 자연히 관리들도 할 일이 없어져 조선정부는 1893년 8월과 11월 두 차례에 걸쳐 7명이나 되는 주사를 감원하였다.[52] 결국 제중원은 병원으로서 제 구실을 할 수 없게 되었고 약국만이 기능하는 정도였을 뿐이었다.

후임으로 에비슨(Oliver R. Avison, 魚丕信, 1860-1956)이 1893년 7월 도착했다(그림 1-18). 제중원이나 북장로회의 기독교 의료사업, 나아가 한국의 기독교 의료사는 에비슨을 통해 새로운 전기를 맞게 되었다. 에비슨은 캐나다에서의 "영예로운 교수직과 의사로서의 안락한 생활을 박차고"[53] 선교사로 와서 뒷날 세브란스병원, 세브란스 및 연희전문학교의 책임자로서 한국 근대사에 큰 영향을 끼친 인물이다.

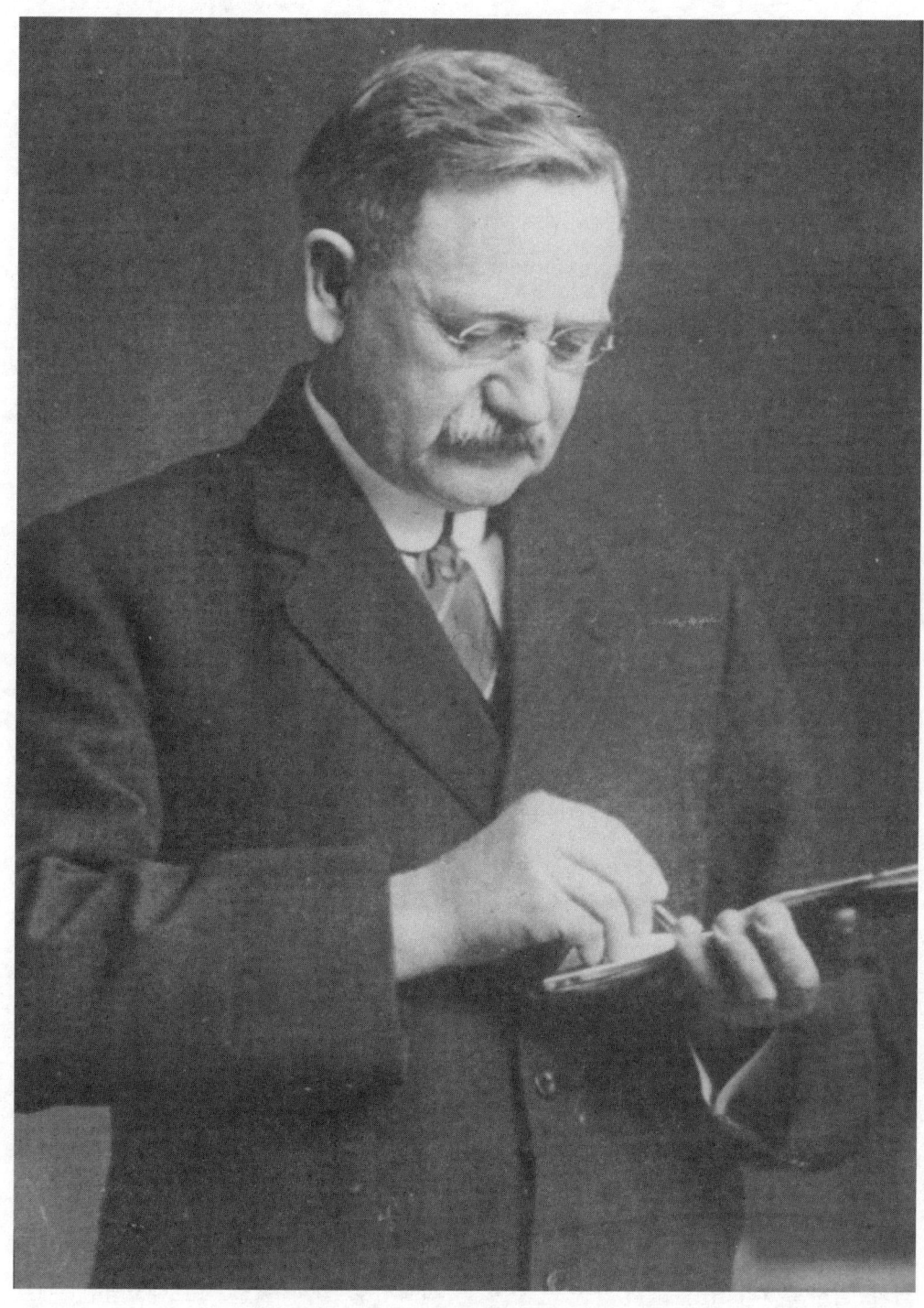

그림 1-18 에비슨. 빈튼의 후임으로 1893년 11월 제중원의 책임을 맡았고, 1894년 9월 말 제중원을 조선 정부로부터 이관 받아 온전한 사립 선교병원으로 재편하였다. 동은의학박물관 소장.

에비슨이 입국할 당시 선교사들 사이에는 서울에서 병원 업무를 계속해야 하느냐 마느냐를 두고 의견이 대립되고 있었다. 이것은 제중원의 조선 관리들이 병원비를 유용하고 병원 사업을 전횡하는 등 제중원 운영상에 심각한 문제를 야기시켰고, 1892년 후반기에 들어 의료사업의 실적이 극히 부진해졌기 때문이었다.

전기의 계기는 한 사건에서 시작되었다. 1894년 4월 에비슨이 지방에 며칠 왕진을 갔다 온 사이에 수술실로 만들려고 준비해 두었던 방을 주사들이 일본인 의사에게 세를 주는 사건이 발생하였다. 이에 격분하여 에비슨은 사임하기로 작정하였고, 미국 공사 실은 1894년 5월 10일자로 에비슨이 사직한다는 공문을 조선 정부로 보냈다.[54] 사직하겠다는 뜻을 밝힌 이후 수시로 주사나 조선인 관리들이 집으로 찾아와 제중원에 나와 다시 환자를 볼 것을 사정했지만, 에비슨은 한결같이 그 문제는 자기 소관이 아니고 주한 미국 공사가 처리할 것으로 안다고 대답하였다. 얼마 후 조선인 관리들의 중재 요청을 받은 알렌이 에비슨에게 어떠한 조건이면 제중원에서 일을 다시 하겠는가 물어 오자, 사퇴를 철회하는 대신 병원을 선교부에서 운영하겠다고 제안하였다.[55] 당연히 조선인 관리들은 거부하였고 에비슨은 더더욱 사퇴 입장을 강경하게 고수하였다. 당시 조선에서 갑오개혁(甲午改革)이 한창 진행 중이었는데, 1894년 8월 18일 군국기무처(軍國機務處)는 각부 아문에 소속되어 있는 각사(各司)를 개록(改錄)하면서 제중원을 내무아문 소속으로 배속(配屬)시켰다.[56] 조선정부는 여러 개혁 작업을 진행시킬 재정이 턱없이 모자란 상태였다.

결국 외무대신은 9월 26일(음력 8월 27일) 미국 공사에게 에비슨의 요구안을 수락한다는 공문을 보냈다(그림 1-19). 더 나아가 그런 조건하에서는 운영권이 이관되었으므로 조선 관리들을 파견할 필요가 없다는 뜻을 밝히고, 반환할 경우에는 건물의 신개축에 들어간 비용을 청산하기로 하였으니 에비슨에게 즉각 환자를 볼 것을 요청하였다.

> 대조선(大朝鮮) 외무대신인 김(金) 아무개는 회답을 보냅니다. 지난 음력 8월 8일[57] 귀하가 보낸 '제중원에 대한 일이 의사 에비슨에게 통보되었고 그가 제안하고 있는 각각의 내용에 의거하면' 등의 서신을 접수했습니다. 이에 의해 검토해보면, 제중원에는 간혹 곧바로 결정하지 못한 문제점이 있으며 현재 비어있는 상태입니다. 제중원 문제를 에비슨이 요청한 대로 따르도록 할 것입니다. 모든 사무는 그가 완전히

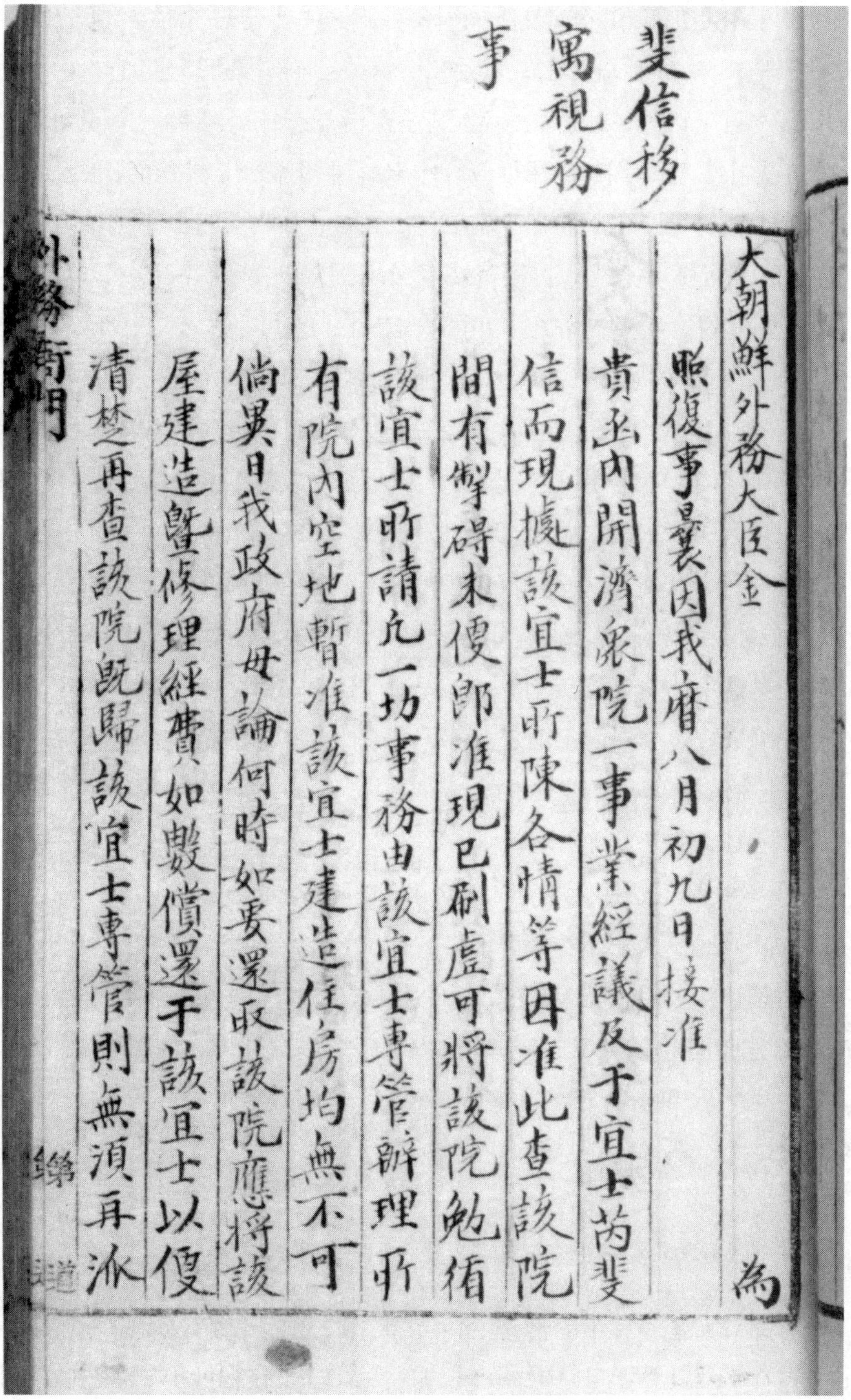

斐信移
寓視務
事

大朝鮮外務大臣金　　為
照復事曩因我曆八月初九日接准
貴函内開濟衆院一事業經議及于宜士芮斐
信而現據該宜士所陳各情等因准此查該院
間有掣碍未便即准現已酌慮可將該院勉循
該宜士所請凡一切事務由該宜士專管辦理所
有院内空地暫准該宜士建造住房均無不可
倘異日我政府毋論何時如要還取該院應將該
屋建造暨修理經費如數償還于該宜士以便
清楚再查該院既歸該宜士專管則無須再派

外務衙門

그림 1-19 제중원 전관 문서. 미안. 규18047, 1894년 9월 26일(고종 31년 8월 27일).

관할하여 운영[專管辦理]하도록 하며 소유하고 있는 제중원 내의 빈 터에 그가 거주할 건물을 짓는 것을 우선 수락하는 것도 반대할 이유는 전혀 없습니다. 다음에 우리 정부가 언제라도 제중원의 환수[還取]를 요구할 경우에는 이 건물의 건축비와 수리비를 지출한 액수만큼 그에게 갚아 청산하도록 할 것입니다. 제중원이 그의 완전한 관할 하에 들어가게 될 경우를 검토해보면 우리 정부의 관리와 고용인 등을 다시 파견할 필요는 없습니다. 그가 혼자서 일을 처리하도록 하여 운영권[事權]을 단일화할 것입니다. 나중에 그가 업무를 볼 때 우리 정부의 지도[訓勸]를 받지 않거나 우리 정부가 불만이 있을 경우에는 귀 대신에게 공문을 대신 보내 공식적으로 처리하는 것이 사리에 맞습니다. 에비슨에게 빨리 옮겨와 곧바로 업무를 보도록 조치하시는 것이 좋을 것입니다. 이러한 내용으로 회답을 보내니 귀 대신께서 검토하고 시행해주시기 바랍니다. 이상과 같이 말씀드립니다.

이상.

조선 주재 미국 편의행사대신(便宜行事大臣) 겸 총영사 실 각하
조선 개국 503년 8월 27일[58]

조선정부가 제중원의 운영권을 완전히 미국 선교부에 넘기는 데 동의한 것이었다.[59] 따라서 1894년 9월 말 이후 제중원은 에비슨에 의해 미국 선교부의 병원으로 운영되었다. 제중원이 설립된 지 9년 만에 병원의 운영 주체와 방식에 커다란 변화를 맞이하게 된 것이었다. 이전의 제중원이 조선정부와 미국 선교부가 공동으로 운영하는 병원으로서의 성격을 갖고 있었던 데 비하여, 이제부터는 미 북장로회 선교부가 단독으로 운영하는 민간병원의 성격을 갖게 된 것이다.

이런 과정은 '의료권과 재정, 인사 운영권의 타협의 산물'이었다고 보는 것이 바람직할 것이다.[60] 그렇게 볼 수 있는 이유는 무엇보다도 조선정부가 병원의 운영권을 미 선교부에 넘겨주면서 제중원 부지와 건물을 계속해서 사용하도록 허락하였다는 점이다. 건물과 토지의 사용권을 주는 것은 당시 조선정부가 호의를 가지고 있는 외국인들에게 취하는 조치이기도 했다. 제중원의 운영권을 인수한 것은 물론 에비슨 개인이 아니라 미국 북장로회 선교부였다. 운영권이 선교부로 넘어온 이후 제중원에서는 그 동안 금지되었던 선교활동을 자유롭게 할 수 있어 제중원은 명실상부한 선교병원으로 성격이 변환되었다. 그러나 바뀐 것은 그것밖에 없었다. 병원의 위치도

의사도 달라진 것이 없었다. 다만 행정직을 담당했던 조선인 관리들이 사라진 것일 뿐, 그것이 환자들에게 제중원의 변모로 인식될 리 없었다. 선교사나 조선인들에게는 여전히 제중원이었을 뿐이었다.

9) 에비슨 시기의 제중원[61]

제중원을 이관 받은 에비슨은 우선 선교부에 병원 건물 개조비와 운영비, 그리고 조선인 간호사를 훈련시킬 잘 훈련된 간호사 두 명을 보내달라고 요청하였고, 이에 따라 1895년 4월 6일 여의사 화이팅(Georgiana Whiting, 吳婦人, 1869-1952)과 간호사 재콥슨(Anna P. Jacobson, 雅各善; 1868-1897)이 파견되었다. 화이팅은 제중원의 재정과 함께 부녀과의 진료 책임을 맡았으며, 1900년 12월 미국 남장로회의 오웬과 결혼하면서 미국 북장로회 선교사를 사임하고 남장로회로 적(籍)을 옮겼다. 재콥슨은 간농양으로 수술을 받았으나 1897년 1월 20일 사망하였다.

화이팅과 재콥슨 이후 1897년 5월에서 9월까지 하디(R. A. Hardie, 河鯉泳, 1865-1949)(그림 1-20C)가 근무했고, 10월에는 여의사 휠드(Eva Field, 弼, 1868-1932)(그림 1-20B)와 간호사 쉴즈(Esther L. Shields, 1868-1941)가 합류하였다. 1897년 12월

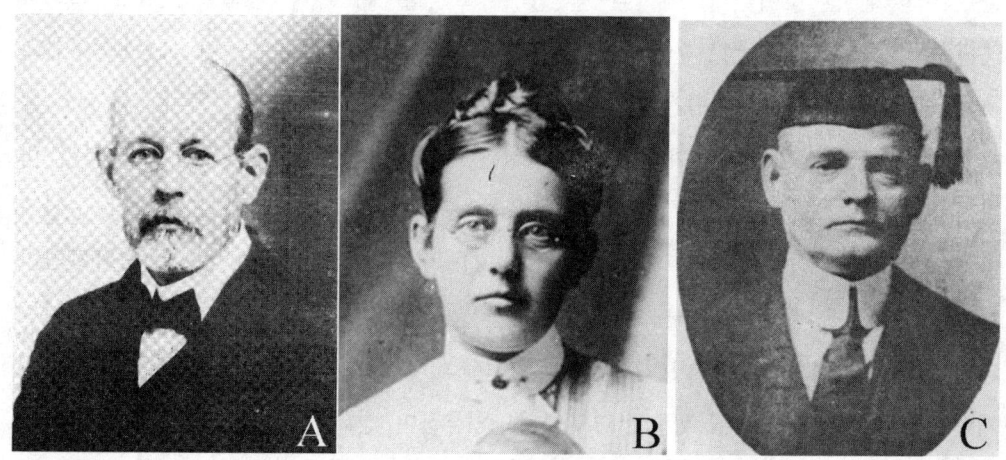

그림 1-20 에비슨을 도운 주요 의료선교사. A. 빈튼. Korea Mission Field 36(1), 1940. B. 휠드 여의사. 동은의학박물관 소장. C. 하디. 한영제 편: 한국기독교 인물 100년. 기독교문사, 서울, 1996.

여의사 휘시(Mary A. Fish, 1870-1912)가 내한하여 제중원에서 일하였다. 1898-9년도에는 휠드, 휘시 및 하디 등이 진료에 참여했으며, 1898년 가을 에비슨이 자리를 비웠을 때 빈튼이 8주 동안 제중원의 책임을 맡기도 했다. 1899년 3월 에비슨이 부인의 병가로 귀국하자 휠드가 쉴즈의 도움을 받아 제중원의 책임을 맡았다. 빈튼도 1899년 10월까지 제중원에서 환자를 진료했으며, 11월에는 갓 부임한 셔록스(Alfred M. Sharrocks, 謝樂秀, ?-1919)가 합류하였다. 1901-2년도에는 어의 분쉬(Richard Wunsch)가 가끔 에비슨의 수술을 도와주었고 에비슨이 지방에 다녀올 때 며칠 동안 혼자 환자를 보기도 하였다. 이외에 기포드(D. L. Gifford) 부인이 세탁, 린넨 및 침대에 관한 일을 도와주었고, 에비슨 부인도 매일 침대와 린넨을 돌보았다. 1902년 잠시 사또(Miss Sato) 등 도쿄 병원에서 훈련받은 두 명의 일본 간호사가 입원실을 담당하기도 하였다.

처음에는 빈튼이 그리고 1893년 11월 1일부터 에비슨이 진료를 시작했던 1893-4년도에는 진료 받은 사람이 1,398명, 재진이 440건, 가벼운 수술이 70건, 입원 환자가 15명이었고 9건의 외과 수술을 집도했다. 갓 도착한 어빈(C. H. Irvin)도 큰 수술을 할 때 에비슨을 도와주었다. 1894년 9월 말 에비슨이 제중원을 이관 받은 후 첫날 환자는 13명밖에 되지 않았으나 점차 많은 환자들이 몰려 왔다. 1896-7년도에는 외래환자가 6,514명, 입원환자 160명, 왕진이 127번, 순회 전도 및 치료가 275건으로 총 환자는 7,076명이었다. 1897-8년도에는 전년도에 비해 외래환자가 75%, 입원환자가 50% 증가하였다. 1898-9년도에는 외래환자가 9,018명, 입원환자가 228명이었으며, 1,619 달러의 수입이 있었다. 전년도에 비해 특히 입원한 여성 환자가 많아졌고, 특실도 운영되어 모든 병실이 환자로 차 있기도 했다. 1899년 3월 에비슨이 안식년을 떠나자 휠드가 간호사 쉴즈의 도움을 받으며 제중원의 책임을 맡았을 때에는 각 지방에서 조선인들은 물론 일본인, 중국인 및 러시아인 환자들도 찾아 왔다. 1899-1900년도에는 213일 동안 문을 열었던 남자 진료소에서 하루 평균 18명 정도를 봐 총 3,994명을 진료했으며, 200일 동안 문을 열었던 부녀과는 2,408명을 진료했다. 그리고 장티푸스, 성홍열, 천연두 및 단독 환자를 위한 격리 병동이 만들어졌다. 또한 서울과 평양의 전투에서 부상당한 군인들을 치료해 주었다. 상당 기간 동안 양측에서 5명씩 10명이 입원했는데 조선정부에 대해 치료비를 청구하지는 않았다. 1900-1년도에 셔록스는 하루에 10-30명의 환자를 보았으며 입원 환자가 2-8명이었다. 휠드는 불규칙적으로 여성 환자를 보았는데, 약 50번 왕진을 갔고 747명의 초진 및 294명의 재진 환자를 진료했다.

　에비슨은 안식년으로 미국에 있다가 1900년 10월 2일 돌아와서 10월 15일부터 12월 29일까지 진료했다. 두 달 약간 넘는 동안 본 환자 수는 1,271명, 그중 신환자는 60명이었다. 1901년에 에비슨은 3월 중순까지 장티푸스에 걸려 환자를 보지 못하였고 3월 중순이 되어서야 약간의 응급 환자들을 진료하기 시작했으며 3월 21일부터 본격적으로 진료를 시작했는데 6월까지의 진료 실적은 총 1,914명의 환자를 보았고, 그중 신환자는 1,170명이었다. 1901-2년도에 외래진료소에서 본 환자는 모두 6,666명이었으며, 침대 수가 27개인 병실에서 230명이 입원해 치료를 받았다. 총 경비는 4,369.19달러였으며, 치료비로 받은 돈이 736.72달러였는데 이중 589달러는 입원 환자로부터 받은 것이었다. 1902-3년도에 외래진료소에서 본 환자는 모두 6,880명이었으며, 광견병에 걸린 환자 1명을 치료하였다. 입원 환자는 모두 235명이었는데 이중 여자가 1/3이었다. 총 수입은 802.01달러였다. 1903-4년도에 외래진료소에서 본 환자는 모두 7,242명이었으며, 남자가 5,471명, 여자가 1,771명이었다.

　입원 환자의 수를 연도별로 살펴보면 다음과 같았다. 1893-4년도에 15명, 1896-7년도에 160명, 1897-8년도에 약 240명, 1898-9년도에 228명, 1899-1900년도에 최소한 10명, 1900-1년도에 123명, 1901-2년도에 230명, 1902-3년도에 235명이었다. 입원한 환자들의 연도별 특성은 정확한 기록이 없지만 「1901년도 보고서」에 의하면 입원한 123명의 환자 중 92명이 외과 환자이었고 31명이 내과 환자로 비율은 3대 1이었다. 외과 환자들은 종종 만성 농양, 궤양 혹은 골 질환을 갖고 있어 오래 입원했기에 외과 환자가 내과 환자보다 5배 정도 많은 경우가 드물지 않았다. 이러한 상황은 제중원 개원 첫해 알렌이 경험했던 것과 별 차이가 없는 것이었다.

　제중원에서 의료 활동 외에 에비슨과 의료선교사들은 1895년 콜레라 방역활동에도 참가하였다. 조선정부는 콜레라가 서울로 전파될 우려가 있자, 서울의 모든 의사들이 참여하는 방역국(防疫局)을 조직하고 총감독자 한 명을 선정했는데, 바로 에비슨이었다. 방역국에 참여한 의료선교사들은 미국 뉴욕 위생국에서 발행한 규칙을 조선 실정에 맞게 번역하여 배포하는 역할과 함께 콜레라 환자를 수용하는 피병원, 사람의 왕래를 통제하는 검역소를 설치하였다. 이 방역활동에서 보여준 선교사들의 헌신은 그대로 조선인들에게 전해져 선교의사들이 크게 신뢰받게 되었고 나아가 신도들이 크게 증가하는데 결정적인 역할을 하였다. 특히 교파가 다른 외국인 선교사들이 서울과 지방을 막론하고 서로 협동하여 전국적인 콜레라 방역 활동을 벌인 것은 우리나라에서 이루어진 최초의 연합 의료선교 사업이며, 후에 세브란스병원이 연합으로 운영될 수 있는 중요한 기초가 되었다.

에비슨은 제중원이 선교부로 이관된 직후부터 알렌과 헤론이 시작하였던 제중원의 의학교육을 재개하였다(자세한 것은 Ⅲ장을 참고할 것).[62] 에비슨은 1895년 여름 콜레라 방역이 끝나자 곧 병원에서 일하는 젊은이들에게 의학교육을 실시했는데, 선교부와의 마찰을 피하기 위하여 이들을 학생 조수라고 불렀다. 의학교육을 재개하는 과정에서 몇 가지 어려움이 있었는데, 우선 조선정부의 협조 없이 학생을 구하는 일은 대단히 어려웠으며 의학교과서도 문제였다. 그렇지만 에비슨은 의학 교육을 계속 하였고, 1899년 3월 에비슨이 안식년을 맞이하여 캐나다로 귀국할 때 7명의 학생이 있었고, 에비슨이 없던 1899~1900년에는 쉴즈가 학생들에게 환자 관리, 외과수술을 위한 환자 준비 등을 강의했다. 그러나 의학교육의 중추적인 역할을 수행하는 에비슨이 서울을 비우자 학생들이 동요해 흩어졌다.

안식년에서 돌아온 에비슨은 이전의 의학교육을 반성하고 좀 더 조직적으로 의학교육을 실시하기로 하고, 과거 교육기간 등을 고려하여 학생들의 학년을 정했다. 가장 상급 학생은 1901년 9월 현재 5학년이었다. 강의는 초기의 어려움을 극복하면서 점차 기본 틀을 갖추기 시작했는데 1903년에는 해부학, 유기화학, 무기화학 등이 강의되었고, 1903-4년에 이르러서는 정규적으로 해부학, 화학 및 생리학 강의가 진행될 수 있었다. 김필순, 홍석후, 홍종은 등 조선인 의학생들은 에비슨의 지도로 거의 전 과목에 걸쳐 우리말로 된 의학교과서를 편찬하였다. 마침내 각고의 노력 끝에 1908년 6월 3일 김필순, 김희영, 박서양, 신창희, 주현칙, 홍석후, 홍종은 등 7명이 세브란스병원(제중원)의학교를 제1회로 졸업하였다. 졸업식 다음날 이들은 내부 위생국에서 의술 개업을 허락하는 허가증을 받았는데 번호가 1번부터 7번까지였다. 이것은 우리나라 최초의 의술개업인허장이었다.

이와 같이 우리나라 최초의 서양식 병원 제중원의 설립은 조선정부와 알렌 개인의 관계 속에서 비롯된 것이지만 근본적으로는 조선정부와 미국의 외교적 관계를 반영한 것이라고 할 수 있다. 제중원의 하드웨어는 조선정부가, 소프트웨어는 미국 북장로회 선교부가 담당하는 일종의 합작 형태의 병원이었으며, 1894년 9월 말 합작의 한 파트너였던 조선정부가 빠짐으로써 순수한 민간 선교기관으로 전환되었다. 이후 미국의 부호 세브란스가 기부한 돈으로 남대문 밖 복숭아 골에 새 병원을 짓고 병원 이름을 세브란스병원으로 바꾸었다. 또한 기독교 선교의 중심지로서 많은 선교사들이 제중원에 근거를 두고 활동했으며, 선교사들이 세운 병원들이 일제시기에 들어서도 제중원이라는 이름으로 불려지게 된 것도 제중원의 역사적 의의가 계승되었기 때문이었다.

3. 여러 선교부 및 다른 경로를 통한 의학 도입

우리나라의 의학 도입은 미국 북장로회 의사들이 운영했던 서울의 제중원으로부터 시작되었지만, 다른 병원을 통해서도 이루어졌다. 우선 미국 북장로회만 보더라도 서울 이외에도 여러 도시에 병원을 세웠고, 미국 감리회, 미국 남장로회, 호주 장로회, 캐나다 장로회 등도 선교의 일환으로 각지에 병원을 설치하여 활동하였다. 여러 교파들은 대체로 일정 지역에서 다른 교파와 다툼 없이 독자적으로 의료 선교를 수행했지만, 1904년 세브란스병원이 건립되면서 부분적으로 연합화의 조짐이 나타나기 시작하였다.

한편 일부 조선인은 국내가 아닌 미국이나 일본에서 직접 의사가 되어 귀국하기도 하였다. 우리나라의 의학도입에는 1905년 을사보호조약 이후 특히 일본의 영향이 컸음은 부인할 수 없겠다. 그리고 당연하게도 서양 의료선교사나 일본에 의해 의학이 도입되는 데에는 조선 정부의 이해가 없이는 불가능한 것이었다. 이외에 기독교 선교와 관계없이 독일이나 프랑스 등의 의학도 우리나라에 단편적으로 소개된 바 있다.

1884년 9월 알렌의 입국부터 1945년 광복이 될 때까지의 한국기독교의료사(韓國基督敎醫療史), 즉 여러 선교부를 통한 의학 도입은 의료사업의 목표, 국가 권력과의 관계 변화, 의료주체의 변화, 그리고 의료사업의 성과 등을 기준으로 6기로 나눌 수 있다.[63] 제1기인 개척기는 1884년부터 1889년까지이며 서울에 진료소가 개설되고 선교의 토대를 구축한 시기였다. 제2기인 기반 조성기는 1890년부터 1903년까지이며 기독교 의료기관이 전국적으로 확산되었고 병원전도가 개시되었다. 제3기인 확충심화기는 1904년부터 1909년까지이며, 세브란스병원의 건립 등으로 기독교 병원이 현대화되었고 의료선교가 크게 확장되었다. 제4기인 정책전환기는 1910년부터 1924년까지이며, 의료사업이 확대되고 전문화되었다. 제5기인 토착화 모색기는 1924년부터 1940년까지이며, 의료선교 상황이 나빠지면서 한국인 의료진의 역할이 강화되었다. 마지막으로 제6기는 1940년부터 1945년까지이며, 의료선교사가 추방되면서 기독교 병원이 조선인 등에게 이전되는 시기였다.

미국의 의료 선교 사업이 성공할 수 있었던 것은 우선 부유해지면서 선교 사업에 풍부한 자금이 지원된 점을 들 수 있다.[64] 그렇지만 1880년대 미국 내에서 많은 학생들이 선교 사업에 지원했던 것도 중요한 요인이었다. 미국의 선교 역사에서 1880년대는 신학교 학생들 사이에 새로운 선교열(宣敎熱)이 진작된 매우 중요한 시기였다. 19세기 말엽의 30년 동안에 해외선교자원학생촉기운동(海外宣敎自願學生促起運動, The Student Volunteer Movement for Foreign Missions)이 시작되었고, 면려청년회(勉勵靑年會, The Young People's Society of Christian Endeavor)가 창설되었다. 1880년 10월 최초의 전국신학생대회가 뉴저지 주(州)의 뉴브룬스윅(New Brunswick)에서 개최되었으며 전국신학교연맹(全國神學校聯盟, The American InterSeminary Alliance)이 정식 창립되었다. 이 연맹은 이후 매년 신학교 중심지에서 대회를 개최했으며 1897년에 대학연합기독학생연회(The Intercollegiate Young Men's Christian Association)와 합병되었다. 한국에 온 초기 선교사들 중에는 이 대회에 참가하여 선교사가 되기로 결심한 사람들이 많이 있었다.

1) 선교사 맥클레이의 첫 방문

미국의 조선에 대한 선교는 1870년대 말부터 구체화되기 시작했으며, 선교사가 공식적으로 입국하기 전에 만주, 일본, 그리고 미국 등지에서 기독교와 접촉이 이루어졌다. 그러던 중 1882년 5월 22일 조미수호통상조약이 체결되자 중국과 일본에 거주하는 미국 교회의 선교사들은 조선에서 선교사업을 개시하자는 요청을 선교부에 제출하였다.

한편 고종은 1883년 7월 민영익(閔泳翊)을 단장으로 하는 견미사절단(遣美使節團)을 파견하였다. 일행은 9월 12일 샌프란시스코에서 시카고를 거쳐 워싱턴으로 가는

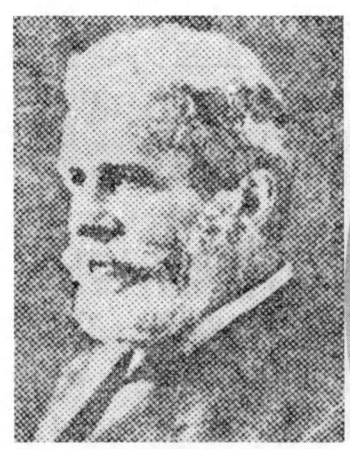 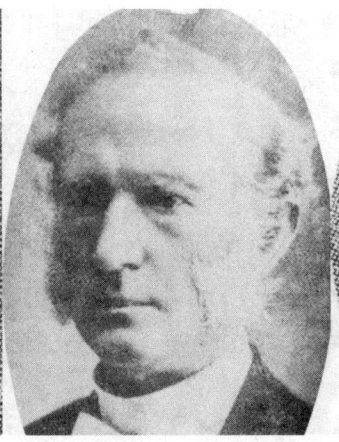 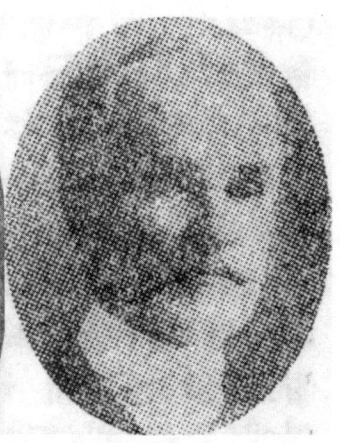

그림 1-21 우리나라의 초기 의료 선교와 관계된 인물들. A. 미국 북감리회의 가우처. 가우처는 미국을 방문한 민영익과 많은 대화를 나눈 후 미국 감리회에 조선 선교를 촉구하였다. 기독교대백과사전 편찬위원회: 기독교대백과사전. 기독교문사, 1984. B. 미국 북감리회의 맥클레이. 그는 김옥균의 주선으로 1884년 6월 말 선교사로서는 처음으로 조선을 공식 방문하였다. 배재백년사. 배재학당, 1989. C. 미국 북장로회의 엘린우드. 그는 미국 북장로회 해외선교부의 한국 총무로서 20년 동안 활동하면서 한국 선교를 크게 후원했다. 기독교대백과사전 편찬위원회: 기독교대백과사전. 기독교문사, 1984.

기차 속에서 우연히 후에 볼티모어 여자대학을 창립한 가우처(John F. Goucher, 1845-1922) 목사(그림 1-21A)와 동석하게 되었다.[65] 마침 조선에 선교부를 설치할 계획에 관심을 갖고 있던 가우처는 미국인 로웰(Percival Lowell, 魯越)의 통역으로 한 민영익과 대화에서 조선에 대해 많은 정보를 얻을 수 있었고 조선 선교에 확신을 갖게 되었다. 가우처는 11월 6일자 편지로 이러한 내용을 감리회 선교회에 알리면서 좋은 성과를 얻기 위해 2천 달러의 기부금까지 보냈다.[66] 1주일 후에는 다시 3천 달러를 보냈지만 선교부의 반응은 신통치 않았다. 그러자 가우처는 1884년 1월 31일자 편지로 일본 주재 감리회 선교부의 대표인 맥클레이(Robert S. Maclay, 麥利和, 1824-1907) 목사(그림 1-21B)에게 편지를 보내 조선을 답사한 후 선교 사업에 착수했으면 좋겠다고 제의하였다. 그 결과 맥클레이가 김옥균(金玉均, 1851-1894)의 알선으로 조선을 처음으로 공식 방문하게 되었다.

맥클레이는 1884년 6월 24일부터 7월 8일까지 서울에 머물면서 7월 2일 고종에게 '교육과 의료 사업을 허가해 달라'는 청원서를 올렸다. 이 청원서에 대해 고종은 다음날 김옥균을 통해 '미국인들이 병원과 학교 사업을 시작할 수 있다'고 허락하였으나 부동산의 매수나 매매 허가는 내주지 않았다.[67] 따라서 맥클레이는 푸트 공사에게 공사관 가까운 곳에 조그만 땅을 사달라고 부탁하였다.[68] 또한 선교부 잡지에 조선 실정을 소개하고 선교사업 개시의 필요성을 강조하였다. 그 결과 기금이 모이고 예산이 만들어지는 등 미국 감리회는 교육과 의료 사업을 중심으로 조선 선교를 준비하였다. 그리고 1884년 말 의사인 스크랜튼(William B. Scranton)을 조선 선교사로 임명하였고, 부인해외선교회는 스크랜튼의 어머니 매리(Mary F. Scranton)를 부녀 사업을 위한 선교사로 임명함과 동시에 아펜젤러(Henry G. Appenzeller, 1858-1902)도 선교사로 임명하였다.[69]

2) 미국 북장로회의 최초 의료선교사 알렌의 입국

이와 같이 선교 준비를 시작한 미국 감리회보다 정작 조선에 선교사를 먼저 파송한 것은 미국 북장로회였다. 미국 북장로회는 일본에서 활동하는 선교사들을 통해 조선에 대해 관심을 갖기 시작하였다. 특히 조선에서 선교 사업 계획을 수립해 달라며 1883년 12월 미국 교회에 보낸 이수정(李樹廷, 1842-1886)의 간곡한 호소를 받고 더욱 깊은 관심을 갖게 되었다.[70] 그러나 미국 북장로회 선교부의 실행위원들은 조선에서의 선교 개시에 대해 의견이 엇갈려 있는 상태였다. 총무였던 엘린우드(Frank F. Ellinwood, 그림 1-21C)는 선교를 위해 당장 조선으로 들어가야 한다고 생각하고 있었지만, 수석총무(首席總務)는 반대의 입장이었으며 조선의 입국은 시기상조라는 글을 발표하였다. 그런데 평신도로서 장로회 해외선교부의 위원으로 있는 맥윌리암스(David W. McWilliams)가 수석총무의 글을 읽고 엘린우드에게 사실 여부를 물어보았다. 엘린우드는 조선에 당장 들어가야 한다고 맥윌리암스를 설득하였다. 맥윌리암스는 엘린우드와 뜻을 같이 하고 1884년 2월 마침 자신이 관리하고 있던 마퀀드(Frederick Marquand)의 유산 중에서 5천 달러를 조선 선교 개시에 사용하도록 기부하였다.[71] 이에 따라 미국 북장로회는 1884년 4월 24일 의술이 훌륭하고 헌신적 정신을 가진 젊은 의사인 헤론을 의료선교사로 임명하였다. 선교부는 헤론이 빠른 시간 내에 조선으로 들어가 병원을 세울 것을 기대하고 있었다. 그런데 이미 1883년 중국에 파견되어 있던 알렌이 조선에서 선교사업을 하겠다고 자청하자 선교부가 이를 허가함

제 I 장 우리나라의 서양의학 도입   43

으로써 조선에 처음 입국한 선교사는 알렌이었다. 그는 1884년 9월 조선에 입국하였고, 조선 정부의 도움으로 제중원을 개원하였다. 헤론은 이듬해인 1885년 6월 입국하였다.

3) 한국의료선교 제1기의 의료 사업(1884-1889)

한국의료선교 제1기[72]는 1884년 알렌의 내한한 때부터이며, 이 시기에는 미국 북장로회와 북감리회 등 2개의 교단만이 의료선교에 참여하였다. 이 시기에 미국 북장로회는 고종의 지원으로 알렌이 운영하는 제중원을 근거로 활발한 의료 사업을 벌이고 있었다.

반면 미국 북감리회의 의료사업은 의료선교사 스크랜튼(그림 1-22A)에 의해 시작되었는데, 미국 북장로회가 조선정부와 협조하여 제중원을 통해 의료사업을 한 것과는 대조적으로 민간병원을 개원하여 의료사업을 시작하였다. 스크랜튼은 1885년 9월 10일 치료 활동을 시작하였으며,[73] 미국에서 의약품과 의료기구가 도착하자 사저(私邸)를 진료소로 개조하여 1886년 6월 15일 시병원(施病院)을 정식 개원하였다(그림 1-22B). 미국 북감리회도 미국 북장로회의 제중원에서와 유사하게 여성들의 진료에 관심을 두었고, 스크랜튼 대부인(Mrs. Mary Scranton)과 스크랜튼은 선교부에 여의사

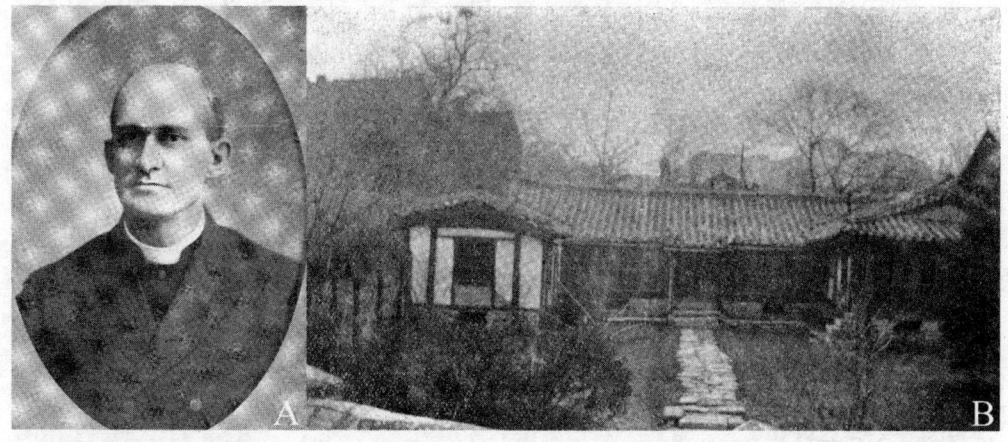

그림 1-22 미국 북감리회의 초기 의료선교. A. 스크랜튼. Korea Mission Field 35(10), 1939. B. 시병원. Korea Mission Field 26(5), 1930.

를 요청하여 1887년 10월 31일 처음으로 여의사 하워드(Meta Howard)가 내한하였다. 부인 진료소는 이화학당 구내에 개설되었는데, 당시 민비는 이를 가상히 여겨 보구녀관(保救女館, Salvation-for-all-women Hospital, Po Ku Ryo Kwan)이라는 이름을 하사하였다.[74] 이는 제중원의 부녀과와 함께 특수한 영역인 부인병에 대한 전문적인 진료의 효시를 이루었고, 특히 여권신장 면에서도 크게 기여하였다. 스크랜튼은 1888년 11월 1일 3명의 학생으로 의학 교육을 시작하였다.[75]

미국 북장로회와 북감리회가 적극적인 의료 활동을 하고 있던 시기에 조선정부는 사람들의 질병을 치료하는 병원 건립사업에 대해서는 호의적이었지만 학교 설립에 대해서는 소극적이었다. 더구나 직접적인 전도 활동을 한국 정부는 절대 금지하였다. 따라서 1880년대에 기독교 선교사들이 할 수 있었던 유일한 사업은 의료 사업이었다. 병원 사업은 한편으로는 위로부터의 개화의 결실을 한국 민중에게 돌려주는 것이었고, 다른 한편으로는 당시 한국 정부가 금하였던 교육 및 전도사업을 비공식적으로 수행할 수 있도록 하는 방패막이 역할을 하였다. 특히 선교사인 의사들을 통해 의료 혜택을 본 사람들에게 기독교에 대한 호감을 갖게 하였고 나아가 기독교에 대한 사회적 편견을 제거하는 역할을 하였던 것이다.

4) 한국의료선교 제2기의 의료 사업(1890-1903)

한국의료선교 제2기[76]는 미국 북장로회, 미국 남감리회, 호주 장로회, 캐나다 장로회, 그리고 영국 성공회 등 5개 교단이 의료 선교에 참여하여 기독교 의료사업이 전국적으로 확산된 시기이다. 이 과정에서 설립된 지방병원들은 복음전도의 중요한 거점이었을 뿐 아니라 서양문화를 소개하고 엄격한 내외폐습을 타파하는 데에도 기여하였다. 그러나 의료기관의 규모나 시설은 빈약하여 초가집 한 채인 진료소에 한 명의 의사가 근무하는 "1인 의사 병원(one man-hospital)"을 중심으로 순회 진료가 함께 실시되는 형태를 취하였다.

미국 북장로회

미국 북장로회는 서울의 제중원뿐 아니라 부산, 평양, 대구 및 선천 등 지방으로 의료사업을 확장하였다.

부산(釜山)의 선교사업은 베어드(W. M. Baird)가 1891년 2월에 상주함으로써 시작되었고, 1891년 11월에 내한한 브라운(Hugh M. Brown)이 부산진료소를 개설함으로써 본격적인 의료선교가 시작되었다.[77] 1894년에는 어빈이 브라운의 후임으로 부임하여 메리 콜린스 화이팅진료소(Mary Collins Whiting Dispensary)를 세웠다. 1900년에 뉴저지의 몽클레어(Montclair) 제일장로교회가 지원한 2,000달러로 병원을 짓기 시작하여[78] 1904년 6월에 전킨기념병원(Junkin Memorial Hospital)을 개원하였다.

평양(平壤)의 경우 1893년 선교사 마펫(Samuel A. Moffett)과 리(Graham Lee) 목사가 선교지부를 개설하였고, 1895년 6월 의료선교사 웰즈(J. Hunter Wells, 禹越時, 그림 1-23A)가 내한하여 평안도에서 의료사업을 시작하였다. 그는 1896년 평양에서 진료소를 개설하였다.

대구(大邱)의 의료선교는 1898년 초 선교의사 존슨(W. O. Johnson)이 대구 제일교회 구내에서 제중원이라는 이름의 진료소를 개소하면서 시작되었다. 1899년 의약품과 의료기가 도착하자 10월 1일 동산동에 새 건물을 마련하여 성탄절에 공식적으로 진료소 문을 열었는데, 이것이 대구동산기독병원(大邱東山基督病院)의 시작이다(그림 1-24A).

선천(宣川)의 의료선교는 서울과 평양에서 선교를 펼친 바 있는 셔록스(Alfred M. Sharrocks, 謝樂秀)가 1901년 11월 작은 초가집을 구입하여 임시 진료소를 열면서 시작되었다.[79]

미국 남장로회

1892년 한국 선교를 시작한 미국 남장로회는 1893년 1월 미국 남·북 장로교, 호주 장로교 등 3개 교단으로 구성된 주한 장로교단 선교협의회(駐韓 長老教團 宣教協議會)에서 충청도와 전라도를 선교지역으로 할당받은 후 호남지역에서 의료선교를 제일 먼저 시작하였다.[80] 그러나 미국 남장로회의 의료선교는 동학혁명(東學革命)으로 인해 중단되었다가 군산, 전주 및 목포 등지에 선교병원들이 건립되었다.

군산(群山)의 의료선교는 1895년 드류(A. D. Drew)에 의해 개시되었다가 1902년 이후 중단되었으며, 1904년 다니엘(T. H. Daniel)이 부임하여 재개되었다.

전주(全州)의 의료선교는 동학혁명 이후인 1896년 2월 해리슨(W. B. Harrison, 河衛廉) 목사가 선교지부를 설치하고 서문밖에 진료소를 설치하면서 시작되었다.[81] 1897년 여의사 잉골드(M. B. Ingold, 1867-1962)는 은송리에 부녀진료소를 개소하였다. 1902년에는 화산동 새 선교 부지에 데이트(L. B. Tate, 崔義德) 목사의 노고로 현재의 전주예수병원(全州耶蘇病院)의 전신이 되는 건물이 설립되었다(그림 1-24B).[82]

목포(木浦)는 1898년 가을에 벨(E. Bell, 裵裕祉) 목사와 의료선교사 오웬(C. C. Owen, 吳基元)이 목포에 옴으로써 선교가 시작되었으나, 1900년 이후 문을 닫았다.

미국 북감리회

1890년대에 들어 미국 북감리회도 지방에서 의료사업을 확장했는데, 평양과 원산에서 의료사업을 시작하였고, 공주에서도 일시적으로 의료사업을 진행하였다.

서울의 경우 시병원과는 별도로 1890년 남대문에 진료소를 개설하여 1900년까지 운영하였다. 서울의 보구녀관과 동대문진료소 등 여성 의료선교사들이 운영한 여성의료기관 역시 점차 번성하였다. 1893년에는 동대문에 보구녀관의 분원진료소인 볼드윈시약소(Baldwin Dispensary)를 개설하여 두 개의 진료소를 운영하였다. 1899년 가을에는 정동에 있던 보구녀관의 입원실을 동대문으로 이전하여 볼드윈 진료소를 동대문병원으로 승격시켰고, 보구녀관은 진료실만을 운영하면서 이화학당 여학생들의 양호실 역할을 계속하였다.

평양(平壤)의 의료선교는 1893년 4월 홀(William J. Hall, 忽, 1860-1895, 그림 1-23B)이 평양 서문동에 대지와 한옥을 구입해서 진료소를 설치함으로써 시작되었지만, 1895년 11월 사망하자 미국으로 돌아간 미망인 로제타 셔우드 홀 여의사는 친지, 동료, 독지가들의 협조를 얻어 홀 의사를 기념하는 기홀병원(紀忽病院, Hall Memorial Hospital)의 설립을 추진하였다. 폴웰(E. Douglas Follwell, 輔奧)은 1896년 5월 평양에 부임하여 의료사업을 하면서 1897년 2월 1일 기홀병원을 개원하였다. 여성 의료사업도 1894년 5월 15일 홀 의사가 남편의 병원 한 쪽을 빌어 설립한 부인진료소에서 시작되었다. 남편 사후 미국으로 돌아갔다가 한국으로 다시 돌아온 홀 여사는 1898년 6월 18일 부인진료소 광혜여원(廣惠女院; Women's Dispensary of Extended Grace)을 개설하였다(그림 1-24C).

원산(元山)은 1893년 3월 맥길(W. B. McGill)이 북감리회 3번째의 선교지부를 설립한 후 시작되었다. 그러나 1902년 4월 7일 원산이 남감리회의 선교지역으로 됨에 따라 이 사업은 중지되었다.

공주(公州)에서는 맥길이 1903년 공주지방의 의료선교사로 임명되어 1년 동안 머물면서 의료사업과 전도활동을 했으나, 1년 정도 일하다가 공주를 떠남에 따라 1905년 여름 이후 공주의 의료선교는 중단되었다가 1908년 재개되었다.[83]

미국 남감리회

미국 남감리회의 한국선교는 1896년 5월 리드(C. F. Reid, 李德, 1849-1915)가 부임하면서 시작되었고,[84] 1898년 5월 15일에는 하디를 의료 선교사로 임명하였다.[85] 남감리회는 개성, 원산 등에서 활동을 하였다.

개성(開城)에서는 1898년 9월 하디에 의해 의료 선교가 시작되었으며, 1899년 4월에 인삼 창고를 개조하여 진료소를 개원하였으나 사실상 1900년 말 중단하였다.

원산(元山)에서는 개성에서 사역하였던 하디가 1900년 12월 13일에 다시 원산으로 파송되어 맥길 의사와 함께 작은 진료소인 원산구세병원(元山救世病院)을 세워 환자를 치료하면서 순회 전도여행을 했다. 1901년 11월 8일 로스(Joel B. Ross, 羅約耳)가 원산에 도착하여 함께 사역하게 됨으로써, 하디는 전도 사역에만 전념하고 구세병원은 맥길과 로스 두 사람이 함께 운영하였다.[86] 그러나 1902년 원산 지역이 북감리회에서 남감리회로 이양됨에 따라 북감리회의 맥길이 평양으로 가고, 1903년부터는 로스가 병원을 단독으로 맡게 되었다.[87]

호주 장로회

1889년 10월 호주 장로회는 한국에 선교사를 파송하여 경남 일대에서 전도활동을 시작하였으나, 의료선교는 1902년 6월 6일 멜번의 빅토리아 장로교 외국 선교위원회가 아일랜드 왕립대학 졸업생인 커렐(Hugh Currell, 巨烈)을 한국 최초의 의료선교사로 임명하면서 시작되었다. 그는 부산에서 앤더슨 목사 집에 거처를 정하고, 진료소를 개설하여 인근 각지의 환자들을 치료하기 시작했다.

48 세브란스

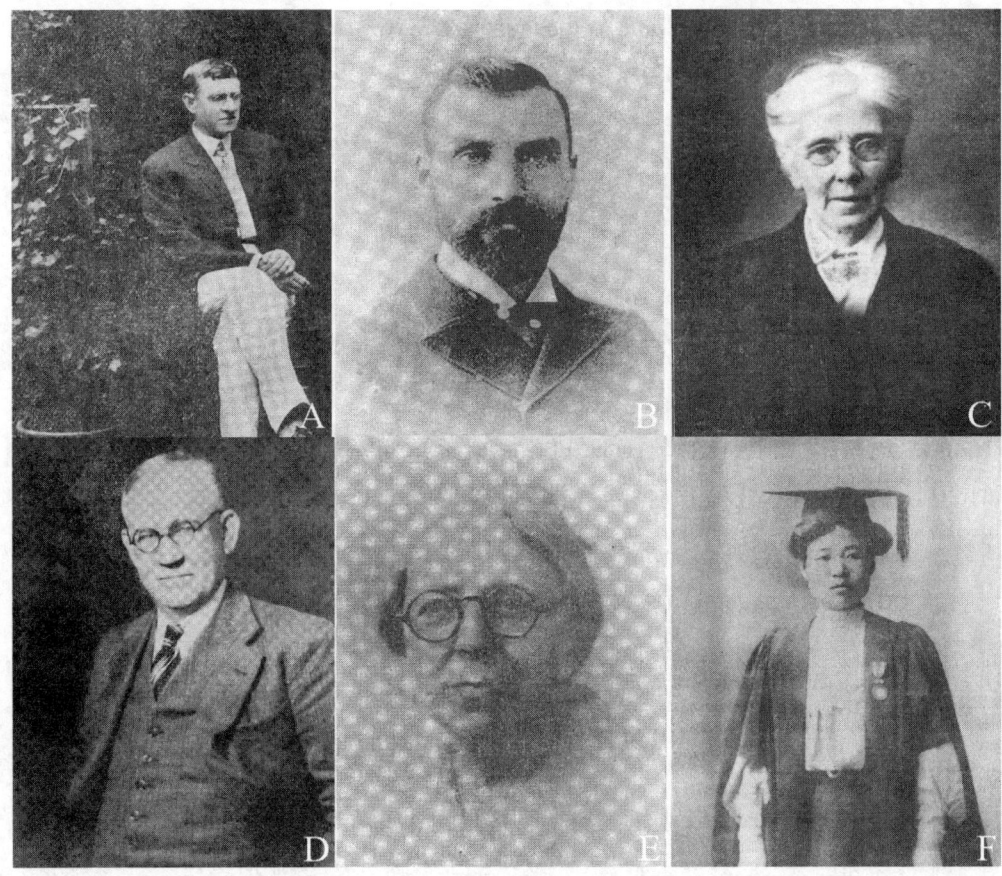

그림 1-23 여러 선교부가 파견한 의료선교사. A. 북장로회의 웰즈. Korea Mission Field 35(5), 1939. B. 미국 북감리회의 홀. Korea Mission Field 32(8), 1936. C. 캐나다 장로회의 맥밀란. Korea Mission Field 18(6), 1922. D. 남장로회의 윌슨. Korea Mission Field 36(9), 1940. E. 미국 북감리회의 로제타 셔우드 홀. Korea Mission Field 32(2), 1936. F. 우리나라 최초의 여의사 박에스더. Korea Mission Field 11(9), 1915.

캐나다 장로회

캐나다 장로회는 1898년 9월 8일 푸트(W. R. Foote) 및 맥래(D. M. McRae, 馬求禮) 목사와 함께 그리어슨(Robert Grierson, 具禮善) 의사를 파송함으로써 한국 선교의 시작과 함께 의료 선교를 시작하였다. 캐나다 장로회는 1898년 11월 협약에 의해 미국 북장로회로부터 원산 지역을 선교구역으로 이양 받으면서 원산을 근거지로 하여 함경도 지역에 대한 선교활동을 하였고, 의료선교도 원산, 성진 및 함흥 등 함경도 지역을 중심으로 이루어졌다.

원산(元山)은 캐나다 장로회의 의료 선교 거점이었지만 남감리회의 로스 의사가 구세병원을 운영하고 있었던 것에 비해 1899년 그리어슨, 이어 1901년 맥밀란(Kate McMillan, 孟美蘭, 그림 1-23C)이 소규모 진료소를 운영하였을 뿐 의료 선교사업을 활발하게 하지는 않았다. 성진(城津)에서는 이미 원산과 함흥에서 많은 기독교 신자를 얻은 캐나다 선교회가 함경도의 다른 지역으로 선교 영역을 확장하기 위해 1901년 선교지부를 설치하고 5월 18일 그리어슨 의사가 성진에 도착함으로써 의료 선교가 시작되었다. 그리어슨은 홍순국(洪淳國) 조사와 함께 주로 전도활동을 하면서 자신의 집에서 소규모의 진료소를 운영하였는데, 이것이 성진제동병원(城津濟東病院)이다.[88]

함흥(咸興)에서의 본격적인 의료사업은 1903년 맥밀란에 의해 시작되었다. 그녀는 원산의 의료 수요 때문에 원산과 함흥을 오가며 병원 개설을 준비하다가 마침내 한옥 한 채를 구입하여 진료소를 개설하였는데, 이것이 함흥제혜병원(咸興濟惠病院)의 출발이었다.

영국 선교회
영국 성공회의 의료사업은 한국 선교와 함께 동시에 시작되었다.[89] 1890년 9월 29일 해군 종군신부 출신의 코프(C. J. Corfe) 초대 주교가 영국 성공회의 최초의 선교사로 한국에 올 때 두 사람의 의료 선교사로 와일즈(Julius Wiles)와 랜디스(E. B. Landis)가 한국으로 왔던 것이다.

서울에서는 1890년 내한한 와일즈 의사가 1891년 3월 서로 마주 보는 장소인 정동과 낙동에 두 개의 진료소를 개소하였다. 정동진료소는 1892년 10월 18일 성베드로병원(일명 Bird Hospital)으로, 낙동진료소는 1892년 9월 21일 성마태병원으로 정식 개원하였다.

제물포(濟物浦)에서는 1890년 9월 29일 코프 주교와 함께 제물포항에 발을 디딘 랜디스가 전세 낸 집에서 방 한 칸을 임시 진료실로 개조하여 10월 11일 첫 환자를 받았는데, 이것이 제물포성누가병원(St. Luke's Hospital; 樂善施醫院)의 시작이었다. 강화도(江華島)의 의료선교는 로즈(A. F. Laws, 魯仁山)가 1898년 성 니콜라스(St. Nicolas) 선교원에 학교, 성당과 함께 진료소를 세워 의료와 전도활동을 함으로써 시작되었다. 초기에는 서울의 낙동과 정동,[90] 제물포, 강화도 등에서 의료사업을 확대해 나가다가 재정난으로 인해 1904년을 기점으로 서울의 두 병원을 폐쇄하고 제물포의 누가병원에 집중적인 지원을 하게 되었다.

5) 한국의료선교 제3기의 의료 사업(1904-1909)

한국의료선교 제3기[91])에는 지방의 진료소 건립활동이 계속되어 의료기관의 수가 전국 26개 지역에서 29개의 기독교 병원 또는 진료소가 설립되었다. 이 시기의 특징으로 세브란스병원을 시작으로 입원실을 갖춘 현대식 병원 건물의 신축 활동이 활발히 전개되었던 것을 들 수 있다. 한마디로 한국 기독교 의료 사업의 설비를 완비하는 기간이었다. 또한 세브란스를 통한 의학교육의 체계화와 한국의료선교사협회의 결성(1907), 한국간호사회 결성(1908), 그리고 세브란스 1회 졸업생의 배출 등으로 1910년 이후의 연합 사업을 위한 발판이 마련되었다.

미국 북장로회

미국 북장로회는 재령, 청주, 강계 및 안동 등 4곳에 의료사업을 개시하여 한국 전역 9개 지역에서 의료사업을 전개하였다. 아울러 병원 시설의 현대화를 위해 부산, 서울, 대구, 선천, 평양, 재령, 강계 및 청주 등 8곳에 현대식 병원을 신축하였다.

서울에서는 1904년 9월 23일 세브란스병원이 준공되었다. 아울러 의학교육도 결실을 보아 1908년 첫 졸업생을 배출하였다. 부산(釜山)에서는 1894년 세워진 메리 콜린스 화이팅 진료소와 1904년 세워진 전킨기념병원 이외에, 어빈 의사와 스미드(W. E. Smith)의 노력으로 1910년 나병환자 수용소가 완성되었다. 평양(平壤)에서는 1906년 10월 15일 현대식 건물로 래드병원(Caroline A. Ladd Hospital; 일명 평양제중병원)을 신축 개원하였다. 이 병원은 웰즈가 1904년 본국으로 휴가를 갔을 때 병원 기금을 모금하여 오레곤 포틀랜드 제일교회의 래드 부인(Mrs. W. Ladd)의 기부금 5,000달러를 토대로 건축한 것이다. 이 병원과 북감리회 기홀병원은 거의 연합으로 운영되었다. 북장로회 소속 래드 병원의 웰즈와 북감리회의 기홀병원의 폴웰과 홀은 상대방의 병원에서 진료 활동을 도왔으므로 래드병원은 연합기관으로 운영되었다고 할 정도였다.[92])

대구(大邱)에서는 필라델피아 제2장로교회의 라이트(Miss Mary H. Wright)가 기부한 거액의 기부금으로 1904년 새 병원을 신축하였다. 그러나 1905년 여름 태풍으로 큰 피해를 입어, 1906년 재건축하였는데, 이것이 메리 라이트병원(Mary Wright Hospital)이다.

선천(宣川)의 진료소는 샌프란시스코 청년회(Young People's Societies)에서 보낸 기금으로 1905년 11월 새 병원인 선천미동병원(In His Name Hospital)을 개원하였다. 인구 5,000명의 재령(載寧)에 대한 의료선교는 1906년에 재령 선교지부가 개설되면서 화이팅(Rev. Harry C. Whiting, 黃浩里) 의사에 의해 시작되었다. 청주(淸州)에는 1907년 초 눌(M. M. Null) 의사 부부가 의료사업을 개척하였다. 강계(江界)에서의 의료사업은 1909년 5월 2일 밀즈(R. G. Mills) 의사가 부임하면서 시작되었다. 안동(安東)에서는 1909년 여름 플레처(A. G. Fletcher) 의사가 의료선교를 개시하였다.

미국 남장로회

미국 남장로회는 전라도 지방에서 1895년 의료사업을 시작하였지만 1903년까지는 의료사업이 상당히 불안정하였다. 군산, 전주 및 목포 등 3곳에 의료사업을 벌였지만 군산병원은 1901년, 목포는 1900년 이래 사업을 중지하였고, 다만 전주에서는 여의사 잉골드 혼자서 의료사업의 명맥을 유지하다가 1904년에는 그녀마저 미국으로 안식년 휴가를 떠남으로써 1904년 초에는 미국 남장로회의 의료사업은 일시적으로 완전히 중단되었다.

그러나 1904년 8월에 세 명의 의사가 군산, 전주 및 목포에 부임해 옴으로써 새로운 출발을 하게 되었다. 또한 1905년에는 윌슨(R. M. Wilson, 禹越遜, 그림 1-23D)이 광주에 진료소를 개척하였다. 군산(群山)에서는 1904년 다니엘(T. H. Daniel)이 부임하였고 1906년 알렉산더 의사의 기부금으로 군산야소교병원(Francis Bridges Atkinson Memorial Hospital)을 신축하였다. 이 병원은 미국 남장로회가 세운 최초의 병원급 진료기관이었다. 1904년 전주(全州)에서는 포사이드(W. Forsythe)가, 목포(木浦)에서는 놀런(J. Nolan)이 각각 의료선교사로 부임하였다. 광주(光州)에서는 1904년 12월 그 동안 목포에서 전도 사업에 전념하던 오웬 의사가 벨(Bell) 목사와 함께 광주로 부임하여 순천, 목포, 광주 등지에서 순회 전도 진료를 개시하여 의료사업을 시작하였다.

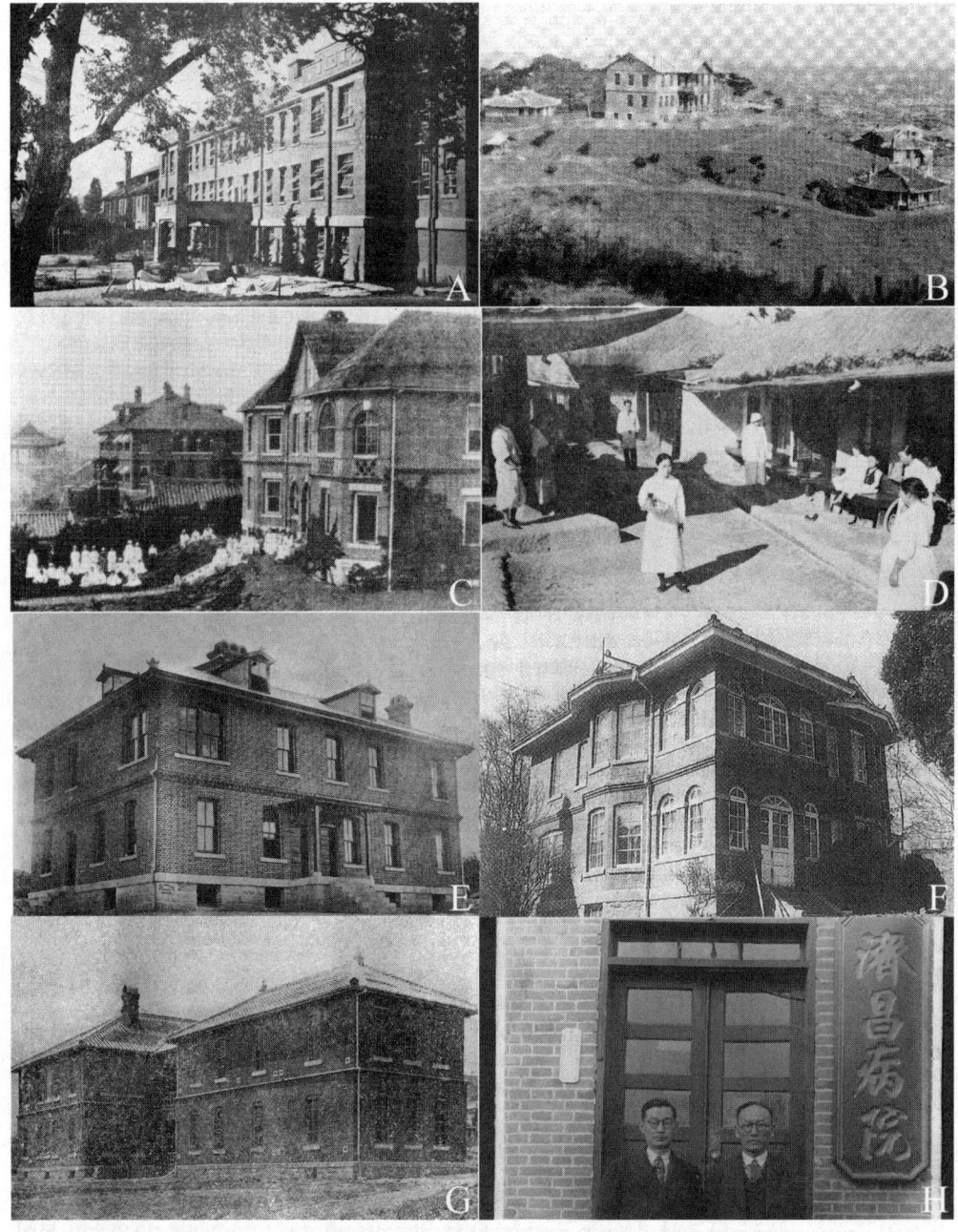

그림 1-24 각 선교부가 건립한 병원들. A. 북장로회의 대구동산기독병원, Korea Mission Field 34(11), 1938. B. 남장로회 전주예수병원. 예수병원 개원 100주년 기념 사업 팜플렛, 1998. C. 북감리회 광혜여원. 이만열: 한국기독교의료사. 아카넷, 230쪽, 2003. D. 영국 성공회의 여주 성안나병원. Korea Mission Field 35(5), 1939. E. 해주 기념병원. Korea Mission Field 9(12), 1913. F. 원주기독병원. 원주의과대학 20년사, 1978-1998. 연세대학교 원주의과대학, 57쪽, 1998. G. 호주 장로회의 진주 배돈병원 Korea Mission Field 17(2), 1914. H. 캐나다 장로회 제창병원. 박규원 제공.

미국 북감리회

미국 북감리회는 1902년 한국 선교사업의 한 가지 고정 방침으로 의료담당 직원이 없이는 지방에 새 선교지부를 개설할 수 없다는 것을 천명하였다.[93] 그러나 3년 후인 1905년에 이 원칙이 변경되었는데, 제3기에 의료사업 없이도 전도활동이 가능하게 되었으므로 재정난과 의사의 부족 등의 어려움이 있는 의료사업에 큰 중점을 두지 않는 것으로 되었다. 북장로회가 이 시기에 7개의 현대식 병원을 신축한 것에 비해 북감리회는 병원 시설이 상당히 영세하였다. 그렇지만 공주, 영변, 해주에서 진료소를 복구 혹은 신설하여 서울, 평양, 공주, 원주, 해주 등 5개 지역에서 의료사업을 전개하였다.

서울에서는 선교부의 계획이 동대문에 현대식 병원을 신축하여 정동병원의 커틀러와 동대문 진료소의 언스버거(Emma F. Ernsberger) 두 의사가 새 병원에서 연합해서 일하고, 정동에는 진료소만 운영하는 것이었다. 이에 따라 언스버거가 1906년에 동대문에 병원 건립을 요청했다.

평양(平壤)의 의료사업으로는 폴웰이 담당한 기홀병원(紀忽病院), 홀 부인(그림 1-23E)과 박에스더(그림 1-23F), 그리고 홀맨(S. B. Hallman)이 맡은 광혜여원(廣惠女院), 그리고 평양맹아학교(The House for the Blind)가 점진적으로 발전해 갔다.

공주(公州)에서의 의료사업은 1908년 반버스커크(J. D. Van Buskirk, 潘福奇)에 의해 재개되었는데, 1909년 12월 20일 진료소를 개원하였다.

영변(寧邊)에서는 1906년 감리교 선교부가 설치되었고, (Arthur H. Norton)에 의해 1908년 정식으로 진료소가 개설되었다. 1909년 9월 진료소로 이전했는데, 이것이 영변제중원이다. 해주(海州)는 1909년 감리교 선교 구역으로 되었고, 그해 11월 초 켄트(Edwin W. Kent)가 해주진료소를 개설하였다.

미국 남감리회

미국 남감리회는 선교 초기부터 전도사업에 중점을 두고 활동한 점이 특징적이었다. 제2기에 시작한 개성과 원산에 이어, 제3기에는 춘천에 의료사업을 개척하였다.

개성(個性)에서는 1907년 9월 미국 남감리회 한국선교 책임자였던 클레렌스 리드의 아들인 와이트만 리드(Wightman T. Reid, 李慰萬)가 미국에 가서 의학공부를 마치고 개성의 의료선교사로 임명되어 의료 사업이 재개되었다. 미국 버지니아 주 린치버

그 감리교회의 평신도인 아이비(W. C. Ivey)가 기부[94]한 5,000달러로 1907년 병원 건축을 시작하여 1910년 40개 병상으로 된 아이비병원(The Ivey Memorial Hospital, 南星病院)이 개성 만월동에 완공되었다.[95]

춘천(春川)에는 1908년 선교부가 설치되었고, 1909년 10-12명의 환자를 수용할 수 있는 진료소가 세워졌으며 1910년 원산의 메이즈(W. C. Mayes)가 춘천에 임명됨으로써 의료사업이 시작되었다. 그러나 메이즈 의사가 가을에 건강이 악화되어 귀국하자 1911년 바우만(N. H. Bowman)이 올 때까지 진료소는 문을 닫지 않을 수 없었다.

호주 장로회

커렐은 1905년 호주 의료선교의 중심지가 되는 진주로 임명을 받아 1906년에 진주(晉州)로 이주하였다.

캐나다 장로회

1910년까지 캐나다장로교 선교부는 원산, 성진 및 함흥의 세 선교지부를 중심으로 의료선교를 벌여 나갔으나 본격적인 활동은 아직 이루어지지 못하고 있었다.

1902년에는 북감리회가 원산을 남감리회의 선교지역으로 이양해 주어 남감리회 단독으로 원산구세병원을 운영하였고, 1908년에는 캐나다 장로회도 원산을 미국 남감리회의 독점적 선교 구역으로 양보해 주었다. 성진에서는 1907년 새 진료소를 주민들의 주거지역에 신축하면서 의료사업이 보다 활기를 띠게 되었다.

영국 성공회

이 시기에 영국 성공회는 의료선교에 집중하면서 경기 동부지역을 새롭게 개척하였다. 그러나 1904년 서울과 제물포 두 곳에서 사업을 만족스럽게 수행하는 것이 불가능하다고 판단, 제물포에 노력을 집중하는 정책을 결정하였다. 이 결정에는 서울에 세브란스병원이 건립된 것도 큰 영향을 미쳤다. 1905년 코프 주교에 이어 제2대 주교로 터너(A. B. Turner) 주교가 임명되었고, 그때까지 서울, 강화, 제물포 등 경기권에 제한되고 있던 선교지역을 황해도, 충청도까지 활동범위를 넓혔다. 이에 따라 배천, 수원, 여주, 진천 지방 등에 의료선교사를 파송하였다. 강화를 책임지던 로즈는 강화의 진료소의 문을 닫고 진천(鎭川)의 애인병원과 여주(驪州)의 성안나병원(St. Anne Hospital)을 개설하였다(그림 1-24D).

안식교

제7일 안식일 재림교회의 의료선교는 1908년 9월, 러셀(Riley Russel, 魯雪)이 평남 순안에 진료소가 개설하면서 시작되었다. 러셀 부부는 순안(順安)에 도착하자마자 스미드 목사의 집에 묵으면서 곧 바로 환자 치료를 시작했다. 진료소는 그 후 순안학교의 교실 하나를 빌어 사용하다가 다시 1909년 9월 서울로 임명되어 부임하는 처녀 선교사 샤펜버그(Mimi Scharffenberg)의 집을 20달러에 매입하여 그곳으로 이전하였는데, 이 진료소가 순안병원으로 발전하였다.

6) 한국의료선교 제4기의 의료 사업(1910-1924)

한국의료선교 제4기[96]에는 일제의 식민 통치가 시작되어 기독교 의료사업이 큰 탄압을 받은 시기였다. 1913년 총독부는 세브란스 졸업자들이 별도의 시험을 통과해야 의사면허를 주는 제도로 바꾸었고 의료선교사도 일본의 의사자격시험을 통과해야 병원의 책임자로 일할 수 있게 바꾸는 등 직접, 간접으로 탄압을 가하였다. 또한 기독교병원 보다 의료진도 많고 설비도 좋은 도립병원을 각지에 설립하여 기독교병원이 상대적 의의를 상실하도록 압박을 가하여 경쟁 국면을 맞게 되었다. 이와 함께 한국의료선교는 1913년 세브란스병원의학교가 세브란스연합의학교로 개칭한 것에서 알 수 있듯 연합화가 구체화되었고, 또한 1917년 세브란스연합의학전문학교로 승격되어 의료의 전문화를 추진할 수 있는 토대가 만들어졌다.

1910년대에는 선교병원의 존재 의의에 대한 논쟁을 지속하면서 입원실을 갖춘 현대적인 병원의 신축작업은 계속되었으며, 다음과 같았다.

1910년(1개): 강계 케네디병원
1912년(4개): 동대문 릴리안 해리스기념병원, 청주 덩컨병원, 광주 그래함병원, 전주 맥코원기념병원

1913년(3개): 진주 배돈병원, 함흥제혜병원, 해주구세병원, 원주 서미감병원
1913년(1개): 세브란스 새 진료소
1914년(1개): 안동성소병원
1916년(3개): 목포 프렌취병원, 순천 알렉산더병원, 원산구세병원
1917년(1개): 성진 제동병원
1918년(1개): 용정 제창병원

이 병원들은 대부분 2층 벽돌 건물에 20-30개의 병상을 갖춘 입원실 여러 개와 남녀진료실, 남녀대기실, 지하실, 사무실, 조제실 등의 시설을 구비하고 있었다. 각 선교병원은 그 지방의 언덕 위나 높은 곳에 위치해 있어서 쉽게 눈에 띄었다. 1904년부터 1909년까지 신축한 10개의 병원건물을 포함하여 1904년 이래 1918년까지 전국에 28개의 현대식 건물의 병원이 신축 및 증축되었다.

미국 북장로회

미국 북장로회는 1913년부터 연합으로 운영하던 세브란스나 대구, 선천, 재령 및 강계 등의 의료사업은 번창하였으나, 평양, 청주 및 안동의 사업은 거의 답보상태였다. 부산(釜山) 지역은 선교를 담당하는 호주선교회가 활발히 의료사업을 진행하고 있었으므로 1902년 북장로회는 내부적으로 부산의 의료사업을 철수하는 것을 고려해 오다가 1911년 어빈(C. H. Irvin, 漁乙彬) 의사가 사임하면서 4월 15일 병원 운영을 중단하였다. 1912년부터 세브란스 출신의 박 의사가 진료소를 운영하였으나, 1914년에 중단하였다.

평양(平壤)의 경우 1906년 개원 이래 활동하던 웰즈가 1915년 9월 사임하자 미 북장로회는 북감리회의 기홀병원과 합병을 모색하였다. 잠시 공백이 있다가 1920년 강계에서 활동하던 비거(J. D. Bigger)가 평양으로 부임한 이후 제중병원은 기홀병원에 합병되어 운영되었고, 1923년 광혜여원과도 연합하여 평양기독병원(平壤基督病院)으로 운영되었다.

청주(淸州)에서는 1909년 뉴욕의 덩컨 부인(Mrs. J. P. Duncan)이 기부한 5,000달러로 덩컨병원(Duncan Hospital)의 건축 계획이 추진되었고, 1912년 7월에 완공되었다. 청주는 1919년부터 3년 동안 외국인 의사가 없는 상태가 되었다가, 1922년 말콤슨(O.

K. Malcomson) 의사 부부가 청주에 임명되면서 1922년 11월 탑동에 소민의원(蘇民醫院)을 개원하였다.

강계(江界)에서는 1910년 뉴욕의 케네디(J. S. Kennedy) 부부의 헌금으로 동문 밖에 병원과 숙소를 짓기 시작해서 케네디병원(Kennedy Hospital, 桂禮知病院)이라는 이름으로 1911년 2월에 정식 개원하였다.

안동(安東)에서는 1911년 플레쳐 의사가 큰 기와집을 구입해 진료소로 개조해 사용하다가 1912년 말 뉴욕의 쇼플러 부인(Mrs. A. F. Schauffler)이 기부한 10,000달러로 1914년 지하실을 갖춘 2층 벽돌건물인 안동성소병원(安東聖蘇病院, Cornelius Baker Memorial Hospital)을 신축하였다.

미국 남장로회

제4기의 미국 남장로회 의료사업은 괄목할만한 급속한 성장을 이룩하였다. 군산, 전주, 목포, 광주 및 순천 등에서 의료선교를 개시하였다. 전주(全州)에서는 1909년부터 전주병원의 기초를 놓은 다니엘(T. H. Daniel, 端義烈)이 1912년 맥코원(W. R. Mckowan) 기념병원과 진료실을 건립하였다. 목포(木浦)에서는 1914년 진료소가 전소되는 큰 화재가 발생하였고, 1916년 미국 미주리 주 성요셉교회의 헌금 5,000달러로 2층 석조 병원을 완공면서 프렌취병원(French Memorial Hospital)이라고 명명했다.

광주(光州)에서는 그래함(C. E. Graham)부부가 자신의 딸 엘렌 라빈(Ella Lavine)을 기리기 위해 기부한 돈으로 1912년 1월에 블록으로 된 3층의 새 병원(50병상)이 완공되어 2월에 입주하였는데, 이것이 그래함병원(Ella Lavine Graham Memorial Hospital)이다. 순천(順天)에서는 1913년 티몬즈(H. L. Timmons)에 의해 처음으로 진료소가 개설되었고, 1903년 한국을 떠난 의료선교사 알렉산더 의사의 기부금으로 1916년 3월 1일 30개의 병상을 갖춘 3층 현대식 건물인 알렉산더병원(Alexander Hospital, 安力山病院)이 완공되었다.

미국 북감리회

미국 북감리교 의료선교는 여성해외선교회(Womens Forreign Mission Society)와 선교회가 독자적인 사업으로 추진하였다. 여성해외선교회는 서울의 보구녀관(1913년까지 운영)과 동대문의 릴리안 해리스기념병원(Lillian Harris Memorial Hospital) 및 평양의 광혜여원을 운영하였으며, 선교회는 평양, 해주, 영변, 공주, 그리고 1913년 원주에서 의료사업을 벌였다. 기홀병원은 1920년 미국 장로회 병원과 통합하고 1923년에는 광혜여원과 통합하여 운영하였다. 또한 1913년에 원주 서미감병원과 해주구세병원 등 벽돌로 된 현대식 병원을 신축하였다.

서울의 경우 언스버거가 요청한 병원 부지가 1907년 확정되었고 1908년 공사를 시작하여 1912년 4월 완공되었는데, 이것이 릴리안 해리스병원(Lillian Harris Memerial Hospital)이다.[97] 이 병원은 후에 동대문부인병원(East Gate Women Hospital)으로 불렸으며, 현재 이화여대 부속병원의 전신이다.

해주(海州)에서는 1912년 이 거액을 희사하여 새 병원을 신축하기 시작하였는데 1913년 10월 10일(의 모친 생일날) 봉헌식을 올림으로써 미국 북감리회 최초의 근대식 병원이 세워졌다. 이 병원의 명칭은 노튼의 모친을 기념하여 노튼기념병원(Lovisa Holmes Norton Memorial Hospital)으로 명명되었는데, 사람들은 이 병원을 해주구세병원(Salvation Hospital)이라 불렀다(그림 1-24E).[98]

원주(原州)에서는 다른 지역의 기독교병원과는 달리 현대화된 건물을 건립한 후에 의사가 본격적으로 진료활동을 하였다. 원주의 서미감병원(瑞美監病院, The Swedish Memorial Hospital)은 1912년 봄 의사의 숙소가 건립되기 시작하여 1913년 봄 기공식을 올리고 7월 15일 정초식을 하였고 11월에 완공되었다. 앤더슨(A. G. Anderson, 安道全) 의사는 1913년 봄 한 달간 공사를 둘러보기 위해 원주에 머물면서, 환자를 치료했는데, 이것이 원주에서의 첫 의료사업이었다(그림 1-24F).

호주 장로회

진주(晋州)에서 활동하고 있던 페이튼은 입원실을 갖춘 병원을 신축할 것을 본국 선교부에 요청했고 허락을 얻어 1910년 배돈병원(培敦病院)을 세우기 시작했다. 그러나 완공될 무렵의 화재 때문에 1913년 11월에야 개원하였다(그림 1-24G).

캐나다 장로회

캐나다 장로회의 의료선교사업은 함흥, 성진에 국한되어 있었으나(원산은 사업이 중지된 상황), 회령(1912)과 간도 용정(1915)에도 의료사업이 착수되어 사업이 네 지역으로 확대되었다. 그러나 1915년 회령의 맨스필드(T. D. Mansfield)는 의료사업을 중단하고 원산으로 가서 미국 남감리회와 원산구세병원을 "연합기독병원"이라고 명명하고 공동으로 운영하였다. 1908년 초 대부분의 원산 지역이 남감리회의 선교구역으로 넘어가면서 캐나다선교회는 이 지역에서 의료 활동을 중단하였다가 연합사업에 참여한 것이었다.

함흥(咸興)에서는 맥밀란 의사의 헌신으로 1913년 5월 7일 낙민정(樂民丁)에 40개 병상 3층으로 된 한식과 양식의 절충식으로 캐나다 장로회 최초의 병원인 제혜병원(濟惠病院, HamHeung Canadian Mission Hospital)이 완공되었다.

성진(城津)에서는 1913년 그리어슨 의사가 휴가를 떠나면서 병원 건축이 시작되어, 1915년 기공하였고 1917년에 30개 병상의 성진 제동병원(濟東病院)이 완공되었다.

간도 용정(龍井)의 의료사업은 마틴(S. H. Martin, 閔山海) 부부의 노력에 의해 이루어졌는데, 1915년 바커(A. H. Barker) 목사와 함께 용정에 도착한 마틴 의사는 곧 바로 진료를 시작함으로써 용정의 의료선교사업이 시작되었다. 1916년 11월부터 병원신축을 시작하여 1918년 제창병원(濟昌病院, St. Andrew Hospital)이 건립되었다(그림 1-24H).

영국 성공회

성공회는 의료선교의 주력병원인 제물포의 성누가병원을 1916년까지 운영하였고, 1909년 9월 진천의 애인병원, 1921년 청주 진료소를 설립하였고 1923년 여주지방에서 순회의료 진료활동을 개시하였다.

영국성공회의 의료선교사업은 경기도와 충북지방을 중심으로 추진되었다. 1909년에 진료소로 시작한 진천 애인병원(愛人病院, Ay-in Hospital, Hospital of the Love Man)은 로즈에 의해 운영되었다. 1910년에 "愛人病院"의 깃발을 내걸고 공사를 시작한 병원은 1911년에 완공되었다.

한편 배천(白川)에서도 2년 동안 시험적으로 병원으로 운영되었는데, 1912년 5월 6일 바로우(Nancy Borrow) 여의사가 배천으로 임명되면서 제성병원(諸聖病院, All Saints' Hospital)이 개원하였고, 1913년 12월, 18개월간의 실험 운영을 마치고 문을 닫았다. 선교회가 3개의 병원을 운영하는 것이 재정이나 의료진 면에서 역부족이었기 때문이었다.

안식교

안식교는 1920년 대총회에서 10,000달러의 자금을 순안병원 건축비로 책정 받아 병원 건물을 2층으로 증축하고 시설도 새로 갖추었다.

구세군

구세군은 1922년 5월 충남 홍성에 구세약방(救世藥房)을 개설함으로써 의료사업을 시작했다.

7) 선교 이외의 경로를 통한 서양의학 도입

개항 이후 우리나라에 전래된 서양의학의 학맥은 선교사들에 의해 전파된 미국계 의학과 18세기 이후 세계의학을 주도해 온 독일계 의학으로 대별할 수 있는데, 독일 의학은 이를 전수한 일본인 의사들에 의해 개항장을 중심으로 간접적으로 전파되었다.[99] 1882년 이후 외부 고문으로 활동한 묄렌도르프는 갑신정변 당시 부상당한 민영익을 독일 공관으로 이송하여 알렌의 치료를 받도록 주선하였다. 1899년 관립의학교가 설립된 후 강의를 담당한 일본인 의사들도 독일의학을 수학하였다.

이렇게 독일 의학이 간접적으로 유입되고 있던 중 1902년 11월 2일 독일인 의사 분쉬(Richard Bunsch, 富彦士)(그림 1-25)가 고종의 시의로 내한하여 보호국화 직전인 1905년까지 독일의 의술을 직접 전하였다.[100] 주로 미국과 일본의 영향이 컸던 한국 근대의학사에 있어서 독일인인 그가 내한하여 활동하게 된 데에는 러시아, 독일, 미국 등 열강의 인물을 정부에 끌어들여 일본의 독주를 견제하고 자주국의 지위를 유지하려했기 때문이었으며, 따라서 고종은 분쉬를 의사로서는 적극적으로 대하지 않았고 분쉬 역시 국왕 주치의로서의 활동보다는 그 외의 부분에서 활발히 활동하였다.

분쉬는 공의로서 궁중의 내관, 관리들에 대한 진료를 하였고, 위생방역 부분에도 일정한 역할을 하였다. 특히 1902년 여름 콜레라가 대대적으로 유행하자 방역위원으

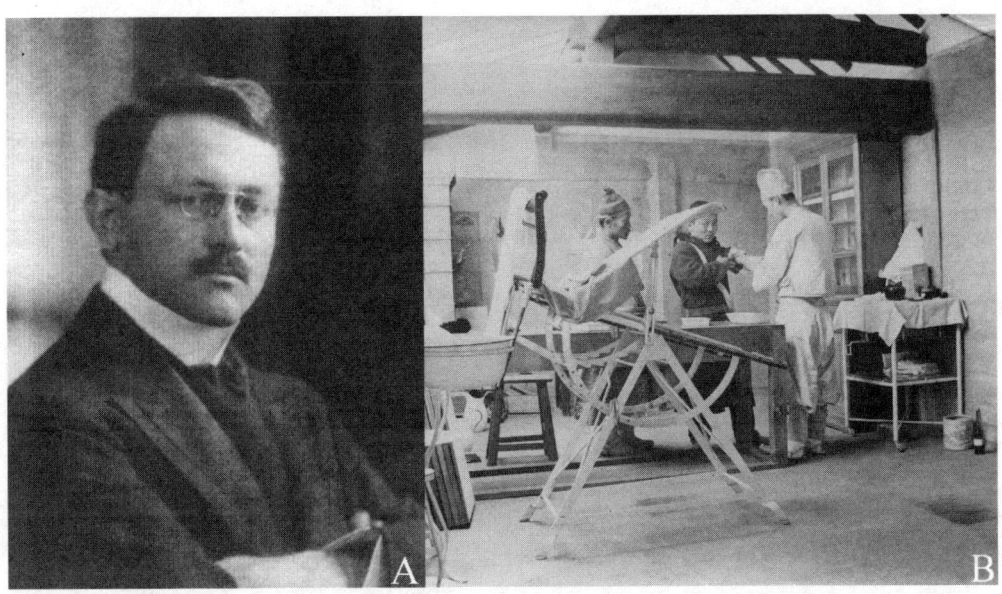

그림 1-25 분쉬. A. 분쉬. B. 분쉬가 개설했던 외래진료소. 동은의학박물관 소장.

로 활동하며 방역대책을 제시하기도 하였다. 그가 제시한 방역대책은 대체적으로는 대한제국정부가 추진하고 있던 정책과 입장을 같이하는 것이었지만, 보다 구체적이고 실제적인 대책을 제시한 것이었다. 또 분쉬는 개업의로서도 활발히 활동하였다. 분쉬의 시의 고빙계약서는 공의활동에 충실할 것을 규정하였지만, 분쉬는 개인적으로도 많은 진료활동을 하였다. 우선 에비슨의 요청으로 제중원에서 윤치호 부인의 자궁 수술을 집도하기도 하였다. 러일전쟁 중에는 전쟁부상병을 치료하기도 하였고, 뛰어난 수술능력으로 다른 외국인 의사들에게 도움을 주기도 하였다. 분쉬는 의사로서 뿐만 아니라 의학교육자로서의 활동을 구상하기도 하였는데 의학교 설립계획이 그것이다. 예산문제 등으로 인해 무산되기는 하였지만 독일의학을 의욕적으로 전파하려고 한 것이었다. 일본이 러일전쟁 승리로 한국에서의 주도권을 완전히 장악하게 됨에 따라 그는 1905년 한국을 떠나게 되었다.

프랑스를 통한 서양의술의 전래는 중국에서 활동하던 프랑스 신부들에 의해 번역된 한역서양의서가 사신들에 의해 국내에 소개되어 일부 실학자들의 관심의 대상이 되었던 데에서 그 연원을 찾을 수 있다.[101] 그러나 프랑스인들에 의한 의료 활동은 조선교구 제4대 교구장인 베르뇌(Simeon Berneux) 주교가 추기경에게 보낸 1859년도 보고에서 "중요한 도시 중앙의 한 곳에 세운 시약소 덕택으로 우리는 더 많은 우상숭배자 자녀들에게 임종 때 세례를 주게 되어 그들에게 천국문을 열어 줄 수 있으리라 생각합니다."고 하여 이미 상당한 서양 의약품이 수입되었을 것으로 보인다. 그러나 1866년 병인박해 때 베르뇌 주교 등이 순교하면서 이 시약소는 폐쇄되었다.

1876년 개항이후 프랑스계 샤르트르본부의 성바오로 여자수도회가 선교와 함께 의료사업에 진출하였는데, 1888년 서울에서 고아원을 운영하였고 이들 고아의 위생을 관리할 목적으로 1897년 제물포에, 1899년 서울에 진료소를 설치하였다. 이후 1911년 대구교구가 서울교구로부터 분할 독립되자 성바오로회 수녀들이 대구에 진출하여 1915년 수녀원을 설립하고 1917년 약국과 무료진료소를 겸한 시료소를 수녀원 내에 설치하였다. 메리놀 외방전교회 소속 수녀들은 평양교구 관내 영유, 의주, 비현에 1926년 이래 각각 시약소를 개설 운영하였다.

4. 조선정부에 의한 의학교 및 병원 설치

1897년 10월 11일 고종은 국호(國號)를 '대한제국(大韓帝國)'으로 고치고 다방면으로 자주적인 근대화 노력을 하는 가운데 새로운 의학 교육기관 및 의료기관을 설치하려 하였다. 1885년 4월 「공립의원 규칙(公立醫院 規則)」의 제정에 이미 일본인 의사가 관여했던 것에서 보는 바와 같이 일본의 영향력은 점차 증대되고 있었고, 대한제국 시기에 이르러 의학 교육기관 및 의료기관 설치에 일본은 더욱 큰 영향을 미쳤다. 이것은 청일전쟁과 러일전쟁을 거치면서 조선에서 일본의 세력이 확고하게 자리 잡게 되어가는 과정과 일맥상통하며, 근대적 의료 인력을 양성하려는 대한제국의 노력은 우리나라에 대한 일본의 식민지 지배로 좌절되었고 결국 식민지 의료인력 양성 기관으로 변질되었다.

1) 의학교[102]

고종은 갑오개혁 후 조선의 자주 독립과 내정개혁의 기본 방향 제시를 위해 1895년 1월 7일 「홍범(洪範) 14조」를 선포하였는데, 14조에 '문벌을 가리지 않고 널리 인재를 등용한다.'고 하여 교육과 인재등용의 중요성을 강조하는 내용을 포함시켰다.[103] 그리고 2월 2일에 반포된 「교육입국조서(敎育立國詔書)」에서 '국가의 부강은 오로지 국민의 지식이 개명하는 데서 비롯되고, 지식의 개명은 교육의 선미(善美)에 따라 이룩되는 것이니, 교육이야말로 국가보존의 근본인 바, 헛된 것을 물리치고 실용을 취하여 덕양(德養)과 체양(體養)과 지양(智養)을 교육의 3가지 강기(綱紀)로 삼아, 널리

학교를 세우고 인재를 양성하여, 국민의 학식으로써 국가중흥의 대공(大功)을 세우게 하려 한다.'라고 하여 교육의 중요성을 더욱 구체화하였다.[104]

이 입국조서를 계기로 교육에 일대 개혁이 일어나 한성사범학교(漢城師範學校), 외국어학교(外國語學校) 및 소학교(小學校) 등의 관제가 반포되었다 그리고 1896년 1월 5일 「건양원년 세입세출총예산설명(建陽元年 歲入歲出總豫算說明)」에 내부 소관으로 의학교 예산이 반영되었다.[105] 즉 제6관에 본년도 신설사업으로 의학교비가 6,906원(제1항 설립비 3,050원, 제2항 유지비 3,856원)이, 제7관에 본년도 신설사업 의학교 부속병원비로 14,353원(제1항 설립비 4,555월, 제2항 유지비 9,798원)이 책정되었다. 그러나 이때의 설립 계획은 1896년 2월 11일 아관파천(俄館播遷)으로 김홍집(金弘集) 내각이 붕괴되는 등의 국내 정세의 변화와 예산 및 준비 부족 등의 경제적 사정이 작용하여 실행되지 못한 것으로 추측된다.[106] 한편 1896년 12월 1일 『독립신문』은 의학교의 필요성을 제기했지만, 당장 정부가 의학교를 설립하지 못하는 처지를 인정하는 논설이 실리기도 했다.[107]

1898년 7월 15일 개최된 만민공동회(萬民共同會)는 목원근, 송석준(宋錫俊) 및 홍정후(洪正厚) 등 3인을 총대위원(總代委員)으로 선정하여 학부대신에게 의술학교의 설립을 건의하였으나,[108] 학부는 위생 사무의 중요성은 이해하나 각종 학교를 예산에 넣지 못하니 후일을 기다려 달라고 회답하였다.[109]

1898년 11월 7일 전 감리(監吏) 지석영(池錫永)이 의학교의 설립을 요구하는 긴 청원서를 학부대신 이도재(李道宰)[110]에게 제출하였다.[111] 지석영은 의학교를 서울에 개설하고 일본 의사를 강사로 초빙하며 학생을 선발하여, 이들을 졸업 후 각도로 파견하여 의학교를 설립하고 교육시키자고 주장하면서 필요하다면 자신이 그 학교의 책임을 맡겠다고 하였다.[112] 이 청원은 학부대신 및 학무국장 김각현(金珏鉉)에 의해 받아들여졌고,[113] 11월 9일자로 의학교 설립을 위한 비용을 1899년도 예산에 포함시킬 것과 1899년 봄에 의학교를 창설한다는 내용이 담긴 회신서를 지석영에게 보냈다.[114] 이에 대해 당시 언론들은 긍정적인 반응을 보였다.[115]

1899년 1월 16일 여러 대신의 논의를 거쳐 1899년 예산에 의학교 설치금으로 6,030원을 책정하고 지출하기로 결의하였다.[116] 이에 따라 1899년 2월 28일 학부대신 신기선(申箕善)에 의해 「의학교 관제 청의안(醫學校 官制 請議案)」이 마련되었고,[117]

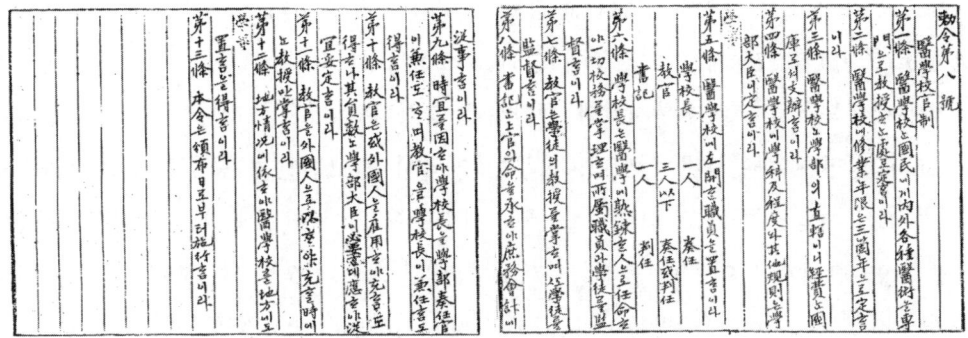

그림 1-26 의학교 관제. 奏本 第49號. 奏本 3. 서울대학교 규장각, 1995, 156-157쪽.

3월 1일 의정부회의에서 학부대신이 청의한 의학교 관제 칙령안을 의결하였으며,[118] 3월 8일 중추원에서 아무런 수정 없이 가결되었다.[119] 결국 3월 24일 학부 관할의 「의학교 관제(醫學校 官制)」가 칙령 7호로 반포되었다(그림 1-26). 주요 내용은 학부 직할로 3년 과정의 의학교를 설치하며, 학교장과 3인 이하의 교관을 두도록 했다. 그리고 필요에 따라 외국인 교관을 고용할 수 있게 하였다. 또한 내외 각종 의술, 즉 한의학과 서양의학 모두를 배우는 기관으로 목표를 설정하였다. 의학교를 학부 직할로 한 것은 외부 소속의 제중원의학당이나 내부 소속의 종두의양성소와 달리 정식 교육 체제 안에서 자리 매김한 것임을 말해준다.[120]

교관 및 외국인 교사 임명

이 관제에 따라 3월 28일 의사는 아니지만 의학에 밝고 의술에 정통한 지석영(그림 1-27A)이 교장 주임관 2등에 임명되었고, 3월 29일 군주사 출신으로 법률에 밝은 경태협(景台協)이 판임관 5등으로, 남순희(南舜熙)[121]가 판임관 6등의 교관에, 그리고 유홍(劉泓)이 서기 판임관 7등에 임명되었다.[122] 지석영을 포함하여 모두 서양의학을 정식으로 공부한 사람이 아니었다. 우두법을 보급하는 데 큰 역할을 한 지석영은 자신의 말처럼 의학에 특별한 취미가 있어 동양과 서양의 의학을 모두 조금씩 공부했다고는 하지만 서양의학을 가르칠 위치에 있었던 것은 아니었다.[123] 이와 같이 당시 우리나라에는 서양의학을 제대로 공부한 사람이 없었으므로 어쩔 수 없이 외국인을 고용할 수밖에 없었다. 따라서 4월 18일 일본 공사는 여러 해 동안 일본 공사관의 의사로 근무했고 종두의양성소를 운영한 후루시로(古城梅溪)[124]를 학부에 교사로 추천하였고,[125] 4월 27일자로 의정부에 승인을 요청하였다.[126]

학부에서는 5월 6일 후루시로와 계약서를 작성하였다.[127] 그러나 후루시로의 의학교 교사 임명은 순탄하지 않았다. 학부는 계약서와 고빙안을 중추원에 회부하였는데,[128] 조선 사람들 중에도 의술에 도통한 사람들이 많이 있는데 왜 외국인을 고용하는가 하는 반대가 있어 결정을 미루고 있었다.[129] 그런데 5월 9일 학부 참서관 이규환(李圭桓)[130]이 중추원을 방문하여 외국인 의사 고빙의 필요성을 설명하였다.[131] 그러자 그가 외과술에는 뛰어날지 모르나 우리나라의 기후와 풍토, 그리고 사람들이 먹는 음식물이 다르므로 약을 써서 치료하는 데 있어서는 그렇지 못하다는 이유, 혹은 정식으로 의과대학을 졸업하지 않았다는 점 등이 문제가 제기되었다. 그렇지만 결국 원래의 계약 기간 3년을 1년으로 고치기로 하고 그를 임용하기로 가결하였고, 5월 11일 의정부회의에서 학부대신, 외부대신 연서로 청의한 의학교 교사 건을 의결하였다.[132]

이 계약서는 고용된 외국인 의사에 대한 여러 가지 사항을 상세하게 규정하고 있어 제중원 의사들의 경우와는 사뭇 다른 모습을 보이고 있다. 조선 정부는 제중원 의사들과는 이러한 고빙계약을 체결하지 않았을 뿐만 아니라 이들에 대한 실질적인 통제권이 없었다. 그것은 제중원의 이중적인 성격에서 비롯된 것으로 조선 정부가 의학교의 외국인 교사에 대해 주도적인 입장을 취하고 있는 것과는 여러 면에서 대비가 된다.

의학교 규칙

의학교는 경성 중부 관인방(寬仁坊) 훈동(勳洞)에 있었던 김홍집(金弘集)의 옛 저택을 사용하였는데,[133] 5월 19일에 이미 이러한 사실이 알려졌다.[134] 후루시로와 고빙 계약을 체결하여 외국인 교사를 확보한 조선정부는 7월 5일 학부령(學部令) 제9호로 「의학교 규칙(醫學校 規則)」을 제정하였다.[135]

이 규칙에 따르면 수업연한은 3년으로 하여 속성으로 의사를 길러내되 의술이 발달한 연후에는 그 연한을 개정하기로 하였다. 나라에서는 의학생들에게 지필묵과 교과서를 지급하도록 하였으며, 교수과목은 동물, 식물, 화학, 물리, 해부, 생리, 약물,

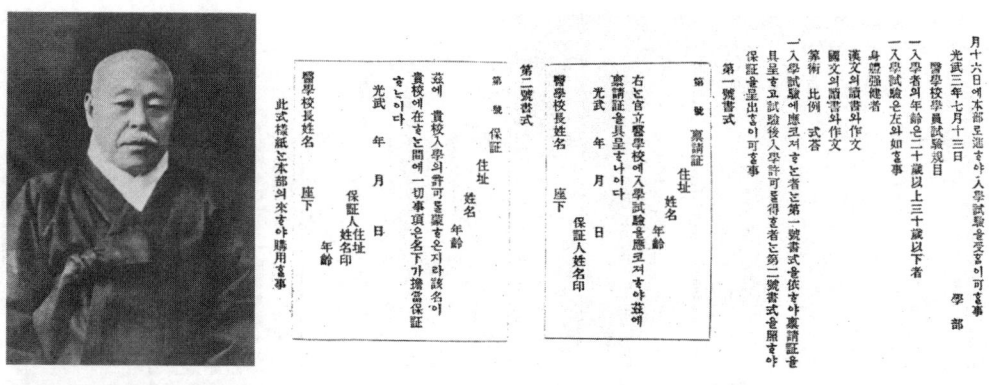

그림 1-27 의학교 설립. A. 의학교 초대 교장으로 임명된 지석영. 대한의사학회: 송촌 지석영. 아카데미아, 서울, 1994. B. 관보에 실린 의학생 모집 광고. 廣告 醫學校學員 勸赴廣告. 官報 제1313호, 1899년 7월 14일자.

진단, 내과, 외과, 안과, 부영(婦嬰), 위생, 법의, 종두 및 체조 등의 16과목이었으며, 필요에 따라 1, 2 과목을 변경시키기로 하였다. 수업시간은 체조시간을 제외하고 매일 5시간이었다.

학생의 등교와 간단한 과목 이수 정도만을 규정한 1885년의 「공립의원 규칙」의 임시적, 미봉적 성격에 비해 이 규칙이 의학생의 선발에서 졸업, 면허 획득까지 전 과정을 법적으로 규정하고 있어 상당한 의의를 지닌다는 견해가 있다.[136] 1885년 이후 14년이 지난 시점에서, 더군다나 일본의 영향력이 더욱 강해진 입장에서 보다 구체화되고 발전된 규칙의 출현은 당연한 것이다. 그렇지만 실제 의학교의 운영은 완비된 규정과는 달리 파행을 면치 못했다. 규정이나 법규의 반포를 실제로 이루어진 사실과 동일시해서는 안 되는 이유가 거기에 있다.

의학생 모집 및 입학식

의학교의 규칙과 교사가 정해지자 학생 모집에 착수하였는데, 1899년 7월 14일자 관보에 의학생 모집 광고가 실렸다(그림 1-27B).[137] 그리고 이 광고를 보고 지원한 사람들을 대상으로 8월 16일 국문, 한문과 작문, 그리고 산술로 입학시험을 치렀고 이중 50명을 선발하기로 하였다.[138] 개학 예정은 9월 1일이었으며 한 달 전에 일본으로 귀국했던 후루시로도 개학 일자를 맞추기 위해 8월 24일에 부산항에 도착하였다.[139] 그런데 의학교가 실제로 개학한 것은 9월 4일이었으며,[140] 정식 입학식은 이보

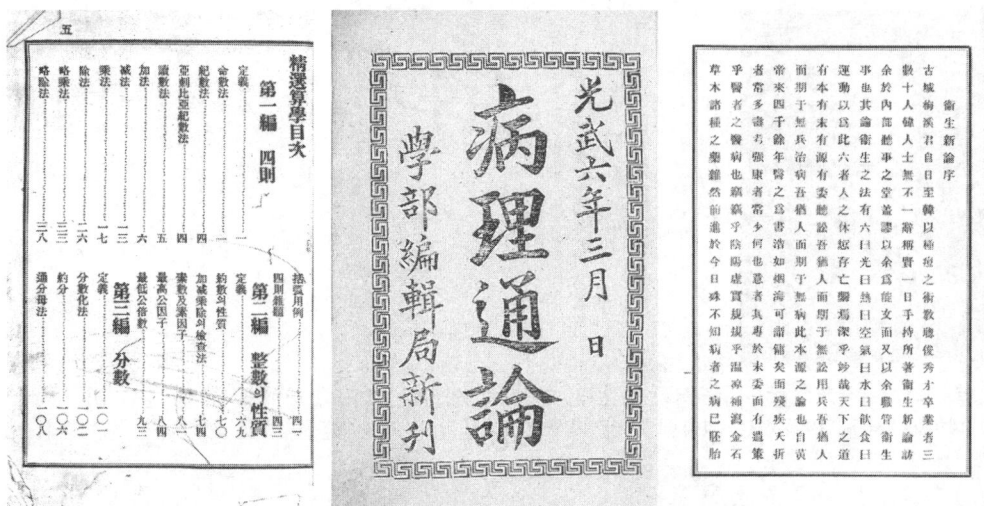

그림 1-28 의학교에서 사용한 의학교과서. A. 남순희의 정선산학. 1900년 발행, 연세대학교 중앙도서관 소장. B. 병리통론. 1902년 발행, 동은의학박물관 소장. C. 후루시로의 위생신론. 동은의학박물관 소장.

다 한 달 뒤인 1899년 10월 2일 오전 11시에 있었다.[141] 이날 제1회 입학식에는 학부대신 이하의 모든 관리, 외부대신, 탁지부대신, 그리고 심상훈, 박정양, 민영환 고영희, 이종태, 일본공사 기니모도(國本常太郞) 등 이외에 많은 내빈이 참석한 가운데 열렸는데, '의학의 본지'에 관한 연설이 있었다.

번역 의학교과서의 출판

개교 과정이 순조롭지 못했던 의학교는 개교 후 운영 역시 순조롭지 않았다. 우선 교재와 학습용 물품 등은 9월 초 면세 통관되었으나,[142] 수업은 제대로 이루어지지 않았다. 인력이 크게 부족하여 처음에 학생 교육 및 통역, 그리고 교재 번역 등의 모든 일을 남순희 교관 혼자 맡아하다시피 했다.[143] 따라서 후루시로는 통역과 번역을 할 사람을 하나씩 보충해 달라고 학부에 요청했고, 학부는 아직 예산이 없으니 남 교관 혼자 시무하면 인원 하나를 찾아 붙여 주겠다고 답변했다. 교과서가 도착하지 않아 화학 과목의 강의만 진행하기로 하고 학부 편집국은 10월 14일 일본인 아사카와(麻川松次郞)를 고용하여 화학교과서를 번역시켰고, 10월 중순 현재 다른 일본 의학 서적 수 십 벌을 번역 중이었는데 한 달 정도면 번역이 완료될 것으로 예상하였다.[144] 이 시기에 어느 책이 번역되었는지는 전혀 알려진 바가 없으나, 1900년 10월 말 교관 남순희가 정선산학(精選算學)을 출판하였다(그림 1-28A).[145] 이처럼 교재가 조금씩 갖추어지고 강의가 진행되면서 의학교의 교육은 조금씩 자리를 잡아가기 시작했다.

학생들은 물리학과 종두학을 먼저 배웠는데 12월 10일 경 종두학은 다 끝내었고 물리학은 반 정도 끝낸 상태였다. 곧 화학을 배우고 1900년 1월에는 해부학을 시작할 예정이었지만,[146] 실제 해부 실습은 하지 못하고 강의를 통해서만 공부할 수밖에 없었다.[147]

첫 입학생의 연말 시험은 1900년 1월 17일에 치러졌다.[148] 1월 23일 의학교에서 시상이 있었는데, 시험 결과 1급이 40명, 2급이 13명이었으며, 성적이 나쁜 2급 학생들은 낙제 시켜 새로 뽑은 학생들과 함께 가르치기로 하였다.[149] 한편 우등생인 강민(姜民), 송석환(宋錫煥), 손진수(孫晋秀) 등 3명[150]에게 외국사(外國史), 지필묵을 수여하였고 탁지부 대신 조병직(趙秉稷)이 10원을, 교사 후루시로는 『위생신론(衛生新論)』(그림 1-28C)을 나누어 주었다.[151] 1월 23일 의정부회의에서 탁지부대신의 청의한 1900년도 총예산을 의결했는데, 의학교비는 5,225원이었다.[152]

1900년 2월 15일 제2학기가 시작되었다.[153] 2월 7일 제2회 학생 모집을 공고하였고, 3월 5일 10시 독서, 작문 및 산술로 입학시험을 치렀다.[154] 2월 25일에는 각부 대신, 각 학교 교원, 여학교 교장 등이 훈동 의학교에 모인 가운데 교장 지석영과 교관 후루시로가 흑사병의 예방 규칙을 설명하였고,[155] 3월 말에는 흑사병 예방규칙을 만들어 배포하였다.[156]

외국인 교사의 교체

1900년 4월 2일 일본 자혜의원의학교 출신 의사 김익남(金盆南)을 교관으로 임명하였다.[157] 그런데 4월 중순 학생들이 후루시로의 수업을 거부하고 자퇴를 청하는 일이 일어났고, 결국 후루시로가 면직된 사건이 일어났다.[158] 후루시로는 해부학 강의 중에 왼쪽과 오른쪽 경골(脛骨)을 구별하지 못하고 오히려 교과서의 내용을 고쳐 적기까지 하였으며, 두개골의 요철을 분간하지 못했다. 이에 학생들은 골학(骨學)은 손으로 만지고 눈으로 볼 수 있는 것이기에 교사가 잘못 가르쳐도 학생이 이해해서

고칠 수 있는 것이지만, 근육학이나 내장학 같은 것은 잘못 배우게 되면 사람들의 병을 고쳐 주기는커녕 도리어 상하게 되니 그렇게 잘못된 지식을 배우며 국고를 낭비하는 것보다 학교를 그만두는 것이 낫겠다고 하여 학생 40명이 집단자퇴를 결의하고 학부에 청원서를 제출하였던 것이다.[159] 이에 대한 학부대신 김규홍(金奎弘)은 학교에 가서 지령을 기다릴 것이며 교사의 해고 여부는 자신의 결정을 기다리라고 즉각적인 답변을 회피하였다.

한편 후루시로는 자신이 수업 시간 중 왼쪽 뼈를 오른쪽 뼈로 잘못 가르친 사소한 실수는 인정하였다.[160] 이에 학부는 수업 중에 일어난 사건이 실책이라 인정하여 학생들의 주장을 일견 인정하면서도, 그것이 사소한 것에 불과하다는 후루시로의 해명도 일부 수용하여 이 사건을 마무리 짓고자 했다. 즉 사소한 시비를 가리는 것 보다 조속한 수업 정상화가 더욱 중요하다고 본 것이었다. 이에 학부대신은 4월 21일 의학교 교장에게 즉각 수업을 재개할 것을 지시하였지만 학생들은 이에 불복하였다. 학생들은 4월 24일 의학이 다른 학문과 달리 사소한 소홀함도 용납하기 힘든 학문이며 그릇된 선생에게서 배운 학생은 그릇될 수밖에 없다는 두 가지 이유를 담은 청원서를 교장에게 제출하면서 계속 등교를 거부하였다.

학생들의 계속적인 퇴진 요구에 학부도 후루시로를 자진 사임시키는 것으로 문제를 해결하려 했다. 4월 25일 학부대신과 협판은 학부를 방문한 후루시로에게 자퇴 청원을 내라고 권유하면서 그렇지 않으면 해고하겠다는 방침을 통고하였다.[161] 이에 후루시로는 학생들이 그것을 꼬투리로 삼아 집단 자퇴를 청원하거나 자신의 해임을 요구하는 것은 월권행위라고 강하게 반발하였다. 또한 자신은 조금도 개의치 않으니 학생들을 모두 퇴학을 시키고 교장도 면직시키라고 요구하였다.[162] 4월 27일 황성신문에는 논설을 통해 사태의 해결을 위해 사리의 시비곡직을 가려 의학교와 학부가 분명한 태도를 보이라고 촉구하는 기사가 실렸다(그림 1-29). 만일 학생들의 주장에 정당한 근거가 없으면 그들을 모두 출학시키고, 교사에 잘못이 있다면 아무리 사소한 것이라도 자진 사퇴하라는 것이었다.[163] 이미 후루시로는 자신의 사소한 실수를 인정한 상태였다.

학생들은 계속 수업을 거부하는 상태에서 후루시로는 자진해서 사직하지 않았고 학부에서도 이 문제를 더 거론하지 않았는데, 5월 21일 후루시로는 아내의 병을 핑

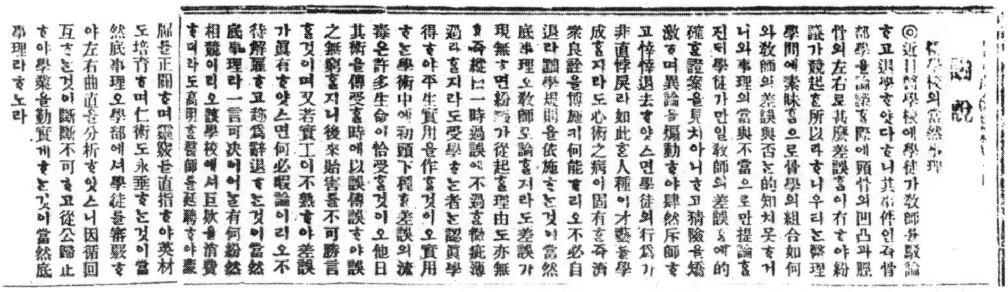

그림 1-29 후루시로 사건에 대한 논설이 게재된 황성신문. 論說. 醫學校의 當然事理. 皇城新聞, 1900년 4월 27일자 2면.

계로 일본으로 돌아가겠다고 학부에 청원했고, 학부는 그를 일방 해고가 아닌 의원 해고(依願 解雇)하였다.[164] 이에 교장 지석영은 그 동안 등교를 거부하던 학생들에게 5월 25일에 학교로 모이라는 공고를 내었고[165] 28일부터 수업을 재개하였다.[166] 그러나 의학을 가르칠 교사가 없어 산술만 공부하였고, 6월 12일 후임 교사의 강의가 시작되었는데 이전 교수의 잘못된 강의를 바르게 정정하는 것으로 시작하였다.[167]

조선 정부는 5월 23일 외부대신 명의로 일본 공사 하야시(林權助)에게 후루시로의 후임자 추천을 의뢰하였고,[168] 5월 26일 1등 군의 출신의 고다께(小竹武次)가 추천되었다.[169] 그는 6월 1일 계약을 맺었는데, 조건은 기간을 2년으로 하고, 월급도 150원으로 하는 등 후루시로보다는 좋은 조건이었다. 그렇지만 고다께는 1등 군의출신이라는 자신의 경력에 비해 월급이 너무 적으므로 인상해줄 것을 요구했으며, 조선정부가 당해 년에는 어려우므로 1901년부터 월급을 200원씩 주겠다고 하여 합의하였다.[170] 그러나 이 월급 인상은 이루어지지 않았다.[171] 고다께는 1902년 6월 1일에 계약을 갱신했는데, 월급이 200원으로 인상되었다.[172] 이 계약이 끝나는 1904년 6월 1일 집세를 합해 월급 270원, 계약기간 3년으로 재계약을 맺었다.[173]

한편 1900년 4월 13일 교관 심영섭이 외부 참서관으로 전임하였고,[174] 이후 6월 말까지 교관의 인사이동이 잦아 의학교 인사는 난맥상을 보였다. 심영섭의 후임으로 홍종덕이 임명되었지만, 그는 4월 19일자로 면직되었다. 또 학부 주사로 6년 동안 있었던 윤태응이 자기 의사와 관계없이 민병철에게 자리를 빼앗기자 학부대신과 협판을 수없이 찾아가 억울함을 호소하여 학부로부터 4월 21일자로 의학교 교관 자리를 얻었다. 그런데 그에 대해 이전부터 세간에 의학과 관계가 없는 인물을 뽑았다는 비판이 일자,[175] 이유는 분명하지 않지만 5월 1일 1899년부터 유홍의 후임으로 주사로 있던 이병선[176]과 자리를 서로 맞바꾸었다.[177] 윤태응은 1900년 6월 25일 직무상태만으로 견책을 받았지만 1902년 1월까지 의학교 서기의 자리를 지켰다.[178] 이와 같은 교관의 잦은 이동은 '관직을 만들기 위한 방편'을 위한 인사 단행의 측면을 완전히 벗어나지 못했음을 말해준다.[179]

졸업생의 배출

1900년 8월 25일부터 9월 5일까지 의학교의 제3회 학생을 모집했고, 9월 10일 입학시험을 치렀다.[180] 9월 10일 가을 학기를 시작하였다.[181] 그런데 의학교 운영에 큰 문제가 생겼는데, 학생들의 지원이 급감했고 재정도 좋지 않았기 때문이었다.[182] 9월 중순 의학교 등 제반 학교 교장 들이 모여 이 문제를 숙의한 결과 입학생 유인책으로 각 학교 졸업생을 해당 학교 교관으로 서임토록 한다는 방안을 학부에 제출하였고,[183] 학부도 이에 찬성해 의학교 우등 졸업생들을 성균관 박사같이 의학교 교관으로 서임할 계획을 세웠다.[184] 한편 지석영은 수의과 개설을 학부에 요청하기도 하였다.[185]

10월 25일 칙령 40호로 「외국어학교(外國語學校)와 의학교(醫學校)와 중학교 졸업인(中學校 卒業人)을 해학교(該學校)에 수용(收用)하는 관제(官制)」를 반포하였다.[186] 이 관제에 따라 의학교에 교관 자리가 비워지면 졸업생 중에서 특별시험을 거쳐서 교관으로 임용될 길이 열렸다. 그런데 이 시기는 재정상태가 나빠 원래 학생들에게 약속했던 지필묵과 식비의 지급이 어려워지는 등 제반 경비가 몹시 궁색해져 한때 거의 폐학할 지경에까지 이르렀다.[187] 이런 이유로 1901년에는 신입생을 뽑지 못한 것으로 보인다.[188]

한편 1900년 후반기에 들어 교관이 자주 바뀌는 등 인사가 안정되지 않았다.[189] 9월 25일 교관 이병선이 상공학교 교관으로 전보되자[190] 11월 28일 그의 후임으로 김하영이 결정되었는데,[191] 12월 4일 이승현으로,[192] 다시 12월 8일 탁지부주사 전용규로 대체되었다.[193]

1901년 4월 4일 학기시험을 보았는데, 1급 학원으로 손진수, 방한숙 및 김교준이,

2급 학원으로[194] 지성연, 최규수 및 홍종훈이 우등생으로 뽑혀 상품을 받았다.[195] 한편 2급 학원 최규수 등은 의학 서적이 모두 일본어로 되어 있기에 산술 시간을 일본어 교육시간으로 만들어 달라고 청원하였다.[196] 학생들 중에는 여러 이유로 퇴학이나 전학을 했는데, 1901년 6월 경 16명이 퇴학하고 9명이 전학하여 학생 수가 반 정도로 줄었다. 학부에서는 법부에 요청하기를 한성재판소에서 매 기마다 2원 50전씩 계산하여 돌려받도록 요청하였다.[197] 1901년 10월 초 의학교 교장 지석영은 교수할 책자 내과학, 물리학 등의 번역본이 없어 교과에 어려움이 있다고 학부에 보고하였다.[198]

1901년 후반에도 교관이 자주 바뀌는 등 인사가 안정되지 않았다.[199] 8월 2일 남순희가 신고(身故)를 당했고,[200] 그의 후임으로 8월 6일 중학교 교관 박승원이 수첩을 받았고,[201] 11월 14일 9품 이주환으로 임명되어 바뀌었는데[202] 그가 부임을 거부하자[203] 11월 30일 바로 면직하고 장도를 대신 임명하였다.[204]

그렇지만 1902년 이후 이런 난맥상을 크게 호전되었다.[205] 1902년 초 의학교에는 교장 지석영을 비롯해, 김익남, 장도, 전용규, 고다케 등 5명이 있었으며, 1904년 9월까지 교체되지 않고 교육을 담당하였다. 김익남과 고다케는 의술의 교수를, 촉망받던 법률가인 장도는 통역을, 글만 읽을 줄 아는 전용규는 주로 사무처리 일을 맡은 것으로 보인다.[206]

1902년 3월 초에 동계 시험이 있었는데, 1반[207]의 방한숙, 유용, 손진수 등이, 2반[208]의 지성연, 서상우, 김지현 등이 우등생으로 뽑혔다.[209] 1902년에는 콜레라 예방을 위해 의학교 편집으로 한자와 한글로 쓴 20페이지의 소책자인 「호열자 예방 주의서 (虎熱刺 豫防 主意書)」를 배포하였다.[210]

1902년에 들어 3년 과정의 의학교는 졸업생의 배출을 눈앞에 두게 되었다. 그런데 의학교에서 이루어진 교육의 문제점은 고종의 어의 분쉬나 제중원의 에비슨이 지적한 바와 같이 의학을 실습에 의하지 않고 책을 통해서만 배웠다는 데 있었다. 의학교의 학생들은 조선의 풍습에 따라 해부와 같은 실습을 하지 못했을 뿐만 아니라 실제 임상실습도 하지 못했다. 원래 학칙에 규정되어 있는 모든 과목을 교수했는지도 의문이 가는데, 졸업시험에 6-7과목만을 시험 보았기 때문이다.[211] 정부에서 운영하는 서양식 병원이 없는 당시로서는 당연한 결과였다.[212]

의학교 첫 졸업생의 졸업시험은 학교장이 5월 13일이라고 발표하였으나,[213] 이것이 학부와 논의 없이 결정된 것이라 하여 지석영은 5월 13일 학부로부터 견책을 받았다.[214] 결국 학생들은 5월 14일부터 학무국장 장세기(張世基)의 "醫學者는 人命死生의 관계가 막중하니 시험장에서 학원들이 만약 부정행위를 하는 경우에는 훗날 위생상에 크게 해독이 있을 것이다."는 말을 듣고 어떤 종류의 책도 시험장에 반입하지 못하도록 학생들은 입실에 앞서 몸수색을 받은 후, 매일 한 과목씩 해부, 내과 등의 과목을 6-7일 동안에 걸쳐 졸업 시험을 치렀다.[215] 시험 결과는 이로부터 두 달이 경과한 7월 4일에 발표되었다.[216] 7월 16일 졸업식도 하지 못한 학생들은 전원 판임관(判任官) 6등의 의학교 교관으로 서임되었다.[217] 이것은 의학교 지원을 북돋우고자 취한 조치로 다분히 형식적이었다.[218] 의학교 교관으로 임명된 그들이 실제 교육을 담당한 것 같지는 않다. 그들이 교육을 담당했다는 기록을 찾아볼 수 없기 때문이다. 교육보다는 일본인 교관의 통역을 담당했을 가능성이 크다. 그리고 책으로만 의학을 배운 그들이 실제 의술을 베푸는 데에도 상당한 한계가 있었을 것이다. 그들이 졸업 후 군의나 광제원 임시위원 등으로 임명되기는 했으나 특히 광제원 임시위원은 의학과 무관한 사람들에게도 남발된 자리임을 고려한다면 졸업생을 위한 자리 만들기로 명목상의 임명이었을 가능성이 크다.

어쨌든 이들은 실습할 부속병원이 완성될 때까지 졸업할 수가 없었다. 당초 의학교를 개교할 때 병원을 설치키로 하였으나 설립되지 않았다.[219] 부속병원 건립은 12월 경 지석영의 청원으로 승인을 받았고,[220] 1월 8일 학교 부근에 설립하기로 결정되었으며 공사는 1902년 6월 경에 시작되어[221] 8월 11일 의학교 부속병원(醫學校 附屬病院)이 개원하였다.[222] 여기서 한 가지 주목할 점은 당시에 이미 내부 소속의 광제원이 있었음에도 불구하고 지석영이 별도로 의학교 부속병원의 건립을 요청한 점인데 그 이유는 광제원의 성격과 진료 모습을 살펴보면 분명하게 알 수 있다(76페이지 내부병원 항목을 참고할 것). 병원 의사로는 의학교 교사인 고다께 한 사람 만이 임명되었다. 의정부에서 학부대신과 전 외부대신의 연서 청의로 의학교 부속병원 의사 계약안이 의결되었고,[223] 의학교 부속병원의 설치가 승인된 다음 날인 1902년 1월 1일자로 부속병원에 6개월을 근무하되 거주비로 매달 50원을 받기로 계약을 하였다. 그는 병자를 치료할 때 학도를 견습시키는 임무를 맡았고, 학무국장과 의학교장의

지휘를 받아 업무를 보기로 하였다.[224]

졸업시험에 통과한 의학생들은 약 4개월의 실습을 거쳤는데,[225] 8월에 발생한 괴질의 검역을 위해 방한숙, 김명식 및 손진수가 파견되기도 하였다.[226] 또 8월에는 여름 학기 시험에서 학생들의 졸업 혹은 진급, 그리고 수상자가 1/3이 넘어 교관 김익남과 장도에게 포증을 수여했다.[227]

결국 1903년 1월 9일 하오 1시 입학생 50여 명 중 19명이 의학교 제1회로 졸업하였다.[228] 이날 졸업식에는 각부 대신, 일본 공사 및 육군 군의 등이 참석하였다.

당시 의학교의 교육이 부실했던 것은 제3회 졸업생 4명 중 2명인 홍석후와 홍종은이 세브란스병원 부속의학교에 와서 다시 공부를 한 사실을 통해서도 알 수 있다. 이들에 대해서 에비슨은 다음과 같이 말하고 있다.

> 이 시기에 조선왕립병원인 제중원이 일군의 조선 젊은이들에게 실용의학을 지도하고 있었는데 소위 국립의료원의 첫 졸업식이 거행되었을 때 졸업생 중 두 사람이 그들이 진료나 질병치료를 맡을 준비가 되어 있지 않다는 것을 알고 아무리 장기간이 소요된다 할지라도 남아있겠다고 하면서 우리 병원의 보조원이 될 것을 요청하였다. 우리는 그들을 받아들였는데 그들은 이미 의서를 읽었기 때문에 더 빨리 진취할 수 있었다는 점을 인정해야 한다.[229]

러일전쟁 후 1904년 8월 22일 한일의정서(韓日議定書)에 따라 고문 정치가 시작되면서 을사보호조약이 체결되기 훨씬 전에 일본에 의한 고문정치(顧問政治)가 시작되었고 협약에도 없이 내부 경무국 고문관으로 일본국 경시청 경시인 마루야마(丸山重俊)가 고용되었다. 1905년 1월 20일 서울에 도착한 마루야마는 내부 위생국, 경무청 그리고 광제원의 관제를 개정하고 보건계 사무를 장악하였다.[230] 1905년 11월 17일 을사보호조약이 체결되고 12월 21일 이토히로부미(伊藤博文)가 초대 통감으로 임명되었다. 이또는 의학교, 광제원 및 적십자병원을 하나로 통폐합하여 식민지적 의료체계에 적합한 기관을 만들겠다는 의도를 갖고 있었다.[231] 1906년 4월 9일 통감부에서 열린 '제3차 한국시정개선에 관한 협의회'에서 의료기관이 통합에 관해 이또가 자신의 구상을 밝혔는데, 의학교에 대해 이또는 학교는 그대로 두되 부속병원은 다른 기관에 통합시키자고 하였으나 이완용은 학생의 실습을 위해 꼭 필요하기 때문

에 아예 학교를 병원에 부속시키자는 안을 내었고 이또가 이를 승낙하였다.[232]

의학교는 학생들 사이에 나돌았던 소문들처럼 일제에 의해 대한의원이 설립되면서 1899년 3월 24일 「의학교 관제」의 반포로 시작한 학부 소속의 의학교는 1907년 3월 14일로 8년 동안의 운명을 다했다.

의학교 졸업생은 총 36명인데 졸업장은 받았으나 의술개업인허장은 받지 못하였다.[233] 이들 의학교 졸업생들의 진로는 개업, 의학교 교관, 유행병 예방위원, 군의 및 광제원 의사 등이었다.[234] 특히 졸업과 동시에 전원 의학교 교관으로 발령받으나, 대개 형식적인 것이었으며, 제대로 된 교관으로 활동한 사람은 유병필, 주창겸 등 몇 명이 되지 않았다.[235] 그들의 주요 활동 영역은 군대의 군의로 근무하는 것이었으며, 일본에 의해 대한제국 군대가 강제로 해산되던 1907년 많은 졸업생들이 군의로 근무하고 있었다. 그런데 1908년 11월 16일 5명이 대한의원을 제2회로 졸업하여 의학교까지 합하면 54명의 졸업생이 배출되었는데, 이때 통계를 보면 개업이 24명이었고, 군의, 교관 및 조수 등으로 의술에 종사하는 사람이 17명이었다.[236] 따라서 대한제국 군대의 강제해산으로 많은 수의 의학교 출신들이 개업한 것으로 추정된다.[237]

2) 내부병원 - 광제원[238]

혜민서와 활인서가 혁파된 후 조선정부는 미국 선교부와 함께 제중원을 세워 대민구료사업을 부활시키려 하였다.[239] 그런데 제중원은 이전의 혜민서나 활인서와는 달리 서양의사가 서양의술을 시술하는 기관이었다. 설립 초기에는 만족할만한 성과를 거두었던 제중원은 우여곡절을 거치며 운영에 많은 문제점이 생겨나 조선정부는 1894년 9월 그 운영권을 미국 북장로회 선교부로 넘겨주었다.

1896년 1월 5일 「건양원년 세입세출총예산설명(建陽元年 歲入歲出總豫算說明)」에는 내부 소관으로 의학교 예산과 더불어 부속병원 예산으로 14,353원(제1항 설립비 4,555원, 제2항 유지비 9,798원)이 책정된 바 있었다.[240] 그러나 이 계획은 의학교와 마찬가지로 이루어지지 않았다.[241] 이후 1898년의 만민공동회(萬民共同會)나 11월 7일 지석영(池錫永)의 의학교 설립을 요구하는 청원서 등에 의해 의학교 및 부속병원의 설치가 논의되면서 조선정부는 다시 대민구료기관을 설치할 필요를 느꼈다. 제중원 이후 정부에서는 이렇다할 대민 구료사업을 벌이지는 못했지만 1896년 한의사 한우(韓宇)와 김병관(金炳觀)이 개인적으로 설립한 혜중국(惠衆局)을 도움으로서 약간의 생색만을 내고 있는 상황이었다.[242] 그런데 1899년에는 1896년의 예산 편성 때와 달리 학부 관할의 의학교와 그 부속병원 이외에, 내부 관할의 병원 설치를 진행시켰다.[243]

1899년 4월 4일 내부대신은 병원관제에 관한 청의서를 제출했는데,[244] 병원은 한의술을 시료하기에 활인서의 부활로 여겼다. 4월 21일 의정부회의에서 이 청의로 병원 관제 칙령안을 의결하였고,[245] 4월 24일 내부 소관의 병원 관제(病院 官制)를 칙령 제14호로 반포했다.[246]

조선정부의 입장에서 외국의사의 힘을 빌려 운영한 제중원은 실패한 결과가 되었으므로 새로 설치한 병원을 외국의사의 힘을 빌리지 않고 운영하려 할 수도 있었다. 이와 유사하게 소속은 달랐지만 서양의술을 시술하는 의학교 부속병원의 건립 보다 한의술을 시술하는 내부병원의 건립이 더 절실한 것으로 판단했을 수도 있다.[247]

병원의 설립 목적은 일반 환자 진료 이외에, 감옥소에 수감된 죄수들의 구료[248]와 전염병 환자의 피병원 역할, 심지어 가축의 질병 검사까지 광범위했다. 첫 해 예산은 설립비와 1년도 운영비를 합쳐 약 3,000원이었다.[249] 그런데 첫 해 예산에는 운영비 중에 식비가 책정되어 있지 않아 약만을 제공하였다.[250]

병원장은 위생국장이 겸임하도록 하였고, 따라서 4월 26일 초대 병원장 겸 기사로 위생국장 최훈주(崔勳柱)가 임명되었다.[251] 그리고 4월 27일자로 의사, 약제사 및 서기들이 임명되었다.[252]

이중 의사는 모두 한의사로 대부분 전의(典醫)를 겸직하였다. 내부병원의 구상 단계에서 서양의학을 공부한 외국인 의사 1명을 두자는 의견이 있었지만,[253] 비용이 많이 들고 효과적인 활용도 어렵다는 이유로 성사되지 않았다. 한의사의 구성을 보면 15명 중 종두의가 10명으로 대부분을 차지하고 있어 내부병원의 역할 중 종두사업이 큰 비중을 차지하고 있음을 알 수 있다.

내부병원은 최종적으로 영추문(迎秋門) 건너 이전의 사간원 자리[254]로 정해 졌으며,[255] 수리를 거쳐 1899년 6월 1일 개원하여 의약을 제조하고 간병시간을 정했다.[256] 병원의 모든 진료는 이전의 혜민서와 활인서 시절과 같이 한의들에 의해 이루어졌

다. 다만 필요에 따라 환자들에게 양약을 나누어주기도 하였다.[257]

광제원으로의 개칭

1900년 6월 29일 의정부회의에서 내부대신의 청의에 의해 병원 관제를 개정하고 종두사를 종계총사로 개정하기로 의결하였고, 6월 30일 칙령 제24호로 반포된 「병원관제 개정(病院官制 改正)」을 반포함과 동시에 칙령 10호는 폐지되었다.[258] 이어 개부표가 있었는데 '병(病)'자를 '보시(普施)'로 개정한 것을 '광제(廣濟)'로 하였다.[259] 따라서 개명된 이름은 광제원(廣濟院)이었다. 이 개정에 따라 병원 명칭 변경과 함께 종두에 관한 업무가 새로 설치된 한성부 종두사(漢城府 種痘司)로 이관되었기에 10명의 종두의가 없어지고 대방의와 외과의를 각각 1명 씩 증원하여 전체적으로는 대방의 3명, 외과의 3명, 소아의 1명 및 침의 1명 등 7명이었으며, 1명의 약제사가 있었다.

광제원으로 체제가 바뀌면서 정부 기구의 자리 이전에 따라 병원의 위치도 바뀌게 되었다. 1900년 10월 2일 새로 만든 헌병사령부를 중추원에 있게 하면서 중추원을 광제원 자리로 옮기라는 황제의 조칙이 내려졌다.[260] 이에 따라 서둘러 선택된 장소는 북서(北署) 재동의 서상영의 집이었으며, 10월 7일 이전하였다.[261] 광제원 이전을 위해 사용한 가옥 구매비 2,000원과 물품 운반비 100원 및 방칸 수리비 100원은 11월 2일 의정부회의에서 전 탁지부대신 서리의 청의에 의해 예비비에서 지출키로 의결하였다.[262]

이해 진료실적을 보면 1900년 7월 1,538명을 진료하였으며,[263] 12월에는 1,000명 진료에 무료 환자를 제외한 사람들의 약값이 23월 3전 2리였다.[264] 결국 1900년도 약품판매수입금은 439원 62전 2리였고, 병인 진료수는 16,414명이었다. 환자는 돈을 받고 약을 준 경우가 1,779명, 감곡에서 치료한 죄수가 3,755명, 무료 환자가 9,268명, 침을 주어 치료한 환자가 512명이었다.[265]

1902년 여름 콜레라가 크게 유행하자 한국정부는 서양의사를 초빙하고[266] 임시위생원을 설치하는 등 적극적인 방역 대책에 나섰다. 그렇지만 콜레라가 전국적으로 확대되자 고종은 각 지역에 약을 갖고 가서 방역사업을 펼치라고 지시하였고,[267] 이에 광제원은 임시 방역위원을 다수 임명하여 각 지역으로 내려 보냈다. 우선 9월 20

일 52명을 임명하였고,[268] 이후 10월 초순까지 임시 방역위원이 계속 임명되었다.

그런데 콜레라 유행이 지난 후부터 많은 수의 광제원 사무위원이 임명되어 거의 1,000명에 이르렀고, 이에 대한 비판이 일자 정부는 광제원 관제를 독립 아문으로 개정하려했기 때문이라고 답하였다.[269] 비록 이 계획이 실현되지는 않았지만 광제원 사무를 지방까지 확장하게 된 계기가 되었는데, 광제원에 위원 16명과 주사 3명을 추가하여 지방 사무를 관장하도록 하는 개정안이 1903년 3월 24일 반포되었다.[270]

러일전쟁 후 고문 정치의 일환으로 내부 경무국 고문관으로 고용된 마루야마가 1905년 1월 20일 서울에 도착한 후 가장 먼저 착수한 일은 2월 26일 칙령 15호로「광제원 관제」를 공포하여 종두업무를 다시 광제원이 관장하도록 한 것이었다.[271]

광제원을 자신이 고문으로 있는 경무국 소속으로 옮긴 마루야마는 1906년 2월 중순 내부대신에게 광제원 위생과 사무를 쇄신 확장하기 위해 일본 의사를 고빙할 것을 권고하였고, 결국 일본 의사 사사키(佐佐木四方志)가 광제원 의사로 고빙되었다.[272] 그런데 3월 초에 광제원은 확장된 것이 아니라 오히려 의사 3명과 종두의 2명을 감관하였다.[273]

1906년 4월 9일 통감부에서 열린 '제3차 한국시정개선에 관한 협의회'에서 이또의 새 병원건설 구상에 따라 광제원을 적십자병원에 합병시키고, 곧 광제원을 폐지하기로 하였다.[274]

그런데 조선정부는 1906년 5월 31일 의정부회의에서 탁지부대신의 청의로 경상비 15,519원 64전과 임시비 12,285원 84전 2리 등 광제원 확장비로 27,805원 48전 2리를 예비비에서 지출할 것을 의결하였다.[275] 경상비 중 상당부분인 9,918원은 외국인(일본인) 급여이었고, 임시비 중 상당부분인 7,353원은 신설 치료 기계 및 기타 비품비였다. 따라서 광제원 확장비란 일본인 의사의 급여와 이들이 사용할 기계들을 사주기 위한 조처였던 것이다.

이런 맥락에서 폐지키로 결정된 광제원은 5월 큰 변화를 겪었는데, 이전의 한약소, 양약소 및 종두소의 3소(所) 체제를 없애는 대신 내과, 외과, 안과, 이비인후과 및 부인과를 설치한 것이었다.[276] 이에 따라 많은 일본 의사들이 광제원에 임명되었다. 우선 5월 말 일본 전 육군 군의 우찌다(內田徒志)를 의원으로 고빙하여, 이비인후과 및 제반 외과를 전담하게 하였다.[277] 7월 중순에는 안과 전문의인 카나이(金井

豊)가 촉탁으로 고빙되었고,[278] 8월 초에는 스즈키(鈴木謙之助)가 부인과를 맡았다.[279] 이외에도 조제장 1명, 간호부 4명, 서무직 접수직 2명이 일본인으로 임명되어, 9월 초에는 광제원에 일본인 관원이 16명으로, 한국인 관원 15명보다 더 많게 되었다.[280]

이렇게 일본인이 많아지는 것에 비례해 한국인 의사들은 축출되었는데, 이미 1906년 3월 5명이나 축출되는 사건이 일어났다.[281] 이 사건에는 사사키와 경무고문 마루야마가 깊이 연루되어 있었는데, 경위는 다음과 같았다.[282] 광제원 원장 김관현(金寬鉉)은 여러 해 동안 일을 수행했던 의사 5명을 자르려고 협판에게 이들의 면직을 요청했는데, 협판이 거부하자 3월 초 사사키에게 부탁하였다. 그러자 사사키가 의원들을 불러 시험을 보면서 이것은 직원들의 감독, 권유하고자 하는 것이니 별 신경 쓰지 말라고 하고서는 5명이 시험에 낙제 하였으니 감원 대상이 되었다며 마루야마에게 공문을 보낸 것이었다. 이것은 무고한 면직이며 대단히 억울한 일이라는 것이 시중 여론이었다. 그러나 김관현은 의사 한우가 시험 중 착오를 일으켰다고 보고하여 4월 5일 의사 한우를 면직시켰고, 이에 이재봉, 김석규, 이수일, 송영진 등의 의사들도 의원면직하였다.[283]

이와 같이 1906년 2월 사사끼, 5월 우찌다 등을 시작으로 일본인 의사가 몇 개월 내에 자리를 잡게 되고, 한의사는 여러 명목으로 축출되었는데 이후 1907년 3월 15일 대한의원에 통합될 때까지 과도기적으로 운영되었다고 할 수 있다. 이러한 개편 작업은 "한국 의술의 발달"이라는 논리에 입각해서 진행되어 전반적으로 병원이 확대되었으며, 일본인 의사에 의해 진료가 분과되었으나, 결국에는 일본인 환자의 증가 및 식민통치자를 치료할 수 있는 정부의 공식 기관 확보로 귀결되었다.[284]

[제1장 참고문헌]

1) 서양의학과의 접촉과 소개에 관해서는 다음의 글들이 참고가 된다. 金大源: 丁若鏞의 醫零, 한국보건사학회지 2: 61-74, 1992.; 金斗鍾: 韓國醫學史 全. 탐구당, 서울, 1981.; 金亨錫: 韓末 韓國人에 의한 西洋醫學 受容. 국사관논총 5: 175-210, 1989.; 여인석, 노재훈: 崔漢綺의 의학사상. 醫史學 2: 66-79, 1993.; 李英澤: 우리나라에 처음으로 紹介된 西醫說. 醫史學 4: 179-185, 1995.
2) 金承台: 日本을 통한 西洋醫學의 受容과 그 性格. 국사관논총 6: 223-254, 1989. 제중원 개원 이전 및 이후 식민지 시기 초에 이르기까지 일본이 우리나라의 서양의학 도입에 미친 영향에 관해서는 최근 발간된 박윤재의 글이 참고가 된다. 박윤재: 한국 근대의학의 기원. 혜안, 서울, 2005.
3) 直講 朴淇種의 上疏文. 承政院日記, 1882년 10월 16일(高宗 19년 9월 5일).
4) 典籍 卞鋈의 上疏文. 承政院日記, 1882년 11월 17일(高宗 19년 10월 7일).
5) 各海口宜設西醫學堂論. 漢城旬報, 1884년 4월 22일(음력 3월 27일). 조선정부의 근대식 병원 도입에 대한 태도는 다음 글이 참고가 된다. 신동원: 한국근대보건의료사. 한울 아카데미, 서울, 1997, 50-57쪽.
6) 論牛痘來歷. 漢城旬報, 1884년 5월 19일(음력 4월 25일).
7) 萬國衛生會. 漢城旬報, 1884년 5월 29일(음력 5월 5일).
8) 日本軍醫. 漢城旬報, 1884년 8월 13일(음력 6월 23일).
9) 조선 초기와 후기의 삼의사 체제에 관해서는 다음의 글이 참고가 된다. 손홍렬: 韓國 中世의 醫療制度 硏究. 수서원, 서울, 1988, 167-189쪽.; 신동원: 한국근대보건의료사. 한울 아카데미, 서울, 1997, 36-40쪽.
10) 갑오정권이 왕실 권력의 약화와 정부 권력의 증대를 꾀함에 따라 전의감이 혁파되고, 오직 내의원만이 축소된 형태로 궁내부 소속으로 남겨졌다. 신동원: 한국근대보건의료사. 한울 아카데미, 서울, 1997, 139-142쪽 참조.
11) 신동원은 활인서가 혁파된 이후 조선정부의 대민 의료기관이 1899년 내부병원의 설립으로 이어졌다고 이해하고 있다. 제중원은 고종에 의해 설립된 기관이었지만 활인서와 달리 서양의학을 시술하는 기관이었으며, 따라서 실제 운영의 측면에서 조선측의 역할은 운영경비를 대고 주사를 지원하는 등 제한적일 수밖에 없었고, 결국 갑오개혁의 와중에 미 선교부로 운영권이 넘겨졌다. 이후 설립된 내부병원은 제중원과 달리 전통의학을 시술한다는 면에서 제중원보다는 활인서의 맥을 이었다고 보는 것이 타당할 것이다. 신동원: 한국근대보건의료사. 한울 아카데미, 서울, 1997, 283쪽.
12) 제중원에 관해서는 다음의 글들이 참고가 된다. 李光麟: 濟衆院 硏究, 韓國開化史의 諸問題. 일조각, 1986, 114-146쪽.; 奇昌德: 韓國近代醫學敎育史. 아카데미아, 1995, 29-32, 45-49쪽, 52-54쪽.; 신동원: 公立醫院 濟衆院, 1885-1894, 한국문화 16. 1995, 181-260쪽.; 주진오: 서양의학의 수용과 제중원 - 세브란스. 延世醫史學 1(3): 1-29, 1997.; 박형우: 제중원. 몸과마음, 서울, 2002.; 서정민:

제중원과 초기 한국기독교. 연세대학교 출판부, 서울, 2003.

13) 미국의 해외 선교에 대해서는 다음의 글이 참고가 된다. 백낙준: 백낙준 전집 1, 한국개신교사 1832-1910. 연세대학교 출판부, 서울, 1995, 74-77쪽.

14) Editorial Notes. Foreign Missionary 43: 3, 1884.

15) 1884년 10월 8일자로 알렌이 엘린우드에게 보낸 편지. Records of Board of Foreign Missions of the Presbyterian Church of U. S. A Korea, Letters and Reports 1, 7번 편지.

16) 1884년 11월 12일자 푸트의 편지. Records of Board of Foreign Missions of the Presbyterian Church of U. S. A Korea, Letters and Reports 1, 13번 편지.

17) 알렌의 일기, 1884년 12월 5일자(금).

18) Korea. Missionary Review of the Word 8: 151-152, 1885.

19) H. N. Allen 지음, 신복룡 역주: 朝鮮見聞記. 집문당, 서울, 1999, 68-69쪽.

20) 美案. 문서번호 158, 美醫 安連의 病院設置提議에 對한 推薦, 규18047, 18046의 1, 1885년 1월 27일(高宗 21년 12월 12일).

21) H. N. Allen: Medical Work in Korea, Foreign Missionary 44: 76, 1885.

22) '(乙酉二月)十八日 …… 揭示四門及鍾閣, 本衙門, 設有施醫院一所, 在北部齋洞外衙門北偏第二家, 邀美國醫師安連, 幷置學徒醫藥諸具, 自今十八日爲始, 而每日以未時至申時, 開院試藥矣. 該醫師學術精良, 尤長於外科, 一經診驗立見神效. 本院現有男女所住之房, 凡有疾病者, 來院療治, 藥價, 則自國家備給矣. 以此知悉, 勿疑就療, 爲此告示事, 又飭京兆揭示各契, 關九道四都, 以此意眞誠飜謄, 知委於道內各邑, 凡有難醫之疾, 就院療治, 以副國家廣濟之意事.' 統署日記, 1885년 4월 3일(高宗 22년 2월 18일).

23) 알렌의 일기, 1885년 4월 10일자(금).

24) 병원 설립의 당사자였던 알렌은 자신의 일기에서 4월 9일을 진료 개시일로 기록하고 있음에도 불구하고 공식보고서에서는 4월 10일을 개원일로 잡고 있다. 박형우, 여인석: 제중원 일차년도 보고서. 延世醫史學 3: 12, 1999.

25) 美案. 문서번호 230, 濟衆院 招宴의 件, 1885년 8월 8일(고종 22년 6월 28일).; 日案. 문서번호 528, 濟衆院 宴會 招待, 1885년 8월 8일(高宗 22년 6월 28일).; 알렌의 일기, 1885년 8월 10일자(월) 참고.

26) H. N. Allen: Medical Work in Korea. Foreign Missionary 44: 75, 1885.

27) 데시꼬는 주한 일본공사관 소속 군의로서 일본인 거류민을 비롯하여, 조선인과 서양인들을 치료하였다. 자연스럽게 묄렌도르프와의 관계 등으로 외아문 관리들과도 가까웠던 것 같으며, 이 때문에 병원 규칙 작성을 그에게 맡겼던 것으로 생각된다. 알렌의 일기, 1885년 4월 3일자.; 李光麟: 濟衆院 硏究. 韓國開化史의 諸問題. 중판, 일조각, 서울, 1990, 120쪽.

28) 八道四都三港口日記, 규18083 제2책, 1885년 (음력) 2월. 같은 내용이 「漢城周報 제2호. 1886년 2월 1일자(음력 1885년 12월 28일), 設濟衆院, 公立醫院 規則」에도 실려 있으며, 원문은 다음과 같다.

乙酉 二月 日 公立醫院規則

第一條 生徒幾員 每日學業之時間 自午前七時 到午後四時 休日外 不得浪遊 其精通異等 有衆望者 公薦表揚
第二條 生徒掌合藥製藥 設機械等項 一遵醫師指揮
第三條 書記二員 掌各項文簿計算 一一詳明 以六臘月 總計之後 院中各官考鑑
第四條 堂直二人 淨潔各房 守直醫藥諸具及院內物品 無到闕失 勘罪事
第五條 門直二人 一在外門 先記病人姓名 鱗次給牌後許入 一在中門 考收門牌甲乙等號 始許見醫師 而持貧牌者 元牌盡入後 許入
第六條 病客外門錄名時 銅錢二戔 式捧納 無室無依者 給貧字牌許入 牌則考驗 次仍爲持入
第七條 使喚五名內 二人掌廚房事務 二人掌掃洒庭除及点火各突諸般 使喚一名掌汲水
第八條 病客能不運動 請醫師 則醫師躬造之束脩 每度以銅錢五十兩 式先納後 邀去醫師
第九條 留院病客 自費料 依例持來 而上等客日費 銅錢十兩 中等五兩 下等三兩 其無室無依之人 自院中辦費
第十條 藥料 上中下等客 隨所用品 捧入價直 其無室無依之客 自院中辦給
第十一條 院中各任事人 受三保薦入 而若有闕失物品 其物品之代價 徵收於該掌人 若該掌人不堪抵當 其價 卽徵收於三保薦主
第十二條 看病時間 自未正至申正
第十三條 倘非問病人 而無端攔入 則該人重 守直門人 亦施笞罰
第十四條 問病人外 或來看學徒及幹事人者 在外門 使門直通奇後 入來

29) 이에 관해서는 다음의 글이 참고가 된다. 이경록, 박윤재, 여인석, 박형우: 광혜원의 개원과 제중원으로의 개칭과정. 延世醫史學 2: 478-570, 1998.
30) 주진오: 서양의학의 수용과 제중원 - 세브란스. 延世醫史學 1(3): 6, 1997.
31) 三港口關草, 各司謄錄 63, 1887년 5월 20일(丁亥 4월 28일).
32) H. N. Allen, J. W. Heron: First Annual Report of the Korean Government Hospital, Seoul, under the care of H. N. Allen, and J. W. Heron, for the Year ending April 10th, 1886. R. Meiklejohn & Co., Yokohama, 1886. 이 자료는 「박형우, 여인석: 제중원 일차년도 보고서, 延世醫史學 3: 3-81, 1999」에 관련 논문과 원문 전체가 실려 있으므로, 이후에는 이 논문을 인용하기로 한다.
33) 보고서의 상세한 내용은 다음의 글에 실려 있다. 박형우, 여인석: 제중원 일차년도 보고서. 延世醫史學 3: 3-81, 1999.
34) H. N. Allen: Medical Work in Korea. Foreign Missionary 44: 74-76, 1885.; 박형우, 여인석: 제중원 일차년도 보고서. 延世醫史學 3: 12, 1999.
35) 이에 대해서는 다음의 글이 참고가 된다. 이경록, 박윤재, 여인석, 박형우: 광혜원의 개원과 제중원으로의 개칭과정. 延世醫史學 2: 478-570, 1998.
36) 박형우, 여인석: 제중원 일차년도 보고서. 延世醫史學 3: 47, 1999.
37) 統署日記, 1886년 2월 13일(高宗 23년 1월 10일).
38) 박형우, 여인석: 제중원 일차년도 보고서. 延世醫史學 3: 13, 1999.
39) 이 책에서는 알렌과 헤론에 의해 의학교육이 이루어진 기관을 '제중원의학당'이라 칭하였다. 그러나 최근 연세의료원에서 발행된『인술, 봉사 그리고 개척과 도전의 120년. 1. 한국의 현대의학 도입과 세브란스(1885-2005), 2005.』에서는 제중원의학당을 '제중원의학교'로 칭하면서 제중원의

학교 전기(前期)에서 설명하고 있다. 한편 제중원의학당에서 누가 정확히 어느 과목을 가르쳤는지는 기록에 따라 다르다. 朝野新聞에는 알렌이 화학을, 언더우드가 영어를 가르친 것으로 기록되어 있고, 언더우드 부인은 언더우드가 물리와 화학을 가르쳤다고 기록하고 있다. 또한 길모어는 언더우드가 한국어로 물리를 가르쳤다고 하였다. 이광린은 언더우드가 처음에는 영어를 가르쳤으나 뒤에는 물리를 가르쳤다고 하였다. 한편 백낙준은 알렌과 헤론이 실용 의학을, 언더우드는 물리, 화학을 가르쳤다고 하였다. Quarto Centennial. Papers read before The Korea Mission of the Presbyterian Church in the U. S. A. at the Annual Meeting in Pyeng Yang. August, 1909. 朝野新聞 明治 19년(1886년) 7월 29일자.; 이만열 옮김: 언더우드. 한국에 온 첫 선교사. 기독교문사, 2판, 1993, 55쪽.; G. W. Gilmore: Korea From Its Capital. Presbyterian Board of Publication and Sabbath Work, Philadelphia, 1892, 296-297쪽.; 李光麟: 濟衆院 硏究. 韓國開化史의 諸問題. 중판, 일조각, 서울, 1990, 120쪽.; 백낙준: 백낙준 전집 1. 한국개신교사 1832-1910. 연세대학교 출판부, 서울, 1995, 132쪽.

40) 이미 제중원에 의학당을 설치하고 재주 있는 자제 13명을 뽑아 화학, 영문, 의술, 제약 등을 가르치고 있는데 그 의술이 정통하기를 기다려 널리 민중을 구휼할 목적이라고 한다. 지금 13명의 성명을 열거하면, 목의식(이의식의 오자 - 필자), 김진성, 우제익, 이겸래, 김진성, 최규성, 최종악, 윤호, 이진호, 진학순, 상소, 고제자, 1명 빠짐. 또 교수는 화학교사 알렌, 의사(醫師) 헤론, 영어교사 언더우드이다. 朝野新聞, 1886년(明治 19年) 7월 29일자.

41) H. N. Allen: Medical Work in Korea, Foreign Missionary 44: 74-76, 1885; 박형우, 여인석: 제중원 일차년도 보고서, 延世醫史學 3: 13, 1999.

42) 의학교육과 관련, 1886년 4월 8일자 헤론의 편지에는 선교사들은 학생들이 의학의 전체 과정을 이수하기 위해서는 5년이 필요할 것이라고 제의하였다.

43) '受業於濟衆院醫學, 卒業. 丙戌五月十二日, 陞差濟衆院主事.' 국사편찬위원회 편: 大韓帝國官員履歷書. 탐구당, 1971. 한편 統署日記(규17836)에는 제중원 주사로 임명된 것이 1886년 6월 15일(高宗 23년 5월 14일)로 되어 있다. 날짜 문제에 있어서는 統署日記의 기록이 더 신빙성이 있는 것으로 보인다.

44) 濟衆院別單施賞有差. 敎曰督辦交涉通商事務金允植熟馬一匹賜給, 主事成翊永金奎熙全良默徐相奭朴永培李承雨秦學明朴準禹申洛均孫鵬九並陞六, 金宜煥陞敍學徒, 李宜植主事陞差, 美醫安連惠論業業精志善施療衆民特加堂上階以表嘉獎之意.' 日省錄, 1886년 6월 14일(高宗 23년 5월 13일).

45) D. L. Gifford: Education in the capital of Korea. Ⅱ. Korean Repository 3: 214, 1896.

46) 美案. 문서번호 570, 惠論 및 元杜尤 學堂設立의 申請准許要請, 1888년 9월 8일(高宗 25년 8월 3일).; 美案. 문서번호 679, 元杜尤, 惠論의 學堂設立 不許의 件, 1889년 9월 18일(高宗 26년 8월 24일).

47) 統署日記, 1889년 3월 13일(高宗 26년 2월 12일).; 統署日記, 1889년 7월 2일(高宗 26년 6월 5일).; 統署日記, 1890년 4월 21일(高宗 27년 3월 3일).

48) 美案. 문서번호 344, 公立病院 移轉擴張에 대한 建議, 1886년 8월 14일(高宗 23년 7월 14일).

49) 알렌: 세브란스병원 정초식 기념사, 쎄버란씨 긔념병원., 1902년 11월 27일.

50) 왕현종, 이경록, 박형우: 구리개 제중원의 규모와 활동, 의사학 10: 135-152, 2001.

51) The Fifty-fifth Annual Report of the Board of Foreign Missions of the Presbyterian Church in the

United States of America. Mission House, New York, 1892년, 177쪽. 빈튼이 이렇게 결정하게 된 데에는 주위 여러 선교사들의 영향이 컸다.
52) 統署日記, 1893년 8월 5일(高宗 30년 6월 24일); 統署日記, 1893년 11월 7일(高宗 30년 8월 29일).
53) 토론토대학의 의과대학 교수로 있던 에비슨은 교수직을 버리고 1893년 내한하였다. 알렌 D. 클라크: 에비슨전기, 1979. 연세대 출판부, 서울, 163쪽.; J. W. Hirst: A Life Sketch of O. R. Avison, Korea Mission Field 30: 48, 1934.
54) 美案. 문서 번호 1244, 濟衆院 醫士 芮斐信 自退의 件, 1894년 5월 10일(高宗 31년 4월 6일).
55) Oliver R. Avison, 에비슨 기념사업회 역: 舊韓末秘錄 下. 대구대학교 출판부, 대구, 1984, 181-182 페이지.; 美案, 문서번호 1281, 濟衆院醫士 懿丕信 要求 各條의 承認要請, 1894년 9월 7일(고종 31년 8월 8일).
56) 議案, 1894년 8월 18일(高宗 31년 7월 18일), 102-104쪽.
57) 원문에는 8월 9일로 되어 있으나 8월 8일(양력 9월 7일)이 맞다.
58) '大朝鮮外務大臣金, 爲照復事. 曩因我曆八月初九日, 接准貴函內開, 濟衆院一事, 業經議及于宜士 芮斐信, 而現據該宜士所陳各情等因. 准此, 查該院間有掣碍, 未便卽准, 現已刷虛, 可將該院勉循該 宜士所請. 凡一切事務, 由該宜士專管辦理, 所有院內空地, 暫准該宜士建造住房, 均無不可. 倘異日 我政府毋論何時, 如要還取該院, 應將該屋建造曁修理經費, 如數償還于該宜士, 以便淸楚. 再查該院 旣歸該宜士專管, 則無須再派我政府官員及差役等人員. 由該宜士自行裁擇, 以一事權. 嗣後該宜看 事之際, 或不聽我政府訓勸, 或由我政府尋過等情, 則迭經行文于貴大臣, 以爲從公辦理, 允合事理. 宜飭該宜士, 從速移寓, 俾便視務. 爲此備文照復, 請煩貴大臣查照施行可也, 須至照復者. 右. 大美 欽命駐箚朝鮮便宜行事大臣兼總領事, 施. 開國五百三年八月二十七日.' 美案. 1894년 9월 26일(高 宗 31년 8월 27일). ; 이 내용은 다음날인 9월 27일 統署日記에서도 간단히 요약하여 수록하였다. '覆美照, 我曆八月初九日, 接到貴函內開, 濟衆院一事, 所陳各等因, 准此查該院, 間有掣碍未便, 飭該醫士, 從速移寓, 俾便視務事.' 統署日記, 1894년 9월 27일(高宗 31년 8월 28일).
59) 선교부에 넘기는 것에 대해 에비슨이 제출한 영문으로 작성된 외교 문서에는 'entire charge'라는 표현을 쓰고 있으며 이에 대한 한역(漢譯)은 '전관변리(專管辦理)'이었다. 또 조선정부에서 보낸 승인문서에도 '전관'이라는 표현을 쓰고 있었다. 즉 여기서 사용된 영어 표현이나 한문 표현 모두 제중원의 운영권을 전적으로 에비슨이 행사한다는 것으로 '위탁'의 의미를 담고 있는 것은 아니었다. 더구나 에비슨이 이전처럼 많은 수의 주사가 아니라 정부 측과의 연락을 위해 주사 몇 명을 파견해도 좋다고 했으나, 조선정부에서는 이미 운영권을 넘기는 마당에 정부 관리를 파견하는 것은 무의미하다고 답변한 것에서 알 수 있는 것처럼 정부는 제중원 운영에 더 이상 관계하지 않겠다는 뜻을 분명히 밝힌 것이었다. 美案. 1894년 9월 26일(高宗 31년 8월 27일).
60) 주진오: 서양의학의 수용과 제중원 - 세브란스. 延世醫史學 1(3): 12, 1997.
61) 이곳에 소개된 에비슨 시기의 제중원의 진료 상황은 다음의 글이 참고가 된다. 박형우: 제중원. 몸과마음, 서울, 2002, 243-252쪽.
62) 에비슨에 의한 의학교육은 「제III장 세브란스의 의학교육」에 자세히 설명하였다.
63) 이만열: 한국기독교의료사. 아카넷, 서울, 2003, 24-28쪽.
64) 미국의 해외 선교에 대해서는 다음의 글이 참고가 된다. 백낙준: 백낙준 전집 1, 한국개신교사 1832-1910. 연세대학교 출판부, 서울, 1995, 74-77쪽.

65) W. C. Swearer: The founding of the Methodist Episcopal Mission in Korea. Korea Mission Field 10: 14-15, 1914.
66) R. S. Maclay: Korea's permit to christianity. Missionary Review of the World. 9(8): 287, 1896.
67) 한국기독교역사연구소: 한국기독교의 역사 I. 10판, 1996, 177-179쪽.
68) R. S. Maclay: Commencement of the Korea Methodist Episcopal Mission, The Gospel in All Lands for November: 489, 1896.
69) Annual Report of the Board of Foreign Missions of the Methodist Episcopal Church, 1884, 205쪽.
70) Rijutei: Rijutei to the christian of America, Greeting. Missionary Review of the Word 7: 145-146, 1884.
71) Foreign Missionary 43: 3, 1884.
72) 이만열: 한국기독교의료사. 아카넷, 서울, 2003, 31-69쪽.
73) Annual Report of Missionary Society of the Methodist Episcopal Church. Report for 1885, 238쪽.
74) Annual Report of the Women Foreign Mission Society of M. E. C. Report for 1898-1899, 90쪽. 보구녀관을 영어로 때로 "Caring for and Saving Women's Hospital"로 표기하였다.
75) M. B. Block: The House Nobody Knows. Korea Mission Field 26: 103, 1930.
76) 이만열: 한국기독교의료사. 아카넷, 서울, 2003, 71-167쪽.
77) The Fifty-fifth Annual Report of the Board of Foreign Missions of the Presbyterian Church in the United States of America. Mission House, New York, 1892년, 172쪽.
78) The Sixty-third Annual Report of the Board of Foreign Missions of the Presbyterian Church in the United States of America. Mission House, New York, 1900년, 167쪽.
79) The Sixty-sixth Annual Report of the Board of Foreign Missions of the Presbyterian Church in the United States of America. Mission House, New York, 1903년, 232쪽.
80) Reports of the Southern Presbyterian Mission in Korea, 1893년, 55쪽.
81) 김수진, 한인수 공저: 한국기독교회사, 호남편. 1980, 112쪽.
82) Annual Report of M. B. Ingold. 1902, 4쪽.
83) Found N.: Life of William McGill. Korea Mission Field 32: 159, 1936.
84) 민경배: 한국기독교회사. 대한기독교출판사, 서울, 1987, 155-156쪽.
85) Missionary Yearbook of Methodist Episcopal Church South. 1898. 49-50쪽.; W. T. Reid: History of Our Medical Work. Southern Methodism in Korea. Korea Mission Field 25: 92-97, 1929.
86) Missionary Yearbook of Methodist Episcopal Church South. 1902, 45쪽.
87) W. T. Reid: History of our Medical work, Korea Mission Field 25: 93, 1929. 그러나 그는 형식상으로는 1903년 이래 개성지역 책임자였으며 1905년에 원산지역 선교책임자로 임명되었다.
88) Louise H. McCuily: Reminiscence. Korea Mission Field 34: 70, 1939.
89) 영국 성공회의 활동은 『조선』(The Morning Calm)지에 자세히 보고 되어 있다. 이 잡지는 1890년 7월 영국에서 코프 주교에 의해 창간되어 현재에도 영국에서 발행되고 있는 선교 잡지이다.
90) 1891년 4월 13일자 코프 주교의 편지.
91) 이만열: 한국기독교의료사. 아카넷, 서울, 2003, 169-235쪽.

92) The Seventy-first Annual Report of the Board of Foreign Missions of the Presbyterian Church in the United States of America. Mission House, New York, 1908년, 291-282쪽.
93) Annual Report of the Board of Foreign Missions of the Methodist Episcopal Church. 1902, 315쪽.
94) 병원 건축기금의 모금작업은 미국 남감리회 한국책임자였던 클레렌스 리드(Clarence. F. Reid, 李德)목사가 직접 담당하였다.
95) 南星病院은 윤치호가 지은 이름이다. 한국인들은 南星을 병을 고치는 별로 생각하였다. W. T. Reid: The Story of Ivey Hospital, Korea Mission Field 20: 195, 1924.
96) 이만열: 한국기독교의료사. 아카넷, 서울, 2003, 237-529쪽.
97) Manual Report of Women Foreign Mission of Methodist Episcopal Church. 1909, 177쪽.
98) Jane Barlow: Dedication of New Hospital at Haiju. Korea Mission Field 9: 314, 1913.
99) 趙英烈: 西洋諸國을 통한 西洋醫學의 受容. 國史館論叢 9: 133-145, 1989.
100) 박형우, 이태훈: 고종의 시의 독일의사 분쉬(Richard Bunsch)(1869-1911). 의사학 9: 233-246, 2000. 분쉬가 사용했던 수술 도구, 고종으로부터 받았던 훈장증, 조선인 환자의 사진, 자신의 일기 등 우리나라 의학사에 귀중한 물품들이 2004년 가을과 2005년 6월 두 번에 걸쳐 독일에 거주하는 손녀와 손자에 의해 연세대학교 의과대학 동은의학박물관에 기증되었다.
101) 趙英烈: 西洋諸國을 통한 西洋醫學의 受容. 國史館論叢 9: 133-145, 1989.
102) 의학교에 관해서는 다음과 같은 논문들이 참고가 된다. 裵圭淑: 大韓帝國期 官立醫學校에 관한 硏究. 이화여자대학교 대학원 1990년도 석사학위 청구논문, 1991, 1-82쪽.; 奇昌德: 韓國近代醫學敎育史. 아카데미아, 1995, 49-52쪽, 127-132쪽.; 신동원: 한국근대보건의료사. 한울, 1997, 250-279쪽.; 여인석: 대한제국기의 官에 의한 의학교육. 延世醫史學 2. 1998, 286-298쪽.; 황상익: 역사 속의 학부(學部) "의학교", 1899-1907. 한국과학사학회지 22. 2000년, 170-191쪽.
103) http:// 100.daum.net/DIC/detail?id=2021720&sname=홍범십사조&ty=1
104) http:// kr.encycl.yahoo.com/enc/info.html?key=1108310&q=교육입국조서.
105) 建陽元年 歲入歲出總豫算說明. 官報 第226號 附錄, 1896년 1월 20일자.
106) 裵圭淑: 대한제국기 관립의학교에 관한 연구. 이화여자대학교 대학원 1990년도 석사학위 청구논문, 1991, 12쪽.
107) 론셜. 독립신문, 1896년 12월 1일자 1면. 조선 정부의 서양의학 수용에 대한 입장이나 실제 경과 과정은 최근 발간된 박윤재의 글이 참고가 된다. 박윤재: 한국 근대의학의 기원. 혜안, 서울, 2005.
108) 수민 편지. 독립신문, 1899년 7월 18일자 제3면.
109) 잡보 학부회답. 독립신문, 1898년 7월 25일자 3면.
110) 이도재는 연안이 본관이며, 1848년 서울에서 출생했다. 1882년(고종 19년) 정시 문과에 급제하여 홍문관 부수찬, 참의군국사무, 좌부승지 및 성균관 대사성 등을 지냈다. 1886년 호군으로 있을 때 사대수구파에 의해 고금도에 유배되었다가 1894년 갑오개혁으로 풀려난 뒤 동학농민운동 때 전라도관찰사로 나가 전봉준을 생포하여 서울로 압송했다. 1895년 지방관제개혁으로 전주부 관찰사가 되었다. 그 뒤 군부대신, 학부대신에 올랐으나 단발령 시행에 반대하고 사직하였다. 1898년 다시 학부대신이 되어 지석영의 건의를 들어 의학교의 설치를 인가했다. 그 뒤 내부대신, 시종원경 등을 지냈고 1909년 사망하였다. http://kr.encyclii.yahoo.com/enc/

info.html?key=1703820=이도재.
111) 잡보. 뎨국신문, 1898년 11월 17일자, 3면.; 醫校請設. 皇城新聞 1899년 1월 7일자 4면.
112) 池錫永: 上學部大臣書, 장서각 문서번호 2-2005. 이 문서는 다음의 글에서 인용하였다. 大韓醫史學會: 松村 池錫永. 아카데미아, 1994, 173-176쪽, 224-226쪽.
113) 醫校請設. 皇城新聞 1899년 1월 7일자 4면.
114) 學部大臣答書, 1898년 11월 9일. 이 문서는 다음의 글에서 인용하였다. 奇昌德: 韓國近代醫學教育史. 아카데미아, 1995, 51쪽.
115) 雜報. 學舍壹度. 皇城新聞 1898년 12월 6일자 3면.; 잡보. 매일신문 1898년 12월 6일자, 제3면.; 의학교. 독립신문 1899년 3월 29일자 1-2면.
116) 雜報. 豫算決定. 皇城新聞 1899년 1월 18일자 3면.; 雜報. 豫算項目(續). 皇城新聞 1899년 3월 21일자 3면.; 금년 예산표. 독립신문 제4권 24호, 1899년 2월 1일자 1면.
117) 各部請議書. 1899년 2월 28일, 奏本 第49號. 奏本 3. 서울대학교 규장각, 1995, 156-157쪽.
118) 奏本 第49號. 奏本 3. 서울대학교 규장각, 1995, 155-157쪽.
119) 잡보. 매일신문 1899년 3월 9일자, 4면.
120) 신동원: 한국근대보건의료사. 한울, 1997, 256쪽.
121) 그는 1898년 6월 13일부터 1899년 3월 29일까지 인천부 공립소학교 부교원으로 활동하다가 의학교 교관으로 임명되었다. 安龍植: 大韓帝國官僚史 研究(I). 연세대학교 사회과학연구소, 1994, 189쪽.
122) 敍任 및 辭令. 官報 제1223호, 1899년 3월 31일자.
123) 池錫永: 上學部大臣書, 장서각 문서번호 2-2005. 大韓醫史學會: 松村 池錫永. 아카데미아, 1994, 173-176쪽, 224-226쪽.
124) 후루시로는 1883년 일본 大分縣 甲種醫學校를 졸업하고 1886년 서울의 일본공사관 의관으로 한국에 왔다. 1891년 의관을 사임하고 진고개에 찬화의원을 개업하여 의료 활동을 하였다. 그리고 학부의 인가를 받아 1897년 종두의양성소를 설립하였으며, 학부 편집국에서 1898년 8월에『牛痘新論』을 편찬하였다. 잡보. 뎨국신문 제1권 43호, 1898년 9월 30일자 3면.; 잡보 뎨국신문 제1권 101호, 12월 8일자 3면.; 裵圭淑: 大韓帝國期 官立醫學校에 관한 研究. 이화여자대학교 대학원 1990년도 석사학위 청구논문, 1991, 31-34쪽.
125) 합동쳥구. 독립신문, 1899년 4월 19일자 3면.; 學部來去文 照會 第7號, 1899년 4월 27일.
126) 연빙의학교교사청의서 제4호, 각부청의서 1899년 4월 28일.
127) 醫學校教師 合同, 규23088, 1899년 5월 16일.; 교사고빙. 독립신문, 1899년 5월 3일자 3-4면.
128) 雜報 醫校說明. 皇城新聞 1899년 5월 5일자 3면.
129) 하외여하. 독립신문, 1899년 5월 6일자 3면.
130) 이규환은 1857년에 출생하였다. 그는 1893년 전라우도 수군절도사로 보임되었고, 1894년 관할 구역 내에서 동학교도가 각 고을의 관아를 습격하고 무기를 약탈함에 따라 우수영(右水營)의 지리적 요충지로서의 방비대책과 붙잡힌 동학교도에 대한 처리 여부를 묻는 장계(狀啓)를 올렸다. 1895년 궁내부 회계원주사 및 왕태자궁 시종관을 거쳐 외부와 학부의 참서관(參書官), 학부 편집국장, 외국어학교장 등을 역임하였고, 학부 협판, 차관, 경기도 관찰사 등을 지냈다. http:// 100.dau.net/DIC/detail?id=17021408&sname=이규환.

제Ⅰ장 우리나라의 서양의학 도입 89

131) 잡보 의학교샤 연빙. 독립신문, 1899년 5월 11일자 2면.
132) 奏本 第84號. 奏本 3. 서울대학교 규장각, 1995, 247-249쪽.
133) 朝鮮總督府 京城醫學專門學校 一覽, 1940년. 이 문건은 「박윤재: 한국 현대의학 관련자료 소개 5. 京城醫學專門學校 一覽. 연세의사학 2. 1998, 371-425쪽.」에 번역되어 소개되어 있으므로, 이후에는 번역본을 인용하기로 한다.
134) 잡보. 독립신문, 1899년 5월 19일자 3면.
135) 學部令 第9號 醫學校 規則. 官報 第1307號, 1899년 7월 7일자.
136) 신동원: 한국근대보건의료사. 한울, 1997, 259쪽.
137) 廣告 醫學校學員 勸赴廣告. 官報 제1313호, 1899년 7월 14일자.; 廣告 醫學校學員 勸赴廣告. 官報 제1320호, 1899년 7월 22일자.
138) 雜報 醫校試取. 皇城新聞, 1899년 8월 17일자 3면. 그러나 실제 학생 수는 50명이 넘었던 것으로 보인다[雜報 醫學勤工. 皇城新聞, 1899년 12월 9일자 2면.; 雜報 醫校施賞. 皇城新聞 1900년 2월 5일자 2면.].
139) 雜報 醫師到泊. 皇城新聞, 1899년 8월 26일자 2면.
140) 잡보 독립신문, 1899년 9월 12일자 2면.
141) 개학 예식. 독립신문, 1899년 10월 3일자 3면.
142) 잡보 면세홀 공찰. 독립신문, 1899년 9월 2일자 3면; 校用免稅. 皇城新聞 1899년 9월 29일자 2면.
143) 잡보 독립신문, 1899년 9월 12일자 2-3면.
144) 오가와는 매월 본국화 75원과 신수비 10원을 지급하기로 하고 12월까지 임시 고용되었고 1900년 1월에 교사로 고빙할 예정이었다. 이에 대해 국내에도 일본어 번역에 능통한 사람이 많은데 굳이 일본인을 고용한 것을 비판하는 여론도 있었다. 한편 나중에는 일어학교 졸업생을 번역생으로 고용하여 번역시키기도 했는데, 박정선(朴正善)은 1902년 11월부터 1904년 1월까지 의학교 번역생으로 일했다. 醫書飜譯. 皇城新聞 1899년 10월 16일자 2면.; 잡보 의학책 편집. 독립신문, 1899년 10월 14일자 2면.; 잡보 뎨국신문, 1899년 10월 16일자 제3면.; 일문번역. 독립신문, 1899년 10월 25일자 4면.; 노인화: 대한제국시기 관립학교 교육의 성격 연구. 이화여자대학교 박사학위청구논문, 1989, 237쪽.
145) 雜報 精選算學. 皇城新聞 1900년 11월 30일자 2면. 이 책은 외국의 여러 산술 책에서 내용을 정선한 것이었다. 이 책은 연세대학교 중앙도서관과 한국정신문화연구원 장서각 등에 소장되어 있다. 그런데 연세대학교 소장판은 1900년도 발행인데 반해 한국정신문화연구원 소장판은 1907년 판이다.
146) 잡보 뎨국신문, 1899년 12월 12일자 2면. 개학과 함께 시작했던 화학이 완전히 끝나지 않은 것 같다.
147) 리하르트 분쉬 지음, 김종대 옮김: 고종의 독일인 의사 분쉬. 학고재, 서울, 1999, 49쪽.; 에비슨 저, 에비슨 記念事業會 譯: 舊韓末秘錄 上. 大邱大學校出版部, 1984, 73쪽.
148) 雜報 醫校試驗. 皇城新聞 1900년 1월 18일자 2면.
149) 잡보 뎨국신문, 1900년 2월 16일자 3면.; 잡보 뎨국신문, 1900년 4월 19일, 3면.
150) 우등생 3명 중 손진수 만이 졸업하였다.

151) 雜報 醫校施賞. 皇城新聞 1900년 2월 5일자 2면.
152) 奏本 第58號. 奏本 4. 서울대학교 규장각, 1995, 183쪽.
153) 잡보 뎨국신문, 1900년 2월 16일자 3면.
154) 廣告 官立各外國語學校와 醫學校 學員 勸赴 廣告. 官報 제1493호, 1900년 2월 9일자.; 廣告 皇城新聞, 1900년 2월 21일자 3면.; 雜報 學徒試取. 皇城新聞 1900년 3월 6일자 2면.
155) 廣告. 皇城新聞, 1900년 2월 21일자 3면.; 雜報 豫防演說. 皇城新聞 1900년 2월 26일자 2면.
156) 뎨국신문, 1900년 3월 27일자 1-2면.; 흑사병 예방법(전호련속). 뎨국신문, 1900년 3월 28일자, 1-2면.
157) 김익남은 1900년 11월 22일 주임관 6등으로 승서되었다. 敍任 및 辭令. 官報 제1539호, 1900년 4월 4일자.; 安龍植: 大韓帝國官僚史 硏究(I). 연세대학교 사회과학연구소, 1996, 132쪽.
158) 雜報 醫學徒의 請退. 皇城新聞 1900년 4월 17일자 2면. 이 사건의 전말은 『신동원: 한국근대보건의료사. 한울, 1997, 267-272쪽.』을 참고할 것.
159) 雜報 醫學徒의 說明. 皇城新聞 1900년 4월 18일자 2면.; 잡보 뎨국신문, 1900년 4월 19일자 3면.
160) 醫學校駐 日人敎師의 資質問題로 인한 學生들의 同盟退學件. 駐韓日本公使館記錄 5. 국사편찬위원회, 1990, 253쪽.
161) 잡보. 뎨국신문, 1900년 4월 28일자 3면.
162) 잡보. 뎨국신문, 1900년 4월 27일자 3면.; 잡보. 뎨국신문, 1900년 4월 28일자 3면.
163) 論說. 醫學校의 當然事理. 皇城新聞, 1900년 4월 27일자 2면.
164) 學府來去文 照會 第9號, 1900년 5월 23일.; 雜報 古城解雇. 皇城新聞, 1900년 5월 22일자 2면. 그는 6월 9일 曾川丸 號를 타고 일본으로 돌아갔다가(雜報 古城歸國. 皇城新聞, 1900년 6월 12일자 2면), 7월 중순 다시 서울로 돌아와 찬화병원에서 업무를 재개하였다(廣告 贊化病院. 皇城新聞, 1900년 7월 18일자 4면).
165) 廣告. 皇城新聞, 1900년 5월 22일 3면.
166) 雜報 醫校上學. 皇城新聞, 1900년 5월 29일자 2면.
167) 잡보. 뎨국신문, 1900년 5월 29일자 2면.; 雜報 醫校開學. 皇城新聞, 1900년 6월 12일자 2면.
168) 5712. 醫學敎師 古城梅溪의 解雇와 後任薦擧 依賴. 舊韓國外交文書 제4권 日案 4, 고려대학교 아세아문제연구소, 672쪽; 雜報 延請日醫. 皇城新聞, 1900년 5월 24일자 2면.
169) 5717. 醫學敎師 小竹武次 推薦의 件. 舊韓國外交文書 제4권 日案 4, 고려대학교 아세아문제연구소, 675쪽.; 雜報 日本軍醫의 薦引. 皇城新聞, 1900년 5월 26일자 2면.; 學部來去文 照覆 第13號, 1900년 5월 28일.
170) 醫學校敎師 小竹에 대한 處遇約定 改訂件. 韓日本公使館記錄 5, 국사편찬위원회, 1990, 254-255쪽.
171) 奏本 第1號. 奏本 5. 서울대학교 규장각, 1995, 284-285쪽.; 醫學校敎師 合同, 규 23093, 1900년 4월 6일.; 雜報 敎師增俸. 皇城新聞, 1901년 3월 9일자 2면. 그런데 1901년에 고다께의 월급이 인상되지 않았던 것 같다. 일본공사 하야시가 그의 월급 올려달라고 요청하고 있기 때문이다. 雜報 請加醫俸. 皇城新聞, 1901년 5월 25일자 2면.; 雜報 請加醫俸. 皇城新聞, 1901년 8월 12일자 2면.

173) 1904년 6월 27일 의정부회의에서 학부대신, 외부대신 및 탁지부대신 연서의 청의로 고다께의 속빙 계약을 의결하였다. 한편 조선정부는 의학교 교사 일본국 육군 3등 군의정 고다께에게 1905년 1월 18일 훈3등 팔괘장을 하사하였고, 1906년 3월 27일에는 훈2등으로 올려 주었고 팔괘장을 하사하였다. 醫學校教師 續合同, 규 23109, 1904년 6월 1일.; 雜報 醫師續聘案. 皇城新聞, 1904년 5월 27일자 3면.; 奏本 第127號. 奏本 6. 서울대학교 규장각, 1995, 643-647쪽.; 高宗實錄 권45 을사 1월 18일.; 敍任 및 辭令. 官報 3046호, 1905년 1월 26일자.; 高宗實錄 권47 병오 3월 27일.; 敍任 및 辭令. 官報 3419호, 1906년 4월 5일자.
174) 심영섭은 1898년 8월 23일 외부 주사 판임관 6등으로 서품되었고, 1899년 3월 26일 의원면관 되었다. 安龍植: 大韓帝國官僚史 硏究(I). 연세대학교 사회과학연구소, 1994, 132쪽.
175) 신동원: 한국근대보건의료사. 한울, 1997, 265-266쪽.
176) 이병선은 1897년 11월 1일 법부주사 판임관 6등, 1899년 6월 5일 평리원주사 판임관 5등으로 서임되었다. 敍任 및 辭令. 官報 1562호, 1900년 5월 1일자.
177) 敍任 및 辭令. 官報 1562호, 1900년 5월 1일자.
178) 敍任 및 辭令. 官報 1611호, 1900년 6월 27일자.
179) 신동원: 한국근대보건의료사. 한울, 1997, 266쪽.
180) 廣告 官立各學校員 勸赴 廣告. 관보 1661호, 1900년 8월 24일자.; 雜報 學徒加選. 皇城新聞, 1900년 8월 25일자 2면.
181) 廣告. 皇城新聞 1900년 8월 25일자 3면.
182) 신동원: 한국근대보건의료사. 한울, 1997, 273쪽.
183) 잡보. 뎨국신문, 1900년 9월 14일자 3면.
184) 雜報 卒業敎官. 皇城新聞, 1900년 9월 22일자 2면.
185) 雜報 請設獸醫. 皇城新聞, 1900년 9월 28일자 2면.
186) 各部請議書 勅令 제40호, 1900년 10월 4일. 奏本, 奏本 4. 서울대학교 규장각, 1996, 612쪽.; 勅令. 官報 제1716호, 1900년 10월 27일자.
187) 雜報 校長請願. 皇城新聞 1900년 11월 5일자 2면.; 잡보 뎨국신문, 1900년 11월 5일자 3면. 이 때 외국어학교장, 중학교장 등도 함께 청원한 것으로 보아 의학교의 재정만 나쁜 것은 아니었다.
188) 裵圭淑: 대한제국기 관립의학교에 관한 연구. 이화여자대학교 대학원 1990년도 석사학위 청구논문, 1991, 22쪽.
189) 신동원: 한국근대보건의료사. 한울, 1997, 274쪽.
190) 敍任 및 辭令. 官報 제1690호, 1900년 9월 27일자.
191) 敍任 및 辭令. 官報 제1745호, 1900년 11월 30일자.
192) 敍任 및 辭令. 官報 제1750호, 1900년 12월 6일자.
193) 敍任 및 辭令. 官報 제1750호, 1900년 12월 6일자,; 敍任 및 辭令. 官報 제1754호, 12월 11일자.
194) 2급 학원 우등생 3명 중 지성연만 졸업하였다.
195) 雜報 醫校試驗. 皇城新聞 1901년 4월 5일자 2면.
196) 雜報 請添日語. 皇城新聞 1901년 4월 17일자 2면.
197) 雜報 退學懲費. 皇城新聞 1901년 7월 1일자 2면.

198) 雜報. 敎科難便. 皇城新聞 1901년 10월 5일자 2편.
199) 신동원: 한국근대보건의료사. 한울, 1997, 274쪽.
200) 彙報. 官報 1961호, 1901년 8월 9일자.
201) 박승원은 일어학교 출신이다. 敍任 및 辭令. 官報 1961호, 1901년 8월 9일자.; 그는 8월 15일 3급봉을 지급받기로 했다. 敍任 및 辭令. 官報 1968호, 1901년 8월 17일자.
202) 敍任 및 辭令. 官報 2046호, 1901년 11월 16일자. 박승원은 중학교 교관으로 되돌아갔다.
203) 잡보 의학교관. 皇城新聞 1901년 12월 4일자 2면.
204) 敍任 및 辭令. 官報 2063호, 1901년 12월 6일자.
205) 신동원: 한국근대보건의료사. 한울, 1997, 274-275쪽.
206) 雜報 敎官非醫. 皇城新聞, 1904년 10월 13일자 2면.
207) 유용은 졸업하지 못하였다.
208) 2반 우등생 3명 중 지성연만 졸업하였다.
209) 雜報 醫校冬試. 皇城新聞 1902년 3월 8일자 2면. 서상우는 서상만일 수도 있다.
210) 김두종: 한국의학사. 탐구당, 1966, 516쪽.; 三木榮: 朝鮮醫書誌(增修版,) 學術圖書刊行會, 1973, 162쪽.
211) 雜報 醫校試取. 皇城新聞 1902년 5월 16일자 2면.
212) 이러한 모습은 얼마 전에도 있었다. 먼저 국립 의과대학만 만들어 놓고 교육병원을 확보하지 못해 임상실습에 차질을 빚었던 일이 있었다.
213) 雜報 醫校試選. 皇城新聞 1902년 5월 10일자 2면.
214) 敍任 및 辭令. 官報 2200호, 1902년 5월 15일자.
215) 雜報 醫校試取. 皇城新聞 1902년 5월 16일자 2면.
216) 彙報. 光武 6年 7月 4日 醫學校 第1回 卒業試驗榜. 官報, 제2250호, 1902년 7월 12일자.
217) 敍任 및 辭令. 官報, 제2254호, 1902년 7월 17일자. 이들 중에서 이제규, 김성집 및 이규영은 6품, 최진협은 9품이었다.
218) 신동원: 한국근대보건의료사. 한울, 1997, 274-275쪽.
219) 잡보. 데국신문, 1900년 3월 16일자 3면.
220) 의학교부속병원의사 영부 합동청의서 제3호 각부청의서 1901년 12월 30일. 奏本, 奏本 5. 서울대학교 규장각, 1996, 287쪽.
221) 雜報 醫校病院. 皇城新聞, 1902년 6월 12일자 2면.
222) 廣告. 官報 2270호, 1902년 8월 5일자.; 雜報 醫□驗病. 皇城新聞 1902년 8월 5일자 2면.; 廣告 醫學校 附屬病院. 皇城新聞, 1902년 8월 8일자 3면.; 서울대학교 의과대학사 편찬위원회: 서울대학교 의과대학사 1885-1978. 서울대학교 출판부, 1978, 12쪽. 이 병원의 명칭은 의학교장 지석영이 제안한 것이었다. 雜報 醫校病院. 皇城新聞, 1902년 6월 12일자 2면.
223) 奏本 第1號. 奏本 5. 서울대학교 규장각, 1995, 284-285쪽.; 雜報 見習病院. 皇城新聞, 1902년 1월 18일자 2면.
224) 奏本 第2號. 奏本 5. 서울대학교 규장각, 1995, 286-287쪽.; 醫學校敎師 另附合同, 규23098. 1902년 1월 1일.; 雜報 見習病院. 皇城新聞, 1902년 1월 18일자 2면.
225) 의학교 1회 졸업생 유병필은 1902년 졸업 후 1903년까지 이 병원에서 실지견습을 했다고 기

록하고 있는데, 바로 이 4개월 정도의 기간을 의미하는 것으로 보인다. 大韓帝國官員履歷書 第25冊, 국사편찬위원회, 1972, 309, 640쪽.

226) 雜報 派醫檢疫. 皇城新聞, 1902년 8월 29일자 2면.
227) 彙報. 官報 2269호, 1902년 8월 4일자.
228) 雜報 醫徒新募. 皇城新聞, 1903년 1월 7일자 2면.; 雜報 醫校禮式. 皇城新聞, 1903년 1월 10일자 2면.
229) 에비슨(에비슨 기념사업회 역): 구한말비록 상권, 73쪽, 대구대 출판부, 1986.
230) 雜報 警顧入來. 皇城新聞, 1905년 1월 21일자 2면.; 1905년 2월 1일 의정부회의에서 내부대신, 외부대신 및 탁지부대신의 연서로 청의한 마루야마의 경무청 고문관 고빙 계약을 의결하였고, 2월 3일 계약하였다[奏本 第36號. 奏本 8. 서울대학교 규장각, 1995, 95-97쪽.; 雜報 警務顧問傭聘契約. 皇城新聞, 1905년 2월 9일자 2면.].
231) 朝鮮總督府醫院 20年史. 朝鮮總督府醫院, 1928, 1쪽.; 雜報 病院倂設. 皇城新聞, 1906년 9월 20일자 2면.
232) 金正明: 日韓外交資料集成 6上, 岩南堂, 1964, 171-184쪽.
233) 나라에서 발급한 최초의 면허장은 1908년 세브란스 1회 졸업생 7명에게 주어졌고, 그 중에는 의학교 3회 졸업생 홍종은과 홍석후가 포함되어 있었다. 이후 1909년 11월이 되어서야 이들에게도 인술개업인허장이 주어지기 시작했다.
234) 裵圭淑: 대한제국기 관립의학교에 관한 연구. 이화여자대학교 대학원 1990년도 석사학위 청구논문, 1991, 53-4쪽.
235) 황상익: 역사 속의 학부(學部) "의학교", 1899-1907. 한국과학사학회지 22. 2000년, 186쪽.
236) 韓國學 文獻硏究所 編: 舊韓末 日帝侵略史料叢書 II. 政治篇 2. 韓國施政年報(1908). 아세아문화사, 1984, 380-384쪽.
237) 황상익: 역사 속의 학부(學部) "의학교", 1899-1907. 한국과학사학회지 22. 2000년, 186쪽.
238) 내부병원에 관해서는 다음과 같은 글이 참고가 된다. 서울大學校病院史 編纂委員會: 서울大學校病院史. 서울大學校病院, 1993.; 신동원: 한국근대보건의료사. 한울, 1997, 279-292쪽.
239) 高宗實錄 권22 을유 2월 29일.
240) 建陽元年 歲入歲出總豫算說明. 官報 第226號 附錄, 1896년 1월 20일자.
241) 裵圭淑: 大韓帝國期 官立醫學校에 관한 연구. 이화여자대학교 대학원 1990년도 석사학위 청구논문, 1991, 12쪽.
242) 신동원: 한국근대보건의료사. 한울, 1997, 279쪽.
243) 처음에 이 병원의 명칭은 대한병원(大韓病院)으로 알려졌으며, 예정 위치는 소의문(昭義門) 내 창(內倉) 앞 진민소(賑民所)이었다. 雜報 病院更設. 皇城新聞 1899년 3월 2일자 3면.
244) 병원관제에 관한 청의서, 각부청의서. 奏本 第49號. 奏本 3. 서울대학교 규장각, 1995, 155-157쪽.
245) 奏本 第73號. 奏本 3. 서울대학교 규장각, 1995, 216-218쪽.
246) 勅令 第14號 病院 官制. 官報 제1245호, 1899년 4월 26일자.; 皇城新聞, 1899년 4월 27일자 2면.
247) 의학교 부속병원이 건립된 1902년 중반까지 광제원은 한의사들만이 일하고 있었고, 치료도

필요에 따라 양약과 한약을 나누어 주고 침을 놓는 정도에 그치고 있어 당시의 광제원은 서양의학을 공부하는 학생들이 실습병원으로 이용할 수 있는 시설이 아니었다. 따라서 의학생들이 광제원에서 실습을 했다는 주장은 잘못된 것이다. 裵圭淑: 大韓帝國期 官立醫學校에 관한 연구. 이화여자대학교 대학원 1990년도 석사학위 청구논문, 1991, 39쪽.

248) 노상일과 김교옥이 감옥소를 방문하여 237명의 죄수를 진찰하였는데, 적리증 7명, 잡증 10명, 창증 5명, 습병 4명이었으며, 이들에게 양약과 한약을 지어 준 일도 있었다. 雜報 醫師檢獄 皇城新聞, 1899년 6월 13일자 3면.
249) 잡보. 뎨국신문 1899년 2월 27일자 3면.; 雜報 病院更設. 皇城新聞 1899년 3월 2일자 3면.
250) 雜報 病且窮矣. 皇城新聞 1899년 9월 20일자 3면.
251) 敍任 및 辭令. 官報 1249호, 1899년 5월 1일자.
252) 敍任 및 辭令. 官報 1249호, 1899년 5월 1일자.; 피병준은 며칠 후 임명되었다[敍任 및 辭令. 官報 1251호, 1899년 5월 3일자.].
253) 잡보. 뎨국신문 1899년 4월 5일자 3면.
254) 병원의 위치는 북부 제동의 이호준(李鎬俊) 저택이었다는 기록도 있다. 朝鮮總督府醫院 20年史: 朝鮮總督府醫院, 1928, 2쪽.
255) 잡보 병원수리. 뎨국신문 1899년 5월 20일자 3면.
256) 雜報 病院實施. 皇城新聞 1899년 5월 29일자 3면.; 잡보 병원실시. 뎨국신문 1899년 5월 30일자 4면.
257) 1899년 6월의 실적을 보면 양약을 준 경우가 515명, 한약을 준 경우가 230명이었다. 雜報 病院實施. 皇城新聞, 1899년 7월 6일자 2면.
258) 勅令. 官報 1616호, 1900년 7월 3일자.
259) 正誤. 官報 1621호, 1900년 7월 9일자.
260) 宮廷錄事. 官報 1696호 1900년 10월 4일자.
261) 잡보 뎨국신문 1900년 10월 9일자 2면.; 內部所管 廣濟院 購買修理費增額을 豫筭外支出請議書. 제114호 各部請議書, 1900년 10월 22일. 奏本, 奏本 4. 서울대학교 奎章閣, 1996, 646쪽.
262) 奏本 第201號. 奏本 4. 서울대학교 규장각, 1995, 645-647쪽.
263) 편편시스. 뎨국신문 1900년 8월 8일자 3면.
264) 雜報 廣濟施療. 皇城新聞, 1900년 12월 6일자 2면.
265) 雜報 賣藥診病. 皇城新聞, 1901년 1월 26일자 2면.; 잡보 뎨국신문 1901년 1월 21일자 2면.
266) 日本公使 林權助가 外部에 照會하여 콜레라 流行에 따른 駐韓外交團議決書를 呈送하여 온 바, 의사 뿔덕, 운스, 월너, 프트로늬, 에비슨 등 5員으로 臨時衛生院을 組織하여 정부에서 日貨 50,000元을 支給하며 該院事務는 브라운, 샌즈 및 加藤增雄으로 하여금 參看케 하였다. 舊韓國外交文書 第5卷 日案 7016호, 1902년 9월 20일.
267) 宮廷錄事. 官報 號外 1902년 9월 21일자.
268) 신동원: 한국근대보건의료사. 한울, 1997, 268쪽.
269) 광제원의 과도한 사무위원 임명 및 그에 따른 파장에 대해서는 다음의 글이 참고가 된다. 신동원: 한국근대보건의료사. 한울, 1997, 286-288쪽.
270) 官報, 1903년 3월 26일자.

271) 勅令. 官報 號外, 1905년 3월 1일자.
272) 雜報 日醫雇聘. 大韓每日申報, 1906년 2월 17일자 2면.; 雜報 醫師延聘. 皇城新聞, 1906년 2월 17일자 2면.
273) 雜報 減縮醫官. 皇城新聞, 1906년 3월 8일자 2면.
274) 金正明: 日韓外交資料集成 6上, 岩南堂, 1964, 178쪽.
275) 奏本, 第232號. 奏本 9. 서울대학교 규장각, 1995, 306-309쪽.
276) 이런 분과는 관제의 개정 없이 진행되었으며, 8월 초 광제원을 내과, 외과, 이비과 및 안과로 분과하고 3명의 일본인 간호원을 시무하게 하였다는 기사가 『皇城新聞』에 실려 있다. 三木 榮: 朝鮮醫學史及疾病史. 自家出版, 1963, 284쪽.; 雜報 廣濟院□興. 皇城新聞, 1906년 8월 2일자 3면.
277) 雜報 醫士聘來. 皇城新聞, 1906년 6월 1일자 2면.
278) 雜報. 皇城新聞, 1906년 7월 20일자.
279) 雜報 婦人病 名醫. 皇城新聞, 1906년 8월 11일자 2면.
280) 雜報 廣濟院員數. 皇城新聞 1906년 9월 5일자 2면.
281) 광제원에서 위생사무를 확장하기 위해 일본인 의사 1명을 고빙한다더니 근 10년 시무한 한의사 3명과 종두의사 2명을 의원면관했다. 雜報 減縮醫官. 皇城新聞 1906년 3월 8일자 2면.
282) 雜報 醫師抑菀. 大韓每日申報, 1906년 3월 22일자 2면.
283) 部令. 官報, 3427호, 1906년 4월 14일자.
284) 신동원: 한국근대보건의료사. 한울, 1997, 332쪽.

제 II 장
세브란스병원의 건립

1. 에비슨의 안식년과 세브란스와의 만남
2. 평양선교사들의 반대와 조선 정부의 비협조
3. 새 병원의 건립
4. 제중원 대지 및 건물의 반환

1. 에비슨의 안식년과 세브란스와의 만남

조선에 온지 5년 반 정도가 지난 1899년 3월 에비슨은 부인 및 자신의 건강이 나빠지자 병가로 안식년(安息年)을 얻어 캐나다로 돌아가게 되었다.[1] 당시 선교사들은 통상적으로 8년이 지나야 안식년을 가져 쉴 수 있었으나 에비슨 부부(그림 2-1)는 너무 일에 집중하다 건강을 해쳤기 때문에 일찍 안식년을 얻은 것이었다. 안식년을 떠나기 전 에비슨은 고종을 알현하고 사정을 설명했으며, 알렌은 외부대신 서리 이도재

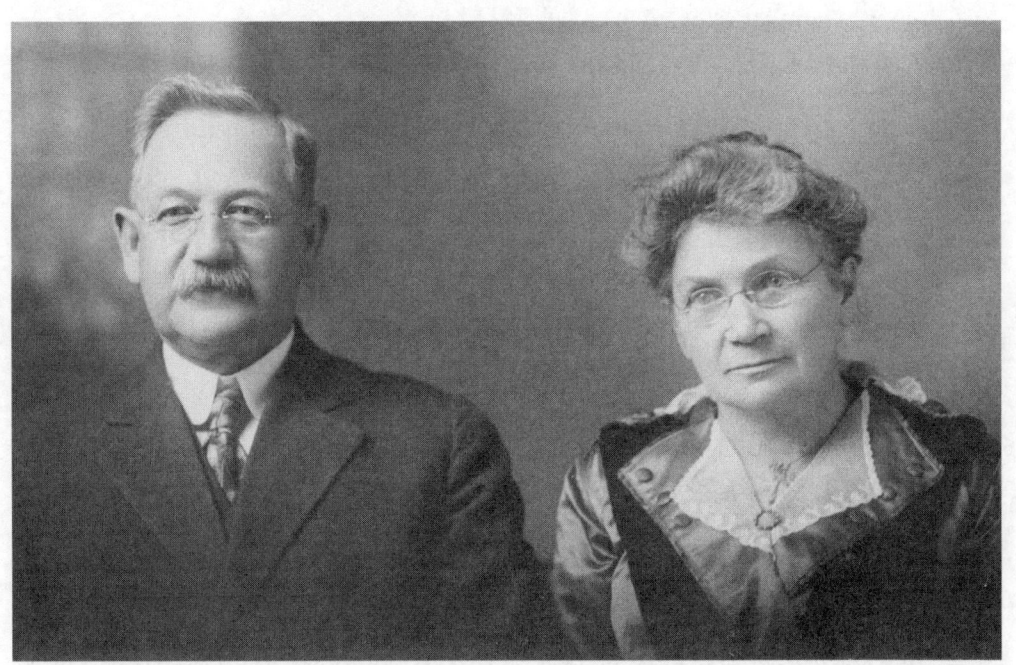

그림 2-1 에비슨과 부인 제니. 그들은 40년 이상 조선에서 봉사하면서 때로 건강의 악화로 생명의 위협을 받는 등 많은 고비를 넘겼다. 동은의학박물관 소장.

(李道宰)에게 공문을 보내 다른 남자 및 여자 의사가 보통 때와 같이 일을 할 것이니 걱정하지 말라고 통보하였다.[2]

안식년을 떠나기 전 에비슨은 제중원을 어떤 식으로든 개조해야한다는 생각을 하고 있었다. 당시 제중원은 조선식 건물일 뿐 더러 병원으로서의 시설이 미비했었기 때문이었다. 난방은 말할 것도 없고 급수, 하수 시설이 되어 있지 않은 상태였던 것이다. 또한 당시 조선에는 선교 의사들이 몇 명 있었으나 뿔뿔이 흩어져 있었기 때문에 선교 목적을 실현시키기에는 매우 비효율적이었다. 이것의 해결 방안으로 에비슨은 연합병원(聯合病院)의 건설을 생각하고 있었다.

> 7명의 의사가 7개의 병원에서 따로 일하고 있다. 아무도 건물이나 기구 등 자신들이 필요로 하는 것을 가지고 있지 못하다. …… 현재 서울에 있는 각 교파에서 파견된 7명의 선교의사가 협동하여 한 병원에서 일할 수 있다면, 작은 7개 병원에서 하는 일의 몇 갑절을 더 할 수 있으며 그중 몇 사람은 다른 지방에 가서 의료 전도사업을 할 수 있을 것이다.[3]

1) 미 북장로회의 병원 건립 허락

3월 29일 서울을 떠나 3일 동안 제물포에서 기다리고 다시 나가사키에서 1주일 기다렸다가 거의 한 달 만인 4월 25일 캐나다 밴쿠버에 도착[4]한 에비슨은 건강이 허락하는 대로 현대식 병원의 건립을 추진할 수 있는 방안을 모색하기로 작정했다. 그래서 에비슨은 맨 먼저 토론토에 사는 친구인 건축가 고든(Henry B. Gordon, 1855-1951)을 만났다(그림 2-2).[5] 고든은 조선에서 활동 중인 펜윅(Malcolm C. Fenwick, 1863-1935)[6]을 후원하는 모임의 일원으로 활동하는 등 조선에 관심을 갖고 있었기에 병원의 설계를 부탁해 보고 싶었던 것이다. 고든은 자금이 얼마나 있느냐고 물었고 에비슨은 현재 한 푼도 없다고 대답하였다. 그러자 고든은 소요 자금이 어느 정도인지 알아야 건축 양식이나 규모를 정할 수 있다며 설계가 곤란하다고 하였다. 그러나 에비슨은 필요한 대략의 경비를 알아야 돈을 마련할 수 있으니 40명의 환자를 입원시킬 수 있는 병원의 설계를 먼저 해 달라고 요청하였다. 이에 고든은 건축에만 1만 달러 정도가 필요할 것인데, 친구의 부탁이니 거절할 수 없으며 "내가 설계를 무료로

해 주어 병원 건립의 첫 기부자가 되고 싶다."고 흔쾌하게 받아들였다.

얼마 후 에비슨이 1893년 조선으로 떠나기 전에 치료를 받았던 젊은 여성이 찾아와 에비슨의 계획을 들었다며 사업에 보탬이 되었으면 한다는 말과 함께 5달러를 내놓았다. 이 이야기를 들은 고든은 "어떤 사업에 임할 때건 그 사업의 필요성을 느끼고 신의 인도를 믿는 자는 반드시 성공하는 법이다."라며 에비슨을 격려해 주었다. 이에 에비슨은 자신의 계획이 가까운 시일 내에 이루어질 수 있을 것 같은 희망을 갖게 되었다.

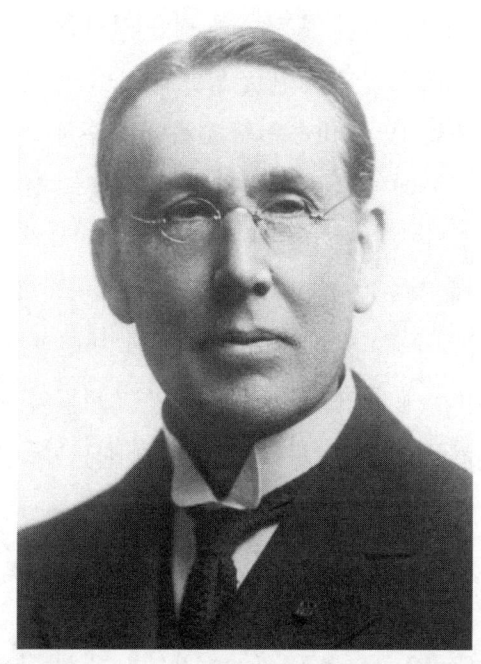

그림 2-2 건축가 고든. 동은의학박물관 소장.

이런 일이 있은 지 얼마 후 에비슨은 미국 북장로회 해외선교부로 편지를 보내 자신의 가족이 토론토에 도착해 있으며, 이제 건강이 회복되었기 때문에 무슨 일이든지 있으면 시킬 것을 요청하였다. 그런데 편지를 보낸 다음 날 선교부로부터 편지를 받았는데 상의할 것이 있으니 되도록 빨리 뉴욕으로 오라는 내용이었다. 뉴욕에서 엘린우드(Frank F. Ellinwood)[7] 총무를 만난 에비슨은 서울의 선교회에서 병원 건립 기금으로 1만 달러를 모금할 수 있게 허락해 달라는 편지가 왔다는 것을 알게 되었다. 조선을 떠날 때 병원 건립 추진 문제에 대해 어느 누구와도 상의한 바 없었던 에비슨으로서는 조선에 있는 선교사들이 필요성을 통감하여 신청한 것임을 알고 이를 허락해 줄 것을 다시 총무에게 요청하면서 토론토에서 벌써 설계 도면을 기증 받았다고 얘기하였다. 이에 엘린우드는 병원 건립 기금 모금 계획을 선교부에 상신하여 허락을 얻었다.

2) 세브란스와의 만남[8]

에비슨이 1899년 9월 초 뉴욕의 선교부에 들렀을 때 재무부장 핸드(C. W. Hand)가

'세브란스'라 부르는 한 젊은 사람을 소개해 주었다. 핸드는 "세브란스와 친한 사이가 되면 당신의 병원 건립은 별로 문제가 되지 않을 것이다."라고 에비슨에게 귀뜸 해 주었지만 에비슨은 이 젊은이가 후에 그렇게 소중한 사람이 될 줄은 생각하지 않았다.

1900년 봄 에비슨은 서울의 동료 선교사 밀러 목사로부터 한 통의 편지를 받았다. 편지에서 밀러는 자신의 아내를 치료하기 위해 일시 귀국하여 뉴욕에 체류하고 있는데, 하루는 엘린우드가 찾아와 에비슨의 병원 건립 계획에 대해 이야기를 주고받았다는 내용이었다. 밀러는 자신이 병원의 필요성을 강조해서 말해 주었는데, "에비슨이 미국에 돈이 많은 친구를 아는 사람이 없어 자금 조달이 걱정이다."라는 엘린우드의 말을 듣고 "에비슨은 돈 많은 하나님을 알고 있으니 걱정 없다."고 말해주었다며 에비슨을 격려하였다.

이제 안식년의 기간 1년이 거의 다 되었기에 에비슨은 4월이나 5월 조선으로 돌아갈 준비를 하고 있었다. 그런데 갑자기 뉴욕 선교부로부터 만국선교대회(Ecumenical Conference of Missions) 참석을 위해 조선으로의 출발을 가을로 연기해 달라는 것과 함께 '의료 선교에서의 우의(Comity in Medical Missions)'라는 제목으로 주제 발표를 해 달라는 요청이 왔다. 그 동안의 경험으로 선교 사업에 있어서 협력의 중요성을 절감하고 있던 에비슨은 선교부의 요청을 받아들였다.

만국선교대회는 4월 말부터 5월 초까지 계속되었는데, 5천명의 회원 이외에도 많은 일반 청중이 참가하여 회의장은 몹시 붐볐다. 큰 회의는 카네기 홀(Carnegie Hall)에서 열렸고 기타 소규모 회의는 다른 건물과 인근 교회에서 개최되었다. 원래 에비슨의 발표는 근처의 장로교 중앙교회에서 갖기로 되었으나, 일정이 갑자기 변경되어 4월 30일(월요일)[9] 오전 카네기홀 대강당에서 갖게 되었다. 그가 발표한 내용의 요점은 각 선교 단체에서 서울에 파견된 의사 7명이 협력하여 하나의 병원을 만든다면 훨씬 훌륭한 병원을 만들 수 있을 것이라는 것이었다.

이때 2층에서는 우스터대학(Wooster College)의 학장 홀덴(L. E. Holden)[10]과 클리블랜드의 부호 세브란스(L. H. Severance)(그림 2-3)가 참석해 있었다. 에비슨의 강연을 듣던 중 세브란스가 홀덴에게 "만약 내가 저 사람에게 병원 하나를 기부한다면 어떻게 생각하시겠습니까?"하고 말하고는 일어서서 아래로 내려가 군중을 헤치고 연단에 나아가 에비슨을 만나기 위해 정오까지 기다렸다.

제Ⅱ장 세브란스병원의 건립 103

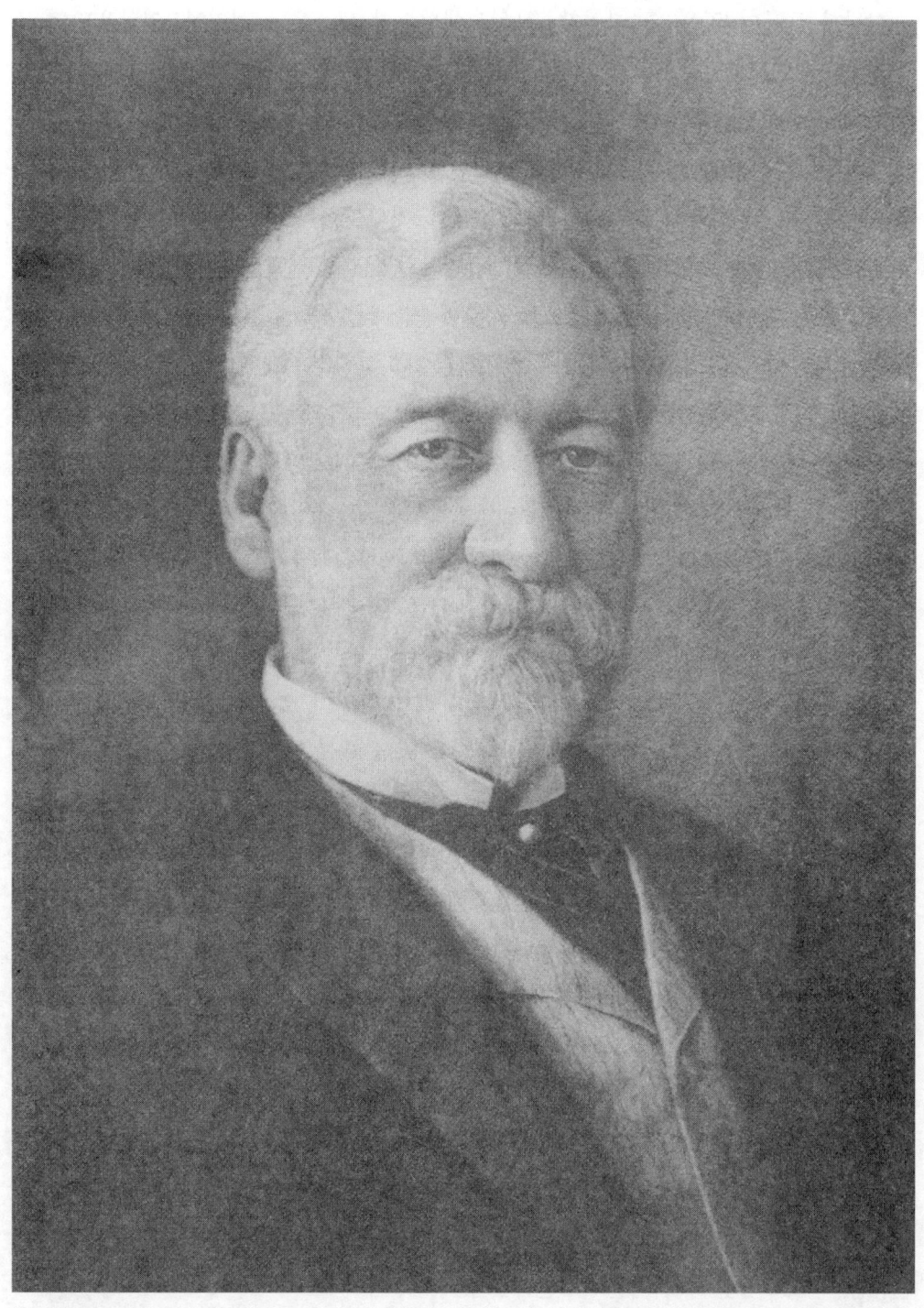

그림 2-3 세브란스. "받는 당신의 기쁨보다 주는 나의 기쁨이 더 크다(You are no happier to receive it than I am to give it.)."는 말과 함께 에비슨을 적극 후원하였다. 동은의학박물관 소장.

상당한 토론이 있은 후 회의가 끝났고 에비슨이 단상을 내려가자, 엘린우드 총무가 에비슨에게 찾는 분이 있다며 세브란스를 소개하였다. 세브란스는 에비슨에게 "연설 내용이 재미있었고 특히 우의(友誼)와 협동(協同) 중에서 협동이라는 말이 아주 인상적이었다."고 말했다. 그리고 "당신의 연설을 듣건대 서울에는 여러 개의 병원이 있는 모양입니다."하였다. "그렇습니다. 서울에는 병원이라 부르는 기관이 많지만 실지로 보면 병원이라 불러야 될지 모를 정도로 빈약합니다."하고 에비슨이 대답했다. 다시 세브란스는 "당신이 뜻하는 병원을 서울에 지으려면 돈이 얼마나 듭니까?"하고 물었다. 에비슨은 갖고 있던 설계도를 보이면서 1만 달러가 필요하다고 말했다. 세브란스는 "아마 다시 만날 듯 합니다."하고 말하면서, "다가오는 수요일 오후 3시에 열리는 선교사 모임에 참석합니까?"하고 물었다. 에비슨이 그렇다고 대답하니 그날 만나서 좀더 자세히 이야기 하자고 하였다. 헤어지기 직전 에비슨은 몇 달 전 선교부에서 핸드의 소개로 만난 젊은이의 이름도 세브란스였음을 기억하고 혹시 같은 집안이 아닌지 모르겠다고 물어보니 어떻게 생겼는지 물었다. 에비슨이 젊은이의 모습을 설명하자 그는 자기 아들 존(John)일 것이라고 하였다.

　수요일 에비슨은 브루클린 교회의 부인회에서 강연이 있었기 때문에 2시간 늦은 오후 5시에 회의실에 도착했다. 이미 기다리고 있던 세브란스는 "늦었군요."라고 말했고, 에비슨은 그 이유를 설명하며 미안함 뜻을 표하였다. 세브란스는 "의사 7명이 각기 진료소를 갖고 있다면 새로 또 병원을 세울 필요가 있겠습니까?"하고 물었다. 이에 에비슨은 "시설을 제대로 갖춘 곳이 한 군데도 없고 더구나 간호원 한 사람 없이 의사 혼자서 모든 것을 다하고 있습니다."하고 말하고 "만약 3-4명의 의사가 잘 설비된 하나의 병원에서 같이 일을 할 수 있다면 현재보다 훨씬 많은 일을 할 수 있을 것이고 나머지 2-3명의 의사를 다른 곳에 보내 더 많은 환자를 볼 수 있을 것입니다."라고 대답했다. 세브란스는 에비슨의 계획이 어떤 것이냐고 물었고, 에비슨은 고든이 만들어준 도면을 주머니에서 꺼내 보여 주었다. 그 설계도를 면밀히 검토한 세브란스는 만족한 듯한 표정으로 일어나면서 "좋습니다. 다시 만날 기회가 있겠지요."라는 말과 함께 헤어졌다. 그는 당장 돈을 기부하겠다는 확답을 하지 않았으나 대화에서 보여준 진지한 태도로 충분히 기대를 걸 만하였다.

　선교대회가 끝나갈 무렵 엘린우드 총무는 뉴욕 주의 쉐넥터디(Schenectady) 시에서 일요일 아침과 저녁 두 차례에 걸쳐 교회에서 선교 사업에 관한 모임이 있는데, 에비슨이 그 행사에 참가해 연설을 해 달라고 요청하였다. 마침 연사들이 인도의 토비언(Tobian) 주교, 중국 선교 사절단장 허드슨(Rachel Hudson),[11] 테일러(Wallace Taylor, 1835-1923)[12] 등 동양 각지에서 활동 중인 명사들이어서 에비슨은 기꺼이 그 행사에 참가하기로 하였다.

쉐넥터디에서 에비슨은 자동차회사 부사장 핕킨(Walter Pitkin)의 집에 체류하게 되었다. 그는 열렬한 기독교 신자이며, 자선가로도 이름이 나 있었고 선교사업을 잘 이해하는 사람이었다. 그는 에비슨에게 선교 사업에 대해 여러 가지 물었고, 에비슨은 서울에 종합 병원을 건립하기 위해 모금활동을 벌이고 있는 중이라고 하면서 설계도까지 보여주었다. 그러자 핕킨은 설계가 잘 되었다고 하면서 500달러를 기증하겠다고 하였다. 에비슨은 혹시 세브란스가 다른 사람의 기부를 받지 못하게 할 것을 걱정하여 핕킨에게 그 점을 말했더니 핕킨은 "병원에는 언제나 돈 쓸 일이 많다."고 하면서 500달러를 내겠다고 하였고, 필요할 때는 기꺼이 더 기부할 수도 있다고 덧붙였다.

뉴욕에 돌아온 에비슨이 엘린우드 총무에게 쉐넥터디에서의 성과를 보고하자 몹시 기뻐했고, 곧 펜실베니아로 가서 선교 강연을 하였다. 그런데 엘린우드로부터 5월 말 세인트 루이스(St. Louis)에서 북장로회 총회가 열리는데, 교회의 자립(self-support)에 관한 토론이 있으니 참가해 달라는 요청받았다. 특히 조선이 주요 대상국이 될 것이므로 에비슨이 적합하다는 것이었다. 에비슨은 자신과 같은 의료선교사 보다는 복음을 전파하는 선교사가 그러한 문제에 대해 더 설득력 있게 이야기할 수 있을 것이지만 그런 선교사가 당장 이곳에 없으니 자기가 가서 기꺼이 발표하겠다고 대답하고 떠났다.

에비슨이 회의에 참석하여 조선에서의 경험을 잠시 말하고 자리에 앉아 있는 사이 의장인 할시(Lisa S. Halsey, 1872-1964)[13]가 청중에게 에비슨을 소개하면서 어떤 독지가가 선교부를 찾아와 에비슨의 사업계획에 관해 여러 모로 알아보고 서울에 병원을 건립할 기금으로 1만 달러를 희사했다는 것을 공개하였다. 세브란스는 에비슨을 다시 만나지 않고 선교부 앞으로 돈을 기부하였던 것이다. 회의가 끝난 후 에비슨은 선교부로부터 기부금에 관한 공식 서한을 받았다. 아울러 세브란스가 총회에 참석할 예정이니 그때 직접 만나 감사의 인사말을 전하라는 당부도 있었다.

총회가 열리자 기대했던 대로 세브란스가 참석하였고, 에비슨은 그를 만났다. 에비슨이 고마움을 표시하자 세브란스는 "기부를 받는 당신의 기쁨보다 주는 나의 기쁨이 더 크다(You are no happier to receive it than I am to give it.)."고 했고, 에비슨이 "우리 부부가 1년 동안 이 일로 기도했다."고 얘기하자 세브란스도 "나도 어딘가에 병원을 세워야겠다는 생각을 1년 동안 해오던 중 마침 당신의 연설을 듣고 서울로 정했다."고 하였다. 결국 이 모든 일이 하나님의 뜻이었다는 것으로 의견이 모아졌다.

3) 세브란스 가문

세브란스(Louis H. Severance, 1838-1913)[14]는 1838년 8월 1일 미국 오하이오 주 클리블랜드 시에서 솔로몬 세브란스(Solomon L. Severance)와 메리 롱(Mary H. Long) 사이에서 태어났다. 그의 아버지는 그가 태어나기 한 달 이전에 사망했으므로 유년 시절 그는 클리블랜드 최초의 의사인 외할아버지(David Long) 집에서 보냈다. 그의 어머니는 클리블랜드에서 자선가로 이름이 널리 알려져 있었고 노예 제도를 반대하는 논의에도 참가한 것으로 유명하였다.

그는 공립학교에서 초등교육을 받았고 고등학교를 졸업하였지만, 대학에는 진학하지 않았다. 그는 18세가 되던 1856년 클리블랜드의 상업은행(Commercial Bank)에 취직해 8년 동안 근무하였다. 그는 1864년 필라델피아의 티투스빌(Titusville)로 이주하여 10년 동안 사업을 하다가 1874년 클리블랜드로 돌아 왔으며, 1876년부터 1895년까지 스탠다드 석유회사(Standard Oil Company)의 회계 담당자로 근무하였으며, 그가 사망할 당시 이 회사의 대주주였다. 세브란스는 1862년 화니 베네딕트(Fanny B. Benedict)와 결혼하였지만 그녀가 1874년 사망하자 1894년 플로렌스 하크니스(Florence Harkness)와 재혼했는데 그녀 역시 1년이 채 되지 않아 사망하였다. 세브란스는 사망하기 4일 전까지 건강하였으나 1913년 6월 25일 밤 10시 15분 유크리트(Euclid) 가(街) 811번지의 사위 더들리 피 알렌 박사 집에서 서거하였다. 원인은 복부 동통이었다. 그는 레이크 뷰 공동묘지(Lake View Cemetery)에 있는 가족 묘지에 묻혔다(그림 2-4).

그는 록펠러의 동료로 8백만 달러로 평가되고 있는 스탠다드 석유회사의 경영자로 대주주 중의 한 사람이었고, 기본적으로 교회에 헌신한 사람이었다. 그는 클리블랜드

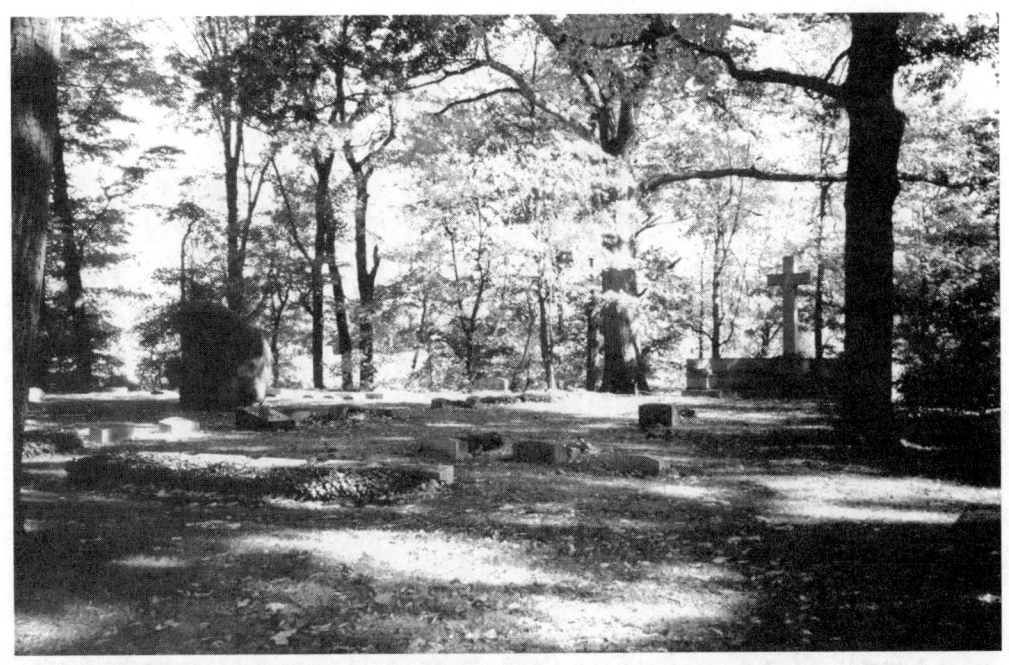

그림 2-4 세브란스의 가족묘지. 세브란스는 오하이오 주 클리블랜드에 있는 가족 묘지인 레이크 뷰 공동묘지에 묻혔다. 오른쪽 십자가가 세워져 있는 것이 세브란스의 묘지이며, 그 앞쪽에서 오른쪽으로 세 번째에 러들로 묘지가 있다. 이규덕 제공.

의 우드랜드 가(街) 장로교회의 신도이었으며, 뉴욕의 미국 북장로회 해외선교부에 많은 관심을 쏟았는데 1900년 이후 그는 약 50만 달러를 해외선교를 위해 희사하였다. 그리고 오하이오 주의 우스터대학과 오벌린대학(Wooster & Oberlin College), 그리고 웨스턴 리저브대학교(Western Reserve University)의 재단이사였으며, 많은 돈을 교육을 위해 기부하였다.

세브란스는 2남 2녀를 두었다. 장남 존(John L. Severance)(그림 2-5)은 1864년 태어나서 1936년에 사망하였다. 존은 일생 동안 아버지가 세운 세브란스병원과 세브란스 의학전문학교의 재정 후원자로 일관하였다. 장녀인 엘리자베스는 두 번 결혼을 하는데, 첫 남편 알렌(Dudley P. Allen)은 외과의사로서 웨스턴 리저브대학교의 외과교수였다. 1911년 알렌과 엘리자베스는 6월 조선을 방문하여 선교의 현장을 확인하였고,[15] 특히 알렌은 조선에서의 의료 사업에 큰 관심을 나타냈으나 1915년 사망하였다. 그의 제자 중의 한 사람이 세브란스 외과교수 러들로이다. 남편 사망 후 엘리자베스는 프

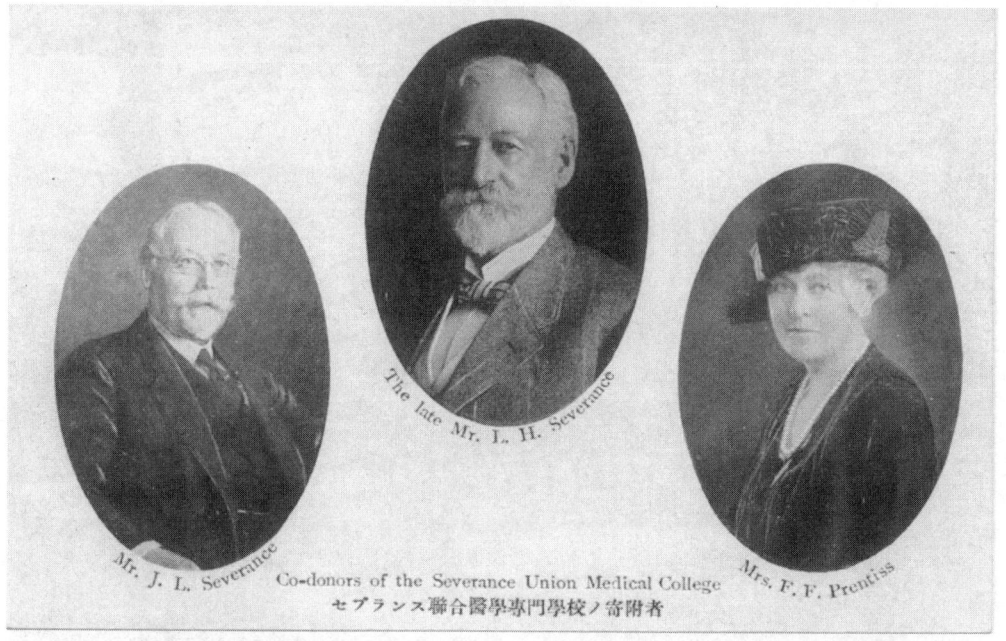

그림 2-5 세브란스의 가족. 세브란스(중앙), 아들 존(가운데) 및 딸 프렌티스(오른쪽). 이들은 아버지 루이스가 사망한 후에도 계속 세브란스병원을 적극적으로 후원하였다. 일제 시기에 만든 엽서이다. 동은의학박물관 소장.

렌티스(Francis P. Prentiss)와 재혼하였다. 엘리자베스 역시 오빠와 함께 세브란스병원과 학교를 일생동안 후원하였다. 서울역 앞 구 세브란스병원 건물 중에는 세브란스 프렌티스건물(The Severance Prentiss Wing)이 있었는데, 바로 엘리자베스와 프렌티스 부부가 기증한 돈으로 건축한 것이었다.

세브란스는 70회 생일을 맞아 1907년 1월 28일부터 1908년 5월 25일까지 16개월 동안 자신의 가정 주치의 러들로(A. I. Ludlow)와 함께 각지의 북장로회 선교지부를 방문하기 위해 여행길에 올랐다. 중국과 만주에서 4개월, 일본에서 2개월, 인도에서 4개월, 그리고 한국에서 3개월 동안 머물렀다.[16] 한국에서는 특히 세브란스병원과 의학교를 방문하여 여러 선교사들의 교육 활동과 진료 봉사에 크게 감동하였다.[17]

서울에 체류 중이던 세브란스는 마침 병원 건축공사가 진행 중인 공사장을 시찰하면서, 병원의 맨 밑층을 진료소로 사용하겠다는 에비슨의 계획을 듣고 말하였다. "진찰 사무가 중요한 일인데 이 건물 중의 가장 보잘 것 없는 지하실을 사용하는 것이

옳습니까? 진찰 사무를 위하여 특별히 딴 건물을 짓는 것이 필요치 않습니까?"

이 말은 들은 에비슨은 깜짝 놀랐다. 원래 세브란스에게 요청하려고 허스트와 함께 설계를 만들어 둔 것이 있었지만, 시급한 진료소 문제를 해결하려고 그 이야기만 꺼낸 것이었는데 세브란스가 근본적인 발전 방안을 물어보았기 때문이었다.

세브란스는 진찰실의 제일 좋은 설계에 대해 다시 질문하였고, 에비슨은 즉시 그 방안에 대해 착수하려 한다고 대답하면서 이 사업을 실행하려면 곧 열릴 연례총회에서 승인을 받아야 한다고 말했다. "그러면 우리가 합시다."라고 세브란스가 말했다. 이것은 세브란스가 직접 나서겠다는 뜻이었다. 세브란스는 9월 23일부터 평양에서 열린 연례총회에 참석하였고, 에비슨은 구두로 세브란스가 진료소 건축 자금을 기부할 의사가 있으며 선교회의 허락을 받고 싶다고 말했다. 결국 이 일은 의료위원회에 일임하기로 가결되었고, 세브란스는 1만 달러를 기증하였다. 세브란스는 모든 방향에서 세브란스병원이 설비나 규모가 더욱 확대되어야 한다고 생각했다.

세브란스는 조선을 떠나기 직전 에비슨에게 언제 안식년이 되어 귀국하느냐고 물었다. 에비슨은 귀국할 해가 1908년이지만 원체 할 일이 많이 밀려 있어 어떻게 될지 모르겠다고 하였다. 그러자 세브란스는 "아무쪼록 그 해를 넘기지 말고 오십시오. 당신이나 나 늙어 가는 사람들인데 의료 사업에 있어 한 가지라도 열심히 하려면 시기를 잃지 말아야 합니다."라고 말했다. 그리고 에비슨이 귀국할 때 의료 사업 방면에 있어 하고자 하는 모든 일의 총 설계를 만들어 오면 힘을 다하여 돕겠다고 하였다.

1913년 세브란스가 사망하자 서울의 선교부는 다음과 같은 결의문을 채택하여 그의 죽음을 애도했다.[18]

세브란스 씨의 죽음에 대한 서울 선교부의 결의

세브란스 씨가 돌아가신 것은 서울 선교부에 큰 영향을 끼쳤고, 이 상황에 당해 다음과 같은 결의를 하였다.
첫째, 우리는 세브란스 씨의 미국 유족에게 삼가 조의를 표한다.
둘째, 우리는 세브란스 씨가 보여준 사랑과 우정에 매우 감사하고 있다.
셋째, 우리는 세브란스 씨가 주님의 뜻을 따르는 진정한 친구였고, 한국에 세운 병원과 의과대학뿐만 아니라 다른 여러 가지 형태로 세브란스 씨가 베푼 것들은 우리들의 가슴속에 항상 남아 있을 것이다.

넷째, 우리는 이상의 결의 사항들을 출판하여 세브란스 씨의 유족에게 전달되게 할 것이다.

2. 평양 선교사들의 반대와 조선정부의 비협조

에비슨은 기쁜 마음으로 1900년 10월 2일 조선으로 돌아왔지만 병원 설립에는 몇 가지 장애가 있었다. 우선 평양 선교사들이 반대했고 조선정부도 새 병원 건립에 비협조적이었던 것이다.

1) 평양 선교사들의 반대

평양의 선교사들은 병원이 너무 호화스럽기 때문에 조선인들이 기독교가 자선이나 하는 단체로 잘못 인식할 수 있다며 에비슨의 계획을 반대하였다.[19] 이에 에비슨은 고든이 설계한 병원은 최소한으로 설비를 갖춘 것임을 설명했지만, 다른 선교사들은 호화로우니 설계대로 병원 건립에 그렇게 많은 돈을 쓰지 말자고 주장했다. 그리고 뉴욕의 선교부에 병원 건립에 5,000달러만 쓰고 나머지는 복음 전도사업에 써야 한다는 내용의 진정서를 제출하였다. 이런 일들은 1900년 12월에 일어났고 곧 에비슨은 장티푸스에 걸려 한참을 앓았다. 그런데 에비슨이 거의 회복되어 가던 1901년 3월 뉴욕의 선교부는 이런 평양 선교사들의 주장에 찬성하여 5천 달러를 전도 사업에 쓰도록 조치했다. 당시 뉴욕 선교부는 엘린우드 총무가 죽고 후임자가 선정되는 와중에 있었으므로 조선의 사정을 전혀 모르고 찬성한 것이었다.

아직 원기가 완전히 회복되지 않아 누워있는 에비슨에게 서울의 선교사들이 찾아와 이 문제를 두고 토론을 벌였다. 이들은 연명으로 진정서를 준비해 선교부로 보내고 세브란스에게도 뜻을 전하기로 의견을 모았다.

연락을 받은 세브란스는 선교부를 찾아가 항의를 했고, 이에 선교부는 이 결정이 조선 선교회의 요청으로 이루어진 것인데 복음 전도사업에도 재정이 필요하며 조선 실정에 맞는 병원을 세우는 데에는 5천 달러로 충분할 것이라고 답변하였다. 그러자 세브란스는 다음과 같이 단호하게 말했다.

좋습니다. 현재 할 일은 병원 건립인데 그것에 5천 달러로 충분하다면 나의 기부금도 5천 달러로 하겠습니다. 이번 기부금에서는 단 한 푼도 다른 사업에 쓸 수는 없습니다. 물론 복음 전도도 중요합니다. 하지만 지금 지원하려는 것은 병원이라는 사실을 알아야 합니다.

세브란스는 병원 건립을 위해서만 돈을 기부하겠다고 강조한 것이었다. 1901년 4월 새로 총무로 선임된 브라운(Arthur J. Brown, 1856-1945, 그림 2-6)[20]이 미국 북장로회의 여러 선교지를 돌면서 현지 사정을 파악하기 위해 조선을 방문하였다. 서울에 도착한 브라운과 에비슨은 선교부의 병원 건립비용 분배 결정 등에 대해서는 일절 말하지 않았다.

브라운은 평양을 방문하고 싶어 했다. 그들은 배편으로도 갈 수 있었지만 육로로 가기로 했고 4월 30일 출발했다. 일정이 워낙 길었기 때문에 에비슨은 가는 곳마다 환자가 있을 것 같아 약간의 약품과 의료 기구를 챙겨 떠났다. 가는 도중 실제로 많은 환자들이 기다리고 있었다. 에비슨이 치료하고 있을 때 총무도 그 일에 흥미를 갖고 지켜봤다.

에비슨은 그때의 일에 대해 '브라운 총무 수술을 돕다(Secretary Brown at an Operation)'라는 제목으로 다음과 같은 글을 썼다.

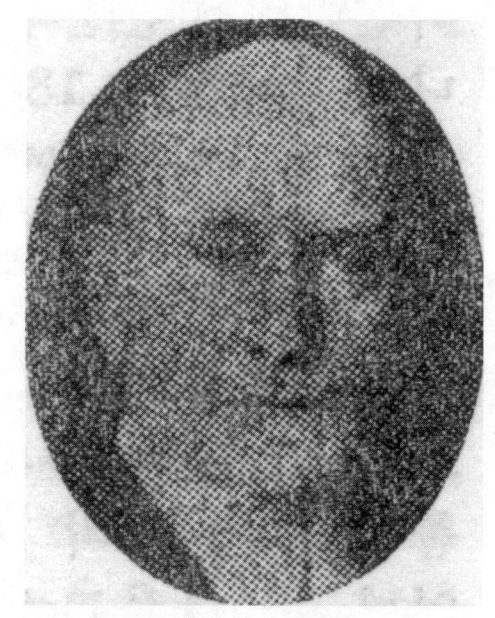

그림 2-6 브라운. 그는 엘린우드의 후임으로 미국 북장로회 해외선교부의 조선 담당 총무로 임명되었다. 기독교대백과사전 편찬위원회: 기독교대백과사전. 기독교문사, 1984.

제Ⅱ장 세브란스병원의 건립   113

　우리가 장연군을 방문했던 것은 한편으로 흥미로웠다. 우리가 저녁 늦게 그곳에 도착하자 즉각 환자 몇 사람이 찾아왔다. 그곳에는 '효권'이라는 학생이 병원을 떠난 후 살고 있었는데 내가 온다는 것을 알고 그가 처치 못할 환자들을 모아놓고 있었다. 첫 번째 환자는 몇 개월 동안 탈골된 팔꿈치를 그대로 두어 팔이 굽은 채로 있는 소년이었다. 식량과 장비를 실은 짐차가 아직 도착하지 않았으나 우리가 갖고 간 에테르로 소년을 마취시켜 팔꿈치를 곧 제자리에 맞추어 주었다. 그리고 밤 아홉 시인데도 짐차가 도착하지 않았지만 교인을 교회로 모아 기도회를 가졌으며, 브라운 박사의 훌륭한 인사말과 권고의 설교를 하였으나 조선말 통역을 다르게 함으로써 그 뜻을 흐리게 하여 유감스러웠다. 주인집에 도착하니 마침 저녁식사를 준비 중에 있었다. 그날 저녁 10-11시 사이에 식사를 하였다. 그런데 맹인이 되다시피 한 가난한 사람이 찾아왔다. 그는 뼈의 골절을 치료하지 못해 발에 후유증으로 심한 종기가 생겨 수술할 필요가 있었는데, 나는 효권이가 뒤에 돌보아 준다면 다음 날 아침 식사 전 5시에 수술해 주겠다고 약속하였다. 그 날 밤은 긴 일과 후에 짧은 수면을 취했는데 이러한 일은 종종 있었다.
　다음날 아침 아무 시설도 없는 곳에서 수술하는 것을 처음 보는 브라운의 도움을 얻어 우리가 잔 방에서 환자를 마취시키고 병균이 있는 뼈를 다 긁어내어 종기가 있었던 곳에 새 살이 나올 수 있도록 해주었다.

　장연을 떠나 평양으로 걸어가는 중 브라운 총무가 머리를 돌려 에비슨에게 불쑥 이런 말을 하였다.

　에비슨 선생. 세브란스 씨의 기부금을 나누자고 하였을 때 저도 찬성했었습니다. 당시로서는 가난하고 병든 사람들을 치료해야 된다는 실정을 몰라 나누는 것을 찬성했었지요. 그런데 제가 서울에 왔을 때 선생께서 저를 원망하는 말을 한 마디도 하지 않는 것이 이상했습니다. 그러나 이제는 다 보아서 알게 되었습니다. 선생님의 병원을 찾아오는 많은 사람들이 요구하는 것이 얼마나 절실한가도 잘 보았습니다. 그리고 이번 여행을 통해 도움을 필요로 하는 환자가 얼마나 많은가도 알았습니다. 우리 일행 중 의사가 있다는 것이 저들에게 얼마나 큰 희망을 불어 넣어주었던가도 직접 목격한 지금 저의 생각을 바꾸려 합니다. 기독교 선교의사들이 자기의 힘을 다 발휘할 수 없다고 한다면 환자들과 좋은 관계를 맺을 수 없을 것입니다. 복음을 전하는 것도 중요하지만 그것만으로 부족하다는 것을 이번에 알게 되었습니다. 그리스도의 정신이 증명되려면 의료사업도 실시되어야 할 것으로 압니다. 이번에 박사님을 위시한 의사들이 하는 노고를 직접 눈으로 확인할 기회를 가진 것을 기쁘게 생각합니다. 이 사업에 1만 달러라는 돈이 전액 필요할 뿐만 아니라 그것도 오히려 너무 적다는 것을 알았습니다. 저는 즉시 뉴욕 선교부에 편지를 보내 이 문제를 재검토하여 세브란스 씨가 기부한 전액을 보내도록 요청하겠습니다.

이 말을 들은 에비슨은 기뻤고 무엇보다도 총무 자신이 스스로 실정을 깨닫게 된 것이 더욱 기뻤다. 평양에 도착하자 에비슨은 브라운을 그곳 선교사에게 인계하고 서울로 발길을 돌렸다. 브라운은 평양에서 그곳의 선교사들에게 대규모 종합병원 건립의 필요성을 설득하였으나 그들은 납득하지 않았고 모든 선교사들이 서울에 와서 서울에 주재하는 선교사들과 일대 토론을 벌였다.

돌아오는 길에 여러 곳을 들러 환자들을 치료하고 서울에 도착한 에비슨은 브라운이 평양의 선교사들과 함께 배로 먼저 와 있음을 알게 되었다. 이들은 모두 에비슨 집에 모여 회의를 하였다. 그런데 회의 도중 브라운이 나와 말하기를, 에비슨에게 자기의 마음이 병원 건립 쪽으로 바뀌었다는 것, 평양 선교사들을 설득해 보았지만 고집을 버리지 않아 대표와 함께 서울로 올라와 가부간 결정을 내려 조선 선교부의 통일된 안을 뉴욕의 본부에 발송하려고 회의를 열고 있다는 것이었다. 그리고 평양 선교사들이 다음과 같은 조건을 제시했는데 에비슨이 이를 받아들이면 양보하겠다고 하니 의견이 어떠냐고 물었다. 그 조건이란 다음과 같은 것이었다.

첫째, 앞으로 병원 확장이란 명목으로 더 이상의 보조금을 요구하지 말 것.
둘째, 선교부로부터 병원 운영비로 현재 연 3,000원을 받고 있는데 그 금액 이상을 받지 않겠다고 에비슨 박사가 동의할 것.

브라운 총무가 이 조건을 말하자 에비슨은 모두 받아들일 수 없다고 답변하였다. 에비슨은 연료비, 급식비, 봉사 및 약값이 날로 뛰고 있는 현실에서 병원 운영 상황이 향후 어떻게 변할지도 예측할 수 없는데 병원 운영비를 3,000원으로 동결하라는 것은 있을 수 없다고 하면서 거절하였다. 오히려 차라리 지금 5천 달러만 받고 앞으로 후속 지원을 받는 쪽을 택하겠다고 했다. 이렇게 양측의 주장이 팽팽하게 맞섰기에 회의는 아무런 결론을 내리지 못한 상태에서 끝나고 말았다.

그런데 회의가 끝난 지 한 시간도 채 되지 않아 뉴욕의 선교부에서 보낸 편지 한 통이 날라들었다. 조건 없이 1만 달러를 병원 건립에 쓰도록 결정을 바꾸었다는 내용이었다. 또한 얼마 후 에비슨의 친구인 건축가 고든을 조선에 파견하여 건축을 돕도록 했다는 내용의 편지가 선교부로부터 왔다.[21] 미국 북장로회 선교부는 고든을 면담하고 1901년 3월 18일 개최된 선교회 회의에서 고든은 세브란스병원을 포함하여 다른 건물들을 짓기 위해 1년 동안 조선으로 파견하기로 하였으며, 그 보수는 1년 동안 3,000달러로 하고 왕복 경비를 별도로 지급하기로 하였던 것이다.[22]

당초에는 중국황후호(Empress of China)를 타고 밴쿠버를 떠날 예정이지만 준비가 덜 되어 일정이 늦어졌다. 오히려 고든은 그 사이에 워싱턴 주나 오리곤 주에서 건축에 필요한 목재를 구입하고 이를 운반할 배를 확보하기 위한 준비를 할 수 있었다. 결국 고든은 5월 27일 밴쿠버를 떠났고,[23] 7월 초 서울에 도착했다.

서울에 도착한 고든은 수 주일 동안 건축에 필요한 기자재, 인부 및 가격 등의 현지 사정을 알아보느라 무척 바쁘게 보냈고, 세브란스병원과 기타 집 몇 채의 시안을 그렸다. 그렇지만 병원 대지가 정해지지 않자 고든은 선교부의 요청에 의해 1901년 10월 10일부터 3개월 반의 예정으로 중국 체푸로 떠났다.[24] 고든은 북부 중국에서 베이징, 창저우(常州) 등지의 선교부 건물의 재건축을 돕다가 1902년 6월 초순 경 세브란스병원의 대지가 확정되자 하던 일을 수습하고 7월 말 서울로 돌아왔다.[25]

2) 조선정부의 비협조

조선정부는 1894년 제중원을 미국 북장로회로 넘긴 이후 구리개 제중원 건물과 대지를 무상으로 임대해 줌으로써 나름대로 미국 북장로회와 좋은 관계를 유지하고 있었다.

조선으로 돌아 온 에비슨은 새 병원을 구리개 제중원 내에 짓고 싶었다.[26] 한편 세브란스의 병원 건립 기금의 기증 소식은 미국 공사 알렌에 의해 고종에게 전해졌고 고종은 알렌에게 자신도 그와 같은 일을 하고 싶다는 의사를 밝혔다.[27] 그리고 알렌과의 비공식적인 토의에서 새 병원을 지을 대지를 기증하기로 했다. 에비슨이 장티푸스에 걸려 회복될 즈음인 1901년 2-3월경 위와 같은 내용을 담은 고종의 친서가 에비슨에게 도착했다. 덧붙여 재무담당관인 이용익(李容翊, 1854-1907)[28]을 보내어 부지 선정에 협조하겠다고 하였다. 에비슨으로서는 건축 경비를 절감할 수 있어 무척 기대가 컸다.

그리하여 며칠 후에 에비슨은 조선인 관리와 함께 여러 곳의 대지를 살펴보았다. 그런데 땅 주인들이 계속 이의를 제기했고 마침 고종이 구입하기 원하는 선교부 소유의 정동 대지 건(件)과 얽혀 아무런 성과도 없게 되었다. 사실 선교부에서는 정동 대지와 병원을 한 곳으로 모으려고 하였는데, 이를 수용하기 위한 넓은 땅을 쉽사리 찾을 수 없었다.[29]

병원 부지 선정이 늦어지자 알렌은 세브란스의 기부가 취소될지도 모른다는 불안감에 싸였다. 알렌도 현재의 병원 터에 새 병원을 짓기를 강력하게 희망하였다.[30] 구리개로 이전한 후 조선인들이 이 장소에 매우 익숙하다는 점과 병원을 이전하려면 25,000원이 들고 그 동안 병원을 닫아야 하는 것 등을 이유로 내세웠다. 그리하여 고종에게 구리개 제중원의 대지와 가옥 문서를 미국 측으로 넘겨 줄 것을 정중하게 요구하였다. 대신 이 대지는 병원 용도로만 사용하겠다고 약속하였다. 그러면서 전쟁 중에 다친 많은 조선인 군인들을 에비슨이 치료해주고 치료비를 한 푼도 청구하지 않았다는 사실도 강조하였다. 그리고 만일 이런 제안이 받아들여지지 않아 에비슨이 구리개 제중원 대지에 새 병원을 짓게 되면 1894년의 계약에 따라 후에 이곳을 떠날 때 조선정부는 병원 건축비를 모두 갚아 주어야 하는 부담이 생긴다는 점을 지적하였다.

한편 1901년 6월 22일 이용익이 보낸 조선인 관리 한 사람이 에비슨을 찾아와 현재의 구리개 병원 부지만한 대지를 제공하면 받아들일 의향이 있는지를 문의하였다.[31] 이에 에비슨은 새로 지을 병원 건물이 들어갈 만큼 충분히 넓다면 반대할 이유가 없다고 하였다. 이렇게 고종의 약속이 곧 실현될 것처럼 보였지만 실제 일은 제대로 진행되지 않았다. 이것은 조선 정부가 마치 미국 선교부가 병원을 지을 토지에 대해 당연한 권리를 갖고 있는 것처럼 행동하는 것으로 여겼기 때문이었다. 건축가 고든이 도착한 후에도 황제의 대리인, 에비슨 및 빈튼은 몇 군데를 둘러보았는데, 이 중에서 남대문 바깥의 대지가 탐에 났고 고든이 계획서를 작성했지만 전쟁신을 모시는 절(temple of the god of war)과 가깝다는 이유로 황제가 거절했다.[32] 이외에 제시된 여러 곳 중에서 선교부 위원회는 서대문에서 100미터 정도 떨어진 부지를 선택하기로 결정하였다. 그렇지만 진전이 없었다. 1901년 12월에는 에비슨이 고종의 조카와도 만나 이야기를 나누었지만 결국 이 약속이 지켜지지 않았다.[33]

마침 병원 부지 선정이 자꾸 지연되는 것을 답답히 여긴 세브란스가 그 내막을 알아보니 황제가 믿는 신하가 에비슨의 뜻을 싫어하기 때문이라는 것을 알고 1902년 5월 5,000달러를 더 보내면서 더 이상 조선정부에 기대지 말고 속히 병원 대지를 구입할 것을 요청하였다. 동시에 세브란스는 병원 장소를 도심이 아닌 사대문 바깥으로 했으면 하는 강한 희망을 피력했다.[34] 이에 에비슨은 한 번 둘러 본 적이 있는 남대문 밖 남산 기슭의 복숭아골 대지를 선택하였다. 사실 이 땅은 2년 전 선교부에서 선택했던 2곳 중의 하나였는데, 1년 전 함께 답사한 고든이 이곳이 병원 건립에 가장 좋다는 의견을 피력한 바 있었다. 이 지역은 작은 땅들을 많은 주인이 소유하고 있는 문제점이 있었지만, 6월 초순 경 다행히 중앙의 큰 땅을 먼저 구입하였다.[35] 그런데 조선 정부는 외국인에게 땅을 팔거나 돕는 사람을 괴롭혔고 알렌은 조약 위반임을 내세워 이런 이유로 옥에 갇힌 사람들을 석방시키기도 했다.[36]

공사가 진행되면서 주위의 작은 땅들을 계속 구입했다. 그런데 이 무렵 철도회사에서 정거장을 세우려고 물색하던 중 병원 부지를 일부 포함하여 앞 길가 쪽을 선택했는데, 에비슨에게 그 땅을 양도해 달라고 요청했다.[37] 그러나 에비슨이 완강히 거절했고, 오히려 철도회사 측이 기존에 사 두었던 적은 면적의 밭을 반대로 에비슨에게 팔아 버림으로써 병원 대지는 9에이커로 늘어났다.

3. 새 병원의 건설

병원 부지가 선정되었으니 병원을 건축하는 일만 남았다. 그런데 조선정부는 건축 허가를 해주지 않았다.[38)]

남문 외 이문동 내에 영인(英人) 에비슨(魚斐信) 씨가 병원을 신건(新建) ᄒᆞᄂᆞᆫ 뒤 정부 인가가 무(無) ᄒᆞ던지 경무청에셔 금즙(禁) ᄒᆞ더라.

8월 8일 땅을 파고 기초 작업을 시작했는데,[39)] 며칠 후 조선 정부는 땅의 정지 작업을 한동안 중지시켰다. 선교부 측은 지역 관청(local authority)에 대해 관련 조문을 잘 읽어보면 외국인도 서울 어느 곳이나 땅을 사서 건물을 지을 수 있는 완전한 권리가 있음을 주장하였다.[40)] 한편 정초를 위한 준비 공사를 하고 있는 역부(役夫)를 조선정부의 순검이 잡아가 큰 곤욕을 치루기도 하였다.

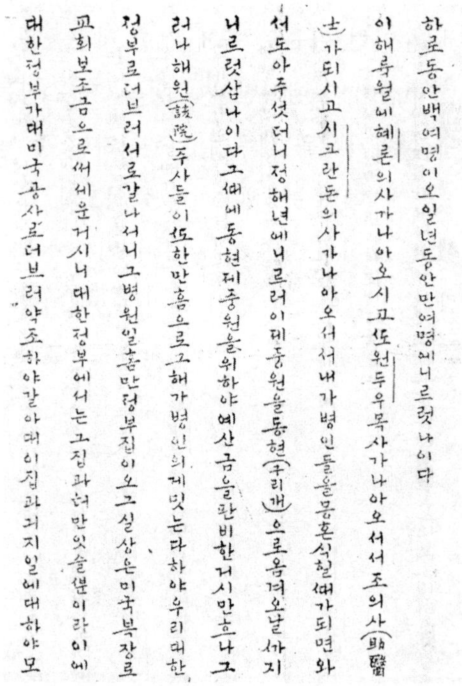
하로동안백여명이오일년동안만여명에니르럿나이다
이해륙월에헤론의사가나아오시고또원두우목사가나아오셔셔조의사(助醫
士)가되시고시크란돈의사가나아오셔셔내가병인들을몽혼식헐때가되면와
셔도아주셧더니정해년에니르러이제동원을동현(구리개)으로옴겨오날ᄭᅡ지
니르럿삽나이다그때에동현제중원을위하야예산금을판비한거시만흐나그
러나해원(該院)주사들이또한만흠으로그해가병인의게밋는다하야우리대한,
정부로더브러서로갈나서니그병원일홈만정부집이오그실상은미국북장로
교회보조금으로써세운거시니대한정부에서는그집과터만잇슬ᄲᅮᆫ이라이에
대한정부가대미국공사로더브러약조하야갈아대이집과거지일에대하야모

그림 2-7 정초식에서 알렌이 한 축사. 세브란스병원의 유래를 설명하면서 조선정부의 비협조에 유감을 나타내었다. 동은의학박물관 소장.

조선정부의 이런 비협조에 대해 알렌 공사는 세브란스병원 정초식의 축사에서

크게 불만의 뜻을 나타내었다(그림 2-7).[41]

…… 본국(미국을 말함: 인용자)의 재정으로서 토지를 매득하였나이다. 한 가지 서운한 일은 에비슨 의사께서 정부에 부튼 병정을 돌아보아 치료금 없이 병을 고쳐주시거늘 본국 신사의 돈을 허비하여 산 때에서 건축사 코덴 씨가 그 역사를 통독하실 때에 순검이 역부를 잡아갔으며 또 관허 문권을 인허하지 아니하는 것이옵나이다.

대지가 정해져 고든은 병원 공사를 시작했지만 원래 계획했던 것 보다는 건물의 폭이 약 6미터 정도 짧아져 당초 계획했던 방 몇 개를 건축할 수 없었다.[42] 그러는 사이 복숭아 골에 새로 짓는 제중원은 병원의 기증자 이름을 따서 '세브란스기념병원(世富蘭偲紀念病院, Severance Memorial Hospital)'으로 정해졌다.[43]

1) 정초식

1902년 11월 27일 추수감사절 날 오후 3시에 주춧돌을 놓는 정초식이 거행되었다(그림 2-8A).[44] 이 행사에는 미국 공사 알렌을 비롯한 많은 주한 외국사절들과 조선 관리들이 다수 참석해서 축하해 주었다. 이 건축의 책임은 캐나다에서 에비슨에게 병

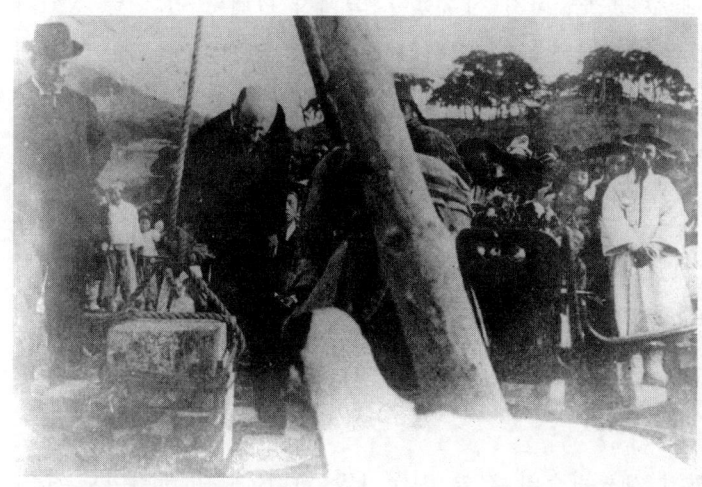

그림 2-8 정초식. A. 알렌이 정초석을 놓고 있다. 동은의학박물관 소장. B. 정초식 초청장. 醫學百年 記念畵報 編纂委員會: 醫學百年 記念畵報(第一輯). 延世大學校 醫科大學, 1985.

원의 설계를 무료로 해 준 고든이 맡았고, 중국인 건축업자 해리 장(Harry 張, 張時英) 이 시공을 맡았다. 해리 장은 1883년 미국 영사관의 관저 공사를 하면서 영어를 배웠 고 그 뒤 많은 외국인의 주택을 지었던 만큼 건축 일에 경험이 많아 신뢰할 수 있었 다.[45] 따라서 난방, 통풍, 상수도 및 하수도 공사를 제외한 모든 공사가 그에게 맡겨졌 다. 이렇게 새 병원의 건축이 진행되자 조선정부는 구리개 제중원 부지를 반환받아 원수부에서 사용하겠다는 의도를 내보이기도 했다.[46] 그러나 1905년에 가서야 실제 반환이 이루어졌다.

고든은 자신의 통역을 맡았던 김필순, 그리고 에비슨과 함께 별로 어려움 없이 공 사를 진행시킬 수 있었다. 그렇지만 당시 조선에는 배관을 해 본 사람이 없었기에 배 관 공사는 그들 셋이 해결해야 했다. 에비슨은 병원에서 일을 끝내면 즉시 공사장에 달려가 일을 했다. 먼저 하수가 잘 빠지게 지하실 바닥 밑에 타일을 사용하여 하수구 를 만들었다. 일꾼을 시켜 도랑을 파게하고는 설계도대로 관을 넣고 연결 부분을 시 멘트로 접합시켰다. 그리고 욕실에서 내려오는 관들을 설치했다. 4인치짜리 철관의 연결에는 납땜을 이용했다. 철관의 길이를 맞추어 끊는 일, 새지 않게 연결하는 일이 그리 쉬운 일은 아니었다.

1903년에 들어 러시아와 일본 사이에 전쟁이 일어날 것이라는 소문이 돌면서 11월 제중원의 일본인 간호사 2명이 일본 정부에 의해 소환당하는 등 정세가 매우 불안정 해졌다. 이로 인해 건축자재 값이 폭등하기 시작했다. 그러자 11월의 어느 날 장씨가 찾아와 계약대로 하면 자기는 파산하게 될 지경이니 어찌하면 좋겠느냐고 물었다. 에 비슨이 재계약을 하자고 하자 장씨는 자재 값이 어느 정도까지 폭등할는지 알 수 없 어 계약을 포기하고 싶다고 하였다. 에비슨은 부득이 계약 포기를 수락하고 1904년 중반까지 거의 일용직 일꾼을 고용해 공사를 진행할 수밖에 없었다.[47] 에비슨이 이 사실과 함께 공사비가 예상했던 것을 훨씬 초과해 확실하진 않지만 만 달러가 훨씬 넘을 것이라는 사실을 세브란스에게 알리자 그는 걱정 말고 공사를 진행하라고 회답 을 보내왔다. 세브란스는 잘 갖추어진 훌륭한 병원을 원했지 비용은 문제가 아니었던 것이다.

결국 건물이 완공되기까지 세브란스의 건축 기금 1만 달러, 부지 구입비로 추가 기부한 5천 달러, 그리고 뉴욕의 북장로회에서 보낸 1만 달러 등 2만5천 달러 이상의 경비가 소요되었다.[48] 그리고 제중원을 반환하며 조선 정부로부터 받은 보상금으로 에비슨의 집을 포함한 3개의 숙소, 사랑채, 책방, 하인 처소, 거리 예배당(street chapels) 및 대기실을 건축하였다.[49]

2) 봉헌식 및 개원식

드디어 1904년 9월 23일 오후 5시 새 병원의 봉헌식을 올림으로써 조선 최초의 현대식 종합병원 세브란스병원이 문을 열었다(그림 2-9).[50] 입원실 규모는 30-35명의 환자를 수용할 예정인데, 필요에 따라 40개의 침대를 놓을 수 있었고, 격리병동은 6개의 침대가 놓일 예정이었다.[51] 이날 에비슨 부인이 은제 열쇠로 병원 문을 처음 열었으며 에비슨이 병원을 건립하게 된 경과를 짧게 보고하였다. 이어 마펫과 언더우드 목사가 봉헌식 축사를 했으며, 다시 에비슨이 건축 과정 중에 겪었던 여러 애로점을 설명했다. 새 병원에서는 10월 4일 처음으로 수술을 시작했는데, '빛으로 인도한다(letting in the light)'는 의미로서 특별히 백내장 환자를 선택하였다.

한편 정식 개원식은 그해 11월 16일 오후 4시 좋은 날씨 속에 병원 2층의 큰 방에서 열렸다.[52] 개원식에는 많은 내빈들이 참석했는데 조선정부의 외무대신 대리 윤치호도 참석하였다. 우선 알렌은 한국에서 필요한 의학 분야의 요구에 대해 지적하였다. 그리고 그는 어떻게 그러한 시도들이 가난한 사람의 욕구를 만족시키기 위해 이뤄졌는지 설명하였다. 또한 가난한 사람에게 행해진 일이 얼마나 성공을 거두었는지 언급했으며, 에비슨 박사와 외국인들과 서울 시민들에게 미국 오하이오 클리블랜드 출신의 세브란스 씨의 넓은 아량에 의해 지워진 이 병원을 얻게 된 것을 축하했다.

외무대신 윤치호는 그 곳에 있었던 한국 사람들에게 연설한 후 한국에서 서양식 의료가 어떤 일을 할 수 있었는가에 대해 언급했고, 조선 정부를 대표하여 외국인들, 특히 장로교회가 장비를 잘 갖추어 오늘 개원하게 된 것에 대해 감사를 표했다.

에비슨은 현 병원의 건립 과정을 간명하게 설명하고 이와 같은 병원을 지을 수 있도록 돈을 희사해 준 세브란스 씨의 호의에 대해 감사의 뜻을 나타내었다.

하객들은 병원을 둘러보고 이 건물이 비록 작지만 완벽한 시설을 갖추었다는 것을 보았다. 그리고 영향력 있는 한 일본인은 이 병원 보다 큰 것이 일본에 있지만 이보

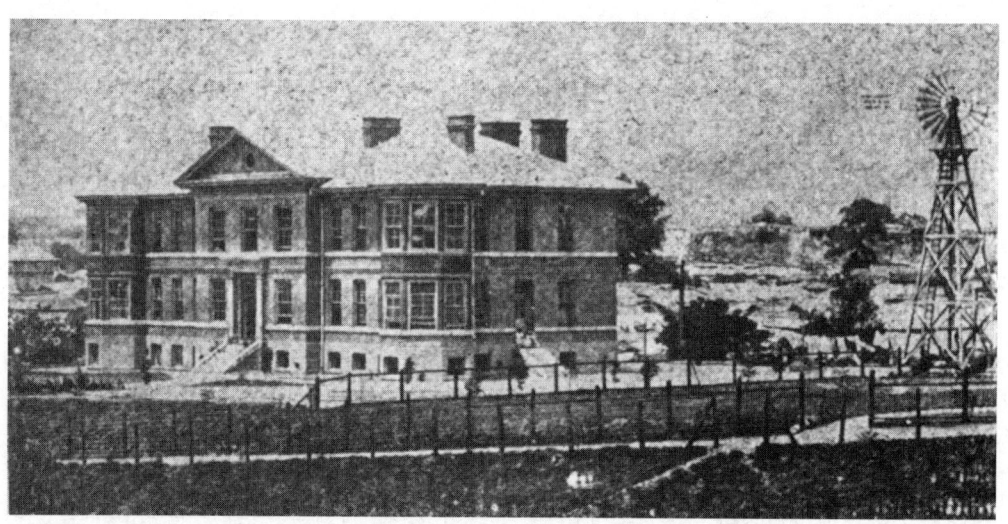

그림 2-9 준공된 세브란스병원. Korea Mission Field 2(4), 1906.

다 시설이 잘 갖추어지지는 않았다고 말했다. 식이 끝난 뒤 병원을 둘러본 일부 조선인들은 조선인들을 위해 써달라고 약간의 돈을 기부하였다.

11월 22일 윤치호가 회의를 주재한 만국청년회에서는 회원들이 세브란스병원 병상의 치료비로 매년 1원씩 기부하기로 하였다.[53] 또한 평안도에 거주하는 정내언은 "서양인들은 우리나라에 와서 우리를 위하여 병원을 지었지만 그 경비의 백분의 1이라도 보조하는 것이 우리의 의무이다."라고 하면서 100원을 기부하였다.[54] 12월 21일과 22일에는 한국교회의 전도부인 약 250명과 남자 신도들을 각각 새 병원으로 초청했는데, 병원의 시설이나 의미에 대한 설명을 듣고 매년 2개의 침상에 드는 비용을 위해 200엔을 기증하였다.

개원식에 참석하였던 알렌 공사는 본국인 미국의 국무장관에게 다음과 같이 보고하였다.[55]

공문 번호 828, 주한 미국 공사관
조선, 서울, 1904년 11월 21일 국무장관 귀하

1902년 11월 28일자 공문 542호로 오하이오 클리블랜드에 사는 세브란스(L. H. Severance) 씨의 희사로 서울에 세브란스기념병원을 세우게 되어 그 정초식이 열렸음을 보고한 바 있습니다. 이번에는 병원이 완공되어 진료를 시작하였다는 것과 지난 16일 개원식이 개최되었음을 보고합니다. 이 개원식에는 서울에 있는 대부분의 외국 공사들과 많은 국내외 인사들이 참석했습니다.

 이 병원은 뉴욕 시 5가 156번지 소재 장로교 선교부에서 관장합니다. 위생 상태를 조사하기 위해 서울에 파송된 어떤 일본인 관리가 일본에는 이보다 규모가 큰 병원이 있으나 이처럼 현대식 시설을 갖춘 곳은 없다고 말하였습니다. 이 병원의 규모, 경영자와 원조자의 의도가 들어 있는 간단한 보고서도 동봉할까 합니다. 이 병원은 30만 인구를 가진 서울의 유일한 기관입니다. 그리고 이 병원은 조선 국민에게 미국인이 베풀어 준 호의의 표시입니다.

호레이스 엔. 알렌

 한편 병원 건축을 맡았던 고든은 병원 개원을 보지 못하고 1904년 7월 하순 고향 토론토로 돌아갔다. 그는 조선에 체류하는 동안 외국인 주일학교의 감독으로 성경공부반의 리더로, 그리고 강한 믿음으로 선교부에 많은 도움을 주었다.

3) 새 병원의 구조[56]

 세브란스병원은 2층과 지하층을 가진 건물로서 길이가 약 24미터, 폭이 약 12미터였다. 그러나 지하층은 천장이 높았고 조명이 잘 되어 밝았기 때문에 이 건물은 실제적으로 3층 건물이었다.

 지하층은 일반외래(public dispensary)로 사용되었는데, 2개의 대기실, 자문실, 검사실, 약국, 의약품 창고, 난방로와 석탄창고, 주방, 그리고 현대적인 건조실을 갖춘 세탁소 등으로 이루어졌다. 1층은 의사 사무실이 있었고 그 옆방에는 방사선 기계를 설치할 수 있고, 증기탕(steam bath cabinet), 관절 치료를 위한 건조고온공기 장치, 이비인후과 질환 치료를 위한 압축공기 장치, 그리고 기타 다른 특수 장치가 있는 전기설비가 잘된 방이 있었다. 그리고 아마포 벽장, 목욕실, 남자 화장실 등이 딸린 3개의 남자 병실, 그리고 아마포 벽장, 목욕실, 여자 화장실 등이 딸린 4개의 여자 병실, 그리고 일반 회의실 등이 있었다.

 2층은 남자 외과 수술을 위해 꾸며졌는데, 이곳에 집도 의사의 수세실 및 멸균실

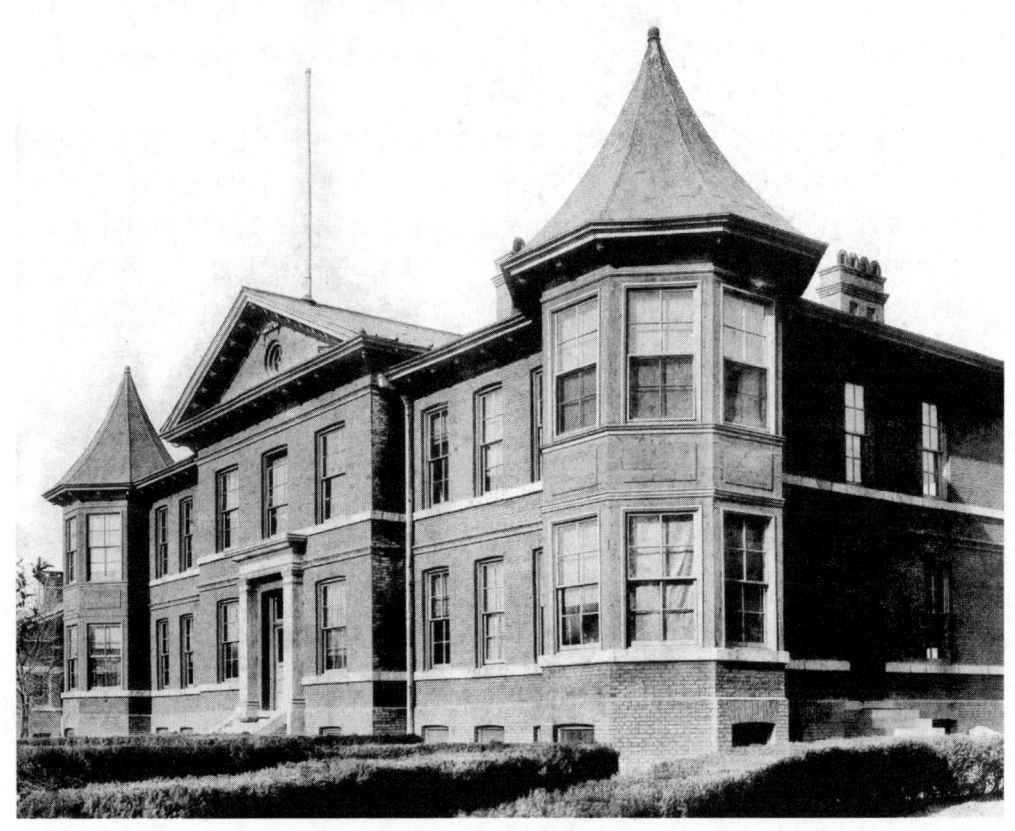

그림 2-10 준공된 세브란스병원. 1917년 세브란스의학교 졸업 앨범. 동은의학박물관 소장.

등을 가진 수술방이 있었다. 수술실은 폭과 너비가 약 5미터였으며, 천장 높이는 약 4.2미터였다. 건물은 북동쪽을 향했는데, 이쪽은 거의 유리로 덮여 있어 자연 채광으로 방이 밝았고 집도 의사를 방해하는 그림자가 지지 않았다. 수술실은 흰색 에나멜을 입힌 철제 수술 기구 및 물약소독기(water sterilizing apparatus)가 갖추어져 있었다. 2층에는 7개의 병실, 아마포 벽장, 목욕실, 화장실, 간호사실, 외과처치실 등이 있었다. 주방은 지하층의 주방과 통해 있어 소형 화물 엘리베이터로 음식을 운반하였다.

1층의 의사실은 소리관(speaking tube)을 통해 건물의 모든 곳과 통해 있었으며, 병원과 의사 사택은 사설 전화로 연결되었다. 외국인 환자의 편의를 위해 병원에는 서울의 전화가 설치되었다.

벽과 천장을 포함한 병원 건물의 전체 내부는 부드러운 색으로 칠을 해 물로 닦고

깨끗하게 유지할 수 있었고, 모든 구석을 둥글게 만들어 먼지가 모이는 것을 방지함으로써 건물을 깨끗하게 유지할 수 있었다. 몇 개의 특실이 있었는데, 자신들만의 방을 갖고 싶어 하는 사람이나 외국인 환자가 주로 이용하였다. 목욕실, 화장실 및 대야는 최신식으로 갖추었고 배관을 통해 온수와 냉수가 공급되었다.

전체 건물은 온수로 난방을 유지했기 때문에 연기, 석탄가루, 혹은 재 등이 방에 들어오지 않았으며, 건물 전체가 일정한 온도로 유지되었다. 또 건물 전체를 전기로 조명했기 때문에, 입원실이 나쁜 공기로 오염되는 것을 막았다. 환기 역시 문 위의 채광창 및 배관을 통해 적절하게 유지하도록 했다. 배관을 통해 따뜻하고 신선한 공기가 병실로 들어가고, 병실의 공기를 제거함으로써 문이나 창문을 완전히 닫아도 병실의 공기를 항상 신선하게 유지토록 하였다. 검사실은 현미경, 원심분리기, 항온기 등의 최신 장비로 갖추어졌고 혈액, 소변, 대변 및 가래침 등을 검사할 수 있었다. 토끼 우리도 갖추었는데, 이것은 조만간 장비가 완전히 갖추어진 파스퇴르연구소(Pasteur Institute) 설립의 일환이었다.

이 건물이 완공 된 직후 지하층을 가진 단층의 독립 건물이 완공되었는데, 길이가 12미터, 폭이 10미터이었다. 건물의 세 면에는 베란다가 있었다. 이 건물은 2병상으로 이루어진 3병동을 수용하도록 했는데, 각 병동에는 간호사실 2개와 욕탕 2개가 구비되어 있었다.

한편 1905년 10월에는 미국 대표로서 만주의 일본군을 방문했던 맥아더 장군(더글라스 맥아더의 부친)이 서울을 방문하여 병원을 둘러보고 훌륭한 시설에 찬사를 아끼지 않았다.[57]

4. 제중원 대지 및 건물의 반환

새 병원이 준공됨에 따라 구리개 제중원의 건물과 대지를 조선정부에 반환(返還)하는 문제가 남게 되었다. 당초 영구 임대의 형식으로 사용한 것이었기 때문에 조약에 따라 건물에 투자된 선교부의 비용을 적절히 정산하고 반환하는 절차가 본격적으로 논의된 것이었다.

협상은 조선정부가 아닌 일본공사관이 전면(前面)에 나서 진행되었으며, 1905년 초 일본공사관 서기관 하기와라(萩原守一)와 미국 공사 및 선교사 사이에 30,289원 90전에 제중원의 토지와 가옥을 반환하는 협상이 타결되었다. 1905년 3월 4일 서울 주재 일본 임시전권공사 하야시(林權助)가 보낸 공문에 의하면 협상의 의의와 내용은 다음과 같은 것이었다.

제중원 부지(濟衆院 敷地)를 매입(買入)하도록 노력할 것.

삼가 말씀드립니다. 이 지역 프랑스 교회당 북부 전면에 있는 제중원의 부지, 가옥은 일부의 토지 및 두 채의 가옥을 제외하고 모두 귀 정부의 소유입니다. 그런데 몇 년 전 귀 부(部)와 미국 공사간의 협정에 의해 미국 교회가 무상으로 사용할 수 있게 된 이래, 미국 교회는 옛 가옥을 수축(修築)하고 빈터에 두 채의 기와집을 지었으며, 구내에 있는 일부 민유지를 매입하였습니다. 비록 포교를 위한 편의라고 해도 귀 정부가 소유한 토지와 가옥을 무기한으로 미국인이 점유하는 것은 귀 정부에게 불리함으로 이번에 위의 토지와 가옥을 상당한 액수로 배상하여 귀 정부가 환수하게 되었습니다.

환수 후 높은 지역에 있는 기와집 한 채는 고문관의 주거지로, 다른 한 채와 빈터의 대부분은 대동구락부의 부지 및 부속 가옥으로 하며, 낮은 지역에 있는 가옥의 전부는 귀 정부에서 임의로 사용하기로 한 것은 매우 잘된 일이라고 생각합니다. 위의 환수에 대해 하기와라 서기관과 미국 공사 및 선교사가 협의한 결과 일화 30,289원 90전으로 타협되었음을 말씀드립니다. 그리고 높은 지대의 동쪽을 침입한 한인 가옥 한 채는 귀 정부가 직접 소유주와 교섭한 후 매상하시기 바랍니다. 문건은 탁지부와 협의한 후 가능한 한 시급히 결정되기 바랍니다. 이 글을 바칩니다. 삼가 말씀드립니다.

    1905년 3월 4일 하야시(林權助)
    이 외무대신 각하[58]

미국인이 제중원의 토지와 가옥을 무기한 점유하는 것은 조선정부에 불리한 일이었는데, 얼마 전 하기와라 서기관이 미국 공사 및 선교사와 제중원의 토지 및 가옥 반환 문제를 타결했다는 것이었다.

일견 일본이 나서서 조선정부의 이익을 찾아주었다고 생색을 내는 것이었지만 사실 일본 측이 개입한 이유는 다른 데 있었다. 일본이 건물의 용도로 구체적으로 언급한 고문관(顧問官)의 거주지는 다름 아닌 일본이 추천한 친일파 미국인 스티븐스(D. W. Stevens)의 거주지였던 것이다. 일본공사관은 조선정부를 돕는 척 하였지만, 그 의도는 협상과정을 자신들이 주도함으로써 제중원 건물을 자신들의 용도에 맞게 사용하려 한 것이었다.

어쨌든 1905년 3월 7일 외부대신은 탁지부대신에게 공문을 보내 제중원을 구매할 것을 요청하였다. 이에 1905년 3월 21일에 탁지부대신은 제중원 구매비를 예비금에서 충당할 것을 의정부회의에 상정하였고, 3월 31일 황제의 재가를 얻어 제중원 구매를 최종 결정하였다. 이 사실은 4월 3일 『관보』를 통해 공표되었다.[59] 『주본존안(奏本存案)』에 실린 내용은 다음과 같았다.

    주본(奏本) 제60호
    의정부 의정대신(議政大臣) 대판(代辦)이자 군부대신(軍部大臣)인 신 권중현(權重顯)과 탁지부대신(度支部大臣)인 신 민영기(閔泳綺)는 삼가 아룁니다. 올해 3월 30일에 탁지부대신인 신 민영기가 논의를 요청한 '남서(南署) 전면 소재의 제중원에 대한 구매비 30,289원 10전을 예비금 중에서 지출하는 일'이 이미 회의를 마쳤으므로, 대신들의 가부를 표시하여 별도와 같이 첨부하고 원안을 보고하여 폐하의 결재를 기다립니다.

1905년 3월 31일 '그렇게 하라'는 재가를 받았다.

신 권아무개
신 민아무개[60]

남서(南署) 전면에 소재한 제중원의 구매비를 예산 외에서 지출하기를 요청하는 문서 [제40호]

3월 7일 외부대신 제11호 조회공문(照會公文)을 접수했음. 내용을 살펴보니, '남서 소재의 제중원 부지 및 가옥 중 일부 토지와 2동의 가옥이 정부에 완전히 속하는 것인데 무기한으로 미인(米人)들의 점유에 위임한다면 이것은 매우 이롭지 못한 일이므로 상응하는 액수를 배상하고, 환수한 후에 1동은 외부 고문관이 거주하도록 하고 나머지 1동과 기부(기부) 공지(空地)는 공용지로 만들려고 하니, 잘 검토해 보고 해당 액수인 일화 30,289원 10전을 곧 바로 협의하여 매입하도록 하는 것이 필요하다 운운'의 것인 바, 검토하여 보니 그 비용을 지출하지 않을 수 없기에 별지의 조서를 첨부하여 예비금 중에서 지출할 것을 의정부 회의에 제정(제정)함.

1905년 3월 21일

탁지부대신 민영기
수신 : 의정부 참정대신 조병식(趙秉式) 각하

제중원의 반환이 결정되자 4월 10일에 조선정부와 미국선교부는 「제중원 반환에 관한 약정서」를 비롯한 제반 서류를 작성하고, 대금을 지불했다(그림 2-11).[61]

제중원 반환에 관한 약정서

1905년 4월 10일, 조선정부 외무아문을 갑(甲)으로 하고 미국 장로회 해외선교부의 정식 위임을 받은 책임자 빈튼(C. C. Vinton)을 을(乙)로 하여 다음과 같이 약정서를 작성한다.

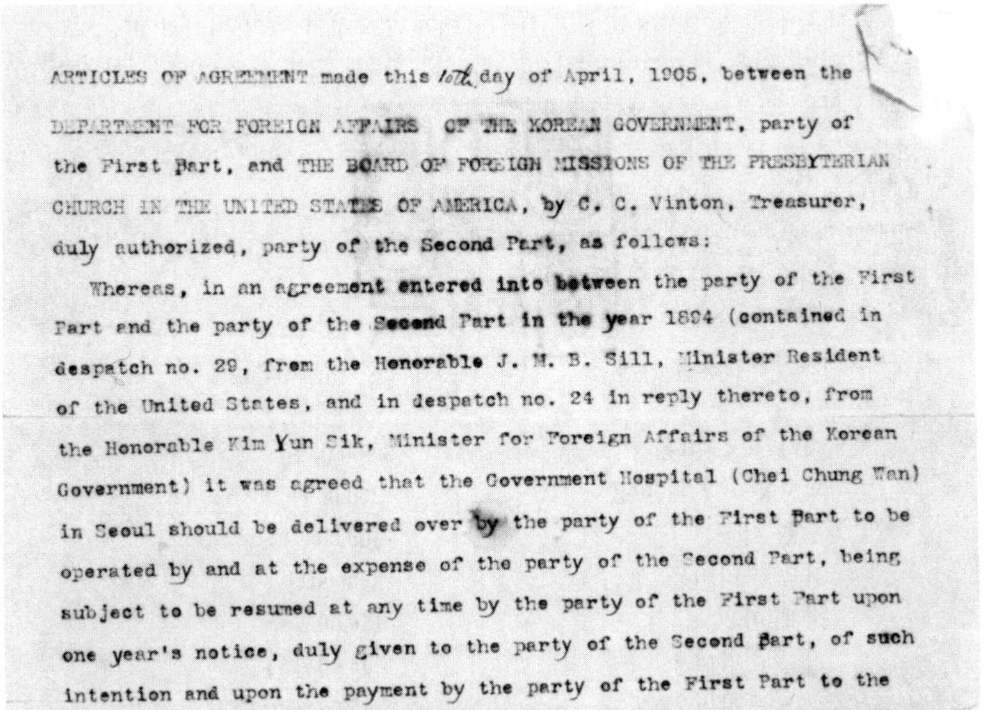

ARTICLES OF AGREEMENT made this 10th day of April, 1905, between the DEPARTMENT FOR FOREIGN AFFAIRS OF THE KOREAN GOVERNMENT, party of the First Part, and THE BOARD OF FOREIGN MISSIONS OF THE PRESBYTERIAN CHURCH IN THE UNITED STATES OF AMERICA, by C. C. Vinton, Treasurer, duly authorized, party of the Second Part, as follows:

Whereas, in an agreement entered into between the party of the First Part and the party of the Second Part in the year 1894 (contained in despatch no. 29, from the Honorable J. M. B. Sill, Minister Resident of the United States, and in despatch no. 24 in reply thereto, from the Honorable Kim Yun Sik, Minister for Foreign Affairs of the Korean Government) it was agreed that the Government Hospital (Chei Chung Wan) in Seoul should be delivered over by the party of the First Part to be operated by and at the expense of the party of the Second Part, being subject to be resumed at any time by the party of the First Part upon one year's notice, duly given to the party of the Second Part, of such intention and upon the payment by the party of the First Part to the party of the Second Part of certain sums as agreed; and

Whereas, the party of the First Part having now indicated its intention to give such notice of resumption, and it being understood by the party of the Second Part that the party of the First Part is very desirous of obtaining immediate possession of a portion of the hospital property;

Therefore, it is hereby agreed that the party of the Second Part consents to waive its claim to one year's notice as previously agreed, upon the carrying out of the following conditions:--

(First) Immediate payment of the following sums, as per the agreement of September, 1894.

Physician's house	Yen 8500.00	
Servants' quarters	260.00	
Well	300.00	Yen 9060.00

奎23174

그림 2-11 제중원 반환에 관한 약정서. 규23174, 1905년 4월 10일.

1894년 갑과 을 사이에 체결된 협정[이것은 미국 변리공사 실(J. M. B. Sill)이 보낸 공문 제29호와 조선정부 외무대신 김윤식이 회답한 제24호에 실려 있다]에 의하면, 갑은 서울에 있는 정부병원(제중원)을 을에게 인도하여 을이 자신의 비용으로 운영하도록 하며, 갑은 1년 전에 정식으로 을에게 환수통고를 하고 양측이 합의한 금액을 지불하는 조건으로 언제든지 환수할 수 있도록 합의했다.

현재 갑은 환수 의지를 전달하고 있으며, 을은 갑이 즉시 병원 자산을 소유하고 싶어 한다는 점을 이해하고 있다.

이에 따라 을은 다음의 사항들이 실행되는 조건으로, 전에 합의한 1년 전의 환수통고라는 권리를 철회하는 데 동의한다.

(첫째) 1894년 9월의 합의에 따라 다음 금액을 즉시 지불한다.

의사 숙소 비용	8,500.00원
피고용인 건물 비용	260.00원
우물 비용	300.00원
한옥 수리비용	2,000.00원
서재 비용	150.00원
거실 수리비용	44.90원
최근 수리비용	15.00원
	11,269.90원

(둘째) 병원 의사의 숙소로 세워진 건물을 즉각 양도하며, 갑은 을이 다른 곳에 주택을 지을 때까지의 임차료로서 1년간 매달 100원씩을 지불하며, 아울러 두 세대의 두 차례 이사비용으로 총 500원을 을에게 즉각 지불할 것을 명시한다.

(세째) 을은 동현(銅峴) 아래쪽에 위치한 병원 건물들을 위의 1년 동안 사용할 수 있다.

(네째) 갑은 을이 소유한 (제중원) 인접 자산을 매입하고자 하므로, 을은 저동(苧洞)에 소재한 을의 실제 자산 전부로 휠드(Dr. Eva H. Field)가 전에 사용해온 부지, 건물, 그 후 보수한 시설들을 총 19,020원에 매각 양도하기로 한다. 갑은 19,020원을 즉시 전액 지불하며, 을은 지불 받은 즉시 적절한 양도수속을 밟기로 한다. 아울러 이들 자산의 양도는 19,020원을 지불한 날짜로부터 1년 뒤에 집행되며, 이 부지에 있

는 외국산 과수 및 다른 작물들은 을의 소유로 남겨두고 자산의 양도 전에 옮길 수 있다는 데도 합의한다. 을은 지금의 합의에 따라 그 부지의 1년간 사용을 주장할 수 있지만, 갑은 자신이 판단에 따라 빈 부지에 건물을 세울 수 있으며 이 경우 공사가 시작되기 전에 현재의 건물과 정원 주위에 적절한 담장을 쳐야한다.

이상의 내용에 대한 증거로 1905년 4월 10일 양측은 여기에 서명한다.

이하영
빈튼

입회인
언더우드(H. G. Underwood)
후루야(S. Furuya)

조선정부는 세 가지 사항에 대해 30,289원 90전을 선교 본부에 지불한 것이었다. 첫 번째는 그 동안 선교부가 건물의 증개축에 사용한 경비 11,269원 90전이었다. 두 번째는 급히 땅과 건물을 돌려받음에 따른 주택의 임차료와 이사비용 1,700원이었다. 마지막으로 여의사 에바 휠드의 저동 소재 집과 대지에 대한 구매비용 19,020원이었다.[62]

그런데 이상과 같이 계약이 최종 완료되었음에도 제중원 반환문제는 완전히 종결되지 않았다. 일본 측에서 이 같은 계약이 불리하다며 4월 21일 임시대리공사 하기와라가 조선의 외부대신에게 새로운 계약을 요구하는 공문을 보낸 것이었다. 공문의 내용은 1,700원을 추가로 지출하되 반환 시기를 앞당기는 내용의 계약을 미국 측과 다시 체결했으니 이 새로운 계약을 조선정부가 승인해 달라는 것이었다.

삼가 말씀 올립니다. 알릴 것은, 당지 프랑스 교회당 북부 전면에 있는 제중원 부지, 가옥 환수 및 그 부근의 토지 및 건물의 매입에 대해서는, 이미 각하와 미국인 사이에 조인이 되었습니다. 그런데 옛날에 귀 정부가 그 곳의 가옥을 미국인에게 대여함에 있어 이와 같은 교섭에 익숙하지 않은 결과, 귀 정부에 극히 불리한 조건을 허용하였기 때문에, 미국인들은 환수 통고 후에 또한 일년 동안의 거주 권리를 가지게 되었습니다. 따라서 귀 정부가 그것을 곧 거두어 사용하기 위해서는 미국인 등이 가진 권리에 대해 상당한 보상을 하지 않으면 안 되게 되어, 이미 조인된 계약에 의해 지불된 금액 외에 다시 1,700원을 부담하게 되었습니다. 귀 정부가 위의 조건을 허용한 것은 부주의한 것이며, 의무를 이행할 진정한 의지가 없다면, 계약상의 의무를 효력화시켜서는 안됩니다. 하지만 지금 그것을 다툰다면 미국인들은 그 권리를 주장하여 물러나지 않을 것이므로, 귀 정부는 수개월을 지나야 위 건물을 사용할 수 있게 되고, 따라서 환수 목적을 달성할 수 없게 되므로, 일단 미국인들의 주장을 허용하는 것이 오히려 좋은 방법이라고 생각합니다.

위의 계약에 의하면, 미국인이 소유한 토지 및 그 위에 있는 건물의 인도는 대금 지불 후 만 일 년 되는 날 행해질 것이지만, 이번에 부족한 점에 대해, 미국인의 대표자와 회합하여, 토지 및 건물의 인도 기한에 관해 귀 정부에게 유리한 계약을 체결하였습니다. 일부는 즉시로, 또 다른 일부는 6월 15일까지, 그리고 전부는 10월 1일까지 인도를 마치기로 하여, 다소 귀 정부의 이익이 된다고 생각하기 때문에, 승낙되기를 바랍니다. 또한 해당 계약서는 본 계약서 및 부속서류 한 건을 함께 귀 국 외교고문 스티븐슨 씨에게 송부하기를 바라며, 따라서 열람을 위해 이것을 바칩니다. 삼가 말씀드립니다.

1905년 4월 21일 하기와라(萩原守一)
이하영(李夏榮) 각하

文 接 第八十二號 1905년 4월 26일 도착 大臣印 協辦印 局長印 課長[63]
局
課

조선정부는 일본 측의 새로운 제안이 유리할 것으로 판단하고 새로운 계약을 추진하였다. 1905년 4월 25일 외부대신은 탁지부대신에게 공문을 보내 미국인 주거권리의 부담금(負擔金) 1,700원을 지출할 것을 제안하였고, 1905년 5월 6일 탁지부대신이 부담금을 예비금(豫備金)에서 충당할 것을 의정부 회의에 상정하였다. 이어 1905년 7월 8일 의정부 회의에서 부담금을 지출할 것을 결정하고 황제에게 결재를 올렸으며, 7월 11일 재가를 받았다.[64]

이러한 내용은 7월 14일 『관보』에 공포되었으며,[65] 반환계약이 완료됨에 따라 1885년 4월 10일 우리나라에 처음 세워졌던 서양식 병원 제중원과 관련된 조선정부 측의 입장은 완전히 정리되었다. 그러나 병원 이름이 세브란스병원으로 바뀐 뒤에도 민중들은 여전히 이 병원을 제중원이라고 불렀다. 건물과 위치는 바뀌었지만 제중원의 역할과 성격은 세브란스병원으로 계승되었던 것이다.

[제2장 각주]

1) 당시 에비슨 부인과 밀러 부인이 계속 심하게 앓자 서울 선교지부는 특별 회의를 소집하여 이 두 가족이 조속히 미국으로 돌아가도록 결의하였다. 에비슨(O. R. Avison)이 엘린우드(F. F. Ellinwood)에게 보내는 1899년 2월 16일자 편지(Records of Board of Foreign Missions of the Presbyterian Church of U. S. A. Korea, Letters and Reports. 14권, 1899, 66번 편지.).
2) 美案. 문서번호 1970, 에비슨醫士 歸國中 他醫師 事務代辦의 件, 1899년 3월 28일.
3) O. R. Avison: The Severance Hospital. Korea Review 4: 486-493, 1904.
4) 에비슨(O. R. Avison)이 엘린우드(F. F. Ellinwood)에게 보내는 1899년 5월 4일자 편지(Records of Board of Foreign Missions of the Presbyterian Church of U. S. A. Korea, Letters and Reports. 15권, 1899, 92번 편지.).
5) Oliver R. Avison 저, 에비슨기념사업회 역: 舊韓末秘錄 하. 대구대학교 출판부, 1984, 109쪽.
6) 펜윅은 동아기독교회의 창설자이며, 1889년 9월 내한하였다. 펜윅은 10개월 동안 서울에 머물면서 한국어를 배웠고 그 후에는 황해도 소래로 가서 개인 전도를 시작했다. 1893년 펜윅은 다시 캐나다로 귀국하여 그곳에서 침례교목사이며 부흥전도자였던 고든 목사와 긴밀한 친분을 유지했고 고든 목사가 경영하는 보스턴 선교훈련학교(The Boston Missionary Training School)에도 참가하여 침례교적 신앙으로 전향하였다. 그는 1894년에 캐나다에서 한국순회선교회를 조직했고, 1896년 다시 내한하여 함경도 원산에서 활동하였다. 1900년 호수돈여학교 교사 하인즈(Fanny Hinds)와 결혼했으며, 원산에 토지를 매입하여 과수원과 농사를 시작하면서 성경공부반을 만들어 전도활동을 시작하였다. 1901년에는 충남 공주에 있던 엘라딩 기념선교회를 인수하여 자신의 한국순회선교회와 병합했다. 1906년에는 충남 강경에 그의 모든 사역자(문서순회전도인)를 회집하여 대회를 열고 '대한기독교회'를 조직했다. 기독교대백과사전 편찬위원회: 기독교대백과사전 15권. 기독교문사, 1984, 776-777쪽.
7) 엘린우드는 북장로회 해외선교부 총무로서 한국 선교의 후원자였다. 1884년 미국 북장로회 해외선교부의 총무로 임명되어 20년 동안 활동했다. 그는 재임기간 중 한번도 한국을 방문한 적이 없었으나 누구보다 한국 실정을 정확히 파악하여 선교사업을 지휘했다. 기독교대백과사전 편찬위원회: 기독교대백과사전 11권. 기독교문사, 1984, 388-389쪽.
8) 에비슨의 안식년과 세브란스와의 만남에 관한 내용은 에비슨의 자서전으로 1932년 기독신보에 연재된 『魚丕信 博士 小傳』과 『O. R. Avison: Memoirs of Life in Korera. 타자본, 1940.』(연세대학교 중앙도서관 백낙준 장서)에 상세하게 설명되어 있다.
9) 에비슨의 기록에는 원래의 일정이 변경되어 다음 월요일로 연기되었다 이 선교대회의 정확한 일정을 확인할 수 없는 상태에서 이 월요일을 1900년 4월 30일로 추정하였다.
10) 그는 1899년부터 1915년까지 우스터대학의 제4대 학장을 역임하였다.
11) 허드슨는 미국 복음교회 여선교사로서, 펜실베니아주 미라스빌의 사범학교를 졸업한 후 같은 학교 교사를 지냈다. 1876년 아메리카복음교회의 일원으로 방일(訪日)하여 도쿄의 스루가다이(駿

河台), 츠키지(筑地)에서 아동을 대상으로 성경부부반과 주일학교를 설치하고 전도하였다. 그러나 문부성의 규제가 엄한데다가 선교부의 일반 교육사업에 대한 비판이 심해져서 운영이 곤란해졌다. 1882년 1월 이후 일본 전도 교육에서 여학교 설립이 급선무라는 것을 미국교회에 계속 호소하다가 1885년 건강이 나빠져서 귀국했다. 기독교대백과사전 편찬위원회: 기독교대백과사전 21권. 기독교문사, 1997, 462쪽.

12) 테일러는 미국 회중교회의 의료 선교사이며, 1873년 목사 안수를 받고 1874년 부인 메리와 같이 방일했다. 처음에는 고베(神戶)에서 의료에 종사했고, 1895년 오카야마(岡山)에서 의료와 전도에 종사하고 있을 때, 현에서 오카야마병원에 초빙하려 했으나 이루어지지 않았다. 1975년 도시샤(同志社)에 초빙되어 1976년부터 3년간 교사로서 인신궁리학(人身窮理學) 등을 강의했다. 1878년 직접 부민을 진료하고 투약한 혐의로 부에 호출되었으며 결국 교사직을 사임하고 6월 교토를 떠났다. 그 후 오사카에 장춘병원을 개업하여 본격적인 의료를 개시하였다. 1900년에는 도쿄 선교사회의에서 의료사업에 대해 보고하였다. 재일 37년이 된 1912년에 귀국하여 오하이오주에서 만년을 보냈다. 기독교대백과사전 편찬위원회: 기독교대백과사전 21권. 기독교문사, 1997, 157쪽.

13) 할시는 미국 장로교 여선교사로, 노드필드의 학교에서 가르치다가 1904년 방일하여 여자학원에서 35년간 근무하였고, 1914년부터 1920년까지 원장을 지냈다. 미타니 타미코(三谷民子)에게 일본어를 배웠다. 1940년 6월 정년을 맞아 귀국했고 플로리다주의 케인즈빌에서 별세하였다. 기독교대백과사전 편찬위원회: 기독교대백과사전 21권. 기독교문사, 1997, 444쪽.

14) Stanley White: A missionary philanthropist. A sketch of the life and work of Louis H. Severance. Missionary Review of the World 36: 895-901, 1913.; 이광린: 올리버 알 에비슨의 생애. 한국 근대 서양 의학과 근대 교육의 개척자. 연세대학교 출판부, 1992, 325-329쪽.; 김학은: L. H. 세브란스의 家系. 연세대학교 의료원소식 제123호. 1987년 3월 23일자, 제3면.

15) Notes and personals. Korea Mission Field 7: 207, 1911.

16) The Seoul Press Who's Who. People with a purpose. Seoul Press, 1937년 2월 28일자.

17) Report of the Korea Mission of the Presbyterian Church in the U. S. A. to the Annual Meeting held at Pyeng Yang. Aug. 1908.

18) Resolutions of Seoul Station, Korea, on the death of Mr. L. H. Severance, Korea Mission Field 9: 234-235, 1913.

19) Editorial Comment. Korea Review 1: 458, 1901.

20) 브라운은 미국 북장로회의 목사로서 1895년 외국선교부의 간사에 이어, 1903년부터 1929년까지 총무로 봉직하면서 한국과 밀접한 관계를 가졌다. 1901년과 1909년 두 차례에 걸쳐 한국을 방문하였다. 기독교대백과사전 편찬위원회: 기독교대백과사전 7권. 기독교문사, 1984, 1370쪽.

21) 언더우드는 1900년 12월 16일자 편지에서 고든에게 조선에 가서 세브란스병원을 건축해 달라고 부탁하였다. 고든은 이에 대해 2월 19일자 편지에서 자신의 경제 사정을 설명하면서 선교부가 가족들을 편안하게 지낼 수 있게 하고 떠날 수 있는 결정적인 제안을 한다면 아주 기꺼이 호의적으로 수용하겠다고 언더우드에게 알렸다. 한편 언더우드는 선교부 총무 엘린우드에게 편지를 보내 오리곤 주의 목재를 구입해 달라고 요청하였다. 언더우드가 고든에게 보내는 1900년 12월 16일자 편지.; 고든이 언더우드에게 보내는 1901년 2월 19일자 편지.; 언더우드가 엘린우드에게

보내는 1901년 3월 9일자 편지. 이 편지들은 다음의 책에서 인용하였다. 김정동: 남아있는 역사, 사라지는 건축물. 초판, 대원사, 서울, 2000, 130-133쪽.; 서정민: 제중원과 초기 한국기독교. 연세대학교 출판부, 서울, 2003, 289-291쪽.

22) 미국 북장로회 선교부 핸드(C. W. Hand)가 게일에게 보내는 1901년 3월 28일자 편지. 그런데 김정동은 '미국 북장로회'를 '캐나다 선교국'으로, 또 'Hand'를 'Naud'로 잘못 설명하였고, 서정민은 'Hand'를 'Haud'로 또 '3,000달러'를 '5,000달러'로 잘못 설명하였다. 이 편지는 다음의 글에서 인용하였다. 김정동: 남아있는 역사, 사라지는 건축물. 초판, 대원사, 서울, 2000, 133-134쪽.; 서정민: 제중원과 초기 한국기독교. 연세대학교 출판부, 서울, 2003, 291-293쪽.

23) 미국 북장로회 선교부 핸드(C. W. Hand)가 게일에게 보내는 1901년 4월 24일자 편지. 이 편지는 다음의 글에서 인용하였다. 김정동: 남아있는 역사, 사라지는 건축물. 초판, 대원사, 서울, 2000, 137-139쪽.; 서정민: 제중원과 초기 한국기독교. 연세대학교 출판부, 서울, 2003, 295-297쪽.

24) 고든이 미국 북장로회 선교부 핸드(C. W. Hand)에게 보내는 1901년 10월 9일자 편지.

25) 베이징의 셰필드가 고든에게 보내는 1902년 7월 22일자 편지. 이 편지는 다음의 글에서 인용하였다. 서정민: 제중원과 초기 한국기독교. 연세대학교 출판부, 서울, 2003, 297-298쪽.

26) O. R. Avison: The Severance Hospital. Korea Review 4: 487, 1904.

27) 美案. 문서번호 2546 濟衆院 基地 契券 發給과 病院 建屋의 件 1902년 4월 22(광무 6년 4월 22일)

28) 이용익은 본관이 전주(全州)이고, 자는 공필(公弼), 호는 석현(石峴)이다. 함북 명천(明川) 출생으로 서민의 아들로 태어나 한문을 배운 후 민영익의 천거로 감역(監役)이 되었다. 1882년 임오군란 때 민비가 장호원으로 피신하자 남다른 빠른 걸음으로 연락을 취하여 고종의 신임을 얻어 단천부사(端川府使)로 특진하였다. 1887년 영흥(永興)부사, 함남 병마절도사가 되었으나 이듬해 민란이 일어나자 탐관오리로 탄핵받고 나주군(羅州郡: 지금의 新安郡) 지도(智島)에 유배되었다. 곧 풀려나 강계부사로 등용되었는데, 정계에 영향력을 크게 미치게 된 것은 1897년 내장원경(內藏院卿)에 발탁되면서였다. 그 후 감리서북광무(監理西北鑛務) 겸 감사철도사(監司鐵道司)를 거쳐 탁지부 전환(典圜)국장이 되어 화폐개혁을 단행하였다. 이어 원수부(元帥府) 회계국 전환국장, 서북철도국 총재, 중앙은행 총재 등을 역임하고, 1902년 탁지부 대신이 되어 이준, 민영환, 이상재 등과 개혁당을 조직하였다. 친러파의 수령으로 일본 세력의 침투를 막기 위하여 1903년 평북 용암포(龍巖浦)의 조차권을 러시아에 넘겨주기 위한 막후활동을 하면서, 내장원경으로서 황실의 재산관리도 철저히 하였다. 1904년 한일의정서가 체결된 후 배일 친러파로 일본에 납치되었다가 이듬해 귀국, 경북관찰사에 등용되었는데, 그 동안 보성사(普成社) 인쇄소를 차리고 보성학원(普成學院: 지금의 고려대학)을 설립하였다. 군부대신에 기용되었으나 을사조약 체결에 반대하여 사퇴하였다. 육군 부장(副將)이 되어 일본 세력의 축출을 위하여 프랑스, 러시아 세력과의 제휴를 꾀하라는 황제의 밀령을 받고 프랑스로 가던 도중 풍랑으로 중국 산둥성 옌타이(煙臺)에 기항하였다가 현지 일본 관헌에게 발각되었는데, 책임 추궁을 두려워한 본국 정부에 의하여 모든 권한을 박탈당하였다. 그 후 블라디보스토크 등지로 망명하여 구국운동을 계속하다가 병사하였다. http:// kr.encyclo.yahoo.com/final.html?id=127325.

29) 에비슨(O. R. Avison)이 엘린우드(F. F. Ellinwood)에게 보내는 1901년 11월 30일자 편지[Records of Board of Foreign Missions of the Presbyterian Church of U. S. A. Korea, Letters and Reports. 38

권, Korea Letters 1901, Volume 23(Part 2), 116번 편지].
30) 美案. 문서번호 2546 濟衆院 基地 契券 發給과 病院 建屋의 件 1902년 4월 22
31) 美案. 문서번호 2393, 貞洞敎會建築基地 速給에 關한 件, 1901년 6월 25일.
32) 고든이 미국 북장로회 선교부 핸드(C. W. Hand)에게 보내는 1901년 10월 9일자 편지.
33) 에비슨(O. R. Avison)이 엘린우드(F. F. Ellinwood)에게 보내는 1901년 12월 14일자 편지[Records of Board of Foreign Missions of the Presbyterian Church of U. S. A. Korea, Letters and Reports. 38권, Korea Letters 1901, Volume 23(Part 2), 122번 편지].
34) 에비슨(O. R. Avison)이 엘린우드(F. F. Ellinwood)에게 보내는 1902년 6월 11일자 편지[Records of Board of Foreign Missions of the Presbyterian Church of U. S. A. Korea, Letters and Reports. 39권, Korea Letters 1903, Volume 232(Part 1), 57번 편지].
35) 에비슨(O. R. Avison)이 엘린우드(F. F. Ellinwood)에게 보내는 1902년 6월 11일자 편지[Records of Board of Foreign Missions of the Presbyterian Church of U. S. A. Korea, Letters and Reports. 39권, Korea Letters 1903, Volume 232(Part 1), 57번 편지].
36) 에비슨(O. R. Avison)이 엘린우드(F. F. Ellinwood)에게 보내는 1902년 8월 9일자 편지[Records of Board of Foreign Missions of the Presbyterian Church of U. S. A. Korea, Letters and Reports. 40권, Korea Letters 1903, Volume 232(Part 1), 76번 편지].
37) 에비슨(O. R. Avison)이 엘린우드(F. F. Ellinwood)에게 보내는 1902년 8월 9일자 편지[Records of Board of Foreign Missions of the Presbyterian Church of U. S. A. Korea, Letters and Reports. 40권, Korea Letters 1903, Volume 232(Part 1), 76번 편지].
38) 雜報 禁戢擅建. 皇城新聞, 1902년 8월 25일자 2면.
39) 에비슨(O. R. Avison)이 엘린우드(F. F. Ellinwood)에게 보내는 1902년 8월 9일자 편지[Records of Board of Foreign Missions of the Presbyterian Church of U. S. A. Korea, Letters and Reports. 40권, Korea Letters 1903, Volume 232(Part 1), 76번 편지].
40) News Calendar. Korean Review 2: 63, 1902.
41) 1970년 12월 18일 서울역전에 있는 구 세브란스 병원 건물 철거 시에 기초석 밑에서 발견된 정초식(1902) 기념사.
42) 에비슨(O. R. Avison)이 엘린우드(F. F. Ellinwood)에게 보내는 1902년 8월 9일자 편지[Records of Board of Foreign Missions of the Presbyterian Church of U. S. A. Korea, Letters and Reports. 40권, Korea Letters 1903, Volume 232(Part 1), 76번 편지].
43) The Sixty-sixth Annual Report of the Board of Foreign Missions of the Presbyterian Church in the United States of America Mission House New York. 1903년, 212쪽; Editorial Comment Korean Review 2: 357, 1902.
44) O. R. Avison: The Severance Hospital. The Korea Review 4: 486-493, 1904.
45) 김정동: 남아있는 역사 사라지는 건축물. 초판, 대원사, 서울, 2000, 126-157쪽.
46) 원수부에서 2연대를 증설할 차로 동현 제중원 및 부근 가옥을 매수 설대하는데 무관학도 400여명을 장차 보직한다더라. 雜報. 聯隊將設. 皇城新聞. 1902년 11월 4일자 2면.
47) Annual Report of Seoul Station Presented to the Korea Mission of the Presbyterian Church in the United States of America at its Annual Meeting September 1904 at Seoul.

48) The Severance Hospital. Korea Review 4(1): 486-493, 1904.

49) Annual Report of Seoul Station Presented to the Korea Mission of the Presbyterian Church in the United States of America at its Annual Meeting, September 1904 at Seoul.

50) 허스트(J. W. Hirst)가 브라운(A. J. Brown)에게 보내는 1904년 10월 7일자 편지(Records of Board of Foreign Missions of the Presbyterian Church of U. S. A. Korea, Letters and Reports. 49권, Korea Letters 1904, 115번 편지).

51) The Severance Hospital. Korea Review 4(1): 486-493, 1904.

52) 雜報 病院落宴. 皇城新聞, 1904년 11월 16일자 3면.; 雜報 濟院演說. 皇城新聞, 1904년 11월 18일자 1면.

53) 雜報 童可童乎. 皇城新聞, 1904년 11월 26일자 2면.

54) 雜報 病院醫助. 皇城新聞, 1904년 12월 5일자 2면.

55) 이 내용은 『이광린: 올리버 알 에비슨의 생애. 한국 근대 서양 의학과 근대 교육의 개척자. 연세대학교 출판부, 1992, 164-165쪽.』으로부터 인용하였음.

56) The Severance Hospital. Korea Review 4: 486-493, 1904.; 알렌(H. N. Allen)이 브라운(A. J. Brown)에게 보내는 1904년 11월 23일자 편지(Records of Board of Foreign Missions of the Presbyterian Church of U. S. A. Korea, Letters and Reports. 49권, Korea Letters 1904, 130번 편지).

57) 허스트(J. W. Hirst)가 브라운(A. J. Brown)에게 보내는 1905년 10월 편지(Records of Board of Foreign Missions of the Presbyterian Church of U. S. A. Korea, Letters and Reports. 46권, Korea Letters 1905, 128번 편지).

58) 日案. 문서번호 8502, 美國人 使用中의 濟衆院敷地 還收 및 一部及家 買入活用要請, 1905년 3월 4일.

59) 彙報
官廳事項
度支部에서 請議훈 戰捷祝賀時特派大使一行往還旅費 一萬五千元과 外交官服裝費 一萬一千九百二十元과 南署前面所在濟衆院購買費 三萬二百八十九元九十錢을 預備金中支出事로 議政府會議를 經훈 後 上奏호야 制曰可라 호심. 三月三十一日
官報 3103호, 1905년 4월 3일, 彙報.

60) 奏本 第六十号
議政府 議政大臣代辦 軍部大臣 [臣] 權重顯 度支部大臣 [臣] 閔泳綺謹奏 本年三月三十日 以度支部大臣 [臣] 閔泳綺 請議 南署前面所在濟衆院 購買費 三萬二百八十九元十錢 預備金中支出事 已經會議 標題可否 另具粘附 幷呈原案 伏候聖裁.
光武九年三月三十一日 奉旨制曰可
臣 權
臣 閔費
奏本存案, 규17704, 1905년 3월 31일, 제중원 구매비에 대한 조선정부의 결정.
'南署前面所在濟衆院購買費를 預算外支出請議書[第四十号] 本月七日 外部大臣第十一号 照會를 接准호온즉 內開 南署所在濟衆院敷地 及家屋中一部土地 與二棟家屋이 專屬政府 而以無期限으로 委任於米人之占有 寔甚不利 以相當賠償 還收後 一棟은 許住敵部顧問官호고 其外 一棟 及畿部空

地 移作公用ᄒ랏스오니 照亮後 該價額 日貨三萬二百八十九元十錢을 直行協議 務圖買入ᄒ심을 爲要 等因이온바 査 該費額을 不得不支出이읍기 別紙調書를 從ᄒ야 預備金中 支出홈을 會議에 提呈事.'

光武九年三月二十一日

度支部大臣 閔泳綺

議政府參政大臣 趙秉式 閣下

第二. 預備金支出調書

一金 三萬二百八十九元九十錢 [紙幣] 南署濟衆院購買費

61) 濟衆院 返還에 관한 約定書, 규23174, 1905년 4월 10일.

62) 에바 휠드 저택구입에 대해 작성된 토지매매계약서는 다음과 같다(규23207, 1905년 4월 10일).
갑, 즉 미합중국 장로회 해외선교부 조선지부의 책임자 빈튼은 서울 남부 저동 소재, 프랑스 성당과 면한 길의 북면에 위치한 대지와 개보수한 건물에 대한 모든 권리와 소유권을 을, 즉 대한제국 외부에 매각하고 그 대금으로 19,020원을 수령했음을 모든 사람에게 알린다. 상기 장소에 위치한 갑의 부동산은 다음의 증서에 보다 구체적으로 기록되어있다. 1899년 3월 26일자로 휠드 양에게 발행된 Governer's 증서 3번과 4번. 서울에 있는 미국총영사관 문서철 제 2권 61쪽 1899년 4월 10일자에 기록됨; 1899년 3월 9일 휠드 양에게 발행된 도로국 증서. 문서철 제 2권 62쪽 1899년 4월 10일자에 기록됨; 1899년 9월 6일 휠드 양에게 발행된 Governer's 증서 8번. 문서철 제 2권 91쪽 1899년 8월 26일자에 기록됨; 1899년 9월 12일에 휠드 양에게 발행된 Governer's 증서 9번. 문서철 제 2권 99쪽 1899년 9월 21일자에 기록됨; 1899년 9월 12일에 휠드 양에게 발행된 Governer's 증서 10번. 문서철 제 2권 100쪽 1899년 9월 21일자에 기록됨. 이 자산은 갑을 대표하여 휠드가 구입해 소유하던 것임. 계승자인 을에게 상기 부동산을 영구히 양도함.
미합중국 장로회 해외선교부 조선 지부의 책임자 빈튼은 증인으로서 그 이름을 서명한다.
　　　　　　　　　　　　　　　　미합중국 장로회 해외선교부의 조선지부　빈튼 책임자

63) 日案. 문서번호 8598, 濟衆院 반환 후 미국인 주거권리 방안의 제시, 1905년 4월 21일.

64) 奏本存案 규17704, 外部 所管 濟衆院 還收 後 米國人 一個年 住居 權利 負擔金을 預算外 支出 請議書, 1905년 7월 11일.

65) 彙報. 官報, 1905년 7월 14일자.

제 III 장
세브란스의 의학교육

1. 에비슨에 의한 의학 교육의 재개 - 제중원의학교
2. 첫 졸업생의 배출
3. 세브란스병원의학교
4. 세브란스연합의학교
5. 세브란스의 간호교육
6. 첫 졸업생들

1. 에비슨에 의한 의학교육의 재개 - 제중원의학교

　제중원이 1904년 9월 남대문 바깥의 남산 기슭으로 장소를 옮겨 새로 지은 현대식 건물에서 세브란스병원으로 개원함으로써 우리나라의 서양의학은 새로운 도약을 위한 전기를 맞게 되었다. 제중원 - 세브란스병원이 단순한 선교병원으로서 환자 치료나 전도에만 전념했다면, 선교회(특히 미국 북장로회)의 정책 혹은 내부 사정이나, 일제하, 특히 1940년대 초기의 선교사 추방, 해방 후의 혼란, 한국 전쟁, 심지어 최근의 재벌병원 난립, 불합리한 의료보험제도 등 변화하는 외부 환경에 적응하지 못하고 이름으로서만 명맥을 유지했을 지도 모른다.

　그러나 세브란스가 선두에 서서 우리나라의 의료를 이끌 수 있었던 원동력은 바로 기독교 정신에 입각한 의학교육을 통해 양성된 유능한 후진들이었다. 헤론 사후 일시적인 중단이 있었지만 우리나라 서양의학의 발상지로서 제중원의학당, 제중원의학교를 거치면서 최상의 의사를 배출하였고, 특히 1908년 배출된 제1회 졸업생들은 우리나라 최초의 면허를 수여받았다. 이러한 의학교육의 결실을 맺게 한 핵심적인 인물은 에비슨이었다. 그는 한국인 조수(겸 학생)인 김필순, 홍석후 및 홍종은과 함께 거의 전 과목의 우리말 교과서를 편찬하는 등 불모지였던 우리나라의 서양의학을 개척하였던 것이다.

　졸업생을 배출한 후 수많은 젊은이들이 지원하여 가르칠 교수 요원이 부족하자, 여러 선교회가 협동하여 교수들을 파견함으로써 연합으로 의학교육을 시행하였고, 일제의 압력에 맞서 각고의 노력 끝에 1917년 의학전문학교로 승격되었다. 한일합방 이후 세브란스는 조선인들만 교육하는 유일한 사립 의학교육기관으로 총독부가 지원하는 경성의학전문학교나 경성제국대학 의학부 등의 관립 기관에 비해 정책적으로나 여러 면에서 불이익 내지 탄압을 받았지만 오로지 조선의 장래를 위해 의료인을 양성했던 것이다.

1) 에비슨의 의학교육 구상

에비슨은 조선에 오기 전에 임상(臨床) 경험은 물론, 약학대학과 토론토 의과대학에서 교수 경험이 있었기 때문에 교육에 대한 관심이 많았고, 교육과 그 과정에 대해 잘 이해하고 있었다. 에비슨이 선교사로 가기로 결심한 이유 중의 하나도 보건 위생 운동을 펴 나갈 수 있는 조선인 의사들을 교육 훈련시키는 사업을 조선의 수도 서울에서, 그것도 왕립병원에서 시작할 수 있게 되었다는 사실 때문이었다.[1] 이런 문제의식을 갖고 있던 에비슨은 조선의 현실을 접한 후 의학교육에 대한 자신의 결심을 더욱 확고히 하게 되었다.

황해도 장연(長淵)에서의 수술은 에비슨이 평소 의학교육에 대해 갖고 있었던 구상이나 확신을 잘 보여 준다.[2] 첫 안식년을 끝내고 돌아온 에비슨은 1901년 4월 조선을 방문한 미 북장로회 해외선교부 총무 브라운 목사 부부와 함께 황해도의 여러 곳을 거쳐 장연에 도착했다. 그곳에서는 여러 환자들이 밤늦게 도착한 그들을 기다리고 있었는데, 몇 명은 치료했지만 수술 후 특별한 관찰이 필요한 환자가 걱정이었다. 에비슨이 그곳에서 오래 체류할 수 없기 때문이었다. 그러나 제중원에서 의학교육을 받은 서효권이 있었기에 다음 날 새벽 5시에 브라운 박사의 도움을 받아 자신들이 잤던 방에서 이서(ether)로 마취를 시켜 수술을 했고 환자를 서효권에게 인계한 후 가벼운 마음으로 장연을 떠날 수 있었다. 이런 일을 경험한 에비슨은 "수술 후 처치에 대해 훈련받은 사람이 없었다면 수술을 하지 못했을 것이다. 우리는 왜 젊은 조선인에게 의사로서의 적절한 교육을 시킨 후 조선 각지로 보내야 하는가를 이 예로서 잘 알 수 있는 것이다."라고 하여 평소 젊은 조선인을 의사로서 교육해야 한다는 자신의 철학을 잘 나타내고 있다.

에비슨은 조선의 폭발적인 의료 수요를 감당할 수 있는 많은 의료진을 선교사들로 충당할 수는 없으므로 가능한 빨리 조선인 의사들을 양성하는 것이 필요하다고 판단했고, "그것은 의학교를 설립하는 것을 의미하였으며 나의 열정으로 그것을 그냥 하기로 결심했다."라고 술회하였다.[3] 그가 이상적으로 생각한 의학교는 단지 의사만 양성하는 것이 아니라 간호사, 약제사, 치과의사 그리고 안경사 등 모든 의료인을 양성하는 학교였다.

에비슨에 의해 이루어진 의학교육은 크게 두 측면에서 그 의미를 부여할 수 있다. 우선 에비슨의 의학교육은 우리나라 서양의학의 토착화 과정 그 자체였다. 김필순, 홍석후 및 홍종은 등은 에비슨의 지도로 거의 전 과목에 걸쳐 우리말로 된 의학교과서를 편찬하였던 것이다.[4] 그리고 알렌과 헤론 시대와 달리 졸업생을 배출하고 이들이 우리나라 최초의 의술개업인허장(醫術開業認許狀)을 취득하게 되었다. 즉 의학교육이 갖는 사회적인 의미가 사회적 공인 과정을 밟는 것으로 변모하게 되었던 것이다.

2) 안식년 이전 에비슨의 초기 의학교육

에비슨은 제중원이 선교부로 이관된 직후 조선인 조수를 고용하여 도움을 받고 있었는데, 이들 의료 조수의 활동은 1895년 유행한 콜레라 방역 사업에서 잘 나타난다. 이 시기에 에비슨은 내부대신 유길준으로부터 서울의 콜레라 방역의 책임을 맡아 달라는 요청을 받았고 서울에 있는 의료선교사와 간호부로 위생부(衛生部)를 조직하고 콜레라의 방역을 위해 헌신적인 노력을 하고 있었는데, 자신의 곁을 지켜달라는 고종의 요청에 대해 다음과 같이 답하였다.[5]

> …… 저의 수하에서 훈련을 받아 이 병에 대한 일을 잘 아는 조선 청년 한 사람을 대궐에 유(留)하게 하옵고, 만일 병의 기미가 보일 때는 즉시 저에게 통지하여 제가 와서 보도록 하게 싸오니 ……

이 조선 청년이 콜레라에 대해 잘 알고 있었던 것은 에비슨이 약간의 조선 청년에게 의학 조수로서의 훈련을 시킨 결과였다. 방역 활동을 통해 자신감을 얻은 에비슨은 의학교육에 더욱 박차를 가하였다. 그리하여 1895년 10월 1일부터 시작하는 1895-6년도[6]에는 남학교에서 조수로 선발된 몇 명의 학생들이 의사가 될 목표로 병원에서 일하면서 의학교육을 받았는데, 이때 교수진과 교과목은 다음과 같았다(그림 3-1).

화이팅 여의사 - 생리학, 영어　　　　　　　　재콥슨 간호사 - 붕대법 및 마사지
빈　튼 - 화학, 약물학
에비슨 - 해부학, 기초 현미경학, 전기학, 단순한 피부병, 심장, 폐 및 소변의 검사

그런데 이 당시 의학교육기관은 특별한 명칭이 없었던 것으로 보인다. 1897년 9월 15일자 『죠션크리스도인회보』[7]에는 '현재 제중원에 의학학당(醫學學堂)이 설립되어 있다.'고 표현되어 있기 때문이다.

어려움은 한두 가지가 아니었지만 우선 학생들을 선발하는 것이 힘들었다. 알렌이 조선정부의 협조를 받아 학생을 뽑았던 상황과는 달리 에비슨은 혼자 이 일을 해야 했으며 학생을 구하는 일은 대단히 어려웠기 때문이었다. 에비슨은 한 학생을 구하기 위해 며칠 동안 고생하기도 하였고 한 학생을 겨우 구하면 다른 학생이 또 그만 두는 등 학생을 모집하는 일이 대단히 힘들었다.[9]

학생 선발과 함께 의학교과서도 문제였다. 에비슨은 학생들에게 "나는 이제부터 여러분들에게 해부학을 가르치기 시작할 터"라고 하였다.[9] 에비슨은 자신이 배웠던 그레이(Henry Gray)의 해부학 교과서로 첫 번째 강의를 하였다. 그러나 강의는 순조롭게 진행되지 못했다. 가장 큰 이유는 현대의학 및 의술의 지식을 알릴 과학용어나 의학용어가 없었기 때문이었다. 후에 에비슨은 "그때 나에게 닥칠 어려움을 알았더라면, 나는 지금의 세브란스연합의학전문학교로 된 의학교 계획을 진행할 충분한 용기를 갖지 못했을 것이다. 그러나 때에 따라서는 뱃심 있게 일을 추진

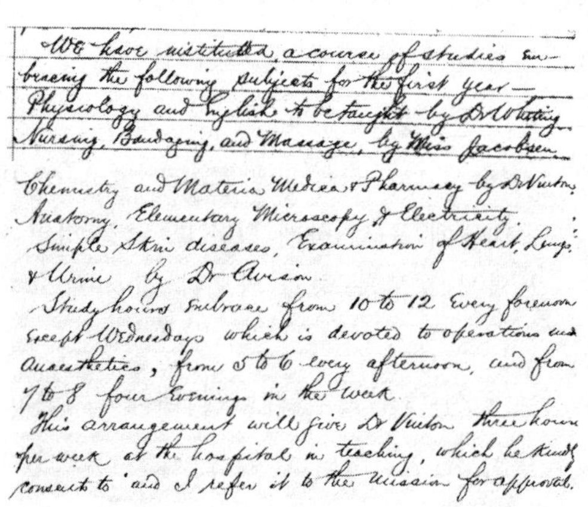
We have instituted a course of studies embracing the following subjects for the first year—
Physiology and English to be taught by Dr Whiting
Nursing, Bandaging, and Massage, by Miss Jacobsen
Chemistry and Materia Medica & Pharmacy by Dr Vinton
Anatomy, Elementary Microscopy & Electricity,
Simple Skin diseases, Examination of Heart, Lungs & Urine by Dr Avison.
Study hours embrace from 10 to 12 Every forenoon except Wednesdays which is devoted to operations and anaesthetics, from 5 to 6 every afternoon, and from 7 to 8 four evenings in the week.
This arrangement will give Dr Vinton three hours per week at the hospital in teaching, which he kindly consents to and I refer it to the mission for approval.

그림 3-1 에비슨의 초기 의학교육을 설명한 편지. 담당교수와 과목이 기록되어 있다. O. R. Avison: Report. Oct. 1/ 1895 to Sept. 30/ 1896.

했고, 때에 따라서는 어려움을 무시했기 때문에 현재와 같은 성과를 얻을 수 있었다."고 회고하였다.[10] 의학교과서 문제를 해결하기 위해 에비슨은 강의와 동시에 그레이 해부학 교과서를 한글로 번역하기 시작했는데, 이미 1897년 초에는 이 책의 번역이 어느 정도 진행되고 있었다.[11]

학생 선발이나 교재 편찬의 문제들에도 불구하고 학생들의 교육은 계속되었다. 1897-8년[12]에는 7명의 학생이 있었는데 일부 학생은 자비로 공부했고 앞으로 들어오는 학생들도 자신이 부담하게 할 예정이었다. 1898-9년[13]에는 5명의 학생이 있었는데 해부학, 화학 및 관련 분야를 배우고 있었다. 1899년 미국인으로서 조선정부의 법률 고문으로 있던 그레이트하우스(Clarence R. Greathouse, 具禮)[14]가 사망했을 때 그가 갖고 있던 제중원의학교의 화학 기구 몇 종(種)을 신중하게 챙겨달라는 공문을 보낸 것으로 보아 학생들은 화학 실습까지도 받았던 것으로 보인다.[15]

하지만 에비슨의 초기 의학교육은 학년이나 수업연한이 없었고 강의도 규칙적이지 않는 등 정해진 틀이 없었다. 또 선교부와 선교사들이 반대하고 있기 때문에 대외적으로 학교를 설립하고 학생을 공개 모집하지 않았다. 하지만 이런 사정에도 불구하고 의학교육은 꾸준히 계속되었다.

1899년 3월 에비슨이 안식년을 맞이하여 캐나다로 귀국할 때에는 7명의 학생이 있었고,[16] 안식년으로 에비슨이 없던 1899-1900년[17]에는 쉴즈가 학생들에게 환자 관리, 외과수술을 위한 환자 준비 등을 강의했다. 또 이 시기에 여의사 휠드는 여학교 학생 중 똑똑한 몇 명을 의사로 만들기 위해 교육시키는 등 교육의 폭을 확대시켜 나갔다.[18] 그러나 의학교육의 중추적인 역할을 수행하는 에비슨이 서울을 비운 것은 이제 막 시작된 의학교육이 제 궤도에 오르는데 커다란 장애일 수밖에 없었고, 이는 곧 학생들의 동요로 이어졌다. 에비슨이 안식년을 끝내고 1900년 10월 조선으로 돌아왔을 때에는 학생들이 모두 떠나고 없었다.[19]

3) 에비슨의 안식년 이후 진행된 체계적인 의학교육

안식년에서 돌아온 에비슨은 이전의 의학교육을 반성하고 좀 더 조직적으로 의학교육을 실시하였다. 이를 위해 우선 에비슨은 학생 관리를 더욱 철저히 하였다. 입학생들은 의학교육 과정을 완전히 끝내고 의사가 될 때까지 적어도 8년 동안은 남아 있 겠다는 약속을 받았으며, 만일 이들이 중도에 퇴학하게 되면 그 동안 그들을 위해 사용되었던 모든 경비를 배상하도록 했다. 또 대부분 조혼(早婚)하여 가정의 부양책임을 맡고 있는 학생들에게 생활비를 지급하기로 하였다. 이것은 의학에 속한 전 분야에서 실습 경험을 준다는 차원도 고려하여 학생들을 약제사, 외과 처치 조수 및 간호사 등으로 고용하고, 연차 및 숙련도 등에 따라 보수를 지불하였다.

내가 다시 돌아왔다는 소식을 듣자, 그들 중 세 명이 나에게 환영의 편지를 보내 다시 돌아온 것을 환영하고 병원에 계속 있지 못한 것을 사과하면서, 가족의 생활을 책임지고 있어 당장 공부하러 가지 못한다는 연락을 보내왔다. 그 중의 한 명은 재입학을 원하였으나 그때는 학생의 식비마저 부담할 기금이 내게 없었으므로 이를 허락할 수 없었다. 이 학생은 장연의 서효권이었으며, 이 목적을 위해 쓸 돈을 신청할 테니 9월 1일 다시 오라고 했다.
서울에 살고 있는 두 명의 학생은 제중원이 다시 문을 연 직후 찾아와 재입학을 요청하면서 계속 남아 공부하지 않은 것에 대해 사과함으로 재입학을 허락하였다. 얼마 후 일을 잘 할 것 같이 보이는 3명의 학생을 뽑았으나, 한 명은 의사로서 성공하는데 필수적인 소양을 개발하지 못했기 때문에 내보냈다. 따라서 우리는 5명의 소년을 데리고 있으며, 9월 1일 6명으로 교육을 재개할 것으로 예상하고 있다.[20]

결국 1901년 6월 12일 현재 8년 혹은 필요한 과정을 끝내 의사로서 자격을 갖출 때까지 남아 있기로 약속한 학생은 5명이었고 보호자의 확인을 받았다. 1901년 9월 서효권이 공부를 다시 시작하여 학생은 모두 6명이 되었다.

학생들은 과거 교육기간 등을 고려하여 학년이 정해졌는데, 에비슨이 조직적으로 의학교육을 한 것의 요체는 바로 학년을 부여한 것이었다. 가장 상급 학생은 전병세로서 1901년 9월 현재 5학년이었다. 이들의 이름과 학년은 다음과 같으며, 모두 기독교 신자였다(그림 3-2).[21]

전병세(Chun Pyung Say)   5학년
서효권(Suh Hyo Kwon)   4학년, 서경조의 아들(1911년 제2회로 졸업)
박서양(Pak Suh Yang)   2학년, 백정 박씨의 아들, 1900년 8월 30일 입학(1908년 제1

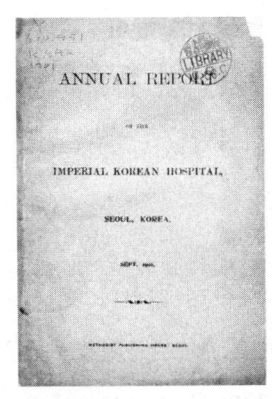

```
The present staff consists of,
Chun Pyung Say,   fifth year,
Suh Hyo Kwon,     fourth year, son of Suh Kyung Jo,
    the Song Chun Elder,
Pak Suh Yang,     second year,  ,,  ,,  Pak
    the butcher.
Kim Chung Won,    second year,
Hong In Hoo,      first year,   ,,      Hong, deacon
    at Sai Moon An.
Hong Tuk Soo,     first year, son-in-law-to-be of Suh
    Sang Yun.
```

그림 3-2 에비슨의 1901년 보고서 및 초기 의학생. 연세대학교 중앙도서관 소장.

회로 졸업)

김정원(Kim Chung Won)   2학년
홍인후(Hong In Hoo)   1학년
홍덕수(Hong Tuk Soo)   1학년, 서상윤의 예비 사위

한편 에비슨의 남학생 교육과 함께 휠드 역시 1900-1년도[22]에 여학생 2명에게 의학 교육을 시켰다.

당시 제중원 이외에도 의학교육을 실시하던 곳이 몇 곳 있었지만 그 교육기간은 대개 3년이었다.[23] 에비슨은 이 정도의 교육 기간으로는 충분한 교육의 질을 확보할 수 없다고 판단했다. 에비슨은 젊은이들이 제멋대로 배워 불완전한 상태에서 의사라고 자칭하고 일반 사람들에게 해를 끼쳐서는 안 된다고 믿고 있었기 때문이었다. 그래서 에비슨은 기초 교육은 물론 충분한 임상 실습을 위해서는 최소한 8년은 가르쳐야 한 사람의 의사로서 독립적으로 환자를 볼 수 있으리라 생각했다. 에비슨의 이런 구상은 제도적으로도 보완되었는데, 에비슨은 1903년 모든 남자 의료선교사들로 의학 교육 및 의사 자격증 수여를 관장(管掌)하는 위원회를 구성하여 이 위원회로 하여금 의학교육 및 의사 자격증 수여, 학칙과 교과과정의 작성 그리고 졸업시험 등을 관장 하게 할 것을 건의하였고,[24] 이 안에 따라 1905년 의료위원회(醫療委員會)는 다음과 같이 교과 과정을 결정하였다.[25]

제8항: 2년 전의 선교부 지시에 따라 에비슨은 의학부 과정은 7년제로, 약학부 과정은 3년제로 편성했다. 내년부터 이를 실시할 예정인데, 그 사본을 각 의료선교사들에게 배부토록 한다.

제9항: 세브란스병원 책임 의사들이 청원한 12명 학생의 채용 및 교육 건을 허가한다.

에비슨이 의학교육을 강화한 후의 학사일정은 대체적으로 다음과 같았다. 우선 1900-1년[26]에 휠드는 그녀의 조선어 선생을 통해 수학을 강의했고, 쉴즈는 김필순과 함께 영어를 강의하는 동시에 간호, 붕대 감는 법, 외과적 드레싱의 준비, 수술방 준비 및 관리, 기타 유사한 주제 등을 강의했다. 에비슨은 화학, 약물학 및 해부학을 강의했다. 물론 이때는 가르치는 사람이 적었고 환자를 봐야 했기에 실제 강의 시간은 많지 않았고 불규칙적이었다.

1901-2년[27]은 에비슨에게 실망스러운 한 해였다. 학생 6명 중 한 명은 능력이 없어 내보내야만 했고, 두 명은 에비슨이 강의에 소홀함에 실망하여 떠남으로써 3명만 남게 되었다. 이 3명 중 2명도 떠나기 일보직전이었으나, 일본인 간호사 2명이 합류하여 에비슨이 강의할 여유가 생겨 가까스로 이들을 붙잡을 수 있었다. 1901-2년에 에비슨은 매주 토요일 화학을 강의했는데, 의학생뿐 아니라 여학교 상급반, 중학교(intermediate school)의 남학생, 몇몇의 다른 사람들도 참여해 대략 15명 정도가 강의를 들었다. 강의는 일본 화학책을 번역하여 진행했다. 강의와 함께 실습도 병행했는데, 기구가 다소 조잡했지만 과학의 원리를 학생들 마음에 심어주기에는 충분했다. 학생들은 이런 강의 내용에 큰 관심을 나타냈는데, 에비슨은 학기말 시험 결과 많은 학생들이 배운 내용을 매우 잘 파악하고 있음을 알 수 있었다고 회고하였다. 휠드 여의사는 학생들에게 수학을 가르쳤다.

강의는 초기의 어려움을 극복하면서 점차 기본 틀을 갖추기 시작했는데 1903년에는 해부학, 유기화학, 무기화학 등이 강의되었고, 1903-4년[28]에 이르러서는 정규적으로 해부학, 화학 및 생리학 강의가 진행될 수 있었다. 강의가 안정되면서 학생들이 더 많은 관심을 나타내게 된 것은 물론이었다. 그들은 에비슨이 병원 건축 관계로 자리를 비웠을 때 스스로 일을 해결할 수 있을 정도로 성장하고 있었다.

4) 우리말 의학교과서의 편찬

에비슨이 의학교육을 시작하면서 절감한 큰 문제는 한글로 된 의학교과서가 없는 점이었다. 에비슨은 이 문제를 해결하기 위해 우선 그레이 해부학 교과서부터 번역하기 시작했다.

그레이 해부학 교과서의 1차 번역

에비슨은 의학 교과서의 번역을 위해 조선 고전에 지식이 있고 영어를 약간 아는 젊은이를 찾았다. 다행히 조선인을 위해 의학교를 세우겠다는 생각에 불타고 있는 한 젊은이를 찾아내었고 그와 함께 그레이 해부학 교과서(그림 3-3)의 번역을 시작했는데 1897년 초에 이미 어느 정도 번역이 이루어졌다.[29] 이 책을 번역할 때의 어려움을 에비슨은 다음과 같이 기록하고 있다.

> 우리가 그레이 씨 저의 해부학을 번역하기 시작할 때에 나는 조선말로 그 여러 가지 과학상 술어를 번역할 수 없음을 알고 어찌할 바를 몰랐다. 그래서 우리는 이 교과서를 번역만 할 뿐 아니라 새말을 만들지 않으면 아니 되였다. 따라서 우리는 과학상 여러 가지 술어를 번역과 함께 새로 만들어 내기 시작하였다. 나는 부족한 조선말을 가지고 번역하는 사람에게 그 원어의 뜻을 일러주면 번역하는 사람은 나의 설명을 들은 후에 한문 글자로 그 뜻에 맞도록 문자를 만들어 내였다. 이 모양으로 번역하여 만든 교재를 가지고 학생에게 첫 공과를 가르쳤다. 이것도 맨 처음에는 한문으로 술어를 적당히 만들지 못하고 영어 음에 맞춰서 술어를 쓰되 한문자를 사용하여 다소간 그 본 의미를 나타내도록 하였던 것이다. 첫 공과의 준비를 갓갓으로 마치고 둘째 공과의 번역을 시작하였다.

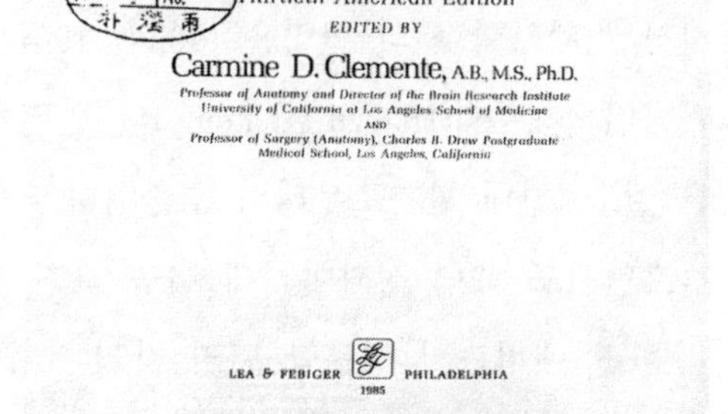

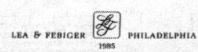

그림 3-3 그레이의 해부학교과서(미국판). 박형우 소장.

첫 공과와 둘째 공과를 다 준비하여 가지고 가르칠 때에 김 군의 도움을 받아가지고 끙끙매며 하든 양은 여러분이 잘 상상하여 아실 일이다. 물론 우리는 해부학을 장장이 다 번역할 수는 없었다. 그 중에서 가장 필요하게 생각하는 요점만 따서 번역한 것이었다.[30]

이 번역은 에비슨이 안식년을 맞은 1899년 3월에 완료되었으나 안식년 기간 동안 이를 맡고 있던 조수가 죽는 바람에 원고가 없어졌다.[31]

그레이 해부학 교과서의 2차 번역

한글로 된 교과서가 시급한 상황 속에서 1차 번역한 교과서 원고가 없어진 이상 에비슨은 빠른 시일 내에 번역을 다시 시작해야만 하였다. 이는 에비슨 혼자만의 작업으로 이루어질 수 없는 일이었다. 1차 번역에서도 보이듯이 유능한 한국인 조수의 도움을 필요로 하는 것이었다. 그리고 에비슨은 김필순이라는 유능한 조수를 만남으로 해서 다시 한 번 번역에 착수할 수 있게 되었다.

에비슨이 김필순을 만난 것은 안식년을 마치고 돌아온 후였는데 김필순은 셔록스의 영어 통역을 했었다. 에비슨은 김필순을 알게 되자 곧 그를 통역 겸 조수로 임명하여 번역사업 재개를 준비하였다.[32] 물론 김필순은 이전에 받았던 교육도 보잘 것 없고, 번역해야 할 과목도 어려웠기 때문에 그의 영어 실력만으로 유능한 번역 보조자가 되기는 어려웠다. 이에 에비슨은 김필순을 자신의 곁에 놓고 직접 가르치며 번역을 진행하기로 마음먹었다.[33] 김필순을 단순한 번역 보조자가 아닌 의사로 성장시키며 제대로 된 번역을 시도하기로 결정한 것이었다. 바로 1900년의 일이었다.[34]

에비슨이 새로이 번역에 착수한 책은 이번에도 그레이 해부학 책이었다. 1900년에 시작된 해부학 책의 번역은 1902년 10월까지 상당한 양을 마쳤으며,[35] 마침내 1904년 9월 인체해부학(Human Anatomy)의 번역을 끝내는데 성공하였다.[36] 그들의 작업은 다른 일, 예컨대 환자로부터의 호출이나 외국인 방문객 때문에 자주 중단되는 어려움을 겪으면서도 해낸 성과이기에 더욱 값진 것이었다.[37]

한편 에비슨의 해부학 번역 작업은 우리나라 최초의 한글 의학서적 번역이었기에 의학용어나 개념을 번역하는데 상당한 어려움을 겪을 수밖에 없었다. 영어개념에 맞는 한글개념을 강구하는 것은 두 언어 모두에 정통하지 않고서는 대단히 어려운 일이기 때문이었다. 에비슨은 이를 해결하기 위해 이미 서양의학 책이 번역되어 있는 중국과 일본의 책들을 구해 참고하며 작업을 진전시켰다.

> 해부학(비록 원고가 불타버렸지만)이 끝난 뒤에 우리는 화학을 새로 번역하기 착수하였다. …… 이와 동시에 우리는 중국에서 중국어로 된 의학서류를 많이 구입하엿다. 중국에는 서양으로부터 의료선교사들이 조선보다 훨씬 일즉이 드러와서 의학서적을 중국말로 준비한 것이 많엇다. 이 책들을 참고하는 가온대 도움을 받은 것이 많으나 어떤 것은 조선에 적당치 않게 된 것도 상당이 많엇다. 교과서 전부를 다 준비하기 전에 일본 것을 구입하여 참고한 것도 많엇는데 대개는 문부생에서 의학교 교과서로 준비한 것들이엇다. 일어로 된 교과서 중에도 중국어로 된 교과서에서 쓴 같은 술어를 쓴 것이 많으나 어근은 같은 것이로되 서로 다르게 쓴 것도 많엇으므로 두 가지를 참고하여 조선에 적당하도록 새로 만든 것도 상당히 많게 되엿다.[38]

중국과 일본 용어를 차용하면서 동시에 그것으로 해결될 수 없는 부분을 조선어로 새롭게 만들어내는 작업을 병행한 것이었다. 이는 결코 쉽지 않은 과정이었는데 김필순은 1905년 발간된 『약물학 샹권. 무긔질』의 서문에서 다음과 같이 회고하고 있다.[39]

> …… 그 본문대로 번역만 한 것이 아니오 이를 증감하며 그 장절의 차서를 받고아 초학자의 과정에 적당토록 하였으나 본방 방언에 약명과 병명과 의학상에 특히 쓰는 말 중에 없는 것이 많음으로써 필순의 옅은 학식과 용렬한 재주로 일본서 번역한 말을 빌어 쓰며 혹 새 말도 지어 쓰매 ……

이렇게 어려움을 겪으며 번역을 끝냈지만 불행하게 이번 번역서에도 문제가 발생하였다.

> 번역된 것은 조금씩 등사해서 몇 부를 만들어 다른 학생에게 나눠주었다. 그레이 해부학책의 번역이 완전히 끝났을 때, 우리들 중의 몇몇은 '끝났다'는 것이 무엇을 의미하는지 알고 있다. 그것은 등사하기 전에 불에 타 없어졌다는 의미인 것이다. 이 모든 일은 굉장한 시련을 안겨 주었다.[40]

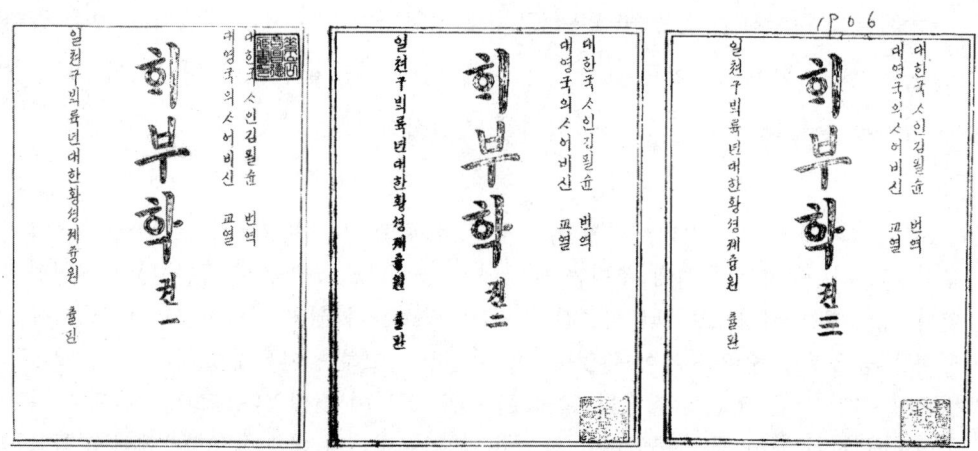

그림 3-4 1906년 우리나라에서 최초로 출판된 해부학 교과서. 일본 책을 번역한 것이다. A. 기창덕 소장. B, C. 정신문화연구원 소장.

이 글은 제중원(세브란스병원)에서 번역 교과서 출판이 활발히 진행 중이던 1909년에 쓰여 진 것으로 여기서 '우리들 중 몇몇'은 1회 졸업생들로 모교에 남아 있던 김필순, 박서양 및 홍석후였다. 번역한 원고를 이들 몇몇 학생들이 등사하여 이용하기는 했지만 원래 원고는 다시 불에 타 없어진 것이었다. 결국 2차 번역서 역시 출판하지 못한 채 끝나게 된 것이었다.

일본 해부학 책의 번역

결국 에비슨과 김필순은 다시 해부학 책을 번역하였다.

이때에 준비한 것은 전번에 한 것보다 훨씬 낳었다. 그래서 처음에 준비한 원고를 잃어버린 것이 도로혀 이익이 된 셈이었다. 이번에는 원고를 그림과 함께 등사하여 쓰기로 하였다.[41]

아! 우리가 없는 동안 해부학의 원고는 불에 없어졌고, 일을 다시 해야 했다. 이 일은 이전처럼 시간이 걸리지 않았으며, 번역이 끝나자 이전과 같은 불행을 피하고 각 학생 및 후의 학생들이 교과서를 가질 수 있도록 - 다른 책들과 함께 - 등사하였다.[42]

이 두 자료에 의하면 그레이 해부학 책의 번역 원고가 불에 탄 다음 즉시 번역을 다시 시작했는데 이번에는 처음보다 번역 작업이 훨씬 수월했고 1906년 초에 번역이 끝나[43] 다른 책들과 함께 등사하였다. 이 책은 현재 남아 있는 3권의 해부학 책이다(그림 3-4). 이 책들은 속표지 내면에 일본인 곤다(今田束)의 책을 번역한 것으로 적혀 있다(그림 3-5). 일본 해부학 책을 번역하였던 것이다. 속표지에는 "대한국 사인 김필순 번역, 대영국의사 어비신 교열, 해부학, 일천구백륙년 대한 황성 제중원 출판"으로 인쇄되어 있으며, 각각 권 一, 권 二, 권 三이다.

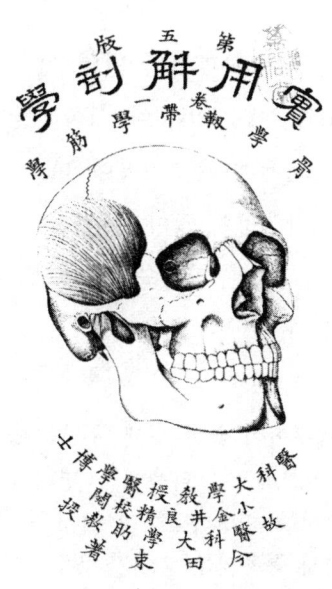

그림 3-5 일본에서 출판된 곤다의 해부학 교과서(實用解剖學 卷一). 이 책은 당시 일본에서도 널리 사용되었다. 동은의학박물관 소장.

그렇다면 왜 일본의 해부학 책을 번역했을까? 이에 대한 답은 두 가지로 요약할 수 있다. 첫째, 김필순은 그레이 해부학 책을 번역할 때 일본 책을 구해 참고하였다. 이 속에는 곤다의 해부학 책도 포함되어 있었고, 김필순도 이 책에 상당히 친숙해져 번역하기가 보다 용이했을 것이다. 둘째, 당시 정세와 밀접한 관계가 있는 것으로 보인다. 1905년 을사보호조약이 체결되어 자의건 타의건 일본과의 관계가 이전보다 밀접해졌다.[44]

그런데 일본으로 말하면 현대식 교육에 있어서 중국보다 훨씬 진보된 나라였고 관계에 있어서도 조선과 일본 사이가 더 밀접하게 되었으므로 우리는 마침내 일본의 교육방침을 따라가기로 결정하였다. …… 그래서 조선에 일본교육제도가 실시되자[45] 우리 학교 학생들은 잠간동안 일본용어에 통하게 되었든 것이다.

『해부학 권1』은 에비슨의 부재중인 1909년 새롭게 등사판을 찍어내었다.[46]

다른 의학교과서의 번역

1901-2년에 에비슨이 의학생들에게 화학 강의를 할 때 일본 화학책을 번역한 교과서를 사용했다는 기록이 나오는데,[47] 제본되었는지 혹은 인쇄물의 상태로 배포되었는지 확실하지 않다. 어쨌건 비록 불타 없어졌지만 그레이 해부학 책의 번역이 끝나자, 에비슨은 김필순 이외에도 홍석후와 홍종은이 있어 번역 작업에 박차를 가할 수 있었다.[48]

> 해부학이 끝난 뒤에 우리는 화학을 새로 번역하기 착수하였다. 그 다음에는 생리학, 약물학, 그 다음에는 병리학, 진찰법, 내과, 피부과, 외과, 산부인과 등에 관한 교과서를 준비하였는데 이것은 처음보다 비교적 쉬웠다. 왜 그러냐하면 이상 각 학과에서 통용되는 술어가 많은 까닭이었다.

실제로 가장 먼저 출판된 것은 『약물학 샹권 무긔질』이었는데, 이것은 다음과 같은 두 가지 이유 때문이다(그림 3-6). 첫째, 번역자가 에비슨 혼자라는 점이다. 이후에 나온 다른 책들은 김필순, 홍석후, 혹은 홍종은이 번역하고 에비슨이 교열한 것으로 되어 있다. 둘째, 여러 책 중에서 유일하게 에비슨의 서문이 포함되어 있다는 점이다.

> 서
> 이 책은 의학전문을 초학하는 한국 학도들을 위하여 김필순 씨로 더불어 영인 쁘류스씨의 영어 약물학에서 우선 무기약만 번역하여 이준일 씨의 글씨로 속쇄판에 인출하되 본문에 약간 가감하여 초학 과정에 적당케 하려 하나 부족한 것이 없지 아니한 고로 장차 다시 출간하고 유기약물학도 개간하여 그 후에 특별한 치료학을 출판하여 여러 학도의 총명을 돕고져 하노라.
> ―천 九백 五년   어비신 서[49]

이런 점으로 보아 1904년 완성되었으나 원고가 불에 타버린 그레이 해부학 책 번역 이후 처음으로 등사해 출간한 책이 바로 이 『약물학 샹권 무긔질』임을 알 수 있다. 에비슨과 김필순의 서문은 당초 불에 타버린 해부학 원고 속에 포함시킬 계획이었을 것이다. 또한 이 책의 번역은 1904년 9월 현재 원고가 불타버린 해부학과 함께 이미 완료된 상태였다.[50] 이 책이 출판된 1905년 가을까지 5권의 교과서가 번역되었으며, 학생들에게 배포할 예정으로 있었다.[51] 이때 번역된 것은 해부학, 생리학, 화학, 약물학, 세균학 등이었는데,[52] 약물학 책이 등사본의 상태로 가장 먼저 배포된 것 같다. 반면 해부학, 생리학, 화학 무기질 등은 1906년에 출판되었다.

또 하나의 특징은 이 책이 영국 책을 번역한 점이다. 이로 보아 에비슨은 처음에는 영국 책의 번역을 시도했으나 진도가 너무 느리고, 의학용어를 만드는 일이 너무도 힘들었으며, 전술한 바와 같이 1905년 을사보호조약이 맺어지는 등의 정세 변화와 함께 과감하게 일본 책을 번역하기로 한 것 같다.

1904년 9월 현재 에비슨은 무기화학(Inorganic Chemistry), 생리학(Physiology)을 번역하고 있었고, 약물학 유기질(Organic Materia Medica), 치료학(Diseases and their Treatment), 피부과학(Diseases of the Skin), 외과학(Surgery)의 번역을 계획하고 있었다.[53] 1906년 초 병리학 및 진단학이 번역 중에 있었다.[54]

1904년 9월 세브란스병원 개원 후 17개월 동안 교과서 준비에 모두 355원이 소요되었는데, 이 기간 동안 세브란스병원에서 지출한 돈이 12,077원임을 감안하면 나름대로 예산 확보가 걱정이었다.[55] 따라서 1906년 미 북장로회 한국선교지부는 미국의 의료인들에게 한국에서의 사정을 소개하는 책자를 보내 기금을 모집하기에 이르렀다.[56]

이제는 지원자도 많아지고 강의가 정규적으로 진행되는 등 상황이 좋아졌지만, 가장 큰 문제는 한국어로 된 교과서가 없다는 점이다. 한국에 있는 모든 선교의사는 의무적으로 교과서 편찬 작업에 노력을 해야 한다.
1906년 현재 해부학, 생리학, 화학, 치료학, 위생학, 간호학, 식물학, 내과의 번역이 완료되어 필사본(manuscript)의 상태에 있는데, 필사본 혹은 등사본의 상태로 이용되고 있다. 이것들을 인쇄하는 데에는 약 3,000-4,000달러로 추정되는 경비가 필요하다. …… 장차 출판 경비는 책을 팔아 충당될 수 있다. ……. 기금은 영구적인 것이 될 것이며, …… 한국연합출판사(Union Publishing House of Korea)는 의학교과서 출판에 사용될 이 기금의 기탁을 원하고 있다. …… 한국성서교회(Korean Religious Tract Society)의 서기인 빈튼 박사가 도움을 기다린다. 빈튼 박사는 이 사업에 박차를 가하기 위해 최근 미국에 있으며, 특히 의학 잡지를 통해 의학교과서 건을 여러

동업자들에게 알리고 싶어 한다. 생명을 구하고 고통을 분담코자 하는 장래성 있는 나라(조선)의 사람들을 돕기 위한 기회이다.

이 사업에서 어느 정도의 성과가 있었는지는 확실하지 않다. 그러나 이후 의학교과서 출판은 더욱 활기를 띠게 되었으며, 1910년 8월 한일합방으로 일본에 나라를 빼앗긴 직후까지 계속되었다. 1910년 9월 현재 에비슨은 세브란스병원 의학교 내에 출판과(Department for Textbooks)를 둘 계획까지 갖고 있었던 것이다.[57] 이렇게 편찬된 교과서는 제중원뿐 아니라 다른 선교 기관에도 무료로 배포했으며, 에비슨은 이런 일이 계속될 수 있기를 희망하였다.[58]

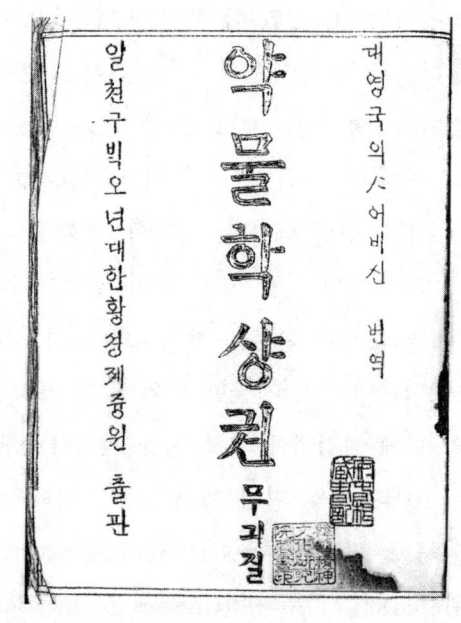

그림 3-6 가장 먼저 출판된 것으로 보이는 1905년판 약물학 상권. 무괴질. 정신문화연구원 소장.

1907년 9월 현재 병리통론, 진단학, 피부과학 및 세균학이 번역되어 출판되었고, 외과학 및 고등생리학(Advanced Physiology)이 번역 중에 있었다.[59] 1908년 8월 현재 고등생리학이 번역되었고, 외과학(Surgery), 내과학(Practice of Medicine) 및 의학사전이 번역 중에 있었다.[60] 1909년 두 번째 안식년을 가진 에비슨의 부재 중 번역 사업은 별 진전이 없었다. 병리학의 번역이 약간 진전되었고, 조직학(Histology) 및 해부생리학(Combined Anatomy and Physiology for Nurses)의 번역을 시작하였다.[61] 그러나 중요한 것은 이전에 만들었으나 다 소모된 생리학, 화학, 해부학 제1권의 새로운 등사판이 만들어졌다는 점이다.

1909년 8월 현재까지 에비슨은 해부학, 생리학, 화학, 세균학, 현미경(Microscope), 병리학, 진단학, 피부병 진단치료법 단, 산과학 및 외과학 등을 번역하였다.[62] 이리하여 1909년 말이 되자 충분한 수의 의학교과서가 번역되었고, 다른 책들도 번역 중에

있었다.[63]

　이와 같은 여러 단편적인 자료를 종합해 보면 에비슨과 제1회 졸업생인 김필순, 홍석후, 홍종은 등에 의해 번역되고 출판된 의학 교과서의 목록은 다음과 같다(책 이름에 꺽쇠 인용표를 한 것은 책의 실제 제목이며, 현재 남아 있는 책들에 관한 사항은 표 1.에 나타내었다.).

1. 그레이 저 인체해부학. 필사본, 1899년 3월 탈고. (원고 보관자가 사망함에 따라 원고가 없어짐.)
2. 화학. 1901년 사용. (에비슨은 일본책을 번역한 교과서로 학생 강의에 사용했음.)
3. 그레이 저 인체해부학. 필사본, 1904년 9월 현재 탈고. (김필순과 함께 번역했으며, 등사 직전에 원고가 불에 타버렸음.)
4. 『약물학 샹권 무긔질』. 대영국 의사 어비신 번역, 1905년 출판. (1904년 9월 현재 번역이 끝났으며, 1905년 출판.)
5. 『해부학 권일』. 대한국 사인 김필순 번역, 대영국 의사 어비신 교열, 1906년 출판. (1906년 초 현재 번역이 끝나 출판.)
6. 『해부학 권이』. 대한국 사인 김필순 번역, 대영국 의사 어비신 교열, 1906년 출판. (1906년 초 현재 번역이 끝나 출판.)
7. 『해부학 권삼』. 대한국 사인 김필순 번역, 대영국 의사 어비신 교열, 1906년 출판. (1906년 초 현재 번역이 끝나 출판.)
8. 『신편 화학교과서 무기질』. 대한국 사인 김필순 번역, 대영국 의사 어비신 교열, 1906년 출판. (1904년 9월 현재 번역 중이었고, 1906년 초 현재 번역이 끝나 출판.)
9. 신편 화학교과서. 유기질. (김필순 번역, 에비슨 교열. 1906년 초 현재 번역이 끝남.)
10. 『신편 생리교과서 전』. 대한국 사인 홍석후 번역, 대영국 의사 어비신 교열, 1906년 출판. (1904년 9월 현재 번역 중이었고, 1906년 초 현재 끝나 출판.)
11. 『진단학 1』. 대한국 사인 홍석후 번역, 대영국 의사 어비신 교열, 1906년 출판. (1906년 초 현재 번역 중이었고, 끝나자 출판.)
12. 『진단학 2』. 대한국 사인 홍석후 번역, 대영국 의사 어비신 교열, 1907년 출판. (1907년 9월 현재 번역이 끝나자 출판.)
13. 치료학(Therapeutics or Diseases and their Treatment). (1904년 9월 현재 번역을 계획하였고, 1906년 현재 끝남.)

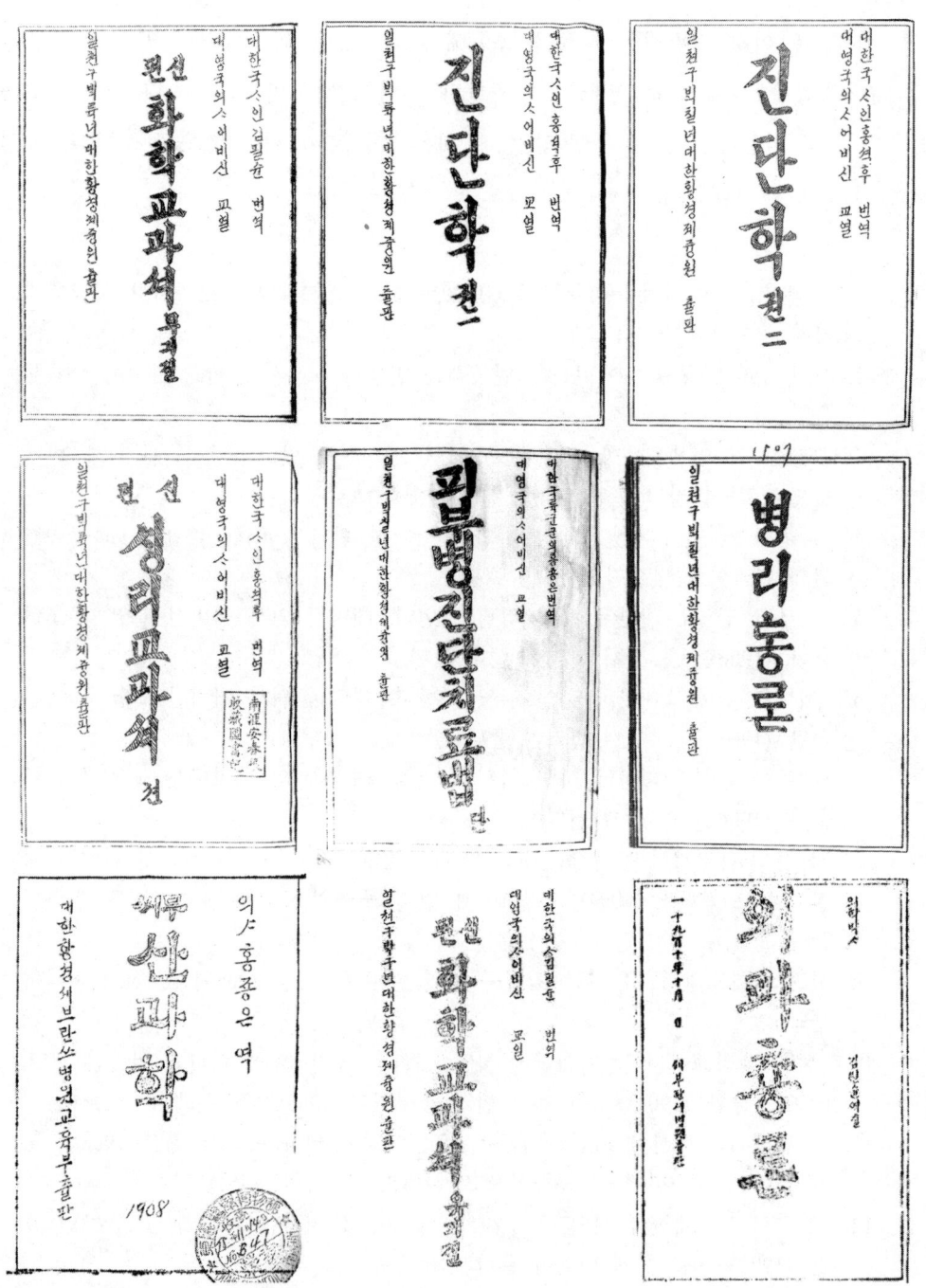

그림 3-7 제중원-세브란스에서 간행된 각종 의학교과서. 대략 30종류의 교과서가 편찬된 것으로 알려져 있으나, 현재 10여종만이 남아 있다.

14. 위생학(Hygiene). (1906년 현재 번역이 끝남.)
15. 간호학(Nursing). (1906년 현재 번역이 끝남.)
16. 식물학(Botany). (1906년 현재 번역이 끝남.)
17. 내과(Practice of Medicine). (1906년 현재 번역이 끝났음. 김필순이 내과책을 번역했다는 기록이 있음.[64])
18. 『피부병 진단치료법 단』. 대한 륙군 군의 홍종은 번역, 대영국 의사 어비신 교열, 1907년 출판. (1907년 9월 현재 번역이 끝나자 출판.)
19. 세균학. (1906년 초 및 1907년 9월 현재 번역이 끝난 상태임.)
20. 『병리통권』. 1907년 출판.
21. 『서약단방』. 홍석후 역, 1907년 출판.
22. 『무씨 산과학』. 의사 홍종은 역, 1908년 출판.
23. 고등생리학. (1907년 9월 현재 번역 중이었으며, 1908년 현재 끝났음.)
24. 『해부학 권일』. 대한국 의사 김필순 번역, 대영국 의사 어비신 교열, 1909년 출판. (1909년 발행된 새로운 등사판.)
25. 『신편 화학교과서 유기질』. 대한국 의사 김필순 번역, 대영국 의사 어비신 교열, 1909년 출판. (1909년 발행된 새로운 등사판.)
26. 신편 화학교과서. 무기질. (1909년 새로운 등사판이 발행된 것으로 추정됨.)
27. 신편 생리교과서. 전. 대한국 사인 홍석후 번역, 대영국 의사 어비신 교열, 1909년 출판. (1909년 발행된 새로운 등사판.)
28. 『외과총론』. 의학박사 김필순 역술. 1910년 10월 출판. (1904년 9월 현재 번역을 계획하였고, 1907년 9월 현재, 1908년 8월 현재 번역 중이었으며, 1909년 8월 현재 번역이 끝났고, 1910년 10월에 출판.)
29. 해부생리학(Combined Anatomy and Physiology for Nurses). (1909년 김필순[65])에 의해 D. Kimber이 지은 『Anatomy and Physiology for Nurses』가 번역 중에 있었으며, 1908-9년에 반을 번역해 간호원양성소에서 교재로 사용하였다.)
30. 현미경(Microscope). (1909년 8월 현재 번역 완료.)

한편 번역 계획이 있었거나 번역 중인 기록이 있지만, 이를 완성했다는 기록이 없는 것들은 다음과 같다.

31. 약물학 유기질(Organic Materia Medica). (1904년 9월 현재 번역을 계획하고 있었으며, 1905년에 나온 약물학 무기질의 서문에 유기질도 곧 준비한다는 설명이 있음.)

32. 내과(Practice of Medicine). (1908년 8월 현재 번역 중이었으며, 1906년 번역을 완료한 것과의 관계는 확실하지 않음.)
33. 의학사전. (1908년 8월 현재 번역 중.)
34. 조직학(Histology). (1909년 번역 중.)

표1. 현존하는 제중원 출판 의학교과서.

제목	저자	역자	출판처	출판연도	쪽수	소장처	비고
약물학 상권 무기질	Bruce	어비신 번역	제중원	1905	165	한국정신문화연구원	분류기호 518.1-어48약
신편 화학교과서 무기질	吉田彦六郎	김필순 번역 어비신 교열	제중원	1906	233	연세대 귀중본열람실 및 한국정신문화연구원	연세대에는 2권이 소장되어 있는데, 한 권에는 '의주부 남문 청실학원 중학부내 김영서'라는 표시가 있다. 한국정신문화원 소장의 책은 분류기호 435-요58화
해부학 권 1	今田束	김필순 번역 어비신 교열	제중원	1906	143	서울대학교 병원 박물관	연세대학교 의과대학 의사학과 소장본과 내용은 같으나 글씨는 다름
해부학 권 2	今田束	김필순 번역 어비신 교열	제중원	1906		숭실대학교 박물관	C7 33
해부학 권 3	今田束	김필순 번역 어비신 교열	제중원	1906		한독의약박물관 홍문화 장서	C7 33
신편 생리교과서 전	坪井次郎	홍석후 역 어비신 교열	제중원	1906	109	한국정신문화연구원	분류기호 511.1-쓰44생
진단학 1	독일 박사 愛氏	홍석후 번역 어비신 교열	제중원	1906	190	한국정신문화연구원	분류기호 512.1-홍54진
진단학 2	독일 박사 愛氏	홍석후 번역 어비신 교열	제중원	1907	159	한국정신문화연구원	분류기호 512.1-홍54진
피부병 진단치료법, 단		홍종은 번역 어비신 교열	제중원	1907	141	동은의학박물관	
서약단방		홍석후 번역 어비신 교열	제중원	1907	82	아단문고	
무씨 산과학	武氏	홍종은 역	세브란스병원	1908	77	동은의학박물관	
신편 화학교과서 유기질	-	김필순 번역 어비신 교열	제중원	1909	61	동은의학박물관	
해부학 권 1	-	김필순 번역 어비신 교열	제중원	1909	134	동은의학박물관	기창덕 소장본과 내용이 같으나, 글씨가 다르며, 1909년 다시 등사한 것임
외과총론	-	김필순 역술	세브란스병원	1910.10	158	동은의학박물관 및 한독의약박물관	
병리통론	-	-	제중원	1907	-	한국정신문화연구원	C7 32

2. 첫 졸업생의 배출

에비슨은 병원 건립과 여러 가지 일로 학생들에게 많은 정성을 쏟지 못했지만, 세브란스가 보내 준 허스트가 개원 직전에 합류하면서 이전보다 더 적극적으로 의학교

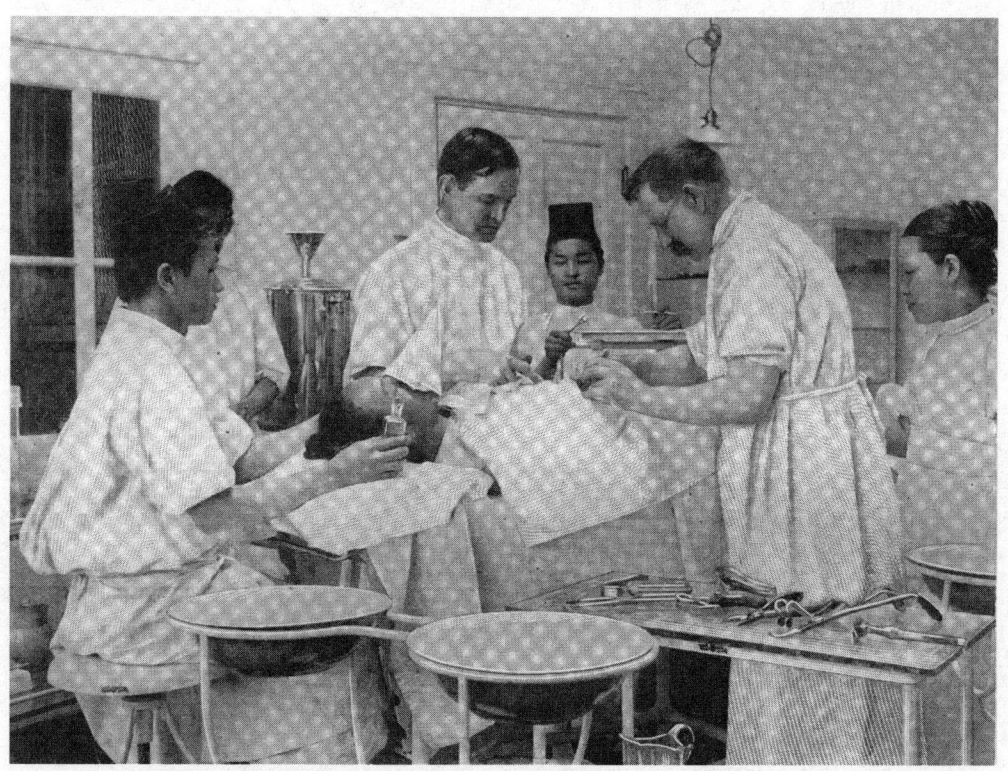

그림 3-8 세브란스병원에서의 수술 장면(1905). 오른쪽에 수술을 집도하는 에비슨, 맞은편에 허스트가 있으며, 왼쪽에는 한국인 마취사가 있다. 에비슨과 허스트 사이에서 의학생이 수술 광경을 관찰하고 있다. 동은의학박물관 소장.

육에 임할 수 있었다.[66] 그리하여 병원을 이전한 이듬 해인 1905년부터 번역된 의학 교과서를 학생들에게 나누어 줄 수 있었고, 강의도 규칙적으로 진행되었다. 1906년 초[67] 현재 여러 명의 학생들이 해부학, 생리학, 화학, 세균학, 병리학 등의 기초 학문을 이수 받았다. 동시에 이들은 실제 내과 및 외과에서 임상 실습을 했으며, 학생들은 모든 종류의 작은 수술과, 외국인 선생의 감독 하에 독자적으로 절단술(amputation) 같은 일부 큰 수술을 할 수 있는 정도로 훈련되어 있었다(그림 3-8, 9). 따라서 에비슨은 3년 이내에 이들 중 3-4명이 완전한 의사로 졸업할 수 있을 것으로 기대하였다. 병원을 옮긴 후 여건이 좋아지자 입학생을 더 받았는데[68] 1906년 말 16명의 학생 중 상당한 훈련을 받은 학생이 7명, 덜 훈련을 받은 학생이 9명이었다.[69] 덜 훈련 받은 학생들은 화학, 해부학, 조직학, 생리학 및 약물학의 강의를 받았다.[70]

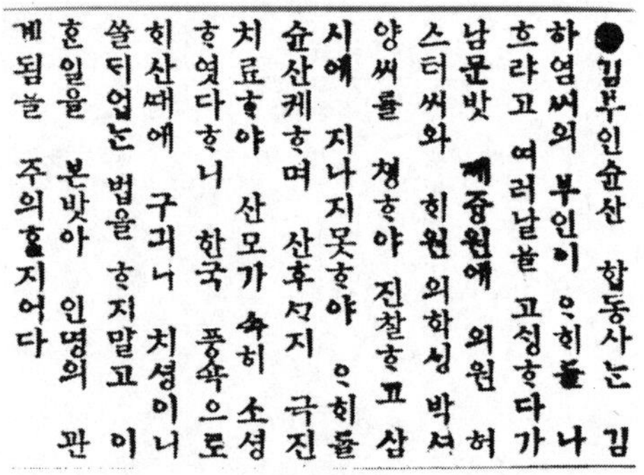
●김부인슌산 합동사는 김
하염씨의 부인이 ᄋᆞ히ᄅᆞᆯ 나
ᄒᆞ랴고 여러날ᄅᆞᆯ 고ᄉᆡᆼᄒᆞ다가
남문밧 졔즁원에 의원 허
스터씨와 히원 의학ᄉᆡᆼ 박셔
양씨ᄅᆞᆯ 쳥ᄒᆞ야 진찰ᄒᆞ고 삼
시에 지나지못ᄒᆞ야 ᄋᆞ히ᄅᆞᆯ
슌산케ᄒᆞ며 산후ᄭᆞ지 극진
치료ᄒᆞ야 산모가 쇽히 소셩
ᄒᆞ엿다ᄒᆞ니 한국 풍쇽으로
히산ᄯᆡ에 구긔나 치셩이니
ᄡᅳᆯ듸업ᄂᆞᆫ 법을 ᄒᆞ지말고 이
흔일을 본밧아 인명의 관
계됨을 주의ᄒᆞᆯ지어다

그림 **3-9** 허스트와 의학생의 왕진. 대한매일신보 1907년 10월 23일자.

1907년이 되자 훈련을 잘 받은 학생들은 언제 졸업하여 의사가 되는가를 궁금해하기 시작했고, 일부는 에비슨이 졸업 기한을 확실히 말해주지 않으면 중도에 포기할 뜻을 비치기도 했다.[71] 이에 에비슨은 얼마동안 생각한 후에 이제부터 학생들이 공부에 더 힘쓰고 실습하는 시간을 늘린다면 일년 안에 전과를 다 마치고 졸업할 수 있겠다고 말하였다. 에비슨은 그들에게 각 과에 대하여 반드시 알아야 될 것을 충분히 가르치기로 하였다. 한편 덜 훈련 받은 학생들은 물리학, 화학, 해부학, 조직학, 생리학, 세균학 및 약물학의 강의를 받았고,[72] 1907년 10월 1일 다시 신입생을 받았다.[73]

1908년이 되자 에비슨은 각 과정에 대하여 근본이 되는 문제 백 개씩을 만든 후 누구든지 이 문제에 대답하지 못하면 개업이나 의사 자격이 없는 것으로 간주하기로 하였다.[74]

각 과에서 문제 백 개씩을 뽑은 것은 가장 중요하고 가장 필요한 것들만을 뽑은 것이었으니 이 문제를 해답할 수 있는 학생은 직업을 가진 뒤에 환자 취급을 자유로 하되 생명의 위험을 염려할 것이 없을 만큼 신용할 수 있는 것이었다.

가령 예를 든다면 의사로서 최면제를 사용하는데 두 가지 약을 보통 쓴다. 클로로폼과 이서란 것으로 규정한 분량보다 과량을 쓴다면 생명에 위험이 잇고 혹은 죽지는 않는다 하더라도 여러 가지 모양으로 해를 받게 된다. 그런고로 의사된 이들은 이런 약 쓰는 법을 철저히 알아야 하며 또 이런 약을 과도히 써서 중독 된 환자에 대하여 치료하는 방법을 알지 않으면 아니 된다. 만일 여기 대한 지식이 완전치 못할 때는 환자를 구하지 못하게 되는데 특히 외과에서는 이것이 매우 필요하고 중요하며 많이 쓰는 약이다.

그리하여 졸업 직전 각 과목별로 100개의 시험문제를 출제하여 치러진 시험을 보아 모두 합격했다. 몇몇 외부 의사들의 검증을 거친 시험은 결코 허식적인 것이 아니었다. 학생들에게 한 질문들은 당시 한국선교의학회 모임에서 다루어졌던 것이며, 미국 또는 캐나다의 어떠한 의학도를 위한 시험으로도 충분한 질문들이었다.[75] 이들이 받은 졸업시험의 평균 성적은 92, 87.5, 87.5, 85.5, 82, 74.5, 72점이었으며, 전체 평균은 83점이었다.[76]

필기나 구두시험과 함께 치룬 실기시험은 점수가 훨씬 더 좋았다.

그런데 당시 우리 학생들에게 있어서는 실제 실험이 학술 시험보다 비교적 쉽게 되었다. 왜 그러냐하면 반에 학생수가 적고 모든 수술에 학생들이 같이 조수 노릇을 하게 된 연고였다. 그들은 일반외과 치료에만 조수 노릇을 할 뿐만 아니라 진찰과 치료에 있어서 모든 종류의 질병을 전부다 취급하게 되었음으로 그들의 기술이나 경험은 학술에 비할 것이 아니었다.[77]

에비슨은 정말 학생들이 한 사람의 의사로서 일을 할 수 있다는 사실이 확실해질 때까지 학생을 졸업시키지 않고 철저하게 가르쳤던 것이다.[78] 그리고 에비슨 자신이 전에 캐나다 토론토에서도 교육을 해 보았지만 이렇게 훌륭한 학생들은 처음이라고 말할 정도로 이들은 실력이 있었다.

뿐만 아니라 에비슨은 학생들의 태도에도 대단히 만족해했다. 졸업을 앞두고 에비슨은 이들이 졸업 후 어떤 일을 하고 싶어 하는가를 무척 알고 싶었다. 에비슨은 학생들이 그 동안 공부를 하느라 경제적으로 대단한 어려움을 겪었기 때문에 모두

나가서 개업을 하여 돈을 벌려고 하지 않을까 하는 생각을 가지고 있었다. 그래서 졸업식 전날 학생들에게 졸업해서 무엇을 할 것인가를 물었다. 그러나 학생들은 의외로 돈보다는 학교에 남아 후학을 가르치는 일을 하겠다고 대답하였다. 이에 에비슨은 이들이 자기의 이익을 위하여 일하기보다는 남을 위한 책임을 느끼니 정말 훌륭한 인격을 구비하였다는 사실을 알고 크게 감동하였다.

학생 제군! 제군은 내일로 졸업장을 받아 가지고 나가게 되었다. 나는 제군의 장래 방침을 듣기 원하노라 하였다. 여러분이 졸업장을 받기 전에 여러분이 생각하는 바를 알기 원한다고 하였다.

그들은 한동안 침묵하고 있었다. 그리다가 한사람이 니러 말하기를 우리도 졸업한 뒤에 어떻게 할까? 하는 문제를 가지고 이미 많이 이야기 하였습니다. 우리는 오래 시일을 허비하여 공부하였습니다. 우리들은 교장께서 주시는 적은 돈을 받아가지고 가까스로 지내왔습니다. 우리들은 다 가족이 잇는 사람들이오. 공부하는 동안에 재정상으로 막심한 곤란을 받아 온 것이 사실입니다. 그래서 낙심도 여러 번 하고 어느 때는 몇 번식 도망질을 치려고 하였습니다. 그러나 언제나 당신이 붙잡아 주셨고 혹 달아나려 할 때는 만류하여 마지않으신 것이외다. 지금 와서 뿐만 아니라 늘 말해 오든 것은 언제나 우리가 졸업을 하고 개업을 하여 돈을 벌까 하고 무른 것이었습니다. 그러나 이 자리에 임하여 다시 생각하여 본 즉 어찌할 바를 알지 못하겠습니다. 지금 같아서는 우리 앞에 장래가 없는 것 같소이다. 우리는 어찌 할 바를 모르겠습니다. 에비슨 박사가 우리에게 기회를 주시겠지 그가 우리를 가르쳐 놓았으니 그가 우리를 이 만큼 만들어 놓았다. 우리는 병원에 있어서 우리 뒤에 입학한 반을 가르침이 어떠할까? 우리는 이렇게 이야기를 하였습니다.

이 말에 나는 열정이 용솟음 쳤다. 나는 스스로 말하기를 오! 나는 일곱 사람의 의사를 양성한 줄로 생각하였더니 의사 뿐 아니라 참다운 인격을 양성하였구나 하고 감탄하였다. 남을 위하여 책임감이 없다하면 그 어찌 인격자라 하랴. 이들은 남을 위한 책임감을 가졌으니 정말로 훌륭한 인격을 구비하였다 하였다.[79]

에비슨은 조선에서 처음 시작했던 서양의학 교육이 첫 결실을 맺고 조선에서 서양의학의 새 기원을 여는 첫 졸업식을 크고 성대하게 치러야겠다고 생각했다. 또한 에비슨은 면허증을 부여받는 일이 대단히 중요하다고 느꼈다. 이미 1900년 의사규칙이 제정되었지만 한의사에만 적용되었고, 서양식 교육을 받은 졸업생들에게는 적용되지 않았다. 또한 이미 을사보호조약이 체결되어 일본 통감부의 허락이 필수적이었다. 따라서 에비슨은 당시 통감인 이또를 찾아가 학생들이 공부한 기간과 또 성심껏 학업에 종사한 사실을 이야기한 다음에 이제 졸업식을 거행하려고 하니, 졸업식에 참여하여 학생들에게 졸업장을 수여해주고 또한 축사를 해줄 것과, 또한 축하객이 많이 올 터인데 이들을 수용할 수 있는 군대용 큰 천막을 빌려줄 수 있는가 부탁하였다. 이에 이또는 기꺼이 응하였다.[80] 그리고 이들이 자신들의 인생에 있어 가장 기쁜 날 일인데, 10년에 이르는 노고에 조금이나마 보답이 될 수 있게 의술개업인허장을 수여해주도록 부탁하였다. 통감 이또로부터 긍정적인 답변을 들은 에비슨은 학부 및 내부대신과 의논하여 식에 참석하여 연설하는 것을 허락받았다.

1) 제중원의학교의 첫 졸업식

드디어 알렌이 의학교육을 시작한지 22년 만에, 에비슨이 의학교육을 시작한지 13년 만인 1908년 6월 3일 7명의 첫 졸업생을 배출하게 되었다.[81] 이때 에비슨의 감회가 어떠하였을 것인가는 상상하고도 남음이 있다.

7명의 졸업생은 가나다 순서로 김필순(金弼淳), 김희영(金熙榮), 박서양(朴瑞陽), 신창희(申昌熙), 주현칙(朱賢則), 홍석후(洪錫厚), 홍종은(洪鐘殷)이었다. 김필순은 1900년 에비슨의 번역 조수로 채용되어 영어도 가르치면서 의학 공부를 하였다. 박서양은 백정 박성춘의 아들로 에비슨에게 특별히 부탁하여 입학하였다. 주현칙은 선천 미동병원에서 셔록스를 도와 일하다가 1905년 1월 10일 입학하였다.[82] 확실하지 않지만 1904년 5월 21일 입학한 신창희도 선교의사로부터 의학교육을 받다가 세브란스에 입학한 것으로 추정된다. 1905년 12월 13일 의학교의 졸업시험방이 발표된[83] 홍석후는 아버지가 언더우드의 한글 선생이었으며, 동기생 홍종은과 함께 에비슨의 허락을 얻어 입학하였다.[84]

졸업식은 1908년 6월 3일 수요일 오후 3시 의학교에서 거행되었다.[85] 병원에 큰 방이 없었기 때문에 잔디밭과 테니스장에 통감부에서 빌려 준 육군용 큰 텐트가 세워졌고 700명을 수용하도록 의자들이 놓여졌다(그림 3-10). 많은 깃발들이 장식되었다. 주요 참석자들의 국적을 알리기 위해 태극기와 일장기 등이 입구의 컴파운드

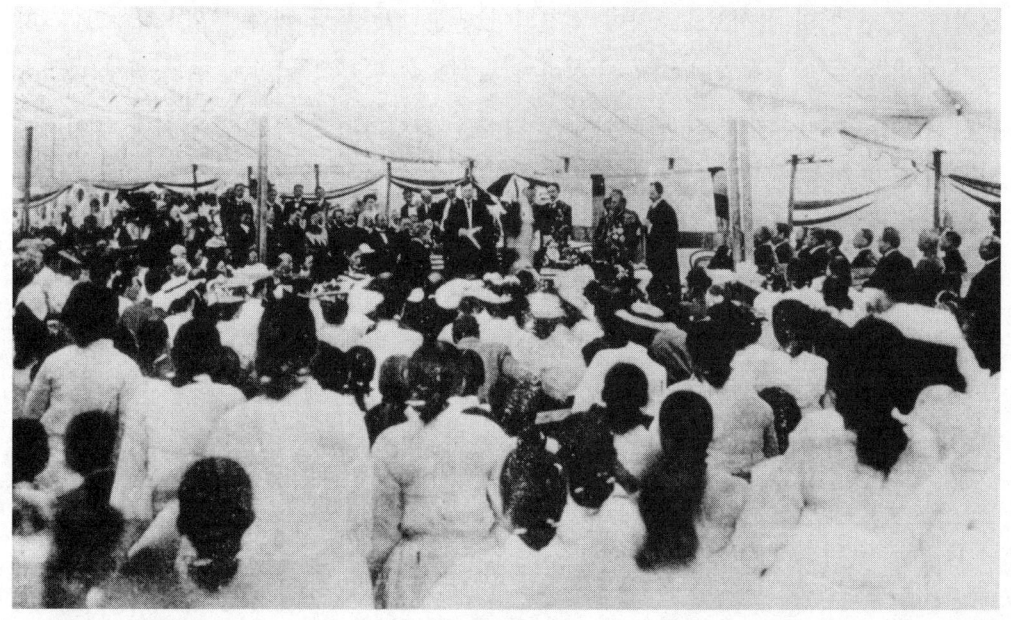

그림 3-10 1908년 6월 3일 제중원의학교 제1회 졸업식 광경. 우리나라 최초의 면허 의사 배출을 축하하기 위해 정부 고위 관료, 주요 외교 사절, 통감 이토, 가족, 친지 등 거의 1,000명이 운집하였다.

(compound) 위로 장식되었고 병원 주체의 국적을 알리기 위해서 성조기가 병원 위에 걸렸다. 태극기가 한쪽의 높은 장대에서, 영국 국기가 다른 장대에서 에비슨 박사의 국적을 나타내며 걸려있었다. 태극기와 성조기가 텐트 위로 걸려 있었다. 단상 뒤로는 두 개의 큰 적십자기가 텐트의 벽에 걸려있었다. 단상에는 백 명의 주요 인사들이 있었다. 단상 전면 앞자리에는 졸업생들이 앉았고,[86] 이토 통감은 가운데 귀빈석에 앉았다.

참석한 주요 인사로는 정부의 고위 관리로 학부대신 이재곤, 내부대신 임선준, 중추원 의장 김윤식이 참석했고, 고종의 둘째 아들이자 순종의 동생인 의화군이 그의 대리인을 보냈다. 그리고 이토 통감과 그의 측근인 주장관 무라타(Murata)와 그의 스태프의 다른 구성원인 군의총감 후지타와 많은 다른 일본의 고위 관리들, 제물포의 웨어 부부(Weir), 대구 제중원의 존스톤(Johnston), 평양의 베어드 부부, 미국 오하이오 신시내티의 갬블(Gamble) 부부 및 아들, 중국 상해의 황실 대변인인 윌킨슨(H. W. Wilkinson), 그리고 서울에 사는 대부분의 외국인들, 많은 서울과 그 근방의 조선의 인사들과 그 부인들이 참석하는 등 거의 천 명이 참석함으로서 대성황을 이루었다. 그야말로 서울의 일대 사건이었다.

졸업식은 북장로회 게일(J. S. Gale) 목사의 사회로 진행되었는데, 게일 박사의 교회 장로인 예 씨가 한국어로 기도를 주관했다.

스크랜튼의 강연

의장의 짧은 연설 뒤에 스크랜튼이 "한국에서의 서양 의학의 발달 약사(A Short Sketch of the Development and Progress of Western Medicine in Korea)"라는 제목으로 강연을 했다.

한국의 서양의학 출현과 발전에 대한 요약

한국 최초의 의대 졸업식인 오늘, 연설을 할 기회가 주어져 영광스럽습니다. 이 행사는 이 땅의 서양 의학 출현과 관련된 모든 사람들에게 특별한 기쁨입니다. 이 행사는 의술의 발전에 있어서 한 세기를 나타내는 것이며, 미래의 의술의 발전과 연관지어볼 때 의미로 가득 차있습니다. 우리는 수년에 걸친 노력으로 오늘의 결실을 맺었고, 그들의 발전으로 인해 외국인과 자국민을 포함한 한국의 모든 사람들에 대한 의료를 한 차원 더 높인 세브란스 병원과 의과대학에 진심 어린 축하를 보냅니다.

대략 25년 전, 세 명의 의사가 한국에서의 선교단 창립을 위하여 미국의 두 개의 큰 선교 단체로부터 선발되었습니다. 나는 그들이 선발되고 위임받은 정확한 역사적 사명은 말할 수 없으나, 이 세 사람, 알렌, 스크랜튼 및 헤론이 이 이름 순서대로 이곳에 왔다는 것은 확실합니다. 알렌은 원래 중국의 남경으로 보내졌으나, 새로운 나라가 개방되고, 그곳에 기회가 있다는 것을 듣자마자 1884년 9월 20일 중국을 떠나 한국에 도착하였습니다. 첫 몇 달은 그보다 먼저 온 외국인들과 원주민 사이에 면식을 위해 보냈고, 첫 달 동안은 의료 활동을 거의 하지 않았습니다.

1884년 12월 4일은 한국의 개방에 있어서 주목할 만한 날입니다. 그날 새로운 우체국의 개국을 알리는 연회가 벌어졌는데, 그 연회가 진행되던 중 특정한 관리들을 색출해내기 위한 화재 경보가 울렸고, 그 시대 진보파에게 불필요하다고 생각되는 여러 사람이 단수되었는데, 그 당시 부상자 가운데, 마지막 왕비의 가까운 친척인 민영익이 있었습니다. 민 왕자는 세계 일주 여행에서 막 돌아온 주한 미국 공사관의 중요한 일원이었으며, 미국과의 조약 비준을 위임받고 있었습니다.

그 당시 미국의 전권대사였던 푸트 장군은 특별히 민 왕자가 참석한 가운데 알렌이 그 부상자들을 돌보게 하는데 큰 역할을 하였습니다. 알렌의 노력은 성공적이었고, 오늘날 세브란스 병원의 전신인 그 당시의 정부 병원은 왕가에 대한 알렌의 노력에 대한 감사의 표시로 건립되었습니다.

이 기관은 한국에 세워진 많은 외국인 기관 중 최초의 것입니다. 이 기관은 공식적으로 1885년 2월 25일 문을 열었습니다.

1885년 3월 3일 한국에 도착한 스크랜튼은 알렌을 제물포에서 처음 만나, 다음 날 서울로 동행하였고, 3월 5일 정부 병원을 처음 방문하였습니다. 그때부터 헤론이 6월 말 경에 오기까지 짧은 기간 동안 스크랜튼은 알렌을 그 병원에서 도왔습니다. 알렌이 왕가의 그 한 사람을 성공적으로 치료하여 얻은 서양의학의 특별한 소개과정으로 인해 그의 무료진료소는 처음부터 모든 종류의 환자들로 가득 찼습니다. 그 수는 매일 백 명을 넘겼고, 알렌 혼자로는 그를 도울 수 있는 사람이 단 한 사람도 없는 상황에서, 갑자기 그에게 책임 지워진 수요를 충족시키는 것은 매우 무거운 짐이었습니다.

헤론이 도착하자 스크랜튼은 그가 파견된 임무를 수행하기 위해 그리고 선교의 하나로서 병원을 건립하기 위해 떠났습니다. 이 사업은 그해 6월 현재 벙커 교수가 살고 있는 그의 저택에서 시작했는데, 나중에 이 무료진료소는 현재 정동의 감리교교회 자리로 이전되었습니다. 이 병원은 왕에 의해 배재학당과 이화학당의 이름을 하사 받을 때 함께 시병원이란 이름이 하사되었습니다. 수 년 동안 이 기관은 매년 5천에서 7천 명의 환자를 돌보는 일을 수행하였습니다.

자 우리가 특별히 관심을 가지고 있는 정부병원으로 다시 돌아가 봅시다. 당신들 중 누군가는 한때 외아문병원(Foreign Office Hospital)이라고 불렀던 오래된 병원을 기억하실 겁니다. 의과대학은 알렌, 헤론 및 언더우드를 강사진으로 하여 1886년 4월 10일 시작하였습니다.

그 해는 무섭게 창궐하던 아시아 콜레라에 대한 서양의술의 치료 시도가 처음으로 행해졌습니다. 그 당시에는, 외국인들이 아기들을 약물실험용으로 사용한다던가, 약물에 중독 시킨다던가, 아기들의 눈을 사진을 찍을 목적으로 사용한다던가 하는 각종 죄목으로 그들을 악마로 몰아 체포하던 때였는데, 배재학당이 생긴 직후 그 밑에 지하실이 아기들을 숨기는 목적으로 사용된다는 소문이 돌았고 몇 명이 사람들이 그 소문의 진위를 확인하기 위해 그곳에 다녀갔습니다.

점점 그런 소문은 어느 정도 누그러졌습니다. 1887년 구 외아문병원은 나중에 에비슨이 살았던 곳이며, 최근 일본 전람회가 열렸던 곳인 구리개의 더 좋은 부지로 옮기기 위해 문을 닫았습니다.

제Ⅲ장 세브란스에서의 의학교육 171

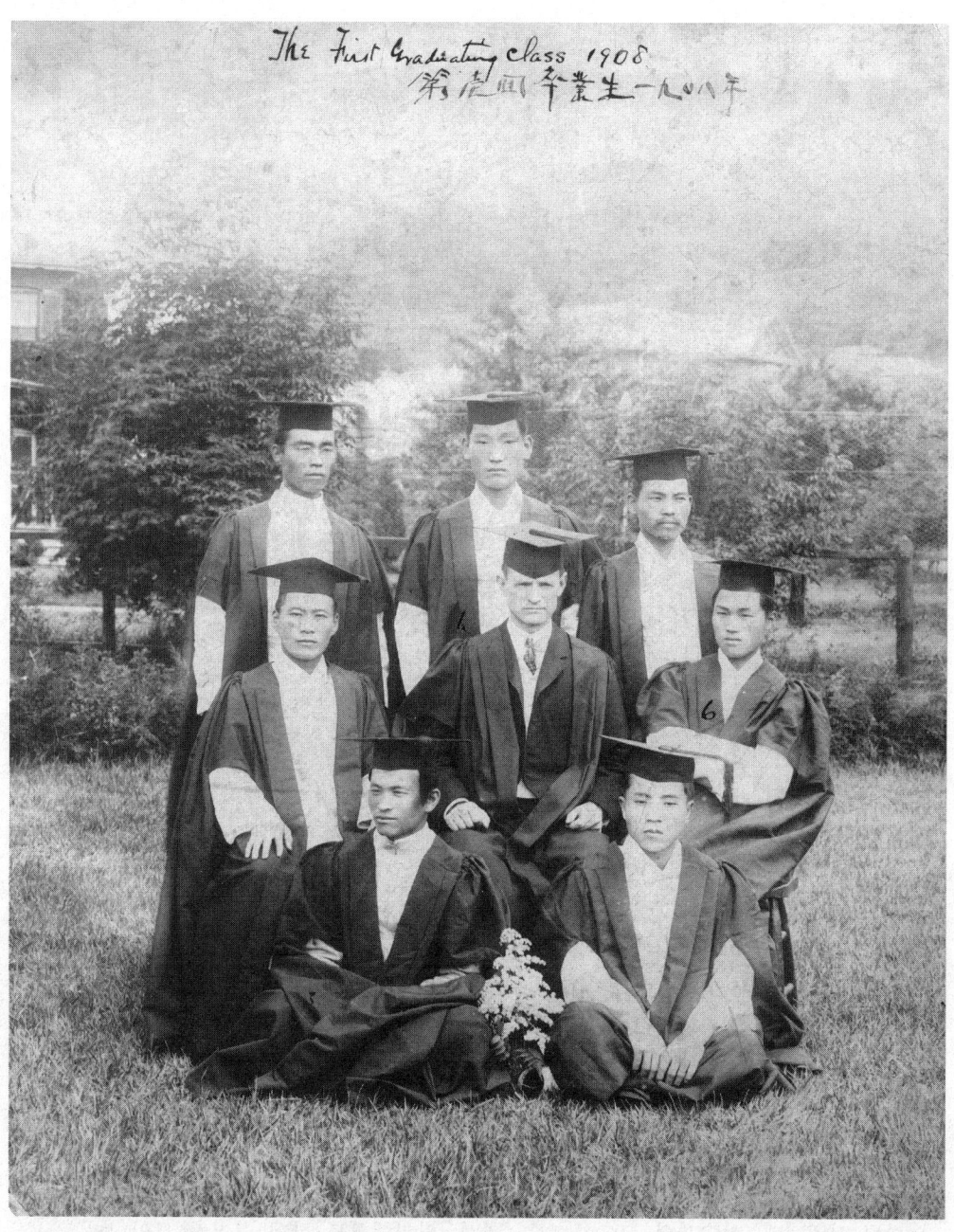

그림 3-11 허스트와 제1회 졸업생들. 뒷줄 왼쪽이 김필순 가운데가 홍석후이며, 가운데 줄 왼쪽이 주현측, 가운데가 허스트, 오른쪽이 박서양이다. 김희영, 신창희 및 홍종은이 사진 속의 누구인지 아직 확실하지 않다. 동은의학박물관 소장.

다음으로 환자를 돌보는 일과, 한국의 여성 활동에 있어서 알렌을 돕기 위해 엘러즈가 왔습니다.

이때 스크랜튼은 여성과 아이들을 전문적으로 돌보는 병원이 필요하다는 것을 알았고 현재 보구녀관이라고 알려진 여성병원을 커틀러(Dr. Cutler)의 책임 아래 개원하였습니다. 하워드(Dr. Meta Howard)는 이곳에 보내진 최초의 여자 의사입니다.

시간과 여러분의 인내심을 고려하여 여러 가지 중요한 분야에서 의료 활동을 수행했던 사람들을 더 이상 언급할 수는 없겠습니다. 일찍이 이 봉사 활동에 몸을 담은 헤론, 원산에서 하디와 함께 수년을 보낸 맥길, 한국의 영국 선교사업의 설립자인 제물포의 랜디스와 서울의 와일즈, 평양에서 의료 활동을 시작한 홀 부부, 이 글에서 빠져서는 안 될 이름인 웰즈, 한국인의 마음속에 오늘날 이 직업과 기술들이 가지고 있는 호의적인 입지는 일찍이 의술에서 훌륭한 일을 했던 모든 사람들 덕택입니다.

우리 이외에 다른 집단에서도 의료 활동을 했는데, 무엇보다도 한국에 온 일본인들에 의해 서양식으로 실행되었던 의료 활동이 잘 언급되어 있습니다. 이런 맥락에서 한성병원은 수년간의 명성과 입지에 있어서 주목할만한 기관입니다.

그러나 이 시점에서 한국 정부에도 특별히 언급되어져야할 실제로 10년 동안이나 존재했던 관립학교라는 이름의 세 개의 기관이 있다.

오늘날의 정부 병원 의과대학의 전신, 수년 전부터 정부의 주도 하에 한국의 백신 개발과 접종을 시작한 기관인 구 외아문병원의 마지막 계승자인 광제원, 조선 말기 일본에 의해 경영 하에 시작되었던 적십자 병원.

이토 통감은 한국정부가 지원하는 이 세 개의 한국 기관에서 발견된 것들 중, 정부가 그들의 국민에게 이익을 주기 위하는 것처럼 그 기관들은 각각 잘 해나가고 있었음에도 불구하고 그 기관들 중 어떤 것도 그 고귀한 목적을 다하지 못하고 있다는 한국의 개혁 문제를 경험했을 때 오늘날에 대한 은혜를 베풀었습니다. 실용성과 필요한 개혁을 희망하며, 이토 통감은 이 세 기관을 통합하여 대한의원 산하에 두고 프-러 전쟁과 중-일 전쟁, 도쿄에 있는 그의 개인 병원과 공립병원에서 많은 경험을 가진 사또(Dr. Baron Sato)를 불러들였습니다.

이 기관은 이제 빠르게 완성되어가고 있으며, 곧 공식적인 개관이 있을 것입니다. 이 건물은 벽돌과 돌로 만들어진 두 개의 넓은 프론트를 가진 2층 건물이며, 이 프론트는 200에서 300개의 병상을 수용할 수 있는 7개의 넓은 병동과 연결될 것입니다. 기숙사와 교수를 위한 관사, 의과대학도 함께 지어질 것입니다.

그러나 이렇게 말하는 것보다도, 이제 곧 이 기관이 스스로 더 많은 것을 말해주게 될 것이고, 곧 우리는 최초의 한국 정부 병원에 있어서 사도의 길도 다시

금 돌아가게 될 것입니다.

내 생각에 에비슨이 한국에 와서 오늘날의 성과에 확실히 공을 돌릴 만한 가치가 있는 성공적인 작업을 시작한 것이 1893년입니다. 에비슨의 관리 하에 훌륭한 활동으로 세브란스 병원의 현재 명성에 적지 않은 기여를 한 이 기관은 1904년에 구리개에서 우리가 지금 모여 있는 이 장소로 이전하였습니다. 세브란스 씨의 많은 기부는 이 기관을 사회에 대한 선행을 하게 만들고, 오늘날 초대 의대 졸업생을 배출하게 한 노력과 견줄 만큼의 기여를 하였습니다. 지금 이 시간에 이 병원의 혜택을 굳이 언급하지 않더라도, 어떤 칭찬의 말로도 모자란 이 기관의 행적을 여러분 모두가 직접 목격하셨습니다.

지나간 날의 그 숱한 사건들을 되새기는 것이 고리타분하게 느껴질 수도 있습니다. 현재의 기쁨에 있어서 역할을 했던 많은 좌절과 용기를 잠깐 생각해봅시다. 우리는 많던 적던 간에 또 다른 기관이 들었을 수도 있는 것들을 목격했고, 한국인들이 칭찬을 금할 수 없는, 맹인들에게 눈을 돌리고, 나무, 돌, 심지어 모든 중요하지 않은 것까지 눈을 돌렸다는 것은 사실입니다. 우리는 서양 의학의 자신감이 점점 성장하는 것을 매우 흥미롭게 지켜보았습니다.

오늘은 한국 의학의 새 시대를 장식한 날입니다. 먼저 나섰던 사람들, 일본에 가서 서양 의대를 졸업하고 온 사람들은 다른 이들과 합류하기 위해 그렇게 하였습니다. 아무튼 한국에서의 서양의학의 작은 흐름은 이제 변화하고 있고, 두 부류는 섞이게 될 것입니다. 서양과 교화하기 위해 그들이 배우고, 몇 가지 방식으로 행해온 원칙을 가지고 있는 일본의 서양의학도들처럼, 우리도 한국이 헌신적으로 이전 받은 기술들에 대해 무의미한 형제가 되지 않기를 희망합니다. 우리는 서양에 의해서 의료라는 방식으로 한국에 혜택이 주어졌을 뿐 아니라, 한국도 같은 면에서 열정과 헌신을 주었다고 믿습니다.

나는 이 새로운 개업의들과 한국의 첫 의대 졸업생들에게 진심으로 축하를 보냅니다. 나는 당신들에게 엄숙한 책임이 있음을 일깨워주고 싶습니다. 당신들은 자신이 아니라 남을 위해 봉사하는 직업을 맡고 있습니다. 당신들의 새로운 직업윤리를 성취하기 위해서는 단지 이름뿐만이 아닌 동료들을 위해 봉사하는 데 있어서 자신의 삶에 얽매이지 않았던 사람들의 계승자가 되어야만 합니다. 당신은 헌신과 고된 연구와 높은 성취를 계승받았고, 당신들에게 그것들이 실제로 쓰여지는데 있어서, 못쓰게 되거나 줄어들지 않도록 하는 책임이 있습니다. 당신은 인내와 헌신으로 당신의 바로 앞의 선교의 선구자들에 의해 희망적인 수업을 받아 왔습니다.

뿐만 아니라 나는 당신들이 당신들의 나라에서 개척자가 되었으며, 당신의 민족과 계승자들을 위해 한국의 의술을 다져나가는 것이 당신들의 의무임을 일깨워

주려 합니다. 의학은 한국에서 수행해야할 거대한 임무가 있으며, 이 일을 수행해야 할 사람은 한국인 의사들입니다. 이곳의 외국인 의사들은 잠시 머물고 곧 떠날 테지만, 당신들은 그들이 가르쳤던 것을 계승하고, 그것들을 당신의 민족과 당신의 나라의 이익을 위해 사용해야만 합니다. 오랜 세월 동안 당신의 직업에 있어서 가르침을 받았던 많은 교수들의 많은 높은 이상들을 가지고, 당신의 직업과 당신의 스승과, 당신을 계승할 학생들의 영광과 이익을 위해 최선을 다해 일하십시오.

말하자면 에비슨의 졸업생 교육과 이토 통감의 그들에 대한 정책이라는 가장 흥미롭고 중요한 과정이 남았습니다. 이 영광을 안은 일곱 명의 젊은이의 이름은 홍종은, 김필순, 홍석후, 박서양, 김희영, 주현칙, 신창희입니다(그림 3-11, 12).

졸업장 수여

이어 학부대신인 이재곤(李載崑)이 졸업생들을 호명했고 많은 관중의 관심은 그날의 핵심 이벤트인 졸업장 수여에 쏠렸다. 졸업생들은 제모(regulation cap)를 쓰고 평상복 위에 가운을 입었다. 괜찮은 모습이었다. 허스트가 이름을 불렀고 각각은 단상 위로 올라와 이토 통감에게서 졸업장을 받고 에비슨에게서 후드를 수여받았다. 그리고 의장과 통감, 그리고 허스트에게 인사를 하고 단상에서 내려갈 때 에비슨의 아들 고든으로부터 장미로 된 부케를 받았다. 그리고 하객들로부터 진심 어린 박수를 받았다. 이들이 받은 졸업장에 적힌 명칭은 무엇이었는지는 확실하지 않으나, 영어로는 「Doctor of Medicine and Surgery」였다. 이것의 우리말 번역은 「의학득업사(醫學得業師)」였던 것으로 추정된다.[87]

통감 이토의 연설

졸업장 수여가 끝나자 이또가 일본어로 연설하였다. 연설은 그의 개인 비서인 코쿠부(Kokubu)에 의해 통역되었고 『Seoul Press』의 주모토(Zumoto)에 의해 영어로 번역되었다.

친애하는 신사 숙녀 여러분,
저는 세브란스병원의 첫 번째 졸업식에서 이러한 기념적인 일에 한 역할을 할 수 있는 특권을 가진 것에 대해 매우 감사하게 생각합니다. 나는 그들의 인생에

제Ⅲ장 세브란스에서의 의학교육 175

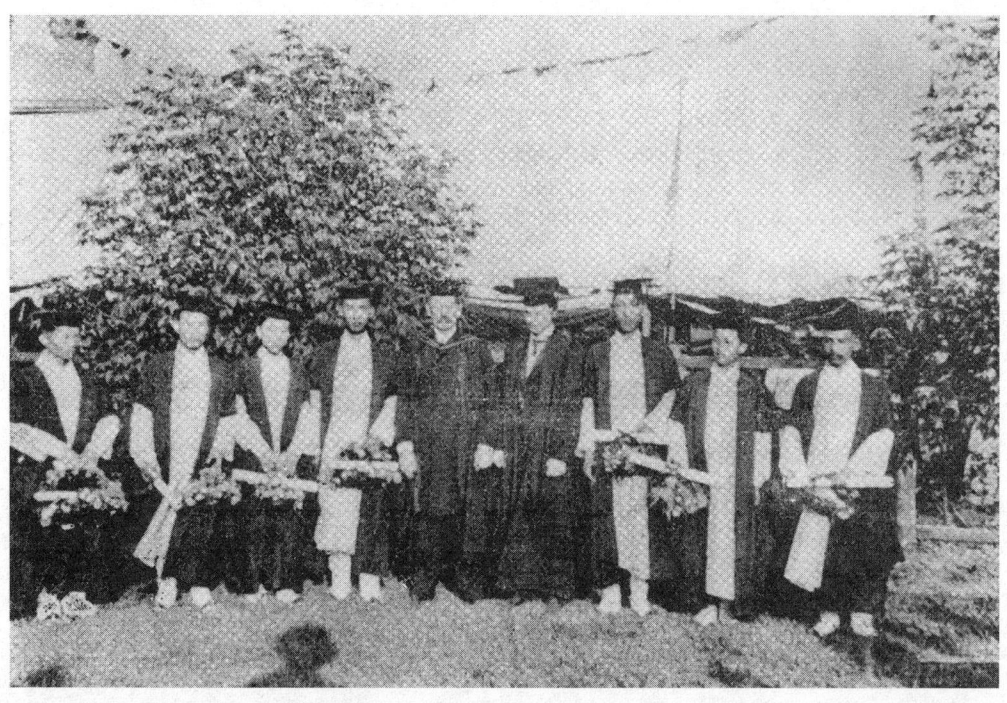

그림 3-12 에비슨, 허스트와 제1회 졸업생들. 손에는 졸업장과 부케를 갖고 있다. Korea Missio Field 35, 1939.

서 매우 기쁘고 중요한 졸업식에서 졸업생들을 축하할 수 있게 된 것에 대해 더욱 더 감사를 드립니다. 그리고 한국의 발전을 위해서 그들의 전문 분야에서 보여준 에비슨박사와 그의 동료들의 헌신적이고 효과적인 노력에 대해 감사를 드리고 싶습니다.

다른 극동의 나라들과 같이 한국도 의학교가 없진 않았습니다. 하지만 저보다 여러분이 더 잘 알듯이 조선 의학은 질병의 원인을 연구하고 새로운 약을 개발하기 위한 화학 연구에서 매우 중요한 해부학과 생리학적인 면에서 서양의학과 비교가 되지 않습니다.

제가 처음 여기 통감으로 왔을 때 전 당장 조선 정부에 대한병원을 세우자고 건의했습니다. 그와 동시에 발전된 서양의학을 들이고 병원과 함께 학교에서 서양의학을 가르치자고 했습니다. 병원은 최근에야 열었고 아직 학교에서 어떠한 졸업생도 배출하지 못했습니다.

오늘 제가 졸업장을 드리게 되는 제군들, 여러분은 배우고 숙련된 서양 의사에게서 문명의학을 배울 수 있는 기회를 경험해 왔습니다. 여러분의 과정을 끝낸 후에 여러분은 지금 교실에서 배운 것들을 실제 적용하는 인생에서 매우 중요하고 새로운 단계에 와 있습니다. 여러분은 인생에서 매우 중요한 발전을 해 왔고 전 그것에 대해 진심으로 축하합니다. 결론으로 전 여러분이 여러분의 나라에서 의학의 발전에 앞장서는 선구자가 되었으면 합니다. 그렇게 함으로서 여러분은 여러분의 스승과 국가가 여러분께 원했던 것을 충실히 이행할 수 있게 되는 것입니다.

졸업생 대표 홍석후의 감사 말씀

졸업생 중 한 명인 홍석후가 졸업생을 대표해서 한국어로 간단하게 감사를 표했다. 그는 "우리들을 그와 같은 발전을 할 수 있게 하신 신의 선의에 감사드리고 동시에 선생님들께서 가르쳐 주신 것뿐만 아니라 학생들이 희망이 없어 보이고 너무나 긴 고통에 포기하려고 할 때 끊임없이 격려해주신 것에 대해 감사드린다"고 말했다. 그 다음으로 내부대신 임선준이 졸업생들에게 연설을 했다. 그리고 다른 졸업생 김필순이 영어로 연설을 해서 많은 영어 사용 관중들에게 박수를 받았다.

의장이 미국 영사인 새몬스(Thos. Sammons)를 소개하였다. 그는 이루어진 일의 중요성과 선교의 교육적인 측면에 대해, 그리고 병원의 이득에 대해 강조하였다. 그리고 10주 동안 한국에 머물면서 세세히 조사하여 크게 좋은 일이 될 것이라고 느껴 그의 기부액을 크게 늘린 세브란스 씨의 일을 말하였다.

에비슨의 연설

마지막으로 에비슨의 연설이 있었다. 그는 간략하게 무엇을 하려고 했고 무엇이 되었는지에 대해 말한 후, 그의 의사를 만들려는 오랜 노력의 첫 번째 결실들이 이론과 실습의 모든 면에서 교육되어 그를 기쁘게 한다고 하였다. 그는 졸업생에 대한 내부대신의 관심과 동정에 대해 감사를 표하며 그와 통감에게 졸업생들에게 추가 시험 없이 정부의 인증을 약속한 것에 대해 감사를 드렸다. 그는 이렇게 많은 수의 동양과 서양의 대표들이 모인 것에 대해 동양과 서양이 인류 진보와 문명의 발달을 위해서 힘을 모으는 것이 불가능한 것이 아니라고 말했다. 조선인들이 매우 열등하여 아무 것도 할 수 없다고 말하는, 조선인의 능력에 대해 매우 무지한 사람의 말을 하면서 자신이 15년 동안 조선인들을 가르치고 일하면서 그는 조선인들의 능력과 정신 세계에 대해 알게 되었다고 말하면서, 그는 조선인들이 다른 나라의 사람들보다 조금도 뒤쳐지지 않았다는 것에 대해 망설이지 않고 말할 수 있다고 하였다. 최고 졸업자의 성적이 92%에서 가장 낮은 사람이 72%로 평균 83%의 성적이 이를 증명한다고 하였다. 그는 몇 년 후에 졸업생들의 양성에 조금이라도 기여한 사람들은 다른 나라에 비해 전혀 열등하지 않은 것에 나라에 기여했다는 자부심과 감사를 가지게 될 것이라고 말했다. 그는 졸업생들이 가져야 할 책임감에 대해 몇 개의 충고로 말을 끝냈다.

감리교(Episcopalian 미션) 트롤프 목사(M. N. Trollope)의 기도와 축복으로 졸업식이 끝났지만 많은 관중들은 새로운 의사들을 축하하고 그들의 성공을 빌기 위해서 남아있었다. 에비슨은 많은 친지의 축사에 휩싸였다. 친지들은 일에 대해 관심과 환경을 극복해낸 조선 청년들에게 동정과 그와 학생들의 많은 어려움을 이겨낸 15년 동안의 노력이 좋은 결과로 된 것에 대해 축하를 하였다.

2) 우리나라 최초의 의사 면허 - 의술개업인허장 수여

졸업식 다음날 졸업생들은 내부 위생국에서 의술 개업을 허락하는 의술개업인허장(醫術開業認許狀)을 받았는데,[88] 그 내용은 "○○○는 제중원의학교에서 의학 수업의 전과정을 이수하고 동 기관에서 충분한 시험을 통과한 사실로 보아 의료를 행할 권리를 부여한다."는 것이었다. 이 의술개업인허장은 번호가 1번부터 7번까지였으며 (그림 3-13B), 이것이 우리나라 최초의 의사면허이다.[89]

의술개업인허장의 1번은 누구였을까? 각 졸업생의 면허 번호는 확실하게 알려져 있지 않았으나, 홍석후가 3번이었고(그림 3-13A), 주현칙이 6번이었던 것은 확인되고 있다.[90] 그런데 우리가 주목할 자료가 있다. 바로 졸업식에서 '한국에서의 서양 의학의 발달 약사'라는 제목으로 강연을 한 스크랜튼의 마지막 문구이다.

　　이 영광을 안은 일곱 명의 젊은이의 이름은 홍종은, 김필순, 홍석후, 박서양, 김희영, 주현칙, 신창희입니다.

졸업생의 순서가 좀 특이하다. 한글, 영어 혹은 일본어 발음순서가 아니고 입학

순서도 아닌 것이다. 그런데 연세대학교 의과대학에 남아 있는 옛 학적부에 의하면 홍종은이 맨 앞에 철(綴)해 있으며, 신창희와 주현칙의 순서가 바뀐 것을 제외하고는 위의 졸업생 순서와 동일하다. 이 순서는 다름 아닌 졸업 점수 순서대로 철했던 것이고, 바로 이 성적에 따라 의술개업인허장이 수여된 것으로 추정할 수 있다. 이 추정을 근거로 하면 의술개업인허장의 번호는 다음과 같다.

1번 홍종은, 2번 김필순, 3번 홍석후
4번 박서양, 5번 김희영, 6번 주현칙, 7번 신창희

한편 에비슨은 7명의 졸업생들에게 박사의 학위를 주기로 결정하였고, 실제 여러 곳에서 이들이 '박사'라고 불려지는 것을 확인할 수 있다(그림 1-14).[91]

제중원의학교 제1회 졸업생들에게 수여된 의술개업인허장의 역사적 의미를 우리나라 의사면허제도 도입사의 측면에서 살펴보자.[92] 우리나라의 의사면허제도 기원은 1900년 1월 2일에 반포된 의사규칙(醫士規則)에서 찾을 수 있다(그림 1-15).[93] 이 규칙은 제1조에서 「醫士는 의술을 慣熟하여 天地運氣와 脈候診察과 內外景과 大小方

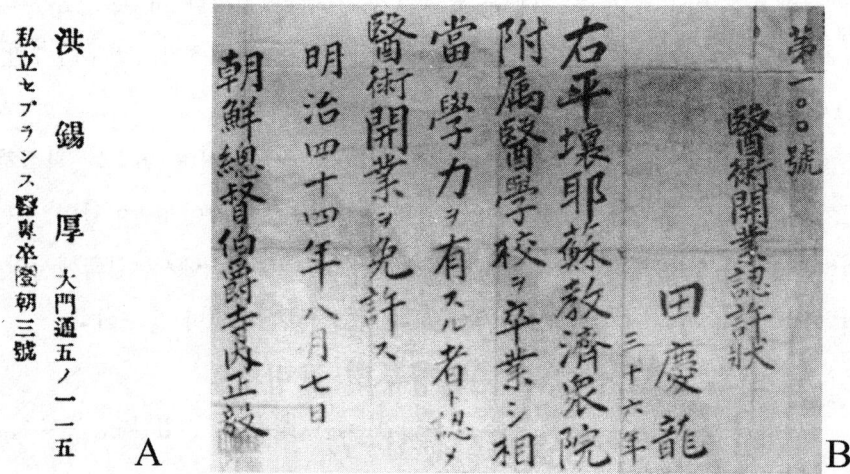

그림 3-13 의술개업인허장. A. 홍석후가 인허장 3번이었음을 알려 주는 일본 자료. 일본의적록. 동경의사시론사, 1928. 동은의학박물관 소장. B. 전경룡의 인허장 100번. 아쉽게도 조선총독부에서 발행한 것이지만, 1908년 최초로 발행된 것과 동일할 것으로 추정된다. 정부기록보존소 소장.

과 藥品溫凉과 鍼灸補瀉를 통달하여 對 證投劑하는 자」로 규정함으로써 우리나 라 역사상 처음으로 의사에 대한 법률적 정의를 내리고 있는데, 그 내용으로 보 아 한의들을 염두에 두고 있음을 알 수 있다. 부칙에서는 관청의 허락 없이 의 사나 약제사로 활동하는 사람에게 10원 이상 100원 이하의 벌금에 처할 수 있는 처벌규정까지 두어 의료에서 의사의 독 점권을 분명하게 인정하였다. 그런데 제 2조에서는 의과대학과 약학과의 졸업장 을 가지고 국가에서 주관하는 시험을 통 과한 사람을 의사로 규정하고 이들 외에 는 의료행위를 금하고 있어 장차 배출될 미래의 의사에 대해서도 미리 규정을 정 해 놓은 것처럼 보인다.

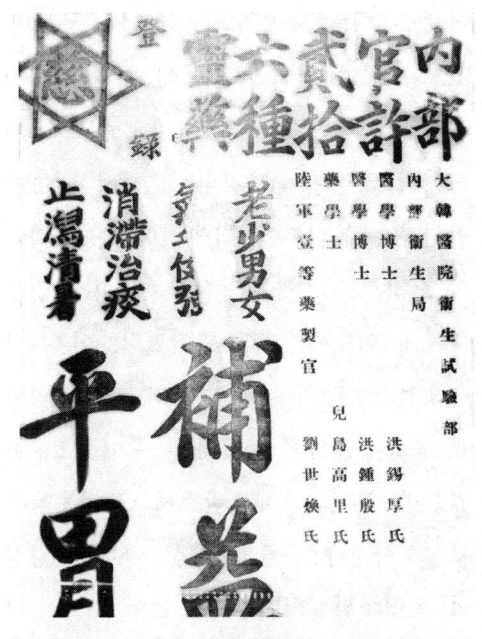

그림 3-14 홍종은, 홍석후를 의학박사로 칭 하고 있는 자혜약방 광고지(1909년 경). 동 은의학박물관 소장.

하지만 이것은 규정일 뿐 실제로 시행되지는 않았다. 우선 조선정부는 과도기적 으로 기존에 의료 활동을 하는 이들 가운데 위생국에서 주관하는 시험에 합격한 자 들에 대해 인허장을 부여한다는 조처를 덧붙였는데, 이는 한의사들을 위한 것이었고 지방관에게 공문을 보내 각 군에서 활동하는 의사와 약제사를 모아 시험을 보게 하 고 그 명단을 내부(內部)로 보내도록 하였다.[94] 그리고 1900년 3월 1일부터 20일까지 내부에서 의사와 약제사를 소집하여 시험을 보게 하였으며 이 기간 중에 시험을 보 지 않는 자에게는 벌금을 부과하는 조치를 취하기도 하였다.[95] 당시까지 한의사란 특별한 교육과정이나 자격에 대한 검증과정 없이 본인이 원하면 누구나 약간의 의 학지식을 밑천으로 의료 활동을 할 수 있었기 때문이 의사규칙으로 당시의 많은 한의들의 질을 관리할 수 있었을 것으로 보인다.

한편 조선정부는 1899년 의학교규칙을 발표하면서 졸업시험을 통과한 사람에 대 해서 졸업장과 동시에 내부대신 명의로 의술개업 면허장을 수여하도록 규정했지만,

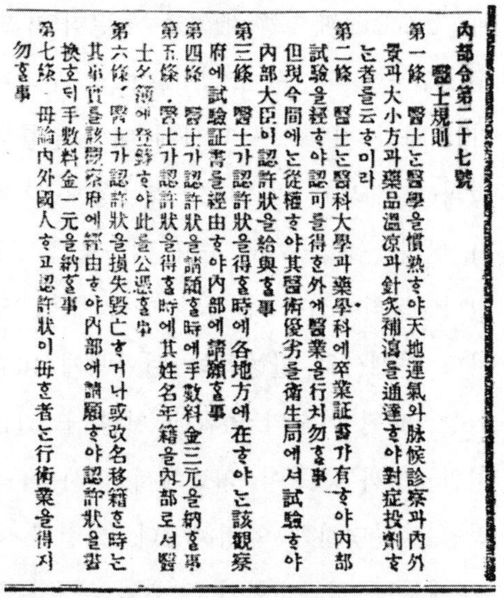
內部令第二十七號
醫士規則
第一條 醫士ᄂᆞᆫ醫學을慣熟ᄒᆞ야天地運氣와脈候診察과內外景과大小方과藥品溫凉과針灸補瀉를通達ᄒᆞ야對症投劑ᄒᆞᄂᆞᆫ者를云ᄒᆞ미라
第二條 醫士ᄂᆞᆫ醫科大學과藥學科에卒業證書가有ᄒᆞ야內部試驗을經ᄒᆞ야認可를得ᄒᆞᆫ外에醫業을行치勿ᄒᆞᆯ事
但現今間에ᄂᆞᆫ從權ᄒᆞ야其醫術優劣을衛生局에서試驗ᄒᆞ야內部大臣이認許狀을給與ᄒᆞᆯ事
第三條 醫士가認許狀을得ᄒᆞᆫ時에各地方에在ᄒᆞ야ᄂᆞᆫ該觀察府에試驗證書를經由ᄒᆞ야內部에請願ᄒᆞᆯ事
第四條 醫士가認許狀을請願ᄒᆞᆯ時에手數料金三元을納ᄒᆞᆯ事
第五條 醫士가認許狀을得ᄒᆞᆫ時에其姓名年籍을內部로서醫士名簿에登錄ᄒᆞ야此를公選ᄒᆞᆯ事
第六條 醫士가認許狀을損失毁亡ᄒᆞ거나或改名移籍ᄒᆞᆫ時ᄂᆞᆫ其事實을該觀察府에經由ᄒᆞ야內部에請願ᄒᆞ야認許狀을書換ᄒᆞ되手數料金一元을納ᄒᆞᆯ事
第七條 毋論內外國人ᄒᆞ고認許狀이毋ᄒᆞᆫ者ᄂᆞᆫ行術業을得지勿ᄒᆞᆯ事

그림 3-15 의사규칙. 醫士規則. 관보 제 1473호, 1900년 1월 17일자 1면.

실제로 이들은 인허장을 받지 못했다. 조선 정부는 인허장 수여에 대해 그다지 적극적이지 않았고, 또 필요성도 크게 느끼지 않았던 것 같다. 오히려 최초의 인허장은 통감부 시기인 1908년 에비슨의 요청으로 제중원의학교 제1회 졸업생들에게 이또에 의해 주어졌다. 이후 의술개업인허장은 1909년부터 (관립)의학교 졸업생들에게 소급해서 주어졌고, 한일합방 후에는 세브란스나 조선총독부 부속의학강습소 졸업생 뿐 아니라 평양의 동인의원 부속의학교 졸업생,[96] 그리고 평양 야소교 제중원 부속의학교 졸업생[97]들에게도 주어졌다. 이렇게 발급되기 시작한 의술개업인허장은 1913년 11월 15일에 새로 마련된 의사규칙에 의해 의사면허증이 주어질 때까지 144명에게 발급되었다.[98]

3. 세브란스병원의학교

1908년 6월 제1회 졸업생을 배출한 후 많은 학생들이 의학생이 되기를 희망하여 이 중 23명의 입학을 허가하면서 의학교육은 더욱 활성화되기 시작하였다. 그리고 이 무렵 학교도 법률적 지위를 얻게 되었다. 이전까지는 별도의 등록 없이도 학교 운영이 가능했지만 1908년 8월 26일 통감부가 반포한 사립학교령에 의해 모든 사립학교는 학부의 인가를 받아야 했다. 이는 통감부가 항일 애국사상의 온상인 사립학교를 감시하고 통제하기 위한 조치였으며, 이에 따라 제중원의학교는 1909년 7월 세브란스병원의학교(Severance Hospital Medical School)로 학부에 정식 등록하였다.[99]

1) 제2회 졸업생의 배출

제1회 졸업생을 배출한 후 에비슨이 안식년을 떠났기에, 허스트 혼자 의학교와 병원의 과중한 책임을 맡게 되었지만, 졸업생 중 6명이 학교에 남아 강의를 맡음으로 인해 크게 도움이 되었다. 또한 모두 한글로 되어 있는 교과서가 준비되어 있었기에 훨씬 수월했고, 1909년에는 재고가 바닥이 난 생리학과 생화학, 해부학 제1권을 새로 등사하여 발행하는 등 에비슨이 없지만 의학 서적의 번역도 꾸준하게 진행하였다.

제1회 졸업생을 배출하고 난 후 외래, 진료 및 교육을 크게 전문화시켰는데, 우선 진료에 있어 크게 한국인에 대한 내과 및 외과 입원 진료, 외래진료소, 특진 및 왕진과, 외국인에 대한 내과 및 외과 입원 진료, 특진 및 왕진으로 세분하였다.[100] 이외에 백신연구소, 전염병, 안경과(Optical Department), 의학교, 간호원 양성소, 전도 사업 및 교과서 번역 등의 분야가 있었다.

학생 모집 및 교육 과정

1908년 10월 1일 입학한 23명의 신입생 중에는 세브란스에서 이미 교육을 받은 경험이 있는 학생이 8명이 있어 이들을 상급반으로 편성하였다.[101] 그리고 처음 입학한 15명을 하급반으로 하였다.[102] 입학 후 상급 반 학생들은 해부학, 생리학, 생화학, 약물학(Materia Medica), 세균학, 물리학, 병리학을, 하급 반 학생들은 해부학, 생리학, 생화학, 약물학, 약리학, 조직학, 영어, 수학을 배웠다.[103] 학생들은 위의 강의 이외에 추가로 병원에서 여러 가지 일들을 도왔으며, 따라서 수업은 4시간의 강의와 두 시간 이상의 실습으로 이루어졌다.

한편 1회 졸업생들은 의학교 뿐만 아니라 간호원양성소에서도 강의를 맡았다.[104] 김필순은 킴버의 해부생리학 교과서를 반 정도 번역하여 학생들에게 가르쳤다. 홍종은은 '증상의 관찰'과 '음식 섭취'를, 홍석후는 'The Eye in Health and Disease'를 강의했다. 김희영은 'Materia Medica'를, 신창희는 'Metric system을 포함한 Weight and Measure', 'Bacteriology with the aid of the Microscope'를 강의하였다.

1909년 봄에 치러진 학기말 시험에서 상급반의 8명 전원이 성공적으로 진급하였다. 반면 하급반에 등록했던 15명 중 7명은 진급하였으나, 2명은 1과목에서, 4명은 2과목에서 낙제 점수를 받았고, 2명은 사업상의 이유로 중도 포기하였다.[105] 낙제 점수를 받은 학생들은 1909년 가을에 시험에 통과한 경우에만 진급시켰고, 그렇지 못하면 낙제시켜 다음 학년과 함께 수강토록 하였다.

1909년도 후반기[106]의 정규 전임교수는 에비슨, 허스트, 김필순, 홍석후, 그리고 박서양이었으며, 휠드 여의사와 퍼피 양(Miss Purpee)은 영어와 수학 수업을 담당하였다. 1909년 겨울 송도에 있는 남감리회의 리드(Reid)가 파견되어 두 과목의 강의를 할 예정이었는데, 하나는 소화기 질환이었고, 나머지는 의료선교이었다.

정규 과정은 4년으로 할 예정이었으며, 교과목은 해부학, 생리학, 화학, 현미경 사용법, 생물학, 물리학, 약리학, 약물학, 세균학, 조직학, 일반 진단 치료학, 진단학, 병리학, 내과, 외과, 외과 해부학, 그리고 약국과 병동, 수술실에서의 실습으로 이루어졌다. 이비인후과, 안과, 혈청학적 치료, 전기적 치료 및 X-ray에 대한 특별 실습을 4학년 때 하기로 하였다.

　1909년 9월 초 다시 학생을 뽑았는데, 몇 명인지는 알려져 있지 않으나, 제4회로 10명이, 제5회로 3명이, 제6회로 1명이 졸업하였다. 1909-10년에는 신입생인 1학년에게 김필순이 해부학을, 박서양이 화학을, 그리고 홍석후가 현미경 사용법, 물리학 및 동물생명학을 가르쳤다.[107] 2학년들은 물리학, 화학, 해부학, 조직학, 생리학, 세균학, 약물학을 배웠다.[108]

　1910년에는 10월 초에 27명의 학생을 뽑았는데, 제3회로 1명(고명우이며 3학년으로 편입하였음), 제5회로 4명, 제6회로 5명이 졸업하였다. 이와 같이 학생들을 계속 모집하면서, 1910-1년에는 학교 역사상 처음으로 동시에 4학년의 강의가 진행되었다.

　1910-1년에 각 학년의 학생수는 4학년이 6명, 3학년 6명, 2학년 17명, 그리고 1학년이 27명으로, 모두 56명이었으며, 학년 별 강의 과목, 교수진, 수업 시간 배정 등은 다음과 같았는데, 하루에 총 16-18시간이 8달에 걸쳐 시험을 포함해서 진행되었다.

1학년　물리학, 화학, 해부학, 생리학, 약물학, 동물학
2학년　화학, 해부학, 조직학, 생리학, 세균학, 약물학
3학년　위생학, 병리학, 진단학, 치료학, 내과
4학년　내과, 외과, 피부병학, 산과학

에 비 슨 : 4시간 /하루
　　　　　 2학년 약물학 / 3학년 진단학, 치료학, 위생학(일부), 일반내과(일부)
　　　　　 4학년 피부병학, 외과(일부)
허 스 트 : 4시간 /하루
　　　　　 2학년 조직학, 세균학 / 4학년 산과학, 외과(일부) / 학년 불명 안이비인후과(굴절 포함),
폴웰(북감리회, 평양): 9시간 /달 - 혈관계 질환과 호흡기 질환
리드(남감리회, 송도): 6시간 /달 - 소화기계 질환
웨어(영국 성공회, 제물포) - 장기생충학
휠드(피터스 부인): 3시간 /주 - 생리학(일부)
김필순(학교 manager): 3-4시간 /하루
　　　　　 1학년 생물학 / 2학년 해부학, 생리학(일부) / 3학년 위생학(일부)
　　　　　 4학년 외과(에비슨과 함께)

홍석후: 3시간 /하루
   2학년 조직학, 세균학 / 3학년 병리학 / 4학년 외과, 산과
   학년 불명 안이비인후과(허스트와 함께)
박서양: 6시간 /주 - 2학년 화학
DeCamp 목사: 4.5시간 /주 - 영어

학생이 많아지면서 장소가 협소하였으나, 신축 중인 새 건물이 완공되지 않아 할 수 없이 이동을 하면서 교실을 찾아 헤맸다. 또한 교수의 수가 적어 목표하는 기준에 맞는 수업의 질을 유지하는 것은 매우 어려웠다.

제2회 졸업식

1911년 5월 졸업시험을 통과한 6명의 제2회 졸업식이 1911년 6월 2일 오후 구내 남대문교회에서 거행되었다.[109] 참석 총 인원은 건물 규모 때문에 유명 인사를 포함하여 800-1,000명으로 제한하였다. 참석했던 주요 인사는 데라우치 총독, 토나미 제독, 고마추 외무국장, 오하라 지방국장, 세키야 학무국장, 이시주쿠 조사국장, 이치하라 조선은행 총재, 후지타 군의총감 겸 조선총독부의원 부속의원장, 와타나베 고등법원장, 키와 일본 Y.M.C.A 총비서와 다른 일본인 공무원, 한국 왕족, 시드모어 미국 총영사, 마 중국 총영사와 직원, 서울 크리스트교 중학교 교장, 해리스 주교(Bishop Harris), 많은 유수한 미국인과 유럽인, 한국 기독교회 사람들이 참석하였고, 장로교회 신도, Y. M. C. A, 의학생들도 참석하였다. 여러 사람들이 모두 병원 건물에 모여 예배당으로 가는 행렬을 형성한 총독과 유명 인사들, 허스트, 김필순, 홍석후 및 박서양이 인솔하는 의과대학 학생들, 강연자들과 손님들의 뒤를 이어 남대문교회를 향하였다.

예배당 내에는 병원 직원들이 통로를 가득 채웠고, 밀러 부인(Mrs. Hugh Miller)은 기다리는 사람들을 위해 행진곡을 연주하였다. 커다란 연단은 손님으로 가득 찼다. 제물포에서 온 웨어는 한국의료선교연합회를 대표하여 의장을, 김필순은 부의장을 맡았으며, 다음과 같이 졸업식이 진행되었다.

한 목사의 기도가 있은 후, 웨어가 유창한 웅변으로 식의 개시를 알렸다. 웨어는 의학교와 한국의료연합회와의 관계를 설명하고 어떻게 모든 서양의사들이 한국에 있는 모든 선교사들을 위한 연합의과대학을 만들게 되었는지 설명하였다. 또한 교수를

파견하고 교육과정을 유지하며 시험을 통제하였는지를 설명하고, 졸업장에 실을 붙였다. 그는 학교가 발전하는 데 있어서 세 주요 단계를 이야기하였다.

첫째, 1908년 7명의 첫 학년 졸업식.

둘째, 이 학교로 보내기 위한 예비 과정을 제외하고 의사 양성을 위한 다른 선교기관을 폐지하고 세브란스의 발전을 위해 에너지를 불어넣은 K.M.M.A.의 결정.

셋째, 많은 발전을 보인 이번 제2회 졸업식에서는 'Doctor of Medicine' 대신

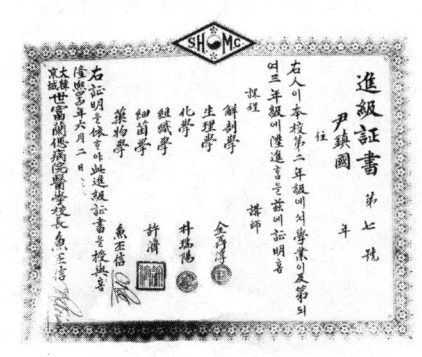

그림 3-16 진급증서. 1914년 졸업생 윤진국에게 1911년 6월 제2회 졸업식에서 수여된 것이다. 동은의학박물관 소장.

에 'Bachelor of Medicine'이 주어지는데, 이것은 학생으로서 끝이 아니라 계속 학업을 유지하도록 노력해야만 하는 것을 강조하는 것이라 하였다. 김필순은 이런 내용을 한국어로 통역하여 반복했고, 또 한국인 하객에게 특히 관심이 있는 내용을 첨언하였다.

교장은 졸업생들에게 일일이 학사모(doctor's hood)를 씌어주면서 다음과 같은 말을 반복하였다. "나는 이것을 여러분들에게 'Bachelor of Medicine'의 학위 증표로써 드리는 것입니다." 테라우치 총독은 졸업장을 수여하면서 학생들에게 에비슨과 그의 참모들의 희망이었던 대학의 번영을 이루어준 데 대해 감사하다고 하였다. 그리고 6살 된 에드워드(Edward Avison)에 의한 장미 꽃다발 증정이 순서가 되자 청중의 뜨거운 박수가 있었다. 모든 졸업생과 교수진은 정복과 가운을 입었고 에비슨 박사는 졸업생 한 명 한 명에게 후드를 입혀주었다.

그 다음 총독은 격려와 조언의 연설을 하였다. 그리고 후지타의 연설, 해리스 주교의 연설, 박서양의 진급증서 수여가 있었고(그림 3-16), 에비슨은 기관 설립의 기독교 선교의 목적을 설명하고 홍석후는 이를 한국어로 통역하였다. 소 목사의 기도와 게일 목사의 감사 기도로 졸업식은 성황리에 끝났다.

토요일 오후에는 에비슨 부부가 주최하는 새로운 졸업생들에 대한 환영회가 열렸으며, 일요일 오전에는 언더우드가 남대문교회에서 새로운 졸업생들에게 격려의 설교를 하였다. 써퍼 경(Lord's Supper)의 의례도 거행되었다. 이 여섯 명의 졸업생들은 6월

11일 자로 총독부로부터 공인받은 의술개업인허장을 받았는데, 이들의 번호와 주요 인적사항은 다음과 같았다(그림 3-17).[110]

서광호	88번	황해	1908년 9월 1일 재입학	1880년 8월 16일생
강문집	89번	서울	1907년 10월 1일 입학	1880년 2월 16일생
박건호	90번	충북	1907년 10월 1일 입학	
박영식	91번	평북	1907년 9월 12일 입학	1891년 1월 4일생
이태준	92번	경남	1907년 10월 1일 입학	1883년 11월 23일생
송영서	93번	황해	1907년 10월 1일 입학	1885년 2월 27일생

졸업생 중 대부분은 인턴이나 조수로 학교에 몇 년간 더 남았으며, 그 동안 M. D. 학위를 위한 보다 특수한 연구를 하였다.

에비슨은 이와 같은 세브란스의 발전에 상당히 만족해하면서 자신의 견해를 다음과 같이 피력했다.[111]

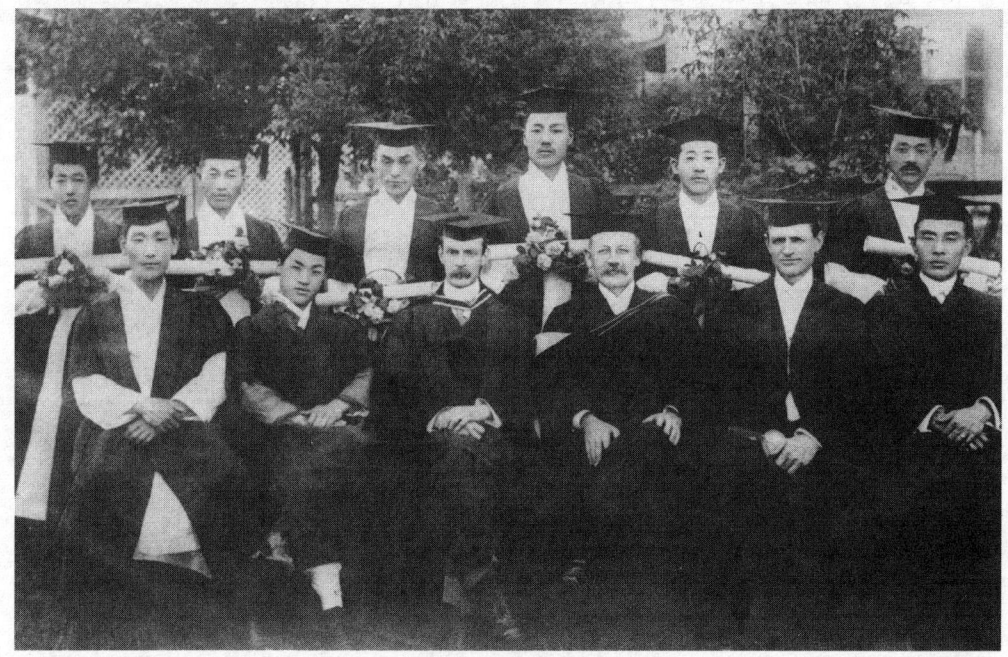

그림 3-17 제2회 졸업생들. 뒷 줄이 제2회 졸업생들이며, 앞줄 왼쪽에 홍석후, 박서양, 그리고 맨 오른쪽에 김필순 등 한국인 교수들도 보인다. 1917년 세브란스연합의학교 졸업 앨범. 동은의학박물관 소장.

"세브란스"는 이제 세브란스병원 초기의 단순한 단계를 지난 전체 설비를 의미하는 말로 사용되고 있으며, 모든 의료적인 관점에서 우리의 이상에 가깝게 발전하는 공공기관이 되어가고 있다.

일단 우리의 이상을 확실하게 표현한다면
1. 미국의 유사한 기관과 마찬가지로 고통 경감과 생명 보존을 가능케 하기 위해 미국인 선교사들이 세운 병원
2. 기관의 효율성을 유지하기 위해 미국인 의사를 대신할 수 있는 한국인 의사의 육성
3. 같은 의미로서 한국인 여 간호사의 교육과 훈련
4. 전국에 걸친 의료와 간호사업을 위한 전문인과 교육자로서의 의사와 간호사 훈련
5. 이러한 훈련된 한국인들을 통해 궁극적인 학교의 발전
6. 한국에 퍼져있는 질환에 대해 그 치료와 원인을 조사하고 한국인 과학자를 훈련시킬 수 있는 의학 연구과
7. 진료와 교육을 위한 치과학교실
8. 약품과 설비를 담당하는 약제부
9. 질환 및 굴절력의 경감과 렌즈 제조를 담당한 안경과
10. 약제의 제조 및 판매, 안경 제조 및 판매

등과 같은 의료사업의 수행으로 상당한 수익을 창출하는 것이다.

다방면의 완전한 의료 기관 및 학교와 이런 사업과 결연된 사업들은 전국의 모든 부분에서 의료 종사자들의 자활과 생산성을 가능케 할 것이다. 이런 일을 하면서 내세울

위대한 목적은

기독교인의 모범이 되고 환자에게 기독교를 전도하고 졸업생들을 기독교인으로서 활발한 일꾼으로 만들고 결국에 한국을 하나님의 나라로 만들기 위해 모든 일을 하는 것이다.

2) 제3회 졸업생의 배출

학생 모집 및 교육 과정

2회 졸업생을 배출하고 난 후 10월 1일 몇 명의 입학생을 받았으며,[112] 1912년 1월까지 65명의 학생들이 출석했다.[113] 그런데 1912년 1월부터 9월 말까지 몇 가지 이유로 인해 학교를 폐쇄할 수밖에 없었기 때문에 모든 학년에서 1911-3년이 한 학년으로

되어 결과적으로 졸업이 1년 늦게 되었다.[114] 또한 1912년 10월 1일 입학한 학생들도 1학년 과목을 1년 반 동안 배워야 했다.[115] 학교가 폐쇄된 것은 우선 새로운 학교 교사를 신축하고 있었기 때문이었다. 그리고 한국인 교수 중 가장 중요한 인물이었던 김필순이 1911년 12월 31일 중국으로 망명했기에 학생 강의가 크게 어려워졌기 때문이었다. 1911년 후반의 강의는 에비슨, 허스트, 김필순, 홍석후, 박서양, 웨어, 리드 등에 의해 이루어졌다.

대학은 1912년 10월 1일 새로운 건물에서 다시 문을 열었다. 그런데 학교가 문을 닫고 있는 사이 교수진에 큰 변화가 일어났다. 우선 미국 북장로회는 1912년 8월 외과전문의 러들로를 교수로 임명하였다. 또한 미국 남장로회는 1912년 5월 12일 군산에서 활동하던 오긍선을 파견하였고,[116] 호주 장로회가 커렐과 맥라렌을 1년에 3개월 파견키로 하였다. 그리하여 미국 북장로회 이외에도 미국 남감리회, 감리회, 호주 장로회, 성공회 및 남장로회가 참여함으로써 여러 교파가 연합하여 의학교육을 하기 시작하였다.

1912년 10월 1일부터 의과대학의 문을 다시 연 후의 교과목 및 교수진은 다음과 같았다.[117]

    1학년 물리학, 화학, 해부학, 생물학
    2학년 화학, 국소해부학, 조직학, 생리학, 세균학, 병리학, 약물학
    3학년 위생학, 병리학, 진단학, 치료학, 소아과학, 내과, 외과, 부인과
    4학년 위생학, 치료학, 외과병리학, 이비인후과, 산과학, 부인과학, 소화기, 호흡기

    에비슨(북장로회): 진단학, 내과(일부분), 외과(일부분), 치료학, 피부병학, 약물학 강의 감독[118]
    허스트(북장로회): 부인과
    러들로(북장로회): 외과병리학
    리드(미국 남감리회): 소화기 질환
    폴웰(감리회): 호흡기와 순환기 계통
    노턴(감리회): 위생학
    커렐(호주 장로회): 산과와 이비인후과, 안과
    맥라렌(호주 장로회): 신경학, 소아과학 및 굴절(refraction)

웨어(성공회): 기생충학
오긍선(남장로회): 해부학, 병리학
홍석후
박서양
쉴즈 - 위생에 대한 의학 연속물 소책자를 사용해 강의[119]

이 해에는 정식 의학교 졸업자 뿐 아니라, 약제생산과(Department of Manufacturing Pharmacy)에서 졸업생이 나오기를 기대하고 있었다.

제3회 졸업식

1913년 4월 2일 의학교의 채플 장소로 쓰이는 남대문교회에서 제3회 졸업식이 거행되었다.[120] 다니엘과 홍석후가 의장을 맡았고, 찬송가 합창에 이어 박적찬 목사의 기도와 학생들의 찬송이 있었다. 이어 커렐이 본교의 목적 및 성질이란 제목의 연설이 있은 후, 에비슨 교장과 허제 교에 의해 졸업 증서가 수여되었다. 이날 졸업식에서

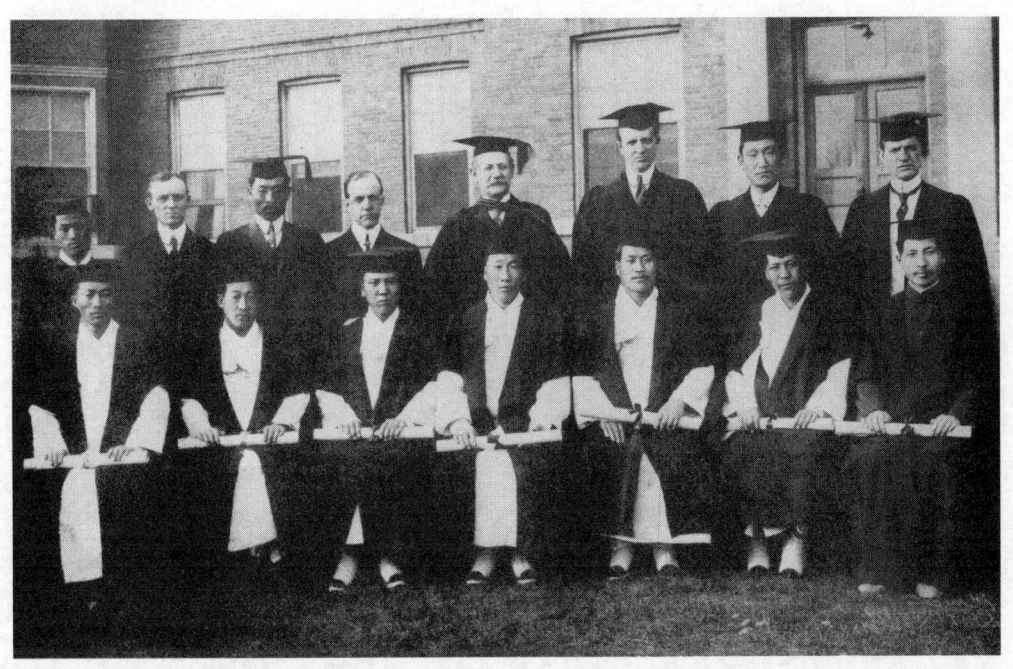

그림 3-18 제3회 졸업생들. 1917년 세브란스연합의학교 졸업 앨범. 동은의학박물관 소장.

는 5명의 학생이 M. B. 학위를 수여 받았으며, 2명은 M. D. 학위를 수여 받았다. 이어 의사의 책임이란 제목의 권면사가 있었고, 곽병규는 졸업생으로 답사를 하였다. 많은 수의 한국인들과, 외국인들, 일본인들이 참석했다.

이 여섯 명 졸업생들의 주요 인적사항은 다음과 같았다(그림 3-18).[121]

고명우	부산	1910년 10월 1일 입학	1884년 3월 13일생
곽병규	황해	1908년 9월 24일 입학	1892년 2월 18일생
김인국	서울	1908년 10월 5일 입학	1886년 1월 21일생
김재명	평북	1906년 10월 2일 입학	1878년 9월 28일생
장인석	황해	1908년 10월 1일 입학	1883년 2월 8일생

4. 세브란스연합의학교

1) 연합화의 과정

세브란스에서 이루어진 교육의 특징적이고 중요한 사항은 여러 교파가 연합하여 한국인 의사와 간호사 교육을 했다는 점이다. 이런 연합화는 1895년 6월부터 유행하기 시작한 콜레라 방역 사업에서 교파가 다른 외국인 선교사들이 서울과 지방을 막론하고 서로 협동하여 전개한 전국적인 콜레라 방역 활동으로부터 유래했다고 볼 수 있다. 이 방역 활동은 우리나라에서 이루어진 최초의 연합 의료선교 사업이며, 후에 세브란스병원이 연합으로 운영될 수 있는 기초가 되었음을 부인할 수 없다.[122]

한국의료선교사협회

이후 1905년 세브란스병원과 북감리회 선교부의 합동위원회에서 시험적으로 1년 동안 같이 일하면서 앞으로의 합동사업에 대한 계획을 세울 위원을 선출하였다. 그 후 1907년 9월 9일 서울연합(Seoul Union)에서 한국의료선교사협회(Korea Medical Missionary Association)가 창립되면서 세브란스의 연합운영이 본격적으로 논의되었다. 창립총회에서 협회는 중국의료선교사협회의 지회로서의 위상을 지니며 다음과 같은 사항을 목적으로 삼았다.[123]

1. 진료를 통해 한국 사람들에게 복음을 전파하는 것
2. 의학을 연구하고 발전시키는 것
3. 한글로 된 의학책을 준비할 뿐 아니라 교육활동을 통해 한국인들에게 의학지

식을 전해 주는 것
4. 조선에서 의사로 일하는 사람들 사이에 상호협력 정신을 증진하는 것

회원은 정회원, 준회원 및 명예회원으로 나누었다. 정회원으로는 폴웰, 허스트, 리드, 커들러, 언스버거 등의 남자 의사와 타트, 맥밀란, 스크랜튼 등 여자 의사를 선출하였다. 초대 임원은 회장 에비슨, 부회장 웰즈, 서기 및 회계 웨어 등이었다.[124] 지역회는 북동, 북서, 중앙, 남동, 남서 등 5개로 나누었는데, 협회의 전국 모임은 가을에 연 1회 개최하고 지역회는 독립적으로 모임을 갖기로 하였다. 중앙회는 매월 둘째 목요일에 세브란스에서 개최하기로 하였다. 초기의 의료선교사협회는 매번 회의 때 전 회의의 회의록을 낭독하는 등 상당히 활발하였다.

실제 연합화의 구체적인 움직임은 제1회 졸업생들이 배출된 1908년부터 시작되었는데, 정부에서 이들에게 최초의 의사면허증을 부여하자 선교사들 사이에서는 정부에서 인정한 이 의학교를 보다 안정된 기반 위에서 운영하자는 의견이 나오기 시작했던 것이다. 선교사들의 잡지인 『Korea Mission Field』는 다음과 같은 사설을 실으면서 여러 교파의 연합을 강조하였다.

> 우리는 이번 호에 세브란스병원의학교의 졸업식에 관한 또 다른 글을 싣는다. 우리는 독자들에게 이에 대해 사과할 마음이 없다. 그 이유는 세브란스병원이 조선의 선교사업에서 가장 중요한 기관이며 우리 독자들에게 지난 15년 동안 이 기관의 업적을 알리는데 실패하지 않았나 하는 의문이 들기 때문이다. 에비슨 박사는 매우 완고하고 오래 동안 단련시켰다. 그는 15년 동안 조선에서 다양한 경험을 통해 의학교를 굳은 기초 위에 훌륭하게 건립했다. 그의 노력은 조선정부의 지지를 얻어냈으며, 6월 3일 처음으로 정부의 인정 면허를 받은 졸업생들을 배출했다. 조선의 선교부들이 하나로 통합하지 못하고 이 기독교 의학교의 단단한 기초를 지지하지 못하는 이유는 무엇일까? 부산, 평양, 송도, 선천, 대구, 원산이나 기타 다른 곳에서 학생들이 공급되며, 이곳 병원을 책임지는 의사들이 교육 및 번역을 담당한다. 서울에 있는 의사들은 학교에서 학생들을 가르치거나 환자 보는 일을 한다. 조선에 있는 교회들은 누구도 추월하지 못할 의과대학을 만들지 못할까? 노력하자.[125]

그리고 1908년 조선의료선교사협회는 각 교파가 선교부의 승인을 전제로 각지에

제Ⅲ장 세브란스에서의 의학교육   193

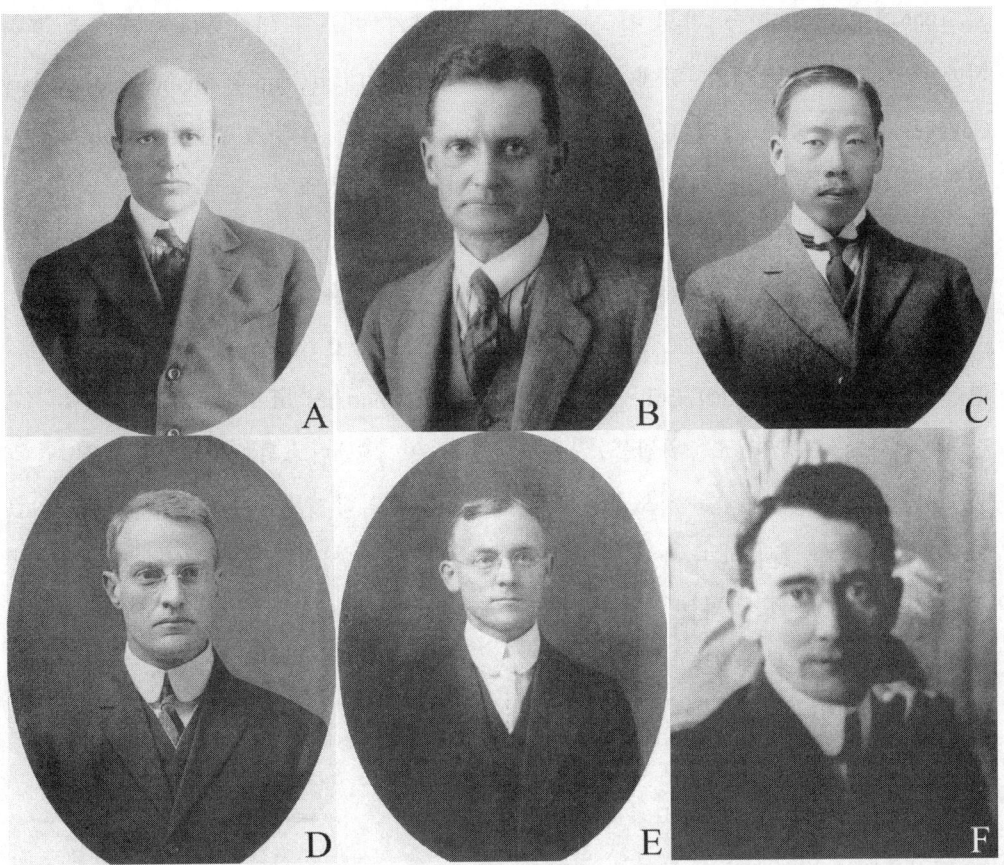

그림 3-19 각 교파에서 파견된 의료선교사. A. 미국 남장로회의 다니엘. 1917년 세브란스연합의학교 졸업 앨범. 동은의학박물관 소장. B. 호주 장로회의 맥라렌. 1929년 세브란스연합의학교 졸업 앨범. 동은의학박물관 소장. C. 미국 남장로회의 오긍선. 1917년 세브란스연합의학교 졸업 앨범. 동은의학박물관 소장. D. 미국 북장로회의 밀즈. 1917년 세브란스연합의학교 졸업 앨범. 동은의학박물관 소장. E. 미국 남장로회의 반버스커크. 1917년 세브란스연합의학교 졸업 앨범. 동은의학박물관 소장. F 캐나다장로회의 스코필드. 연세대학교, 주한캐나다대사관: 20세기 한국과 세계. 연세와 캐나다. 2000, 34쪽.

서 온 선교 의사들이 세브란스병원의학교에서 강의를 하기 위해 해마다 일정한 기간 머무는 것을 조건으로 하여 연합의학교를 세울 것을 결의하였다.[126] 아직 협동에 관해 구체적이고 분명하게 결정된 것은 없었지만, 각 선교회의 허락을 받고 영국성공회의 웨어(H. H. Weir)가 병리학 교수로, 북감리회의 폴웰(E. D. Follwell)과 남감리회의 리드(W. T. Reid)가 내과학 교수로 전임이 아닌 상태에서 교육 활동에 단기적으로 참여하기 시작하였다.[127]

1909년의 총회는 "의장은 한국의 젊은이를 자기 민족에 대한 의료전도자로 훈련하기 위해 협회의 책임 하에 서울에 중앙의료선교대학(Central Medical Missionary College)을 설립하는 것의 타당성과 가능성을 고려하기 위해 위원회를 구성한다."고 결의하였다. 이에 따라 셔록스, 포사이드, 반버스커크, 밀즈 등을 위원으로 임명하였다. 이 해에는 조선연합선교회(Korean Union Missionary Society)로부터 의료선교사들의 급여를 포함한 재정적 원조를 받게 되어 병원과 의학교의 업무를 확장 정비하였다.

1910년 총회에서는 "세브란스의학교(Severance Medical College)를 한국 기독교회의 연합의학교(Union Medical College of the Christian Churches of Korea)로 명명한다."고 결의하였다.[128] 3명의 교육위원을 위촉하여 이들이 세브란스의 담당자와 함께 입학, 시험, 졸업 등 학사관리를 하도록 결의하였다. 또한 의학전문학교의 학위증서도 의료선교사협회의 회장과 교육위원회의 위원장이 공동으로 서명하도록 결의하였다.

조선의료선교사협회와는 별도로 각 교단 연합으로 1913년에 세브란스연합의학교가 태어났지만, 협회의 연합 정신은 당연히 세브란스를 연합기관으로 만드는데 상당한 영향을 주었다.

각 교파의 선교의사 파견

이와 같이 여러 교파가 비전임으로 세브란스의 교육에 참여하는 가운데 미국 북장로회는 에비슨, 허스트에 이어 1911년 밀즈(R. G Mills)를 병리학 교수로 임명했다. 그렇지만 그는 병으로 인해 1913년 가을부터 맡은 일을 할 수 있었다. 1912년 8월에는 외과전문의 러들로(A. I. Ludlow)를 교수로 임명하였다. 1913년까지 미국 북장로회 이외의 선교회 의사들은 교육에는 큰 도움을 주었지만 그들 중 어느 누구도 상임이 아니었기에 이러한 활동들을 "연합"이라고 부르기 힘들었다.

1912년 5월 12일 미국 남장로회는 군산에서 활동하던 오긍선을 파견하였고,[129] 이어 호주 장로회가 커렐과 맥라렌을 1년에 3개월 동안 파견키로 하였다. 그리하여 1912년 10월 1일부터 1913년 초[130] 사이에는 북장로회의 에비슨, 허스트, 미국 남감리회의 리드, 감리회의 폴웰과 노턴, 호주 장로회의 커렐과 맥라렌, 성공회의 웨어, 남장로회의 오긍선, 그리고 홍석후, 박서양 등이 강의를 담당하였다(그림 3-19, 20).

1913년 4월 제3회 졸업생을 배출한 직후에는 학생을 거의 받지 않았다.[131]

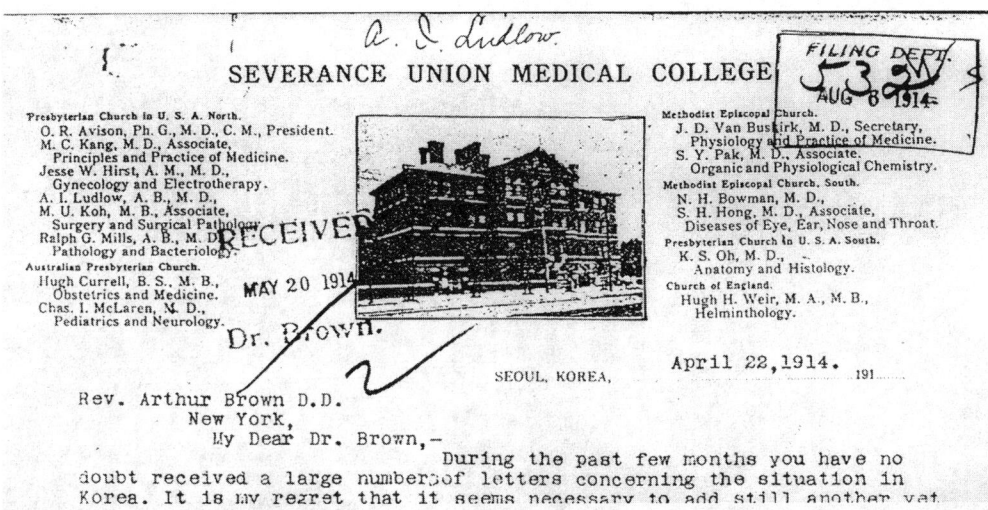

그림 3-20 세브란스연합의학교에서 사용된 편지지. 각 교과 별로 파견한 교수들 및 후원하는 조선인 교수들이 표시되어 있다.

한편 세브란스의 1912-3년도 발전 계획은 다음과 같았다.

1. 진료소(Dispensary)
    a. 무료 진료소(Free Clinic)
    b. 일반 유료 진료소(Ordinary Pay Clinic)
    c. 특별 개인 진료소(Special Private Clinic)
2. 왕진(Home Visitation)
3. 병동과 수술과를 갖춘 병원(Hospital with Wards and Operating Department)
4. 간호원양성학교(Nurse Training School)
5. 의과대학(Medical School)
    a. 일반 내과 및 외과(General Medical and Surgical)
    b. 안경과(Optical)
    c. 치과(Dental School)
    d. 약학과(Pharmaceutical)
6. 행정(Business)
    a. 약제조 및 약도매공급(Pharmaceutical Manufactory & Wholesale Drug Supplies)
    b. 광학 기구의 제조 및 판매(Manufacture and sale of Optical Goods)
7. 전도(Evangelistic)

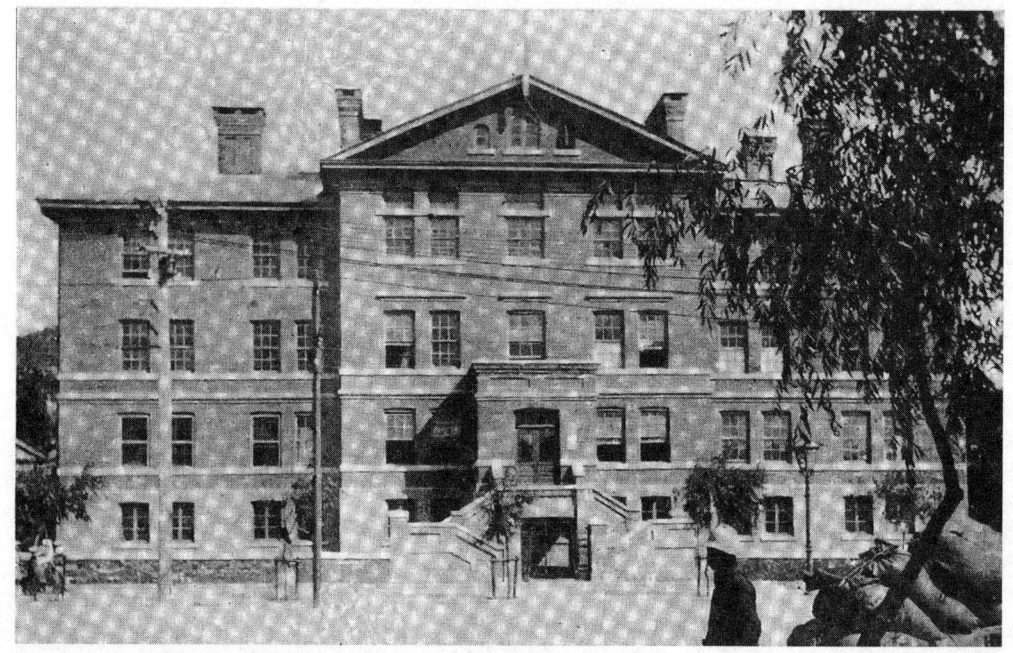

그림 3-21 신축된 의학교 건물. Korea Mission Field 9(9), 1913.

2) 세브란스연합의학교로의 개칭

1913년 6월 13일 금요일 수많은 조선인과 외국인들로 가득 찬 가운데, 의학교의 신축 학교교사의 봉헌식이 있었다(그림 3-21).[132] 이 건물은 1907년 서울을 방문했던 세브란스가 병원 및 학교 시설 확장의 필요성을 목격하고 기부한 3만 여 달러로 지어진 것이다. 이날 미국 영사인 시드모어와 조선총독부 부속의원장 겸 군의감 후지타, 그리고 에비슨과 다른 사람들이 단상에 앉았고, 언더우드가 사회를 보았다. 모두가 조선어로 통역이 되면서 예배와 게일의 성경 봉독에 이어 언더우드, 에비슨 및 후지타의 짧은 연설이 있었다. 언더우드가 봉헌 선언을 한 후 한 목사의 기도가 있었고 구세군 사령관인 호가드의 축복 기도가 있었고 병원이 내방객들에게 소개되었다. 병원 여직원들이 준비한 다과회가 있었다. 이후 의학교의 명칭이 세브란스병원의학교(世富蘭偲病院醫學校, Severance Hospital Medical School)에서 세브란스연합의학교(世富蘭偲聯合醫學校, Severance Union Medical College)로 바뀌게 되었다. 동시에 병원은 세브란스연합병원(世富蘭偲偲聯病院, Severance Union Hospital)으로 불렸다.

봉헌된 신축 학교 교사는 100명을 교육할 수 있을 정도였지만, 실제 교육할 수 있는 교수가 다 충족되지 않아서 학생 수는 60명에 불과하였다. 이후 여러 교파가 전임 교수를 파견함으로써 새로운 국면에 접어들게 되었다.[133]

3) 교육 과정

1913-4학년도

1913-4년 사이의 강의 및 1913년 10월 현재 세브란스의 교수진은 다음과 같았다.[134]

1학년 화학, 해부학, 조직학, 생리학, 약물학
2학년 국소해부학, 조직학, 생리학, 세균학, 병리학, 약물학
3학년 위생학, 진단학, 치료학, 소아과학, 내과, 외과, 외과병리학
4학년 소아과학, 내과, 피부병학, 이비인후과, 안과학, 산과학, 부인과학, 정신병학, 법의학

미국 북장로회 에비슨(교장): 내과학, 임상진단학, 피부병학 및 위생학
　　　　　　허스트(안식년 중): 부인과학, 외과학, 전기치료, 물 치료 및 기기적 치료
　　　　　　러들로: 외과학, 외과해부학, 외과병리학
　　　　　　밀즈: 병리학, 임상병리학, 세균학(동시에 한국의 질병에 관해 연구)
미국 남장로회 오긍선: 해부학, 조직학, 외과학 조수
호주 장로회　커렐(1년에 3개월): 산과
　　　　　　맥라렌(1년에 3개월): 소아과, 신경과
북감리회　　반버스커크: 생리학, 치료학, 내과
남감리회　　바우만: 안, 이비인후과, 굴절학
홍석후: 생리학, 안이비인후과　　　강문집: 에비슨을 도움
박서양: 화학　　　　　　　　　　고명우: 러들로 및 맥라렌 조수 겸 병원 레지던트

북장로회를 비롯하여, 남장로회, 호주 장로회, 북감리회, 남감리회 등 5개의 교파가 연합한 것이었다. 이들은 강의 뿐 아니라 병원과 외래진찰실에서 임상 진료를 담당하였다. 따라서 종래 소수의 북장로회 소속 선교의사들이 진행하던 의학교육의 범위는 1913년 이후 다른 교파 선교의사들의 파견으로 인해 확대되어 기초와 임상에 걸친 다양한 교육이 진행되었고, 그 결과 1914년부터는 매년 졸업생을 배출할 수 있게 되었다(그림 3-22).

한편 남감리회는 학생 장학제도를 운영해 감리회 신자 학생들이 졸업 후 그들의 병원 중 한 곳에서 인턴으로 일 년 동안 일하게 하였다. 그리고 이즈음 각 교파가 한국인 교수들을 후원했는데, 미국 북장로회는 고명우와 강문집을, 감리회는 박서양을, 남감리회는 홍석후를 후원하였다(그림 3-20).[135]

이 시기에 각 교파에서 세브란스병원의학교의 연합화에 동의한 이유는 각 교파 단위의 독자적인 의학교 설립이 현실적으로 어렵다는데 있었다.[136] 조선 각지에 건립된 선교병원에서는 의료선교사들이 휴가 혹은 다른 이유로 병원을 비웠을 때를 대비하여 단기적인 조수교육을 시행하고 있었고, 평양의 경우 북장로회 선교사 웰즈는 졸업생을 배출하기도 하였다. 하지만 각 병원마다 1명 정도에 불과했던 의료선교사들이 진료와 병행하여 독자적인 의학교육을 진행시키기는 힘들었다. 따라서 선교부 연합의 의학교육은 유력한 대안이 될 수 있었다. 그러나 연합화 성공의 보다 근본적인 배경에는 이 학교가 기독교 복음 전파라는 각 선교부의 목표를 효율적으로 달성할 수 있다는 사실이 있었다. 즉, 기독교 소양을 갖춘 의사의 양성이라는 목적에 각 선교부가 뜻을 함께 한 것이었다.

한편 1914년은 우리나라에서 최초로

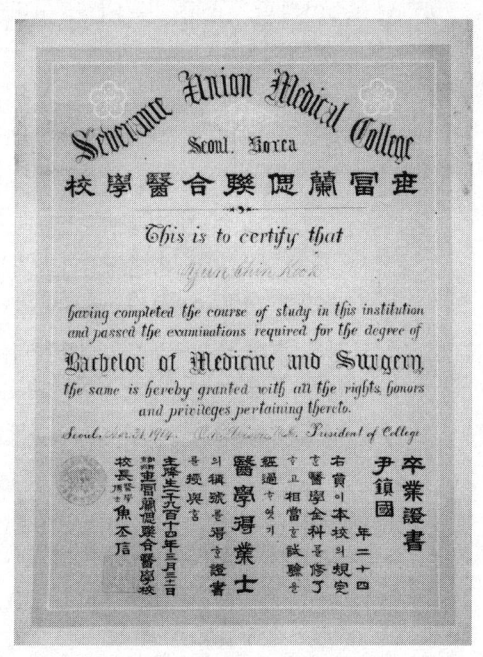

그림 3-22 1914년 윤진국의 졸업장. 이들이 받은 학위는 의학득업사였다. 동은의학박물관 소장.

제Ⅲ장 세브란스에서의 의학교육 199

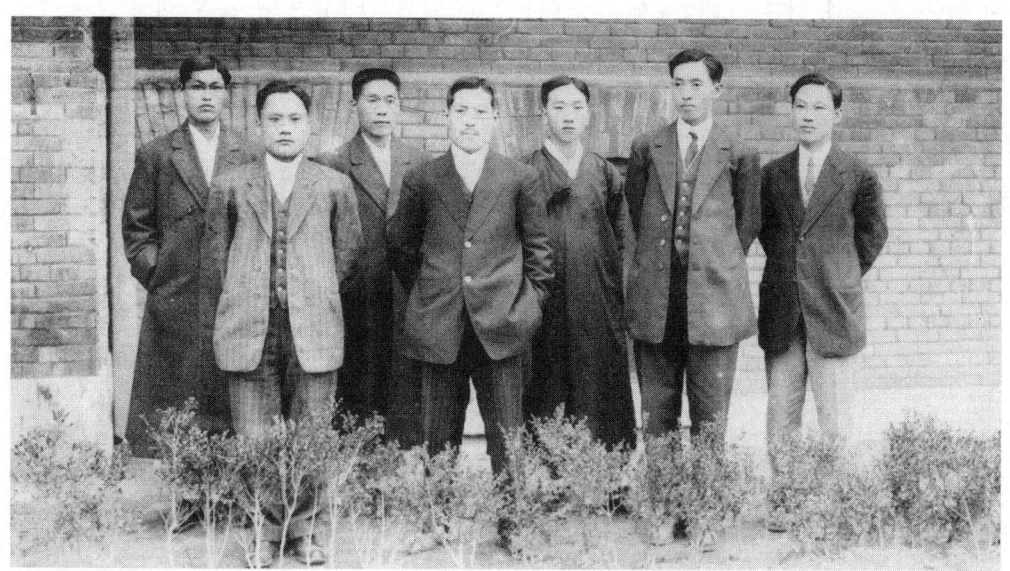

그림 3-23 1917년도 인턴들. 1917년 세브란스연합의학교 졸업 앨범. 동은의학박물관 소장.

인턴(Intern) 제도가 실시된 의미 있는 해였다. 1908년의 1회, 1911년의 2회, 1913년의 3회 졸업생들은 나름대로 충분한 실습 교육을 받고 졸업하였다. 그러나 1914년 졸업생들부터는 재학기간이 4년으로 고정되었기에 충분한 임상 실습이 불가능했다. 따라서 졸업 후 1년 동안 인턴으로서 본인이 원하는 과를 순회하면서 실습 경험을 쌓았다(그림 3-23). 당시에는 전문의 제도가 없었으므로 당시의 인턴은 지금으로 치면 일종의 전문의 과정이라 볼 수 있다(그림 3-24).

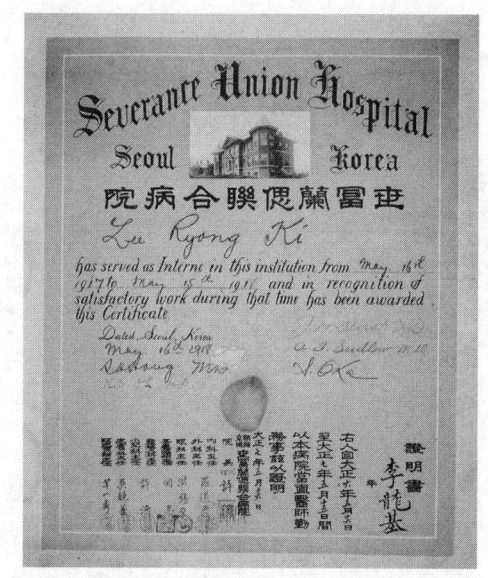

그림 3-24 1917년도 인턴 이용기의 수료증. 동은의학박물관 소장.

1914-5학년도

1914년 4월 1일 신입생을 받았다. 이 해에 일부 교과 과정에 변화가 생겼는데, 예과 과정이 첨가되어 생물학, 물리, 화학, 고등 수학과 일본어(학적부에는 국어로 표시되어 있음), 영어 등을 개설할 예정이었으며 경신학교에서 수료 받은 교사들이 가르치기로 하였다.[137] 에비슨이 부재중이던 1914년 8월 말[138]부터 허스트는 제약사업부와 제조부로 구성되어 있던 세브란스의 사업적인 측면을 맡게 되었다. 1914-5년 사이에 진행된 강의는 다음과 같았다.[139]

 1학년 일본어, 화학, 국소해부학, 해부학, 조직학, 생리학, 약물학
 2학년[140] 일본어 우키다(浮田傳吾)
    해부학 오긍선/ 태생학 허스트 / 생리학 반버스커크
    세균학 밀즈 / 병리학 시타케(佐竹秀), 밀즈
    약물학 임도재/ 소외과 박서양
 3학년 일본어, 위생학, 진단학, 치료학, 소아과학, 내과, 외과, 외과병리학, 임상병리
 4학년 일본어, 물리학, 화학, 해부학, 생리학, 위생학 및 세균학, 병리학, 내과, 외과, 이비인후과학 및 안과학, 부인과학, 법의학

허스트는 1학년에게 조직학, 2학년에게 태생학, 3학년에게 진단학과 흉부외과, 4학년들에게 산부인과를 가르쳤다. 병원에서는 허스트가 여자 환자들을 전담하였고, 러들로와 오긍선이 남자 환자들을 치료하였다.

1915-6학년도
1915년 4월 5일 신입생을 받았으며, 1915-6년 사이에 진행된 강의는 다음과 같았다.[141]

 1학년 일본어, 화학, 해부학, 생리학
 2학년 일본어, 영어, 해부학, 생리학, 세균학, 병리학, 진단학, 약물학, 외과, 임상병리
 3학년 일본어, 영어, 치료학, 내과, 외과, 병리
 4학년 일본어, 영어, 진단학, 내과, 외과, 이비인후과, 안과, 부인과학, 정신병학, 법의학

1915년 6월 7일 안식년을 마치고 귀국한 에비슨은 1학년에게 약물학 및 약학을, 3학년에게 치료학을, 3학년과 4학년에게 내과(일부분)를 가르쳤으며, 약제과 학생의 교육을 감독하였다.[142] 밀즈는 한 주에 12시간씩 강의를 담당했는데, 임상 미생물학 3시

간, 세균학 3시간, 그리고 병리학 6시간이었다.[143] 그런데 조선총독부의원 부속의학강습소와 보조를 맞추기 위해 세균학을 3시간 줄였으며 다른 두 과목도 시간을 줄였다. 임상 쪽에서는 매우 바빠서 5,000여 명을 진료하였다. 3학년 학생들은 예전과 같이 한 과목 당 2주 동안 실습을 하였으며, 그들 자신들이 각 검사를 시행함으로써 책에서는 배우지 못하는 경험들을 하였다.

1916-7학년도

1916년 4월 4일 신입생을 뽑았으며, 1916년 4월 미국 남장로회가 파견한 다니엘(T. H. Daniel)은 교수로 내과를 담당하였으며, 1918년까지 근무하였다. 1916년 11월 캐나다 장로회가 파견한 스코필드(F. W. Schofield)는 교수로 세균학을 담당함으로써 모두 6개의 교파가 연합하게 되었다. 스코필드가 합류하자 밀즈는 주 당 강의 시간을 12시간에서 8시간으로 줄였다. 스코필드는 1920년까지 근무하였다. 1916-17년 사이에 진행된 강의는 다음과 같았다.[144]

1학년　일본어, 영어, 화학, 해부학, 조직학, 생리학, 의화학, 약물학
2학년　일본어, 영어, 생리학, 의화학, 세균학, 병리학, 진단학, 치료학, 약물학, 외과, 임상병리
3학년　일본어, 영어, 위생학, 진단학, 치료학, 소아과학, 내과, 외과, 이비인후과, 안과학, 임상병리
4학년　위생학, 소아과학, 내과, 외과, 이비인후과, 안과학, 산과학, 부인과학, 정신병학, 법의학

1917년 4월 미국 남감리회가 파견한 쿡(E. D. Cook)은 교수로 약리학을 맡았으며, 1918년까지 근무하였다. 북장로회의 회계 담당자인 겐소(J. F. Genso)는 1917년 6월 도서과(Bookkeeping Department)의 책임자가 되었다.

이렇게 여러 교파의 선교사들이 협력하여 학교가 유지되는 한편 몇몇 분야에는 일본인 및 한국인 교수들이 임명되었다. 특히 일본인이 임명된 것은 전문학교로서의 승격 등 당시 상황과 밀접한 관련이 있었다. 1915년 4월 오까(岡忍)가 이비인후과를 담당하게 되었으며, 1916년 1월에는 규슈제국대학 졸업생인 가노(加納五郎)가 교수로

해부학을 담당하여 1920년까지 근무하였다. 1916년에는 일본의 뛰어난 기독교 교육자 중의 한 명인 오시마(大島正健)가 일본어와 윤리학을 가르치게 되었고, 총독부와의 전문학교 승격 협상에 있어 훌륭한 조언자가 되었다. 같은 시기에 이익채가 영어 강사로 임명되었다.

4) 일제 시기의 의사면허제도[145]

조선총독부는 합방 직후부터 의사 규칙에 관한 법령의 기안 작업을 진행해 오다가 [146] 1913년 11월 15일 조선총독부령 제100호로 「의사규칙(醫師規則)」을 반포하였다.[147] 이 규칙에서는 '의술개업인허'가 '의사면허'로 대치되었는데, 일반적으로 의사를 지칭하는 말로 '醫士'라는 말을 사용하는 대신 서양의학을 시술하는 의료인에게는 '醫師'라는 명칭을, 전통의학을 시술하는 의료인에게는 '醫生'이라는 명칭을 공식적으로 사용하였다.

이미 1900년에 제정된 의사규칙(醫士規則)이 있었지만 이 규칙은 한의사를 대상으로 한 것이었으며 통감부 시절인 1908년 그들의 의도와는 상관없이 에비슨의 요청에 의해 의술개업인허장을 발급해주기 시작한 이래 합병 이후인 1913년까지 모두 144명에게 발급해주었다. 하지만 일제는 자신들이 제정한 법률에 근거해 조선의 의료인들을 통제할 필요성에 의해 1913년 일련의 의료인 관련 규칙들을 제정하였다(그림 3-25).[148] 의사면허제도란 기본적으로 국가에 의해 의료의 독점권을 보장받는 대신 의료에 대한 국가의 개입을 인정함을 표현하는 양면성을 띠고 있다. 따라서 의사들은 국가에

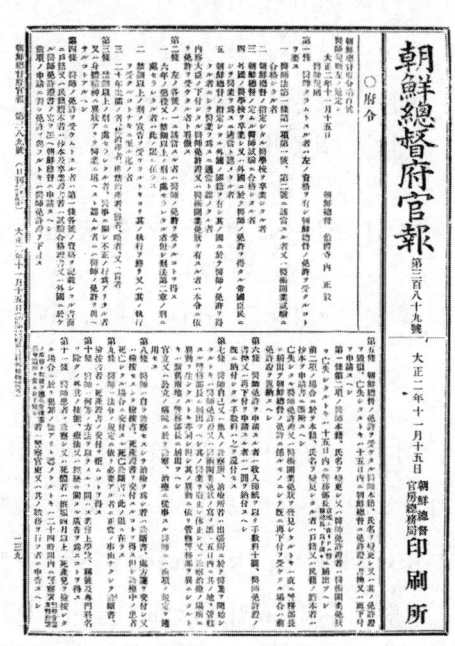

그림 3-25 조선총독부가 의사면허를 규정한 규칙. 이 규칙에 의해 의술개업인허장은 발행이 중지되고, 대신 의사 면허가 새로운 번호로 부여되었다. 醫師規則. 조선총독부관보, 1913년 11월 15일자.

의해 그들의 영역을 보장받는 대신 의료와 자신들의 자격 규정에 대한 국가의 통제를 받아들여야만 하는 상황에 처하게 되었다.

실제로 이러한 성격, 즉 국가의 통제에 관한 부분은 새로운 의사규칙에 상세하게 반영되어 있다. 1900년에 발표된 의사규칙은 총 7개의 조항으로 이루어진 지극히 개괄적이고 소략한 규칙이었고, 의사에 대한 규정 및 인허신청과 관련된 몇 가지 행정적 규정들만 규정되어 있었다. 반면 1913년에 발표된 의사규칙은 의사에 대한 규정과 함께 면허의 신청, 발급, 폐업 등에 관련된 구체적인 규정과 의사의 준수사항, 금지사항 등을 총 22개 조문과 부칙에 걸쳐 상세하게 규정하고 있다.

이 새로운 규칙에서는 조선총독이 지정한 의학교를 졸업한 자[149] 혹은 조선총독이 정한 의사시험에 합격한 자에 대해 의사면허를 부여하며, 또 외국의 의학교를 졸업한 자나 외국인에 대해서도 그에 상응하는 능력과 경력이 인정되면 면허를 부여하도록 규정하고 있다(그림 3-26A). 따라서 조선 내의 의학교는 조선총독이 지정하지 않으면 졸업생들이 의사로서 인정받지 못하고 의사시험을 보게 함으로써 세브란스는 큰 차별을 받게 되었다. 이 규칙에 의사시험에 관한 규정은 의사규정이 반포된 다음 해인 1914년에 7월 제정되었는데,[150] 이 규칙에서는 의학교를 졸업한 사람뿐만 아니라 정식으로 의학교육을 받지 않은 사람에게도 5년 이상의 경험이 있으면 응시자격을 부여하였다. 이 규정에 근거해 세브란스 졸업생들은 의사시험을 치러 합격해야 의사 면허를 부여 받을 수 있었다(그림 3-26B). 그런데 이와 같이 의학교를 졸업하지 않은 사람에 대한 응시자격부여는 당시 일본을 비롯하여 의사면허시험을 실시하던 다른 나라에서는 찾아보기 어려운 느슨한 규정이었을 뿐 아니라 세브란스도 이들과 동일하게 취급함으로써 차별 대우를 받았다. 정식으로 의학교육을 받지 않은 사람에게 의사 시험 자격을 부여한 것은 식민지적 상황에서 특수하게 일어난 것으로 의학교육에 소요되는 많은 비용을 총독부가 부담하지 않고 손쉽게 의사를 양성하는 방안으로 채택된 것이었다.[151] 이 시험은 1946년 미 군정시기에 폐지될 때까지 존속되었다.

새로운 의사규칙이 시행되고 이에 따라 새로운 면허가 발급되면서 기존의 의술개업인허장을 발급 받은 의사는 새로운 규칙에 의해 면허를 받은 것으로 간주되었다. 다만 기존의 인허장을 분실하거나 주소의 변경 등으로 다시 발급 받아야 할 경우에는 새 번호의 의사면허를 주었다.

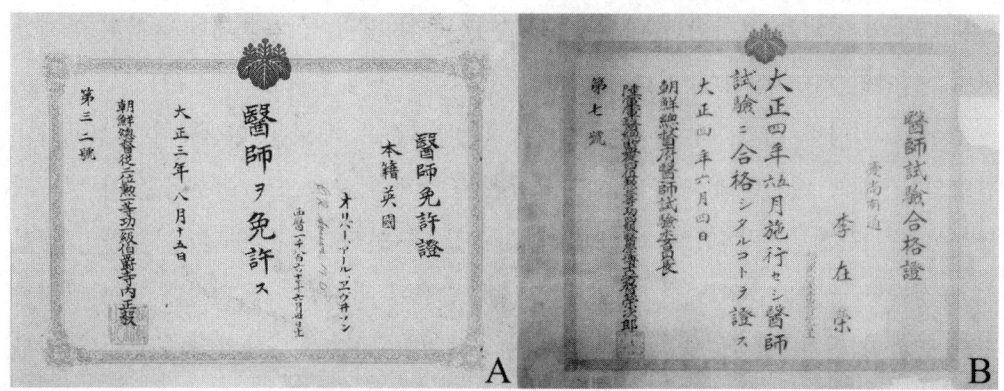

그림 3-26 의사면허증 및 의사시험합격증. A. 에비슨에게 부여된 의사면허증. 의사면허가 규정됨으로써 이전의 의술개업인허장은 더 이상 발행되지 않았다. 동은의학박물관 소장. B. 1915년 졸업생의 의사시험 합격증. 동은의학박물관 소장.

한편 한지의업면허(限地醫業免許) 제도도 시행되었는데, 일정한 지역과 기간을 정해 그 지역과 기간 안에서만 의료 활동을 할 수 있게 허가해주는 제도였다. 관보에서는 의업면허(醫業免許), 혹은 한지의업면허(限地醫業免許)라는 명칭으로 나타나는데, 활동지역은 면이나 군 단위에 한정되었다. 이러한 의업면허는 대부분 일본인들에게 부여되었고 일부 서양인들에게도 부여되었다. 그 명칭이 말해주듯이 이 허가를 받은 사람은 제한된 지역과 기간 동안 의업, 즉 의료 활동을 할 수 있는 허가를 받은 것으로 이들은 정식으로 의학교육을 받은, 의사규칙의 규정에 부합하는 의사는 아니었다. 당시 우리나라에는 정식 의사자격 없이 의료 활동을 하는 일본인들이 적지 않았는데 총독부에서는 의료 인력이 부족한 조선의 현실을 감안하여 엄격하게 의사규칙을 적용하지 않고 부칙에 따로 규정을 두어 궁벽한 지역에서는 이들이 합법적으로 의료 활동을 할 수 있도록 하였다. 그러나 이러한 허가나 의사면허도 없이 의료행위를 하는 사람은 처벌되었다.[152]

5. 세브란스의 간호교육

우리나라의 정규 간호 교육은 1903년 12월 미국 북감리회의 에드먼즈에 의해 보구녀관 감리교 간호원양성학교에서 처음 시작되었고 1906년 1월 최초의 가관식을 거행한 후 1908년 우리나라에서 처음으로 2명의 간호사를 배출하였다.[153] 세브란스에서는 1906년 9월 쉴즈(E. L. Shields)에 의해 학교가 개설되어 1907년 교육이 시작되었고, 1910년 1명의 첫 졸업생을 배출하였다.

1) 제중원에서의 간호

제중원에서의 진료는 한국인 주사의 통역을 통해 이루어졌고 수술시 마취를 하거나 지시에 따라 약을 준비할 수 있는 잘 훈련된 조선인 의료 조수가 일을 돕고 있었지만 전문적인 간호의 모습은 보이지 않았다.[154] 심지어 시의로서 병환을 앓고 있는 왕비를 진찰할 때에도 환관이 칸막이를 통해 신중히 천으로 감싼 왕비의 팔을 내미는 것을 도왔을 뿐이었다.[155] 조선 정부는 1885년 4월 27일 총명하고 영오(穎悟)한 기녀 2-3명을 제중원에 설치된 여병원에 배속시키기로 결정하였고 8월 5일 배속되었는데, 알렌은 이들을 여자 의학생이라 부르며 순결한 생활과 의술 학습을 시켜 여성 환자들을 남자 의사가 치료할 때의 번거로움을 돕는 간호사로 만들려고 계획하였지만 결국 실패하고 말았다.[156] 알렌과 헤론은 제중원의학당에서 학생들에게 해부학, 생리학 등을 가르쳤지만 실제 환자를 보는 단계에는 이르지 못했고 전문적인 간호의 개념도 교육을 받지 못했다.

그런데 1886년 6월 전형적인 무더위와 긴 장마 속에서 약 3개월 동안 전국에서 만연한 콜레라는 조선인에게 큰 인상을 심어 주었다. 환자의 치료를 위해 알렌, 헤론, 스크랜튼, 갓 도착한 엘러즈 등의 의료진 뿐 아니라, 언더우드, 아펜젤러, 스크랜튼의 부인과 어머니, 아펜젤러 부인 등도 적극 나섰다. 이들은 밤낮 쉴 새 없이 환자들을 간호하고 장례를 지내 주는 등 희생적으로 활동하였다. 특히 언더우드는 환자 간호에 특별한 재능을 타고난 사람처럼 보여서, 그가 돌보았던 환자들은 모두 그를 침대 곁에 두고 싶어 했다. 환자들이 미처 느끼기도 전에 그들이 필요로 하는 것을 먼저 생각하고 한편으로는 워낙 겸손했기 때문에, 숙련된 간호원이라도 그와 비교될 수는 없었다.[157] 이런 위기 상황에서 선교사들이 보여 준 것은 아직 조선에 전파되지 않은 기독교적인 사랑 자체였으며, 또한 전문직 간호의 한 단면을 보여 주었다. 이때 여러 선교사들의 단합 및 이들이 보여준 희생정신, 제중원 부녀과를 담당한 엘러즈와 호튼의 활동은 후에 우리나라에 '간호원'이라는 직업이 있게 된 데에 조금이나마 긍정적으로 작용했을 것이다.

한편 우리나라에 가장 먼저 간호사를 보낸 것은 영국 성공회였는데, 1891년 10월 히드코트(Emily Heathcote)를 처음으로 조선에 파견하였다.[158] 그녀는 1892년 와일스 의사의 도움으로 서울 정동에 조그마한 병원과 부인들을 위한 진료소를 개설하고 5년 정도 활동하다가 귀국했다. 1893년부터는 웹스터가 간호 책임을 맡았고, 이후 성 베드로 수녀회의 많은 간호사들이 활동하였다. 한편 보구녀관에서는 1891년부터 루이스(Ella A. Lewis) 간호사가 일하다가 1890년대 말부터는 동대문교회, 종로교회 등의 부인 전도사업에 전념하였다.

빈튼에 이어 1893년 7월 부임한 에비슨은 제중원을 다시 활성화시키기 위해 서울의 북장로회와 남장로회에 조선어도 조금 알고 의학 지식도 있는 사람으로 병원에서 의사를 돕고 아픈 사람을 돌볼 수 있는 미혼 여성을 한 사람씩 보내 줄 것을 요청했다. 이에 남장로회에서는 테이트(Mattie I. Tate, 崔馬太, ? -1940)[159]를, 북장로회에서는 아버클(Victoria Arbuckle)을 보내주었고, 이들은 어려운 가운데에도 간호 업무로 에비슨을 크게 도왔으나 테이트는 남장로회가 전라도 지방으로 선교구역을 옮김에 따라 같이 갔고, 아버클은 미국으로 되돌아갔다. 1894년 9월 말 제중원을 인수받은 에비슨은 여러 조치를 취하기 시작했는데, 그 중의 하나가 조선인 간호사를 훈런시킬 사람 두 명을 보내달라고 요청한 것이었다. 이에 따라 1895년 4월 6일 간호사 재콥슨(Anna P. Jacobson)과 여의사 화이팅(G. Whiting)이 내한하였다. 미국 북장로회가 파견한 최초의 간호사였던 재콥슨은 에비슨을 도와 최선을 다해 간호 업무에 종사했으며, 청일전쟁 및 콜레라가 유행했을 때 환자 간호에 헌신하다가 불행하게도 아메바성 이질에 걸려 사망하였다.[160]

이와 같이 몇 선교부에서 간호사들이 선교사로 내한하여 활동했지만 활동 범위는 그 교파에서 운영하는 병원에서의 간호 업무에 국한될 수밖에 없었다. 그런데 1895년의 콜레라 대유행은 우리에게 전염병을 과학적으로 대처하는 계기를 마련해 주었을 뿐 아니라 간호에 대한 개념을 조선인들에게 보다 가까이 보여준 좋은 기회였다. 그 해 6월 말 의주에서 콜레라가 발생했고 곧 이어 한성에 콜레라가 유행하는 모습을 보이자 조선 정부는 곧 바로 방역국(防疫局)을 설치하고 에비슨을 국장으로 임명하였다. 또한 7월 4일 '검역규칙(檢疫規則)'을 반포하였고, 이를 보충하는 세부 규정으로서 7월 14일 '호열자 예방규칙(虎列剌 豫防規則)'을 반포하는 등 전염병에 대해 처음으로 과학적으로 대처하기 시작했다. 방역국은 여러 위원회로 구성되었으며, 예방법의 작성과 배포, 피병원 환자의 구료, 환자 및 사망자의 보고와 의학적 조사, 약품 관리, 환자 소독, 전파 차단 등의 업무를 맡았다. 7월 말 정부는 콜레라 환자를 위한 피병원(避病院)을 설치했다. 에비슨은 서울에 있던 많은 선교사들과 함께 이 병원을 맡았는데, 병원에서 간호보조원 겸 심부름을 할 조선인 조수들을 구해 훈련시켰다.[161] 조수 중 한 명은 불안해하는 고종 곁에서 지키기도 했다. 한편 언더우드는 담임하고 있던 교회의 한국인 신도들이 간호사로서 봉사할 것에 동의하자 이들을 훈련시켰다. 이들은 어떻게 집을 정화시키고 소독하며, 응급조치를 하는지를 배웠던 것이다.

콜레라가 계속 만연하는 동안 정부는 사대문에 "예수병원에 가면 살수 있는 데 왜 죽으려고 하는가?"라는 벽보를 붙여놓을 정도로 이들의 헌신적인 노력의 결과는 좋았다. 어느 날 아침 동도 트기 전에 언더우드가 서둘러 병원으로 가고 있는 것을 길옆에 서서 본 한 품팔이 일꾼이 다른 사람들에게 이렇게 물어 보았다. "이런 시간에 저렇게 급히 길을 가고 있는 저 외국인은 누구요?" 그러자 옆에 있던 사람이 "그 것도 모르오. 우리를 매우 사랑하기 때문에 밤낮으로 병자들을 돌보며 일하는 예수쟁이 아니오."라고 대답하였다.[162] 7-8주가 지나자 병이 잠잠해지기 시작했고 대략 1만 명 정도가 사망하였다. 그런데 이 숫자는 이전의 콜레라 대유행보다는 훨씬 규모가 작은 것이었는데, 과학적인 방법으로 콜레라에 대처했기 때문이었다.

2) 에드먼즈에 의한 보구녀관에서의 간호교육

미국 북감리회도 미국 북장로회의 제중원에서와 유사하게 여성 진료에 관심을 두었고, 스크랜튼 대부인(Mrs. Mary Scranton)과 스크랜튼은 선교부에 여의사를 요청하여 1887년 10월 31일 처음으로 여의사 메타 하워드(Meta Howard)가 내한하였다.[163] 부인 진료소는 이화학당 구내에 개설되었는데, 당시 민비는 이를 가상히 여겨 보구녀관(保救女館, Salvation-for-all-women Hospital, Po Ku Ryo Kwan)이라는 이름을 하사하였다.[164] 1893년에는 동대문에 보구녀관의 분원진료소인 볼드윈시약소(Baldwin Dispensary)를 개설하여 두 개의 진료소를 운영하였다. 1899년 가을 정동에 있던 보구녀관의 입원실을 동대문으로 이전하여 볼드윈 진료소를 동대문 병원으로 승격시켰고, 보구녀관은 진료실만을 운영하면서 이화학당 여학생들의 양호실 역할을 계속하였다. 1889년 하워드가 건강상의 이유로 귀국한 후 1890년 10월 홀(Rosetta S. Hall, 1865- 1951)[165]이 2대 병원장으로 부임했다가 1893년까지 일하였다. 이어 3대 병원장 커틀러(Mary M. Cutler, 1865-1948)가 부임하여 1912년까지 20년 동안 보구녀관의 책임을 맡았다.[166]

보구녀관 감리교 간호원양성학교의 설립

1902년 에드먼즈(Margaret J. Edmunds)가 내한했는데, 그의 유일한 임무는 한국인 간호사를 교육시키기 위한 간호학교를 설립하는 것이었다.[167] 그녀는 보구녀관의 의사 커틀러(Mary Cutler) 및 WFMS의 후원으로 1903년 12월 보구녀관 감리교 간호원양성학교(Po Ku Nyo Kwan Methodist Training School for Nurses)를 설립하여 우리나라 최초의 간호교육을 시작하였다(그림 3-27). 그런데 당시 보구녀관은 여성과 아이들 환자만 진료했고 침상이 20개 미만이었고 수술실 설비는 불량했으며 처음에는 건물들이 서로 연결되어 있지 않았다. 더구나 한글로 된 교과서는 전무했고, 우리말에는 '간호

제Ⅲ장 세브란스에서의 의학교육 209

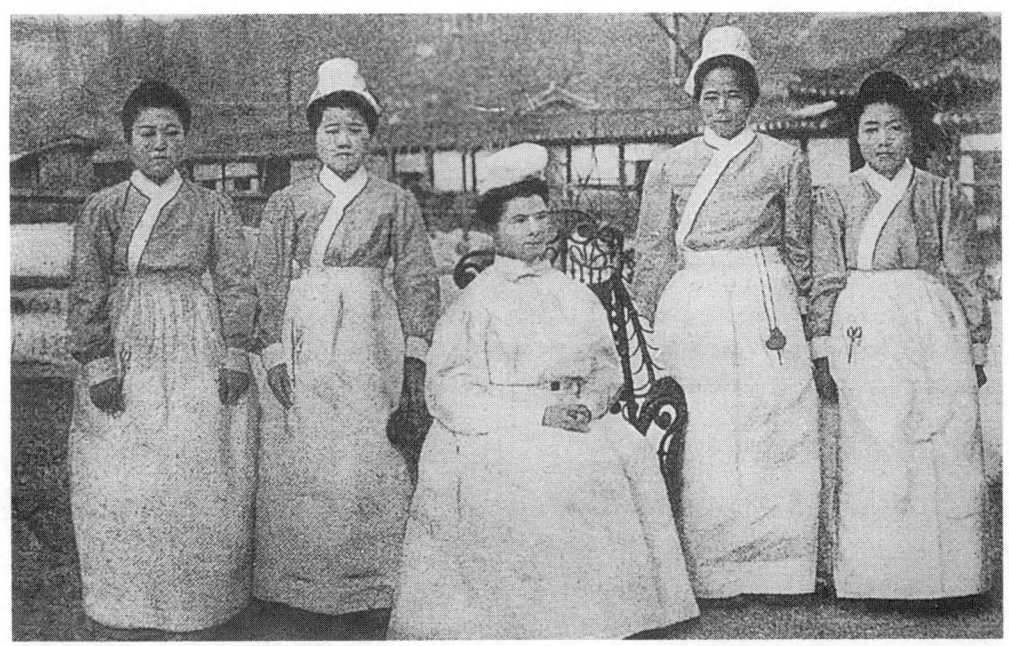

그림 3-27 에드먼즈와 초기 간호학생. 한국간호 100년. 사단법인 대한간호협회. 서울, 2001.

(看護)'란 말도 없었다. 따라서 한문 용어를 빌려 썼는데, 간(看)은 '책임이 있는 혹은 돌보는(to take charge of or watch over)'의 의미를, 호(護)는 '돕는 혹은 보호하는(to aid or protect and guard)'의 의미를, 그리고 원(員)은 '사람(a member)'의 의미를 갖는다.

당시에는 적당한 교육을 받은 여자들을 학생으로 받아들이기가 어려웠기 때문에 교육연한을 6년으로 했었는데, 먼저 책읽기와 간단한 숫자 등 기초적인 교육이 필요했기 때문이었다. 입학원서는 손으로 일일이 썼고 문의하는 사람들에게 보내주었다. 학생은 21-31세 사이로 하였고, 입학을 위해서는 부모의 동의서, 의사의 건강증명서, 교회 추천서와 소정의 입학금을 받았다. 학생들의 공부는 병원 일을 제외한 집안의 일로 인해 방해 받지 않도록 했으며, 주간 및 야간 근무를 하도록 했다. 처음 간호원 양성학교를 개교했을 때 이전에 병원에서 조사(helper)로 일했던 사람들 중 일부가 입학 대상자였는데, 모두 하층 출신이었다.[168] 이은혜(Miss Grace Yee)는 다리가 불구이며 버림받은 노비 출신이었고, 김마르다(Mrs. Martha Kim) 역시 콧구멍과 한 손가락이 없는 버림받은 여성이었다.

학생들은 2달 동안의 예비기간을 거친 후 입학이 허락되면 계약서를 썼고 학업 시간 중에 교복을 입도록 하였다. 식대, 숙박, 세탁, 침상, 제복, 연료 및 교과서는 학교에서 지급하였다. 품행이 단정하고 학업 성적이 우수한 학생에게는 상장과 학교 기장을 주었다. 학생들은 우선 '지시(order)는 하늘의 첫 번째 법칙이다.'는 것을 배웠다. 교수 인원이 적고 교과서가 없어 주로 침상 옆에서의 교육, 칠판 사용 및 동료 선교사의 도움을 통해 해결하였다.

학생들이 배운 강의는 성경, 영어, 병원 윤리, 부인과 간호, 안·이비인후과 치료, 의학 간호, 위생학, 해부학, 생리학, 검사물의 검사, 임상 실습, 식이 및 마사지 등이었는데, 게일, 에비슨, 커틀러 등과 에드먼즈, 쉴즈, 엘러즈 및 루이스 등이 담당하였다.[169] 그리고 실습을 통해 붕대법, 침상만들기, 다양한 종류의 목욕법, 작은 쟁반에 제공되는 약물의 투약, 달걀, 고깃국, 묽은 죽, 곡물 녹말 및 유제 같은 간단한 식이 준비, 체온, 맥박, 호흡 검사, 증상 기록, 특수 약물 투약, 관주법, 찜질, 외과 환자의 붕대감기, 탈구 교정, 로션, 병원의 모든 붕대, 침대 리넨, 가운 및 스타킹 만들기, 마사지의 주 원리, 시신의 사후처치 등을 배웠다.

1906년 1월 30일 최초의 가관식이 있었는데, 이날의 광경은 다음과 같았다.[170]

1906년 1월 30일 역사적인 광경을 보기위해 약 300명의 한국인 및 외국인이 서울의 옛 교회(old First Church)에 운집했다. 교회의 목사가 사회를 보았고, 교회의 젊은 조선인, 세브란스병원의 의학생들, 프라이 양(Frey), 하 여사(S. K. Hah)가 안내를 맡았다. 질렡 양(Gillett)이 오르간 앞에 앉았고, 모르스 여사(Morris), 스웨러(Swearer) 씨, 박 씨 및 이화학당의 합창단이 음악을 맡았다. 의식은 스크랜튼과 최 목사(P. H. Choi)가 맡았고, 에비슨, 커틀러 및 의장이 축사를 했다.

모자의 수여식은 감리회 여병원을 대표한 에드먼즈와 세브란스병원을 대표한 쉴즈에 의해 진행되었다. 두 명의 후보자는 상급생에 의해 인도되었고, 수간호사들에 둘러싸여 제단에서 무릎을 꿇은 그녀들의 머리에는 훈련에 있어 승진의 상징인 모자가 쓰여 졌다.

가관식이 끝난 후 두 가지 재미있는 행사가 이어졌다. 첫 행사는 스크랜튼 부인, 에비슨 부인 및 하 여사에게 간호원양성학교의 명예회원증이 수여된 것이었다. 두 번째 행사는 가관식을 마친 한 명이 교회의 목사와 결혼한 일이었다.

모자를 쓴다는 것은 전통적으로 한국에서는 큰 의미가 있었다. 남자의 경우 성인이 되어야 갓을 쓸 수 있었고, 기타 결혼이나 장례식 등 특별한 의미가 있을 때 모자를 쓰는 전통이 있었다. 따라서 간호원이 되기 위한 교육 과정에서 간호직을 상징하는 모자(cap)를 수여하는 가관식은 큰 의미를 갖는 것이었다.

그리고 간호 교육을 시작한지 5년 만인 1908년 11월 5일 처음으로 김마르다와 이은혜 2명이 졸업하였다.[171] 이와 같이 1908년은 6월 3일 세브란스의학교에서 7명의 첫 의사를 배출했을 뿐 아니라 첫 간호사를 배출함으로써 함께 우리나라 의학사에서 크게 기념할 만한 해이다.

졸업생이 배출되기 전 상급반이 1명, 하급반이 3명, 그리고 예비반이 3명이었는데, 예비반에 13명이 들어와 그중 6명만이 입학을 허락받았다. 학교는 하루에 8시간 강의와 실습이 있었는데, 이화학당의 교사로부터 학업을 배웠다. 상급반과 하급반은 세브란스병원(제중원)의학교 졸업생인 김필순이 자신이 번역한 킴버의 해부생리학을 가르쳤고, 김[172] 의사는 독물과 처방을 강의했다. 버피(Ella B. Burpee)는 마사지를, 쉴즈는 일반 간호 및 수술방 업무를, 언즈버거(Emma F. Ernsberger, ? - 1934)[173]는 산과를, 그리고 모리슨은 실용 간호, 목욕법 및 붕대법 실습을 가르쳤다. 이외에 페리가 에베소서를 가르쳤고, 핀더(Eleanor J. Pinder), 마크 및 채 목사는 사도행전을 가르쳤다. 존스 부인은 약간의 음악을, 장 씨는 대수와 한글 쓰기 및 한문과 받아쓰기를 가르쳤다. 졸업생 김마르다는 매주 일반 간호학을, 상급반인 엘라 김(Ella Kim)은 해부학을 가르쳤다. 또한 때로는 학생들이 세브란스병원 간호학교로 가서 함께 강의를 받았고 세브란스병원 수술실에 가서 실습을 하기도 했다. 한편 스크랜튼은 자신의 진료소에서 일하게 하기 위해 3명의 학생을 후원했고, 남장로회의 버드맨(Ferdinando H. Birdman)도 3명을 후원하기로 하였다.

1912년 4월 동대문에 현재 이화여대 부속병원의 전신인 릴리안 해리스병원(Lillian Harris Memerial Hospital)이 개원하자, 간호교육도 이곳에서 하게 되었고 1913년 앤더슨(N. A. Anderson)이 책임을 맡았다.

3) 쉴즈에 의한 세브란스에서의 간호 교육

재콥슨에 이어 1897년 10월 쉴즈(Esther L. Shields, 1868-1941)[174]가 제중원에 합류

하였다. 에비슨이 안식년에서 돌아온 1901-2년도[175]는 과로로 건강이 나빠진 쉴즈가 1년 동안 휴가를 얻었기에, 이 해에는 기포드 부인이 세탁, 린넨 및 침대에 관한 일을 도와주었고, 에비슨 부인도 매일 침대와 린넨을 돌보았다. 1902년 잠시 사또(Miss Sato) 등 도쿄 병원에서 훈련받은 두 명의 일본 간호사가 입원실을 담당하기도 하였지만 이들은 일본 정부가 전쟁의 위험이 있다는 이유로 소환하자 1903년 11월 일본으로 돌아갔다. 이들이 돌아간 후 에비슨 부인이 다시 그 자리를 맡아 일했다. 1903-4년도[176]에도 에비슨 부인은 전문 간호사가 아니었지만 거의 매일 병동에서 린넨의 공급, 세탁 등의 일을 챙겼다. 또 곧 개원할 새 병원을 위해 1904년 봄 몇 명의 조선인 여자 및 환자들과 함께 32개의 침대 덮개, 100장의 시트, 50개의 베갯잇, 25개의 침대보, 50개의 수건 및 하의와 상의로 이루어진 50벌의 남성 환자복을 만들었다.

세브란스병원 간호부양성소의 설립

세브란스병원이 개원하자 쉴즈는 1904년 가을 복귀하여 선교와 간호원의 일을 병행하였다. 쉴즈(그림 3-28)는 평소 두 명의 간호사만 있다면 두 사람 이상의 일을 할 수 있다고 생각했으며, 그 중에서 가장 크게 비중을 두었던 것은 간호사 교육이었다. 그렇지만 혼자서 여러 일을 해야 했기에 간호사 교육은 엄두를 내지 못하고 있었다. 평소 쉴즈는 에드먼즈를 도와주었고, 에드먼즈도 큰 수술이 있을 때 쉴즈를 돕는 등 둘은 교파와 관계없이 절친한 관계였으며, 둘은 서로 협동하여 한 곳에서 간호사 교육을 하는 것이 더 능률적이며, 한국을 위해서도 더 좋은 일이라고 생각하였다.[177] 그리하여 둘은 강의, 수술실 및 임상 실습에서 협동하여 교육하기로 하였다. 그러나 재정이나 학생 관리는 소속 교파의 간호학교에서 하기로 하였다.

그러나 에드먼즈가 먼저 간호사 교육을 시작하였고, 1906년 1일 가관식을 거행하였다. 이때는 세브란스병원의 운영도 정상화되어 쉴즈는 세브란스병원에서 간호사 교육을 시작하기로 하고, 9월 세브란스병원 간호부양성소(Severance Hospital Training School for Nurses)를 개교했는데 에드먼즈가 큰 도움을 주었다.[178]

학교의 목표는 충분한 교육을 받은 기독교 신자인 조선 여성을 충실하고 유능한 간호사로 훈련시키는 것이었다. 훈련된 간호사는 당장은 병원에서 활동하겠지만 결국 지역 사회 건강 교육, 학교 위생, 가정간호업무, 기타 사회 활동 등의 분야로 진출시킬 수 있다는 신념으로 3년 3개월 과정 동안 다양한 간호 분야에서 이론과 실무를 배울 수 있게 계획하였다.

그러나 간호교육은 순조롭게 진행되기 어려웠다. 우선 부모들의 태도였다. 부모들은 딸을 어떤 학교에도 입학하는 것을 허락지 않았다. 여자는 집 밖을 안 나가는 오랜 풍습이 있었고, 그저 시집가기 전까지 살림 사는 방법을 배우면 되는 것으로 생각하고 있었다. 또한 조혼 풍속으로 인해 시집살이를 하며 공부할 시간이 없었다. 이보다 수월하게 기생을 간호사로 쓸 수도 있었지만 제중원의 평판이 나빠질 것 같아 주저할 수밖에 없었다.[179] 제중원에서 조수로 일했던 청년들에게 간호사로 양성할 처녀들을 구해 달라고 요청해 봤더니 불가능할 것이라는 답변을 얻었을 뿐이었고, 어떤 사람은 나이 많은 과부를 추천하기도 했다.[180] 한때 남자 조수에게 간호사 일을 맡겼으나 성과가 좋지 않아 할 수 없이 선교사 부인들이 간호를 종종 수행하기도 했다.[181]

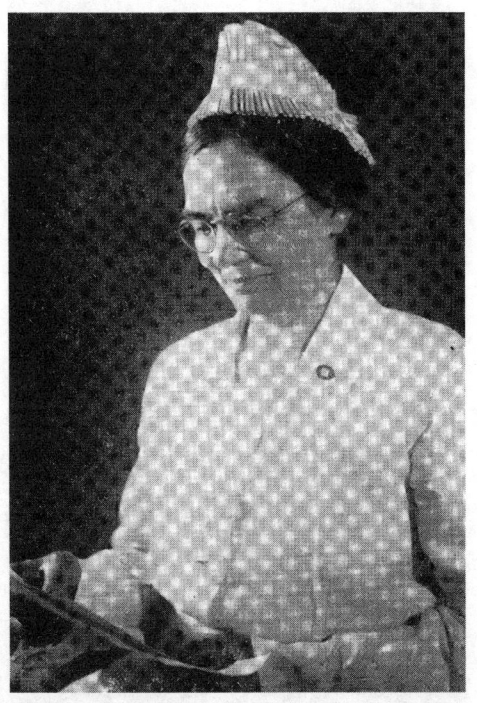

그림 3-28 쉴즈. Korea Mission Field 37(4), 1941.

또한 유교 교육을 통해 조선인들에게 강한 영향력을 미치고 있었던 남녀유별의 인습은 간호활동에서도 문제가 되었다. 제중원의 간호교육과 관련해서 그 영향을 볼 수 있는 예는 1907년의 구한국 군대 해산이었다. 약 50명의 부상병들이 병원으로 급히 이송된 상황에서 세브란스병원의 젊은 여자 간호학생은 한번도 남자 환자를 맡아 본적이 없었기에 많은 부상병이 누워있는 것을 구경만 하고 있었던 것이다.[182] 간호활동이 정규화되는 과정은 이러한 전통적인 인습을 극복하면서 이루어질 수밖에 없었다.

결국 1907년 1월 두 명의 학생으로 처음 교육을 시작하였으며, 4월에는 4명의 학생이 있었다.[183] 1908년에는 7명의 학생이 있었는데, 1908년 6월 12일 5명이 첫 가관식을 가졌다. 이후에는 마침 의학교 제1회 졸업생 6명이 모교에 남아 에비슨을 도우면서 간호학교에서 다양한 과목의 강의를 담당하여 처음으로 체계적인 강의가 이루어졌는데, 다음과 같았다.[184]

김필순: 해부생리학
홍종은: 증후의 관찰, 식이공급
홍석후: 건강과 질병 상태의 눈
김희영: 약물학
신창희: 미터법을 포함한 계량 및 계측, 세균학
맥스웰, 포프: 실용간호학

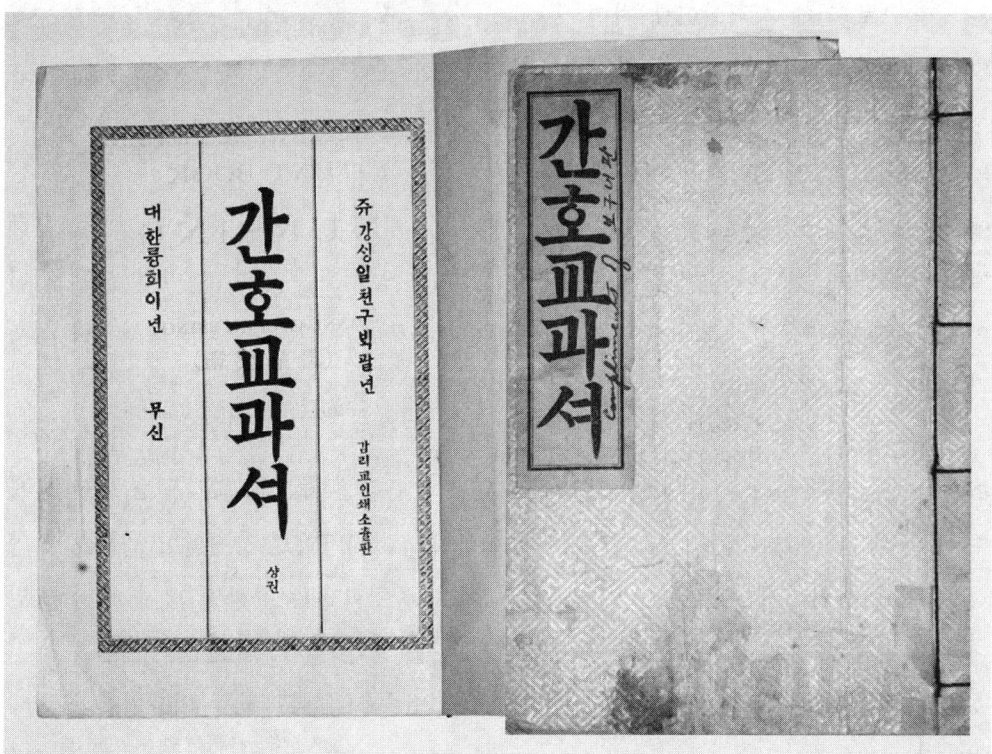

그림 3-29 최초의 간호교과서. 1908년 에드먼즈에 의해 보구녀관에서 발행되었으며, 중국에서 발행된 교과서를 번역한 것이다. 세브란스 간호원양성소에서도 사용되었다. 동은의학박물관 소장.

교재: Diana Kimber: Anatomy and Physiology for Nurses. 김필순이 반을 번역함
Maxwell, Pope: Practical Nursing. 김배세가 번역함.
Edmunds, MJ: Part I of the Manual of Nursing(prepared from a Chinese Manual)(그림 3-29)

병실 실습은 남성과 여성의 외과 및 내과, 수술실, 부인과 진료실, 의사 진찰실, 외국인 진찰실, 산과, 지역사회 간호실 등에서 이루어졌다. 1908년과 1910년에는 서울 지역 외국인의 담당 지역간호사(Community Nurse)였던 버피가 간호 교육에 도움을 주었고, 에드먼즈의 후임인 모리슨(Morrison)도 도와주었다.

1909년에 등록한 학생은 모두 10명이었으며, 2개 학년으로 이루어졌다. 1909년에는 다시 2명의 가관식이 있었다.[185] 결국 1910년 6월 10일 첫 졸업생인 김배세(Miss Bessie C. Kim)를 배출하였다.[186] 그녀는 졸업 후 세브란스병원에서 간호부의 부책임자(assistant superintendent)로 일했다. 1910년 6월 한국인 간호사와 학생들은 '세브란스병원 간호부회(Severance Hospital Nurses' Association)'를 구성했는데, 10월부터 매달 한 번씩 모임을 가졌고, 방학 동안에는 한 달에 2번 모임을 가졌다. 이 시기에 간호사들은 도움이 되는 자료로부터의 인용한 구절이나 교훈을 써 놓을 수 있는 '세브란스병원 간호부 달력(Severance Hospital Nurses' Calender)'를 만들었다. 내용은 영어로 쓰여 졌는데 김배세가 한글로 번역하여 간호사들이 읽고 적을 수 있게 하였다.

1911년 2월 3일 두 번째로 3명의 졸업생을 배출한 직후 간호학교는 쉴즈, 김배세, 조원숙 등의 간호사와, 상급반 학생간호사 2명, 중급반 2명, 1학년 1명, 그리고 2명의 수습생으로 이루어졌다(그림 3-30).[187] 학생들은 병원의 여러 부서에서 각 부서마다 2-3달씩 일하도록 계획을 짰으며, 부녀과에서 밤에 간호하는 것은 한 번에 한 달 씩 일하도록 하였다. 견습생들은 견습 생활을 끝낸 지 오래되었지만 건강이 좋지 않아 정규 간호생이 되지 못한 경우였다. 입학을 원하는 학생들이 점차 늘었지만 거의 대부분은 학교의 규칙 때문에 입학이 허가되지 않았다.[188] 대부분은 너무 어렸고 몇몇은 가정을 돌봐야 했고 다른 사람들은 기독교인이 아니었기 때문이었다.

1911년 전반부의 강의는 김필순, 홍석후, 김배세, 김신성 및 쉴즈에 의해 진행되었고, 학생들의 시간이 허락될 때마다 웸볼드 양(Katherine C. Wambold)[189]과 디캠프

부인(Mrs. DeCamp)은 성경과 영어 수업을 했다.[190]

1911년에는 북장로회의 포사이드(Helen Forsythe)[191]가 부임하자 그녀를 간호부의 책임자로 하여 병원 일을 맡기고 쉴즈는 간호사 교육에 전념할 수 있었다. 1912-3년도부터는 지원자가 많아져 처음으로 우수한 학생으로 정원을 채울 수 있었는데, 강계나 부산 등지에서 온 지원자들이 순서를 기다릴 정도였다.[192] 쉴즈는 1913년 건강 때문에 미국으로 돌아갔다가 1915년 12월 다시 돌아 왔다. 그런데 아쉽게도 쉴즈가 없는 사이에 포사이드가 결혼을 위해 1915년 8월 떠나고 말았다. 포사이드 대신 1915년 봄에 내한한 에스텝(Kathlyn M. Esteb)[193]이 후임으로 부임했지만 그녀는 건강상의 문제로 1916년 12월 미국으로 돌아갔다.

1916년에는 의학교의 연합화와 함께 간호학교도 연합학교로서 여러 교파가 협동하기로 했으며, 전체 세브란스의 한 부분으로서 모든 교파가 교수 및 재정적 지원을 하였다. 이에 따라 호주 장로회의 내피어(Gertrude Napier), 캐나다 장로회의 휴즈(E. Hughes)가 한 동안 합류하였다. 라이너(E. M. Reiner)도 다른 지부로 이동될 때까지 도왔다. 1917년에 들어 2월에는 남감리회 소속의 캠벨(Josephine P. Campbell)[194]이 간호 기숙사의 사감으로 합류했으며, 9월에는 남장로회 소속의 쉡핑(Elizabeth J.

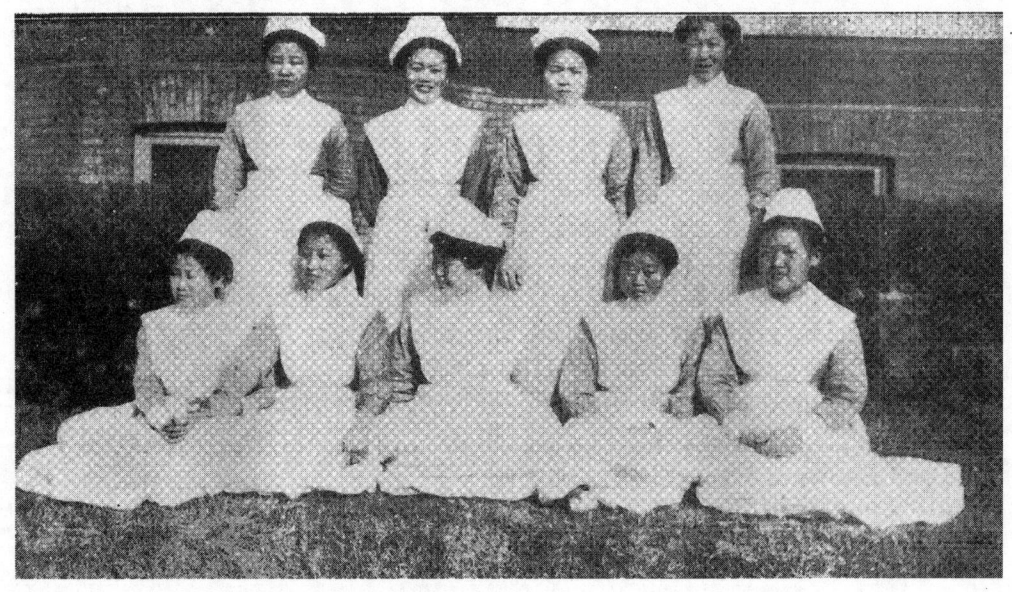

그림 3-30 초창기 세브란스의 간호학생들. Korea Mission Field 10(7), 1914.

Shepping)[195]이 임시직으로 합류하였다.

세브란스병원 간호원양성소의 초기 졸업생
제1회(1명) - 1910년 6월 10일 졸업

김배세(金培世): 졸업 직후 모교에 남아 세브란스병원 간호부의 보조 책임자로 일하다가,[196] 평양의 기홀병원에서 실질적인 책임자로 일했다. 1918년 초 현재 평양에 거주하고 있었으며, 1922년에는 부산에 거주하고 있었다.[197]

제2회(3명) - 1911년 2월 3일 졸업[198]

김신성(金信聖): 졸업 후 3월에 청주의 덩컨병원(Dr. Purviance)으로 내려가 몇 년 동안 활동하다가 1918년 초 현재 결혼하여 만주에 거주하고 있었다.

조원숙(趙源淑): 졸업 후 3월 세브란스병원의 수술실을 책임지는 등 몇 년 동안 활동하다가[199] 1918년 초 현재 만주에 거주하고 있었다.

박영신(朴永信): 졸업 직후 청주의 남장로회 병원(Dr. Daniel)에서 수 년 동안 근무하다가, 하와이로 갔고 1918년 초 현재 결혼하여 포왜(布哇)에 거주하고 있었다.

제3회(2명) - 1912년 6월 4일 졸업

오현숙(吳賢淑): 유능한 간호사로 일하다가 1918년 수원에서 사망하였다.

안경혜(安敬慧): 유능한 간호사로 일하다가 1918년 초 현재 광주에, 1919년에는 서울에 거주하고 있었다. 1922년 현재 그녀가 사망했다는 사람도 있고, 일부는 중국으로 갔다고 한다.

제4회(1명) - 1913년

강성은(姜聖恩): 1918년 초 현재 결혼하여 만주에 거주하고 있었다.

제5회(4명) - 1914년 12월 1일 졸업이며, 대부분의 졸업생이 간호원 자격증을 받았고, 몇 명은 정부병원에서 산파 과정을 수료했다.

정도은(鄭道恩): 1918년 초 현재 부산에 거주하고 있었다.
홍도라(洪道羅): 1918년 초 현재 결혼하여 천안에 거주하고 있었다.
김관철(金寬喆): 1918년 초 현재 결혼하여 평양에 거주하고 있었다.
서필선(徐弼善): 1918년 초 현재 경성에 거주하고 있었다.

제6회(4명) - 1915년
장성무(張聖武): 1918-22년 사이에 진천의 영국 병원에서 근무하였다.
이애시(李愛施): 1918년 초 현재 세브란스에서 근무했고, 1922년 현재 마산에서 복음 전도 일을 하고 있었다.
강태신(康泰信): 박진(Pakchin)에서 미국 광산의 의사 밑에서 일했고, 1918년 초 현재 대구에 거주하고 있었다.
김봉선(金鳳善): 1918-22년 사이에 강계에 거주하고 있었다.

제(3명) - 1917년
탁명숙(卓明淑): 1918년 초 현재 원산에 거주하고 있었고, 1922년에는 중국에 거주하고 있었다.
이윤신(李允信): 1918년 초 현재 홍수원에 거주하고 있었다.
홍순화(洪舜華): 1918년 초 현재 평양에 거주하고 있었다.

6. 세브란스의 첫 졸업생들

　1886년 3월 29일 시작된 우리나라의 서양의학교육은 여러 시련 끝에 1908년 6월 3일 세브란스병원의학교에서 7명의 1회 졸업생을 배출시킴으로써 그 결실을 맺게 되었다. 이들 이전에도 제중원의학교에서 몇 년의 학습을 받은 학생들이 실제 의업에 종사한 경우도 있고,[200] 1899년 문을 연 학부 관할의 의학교에서도 다수의 졸업생이 배출되었다. 그러나 세브란스병원의학교 1회 졸업생들이 우리나라 의학사에 우뚝 서게 될 수 있었던 것은, 충분한 기간 동안 이론 및 실제 경험을 쌓아 당시 미국이나 캐나다의 의과대학 졸업생과 비교해 전혀 손색이 없는 실력을 쌓은 상태에서 졸업하였고, 이들이 조선정부로부터 우리나라 최초의 의사 면허 1-7번을 받았기 때문이었다. 서양 의료선교사들에 의해 우리나라에 도입된 서양의학을 비로소 우리의 힘으로 발전시킬 바로 그 출발점에 서게 된 것이다.

　1908년에 졸업한 7명의 졸업생은 가나다 순서로 김필순, 김희영, 박서양, 신창희, 주현칙, 홍석후, 홍종은이다. 이들의 가족 환경, 활동을 분석해 보면 다음의 몇 가지 특징적인 사실을 발견할 수 있다.

　첫째, 이들 대부분은 직접 간접으로 한국에서 활동하던 선교사들과 접촉이 있었다. 특히 우리나라 최초의 교회가 세워진 장연(長淵) 사람들이 많이 포함되어 있다. 장연은 언더우드가 활동하던 곳으로 김필순이 이곳 출신이고, 나중에 편입한 홍종은도 장연 사람이다. 특히 김필순은 나중에 여러 사람의 세브란스 출신 의사들과 친척 관계를 갖는다. 박서양은 부친 박성춘을 통해 에비슨에게 의학교육을 받았고, 주현칙은 선천 미동병원에서 일을 하다 세브란스에 입학하였다. 또한 홍석후는 부친이 언더우드에게 한글을 가르쳤다.

둘째, 졸업 후 이들은 국권을 일본에 빼앗기자 홀연히 나서 독립운동에 열과 성을 다하였다. 7명 중 김필순과 주현칙은 독립유공자로 인정되었고, 신창희와 박서양은 몽고와 만주에서 활동하였다.

셋째, 이들은 후진 양성에 많은 관심을 갖고 실천했다. 7명의 졸업생 중 주현칙을 제외한 6명은 의학교에 남아 후배 교육은 물론 간호원양성소에서도 강의를 담당하였다. 이들 중 김희영, 신창희 및 홍종은은 1년 동안 간호원양성소 교수로 있다가 개업하였다. 홍종은은 졸업 후 2년간 후진 양성에 힘쓰다 요절하였다. 김필순은 병원과 학교의 요직을 맡았으나 독립운동을 위해 중국으로 망명하였다. 박서양은 외과 교수로 활동하였으나 1918년 학교를 사임하고 만주에서 활동하였다. 홍석후는 1회 졸업생 중 가장 오래 학교에 남아 동창회를 조직하고 학감 등을 역임하였다.

넷째, 이들은 서양의학의 토착화에도 힘을 써 많은 의학교과서를 번역하였다. 김필순은 에비슨을 도와 학생 시절부터 해부학, 해부생리학, 화학, 내과학, 외과 총론 등 많은 의학교과서를 번역하였으며, 홍석후와 홍종은도 생리학, 산과 등 많은 책을 번역하였다. 이들의 도움으로 에비슨은 거의 전 과목에 걸쳐 우리말로 된 교과서를 구비할 수 있었다. 그러나 이들의 선구자적 노력은 나라를 일본에 빼앗기면서 빛을 잃고 말았다.

1) 김필순[201]

김필순(金弼淳, 그림 3-31)은 광산(光山) 김씨이며, 1878년 6월 25일[202] 황해도 장연군(長淵郡)에서 김성섬(金聖贍)과 둘째 부인 안성은(安聖恩) 사이의 장남(長男)으로 태어났다. 김필순은 우리나라 최초 의사 7인 중에서도 가장 뛰어났으며, 독립운동을 하다 비록 일찍 사망했지만 진정한 세브란스인의 표상이 아닐까하는 생각이 든다.

그의 집안은 일찍이 개화한 우리나라 최초의 기독교 집안에 속하며, 서상륜(徐相崙), 서경조(徐景祚) 형제가 장연에 우리나라 최초의 소래교회를 세울 때 물심양면으로 지원하였다. 그의 집안에서는 우리나라 근대사에 지대한 영향을 미친 걸출한 인물들이 많이 배출되었으며, 다수의 초창기 세브란스 출신 의사들과 인척 관계를 이루어 초창기 우리나라 의학계에 큰 영향을 미쳤다. 첫째 여동생 김구례(金求禮)의 시아주버니인 서광호(徐光昊)는 세브란스병원의학교 제2회 졸업생이며, 어렸을 때 이름은 '효권'이었다. 둘째 여동생 김순애(金順愛)는 독립운동가 김규식(金奎植)과 결혼했다. 김규식의 사촌 여동생 김은식과 결혼한 사람은 제2회 졸업생 이태준(李泰俊)이다. 김필순의 셋째 여동생 김필례(金弼禮)는 한국 YWCA의 창설자로서 제6회 졸업생 최영욱(崔泳旭)과 결혼하였다. 김성섬과 첫째 부인 사이에서 태어난 장남인 김윤방(金允邦)의 둘째딸 김미염(金美艶), 즉 김필순의 조카는 제6회 졸업생 방합신(方合信)과 결혼하였다. 김미염의 바로 아랫 동생은 그 유명한 여성 독립운동가 김마리아이다. 김윤방의 둘째 동생이며, 김필순의 형인 김윤오(金允伍)는 제3회 졸업생 고명우(高明宇)를 사위로 맞이하였다.

　김필순은 한학을 수료하였으며, 일찍부터 언더우드 등 선교사들과 자유롭게 접촉할 기회를 가졌고 1894년 언더우드로부터 세례를 받았다.[203] 1895년 어느 날 언더우드는 김필순 부모에게 '집에 붙들어 놓고 책임지고 공부시키겠다.'고 요청하여, 김필순은 서울에서 신식교육을 받게 되었다. 김필순은 언더우드 집에 머물면서 배재학당에 입학했고, 남달리 영어 공부를 열심히 했는데 특히 발음이 매우 좋았다. 그래서 후에 에비슨의 통역을 할 수 있었고 의학교과서를 번역했으며 에비슨의 강의 시간에 자주 통역하게 되었다.[204]

　4년 동안 배재에서 학업을 마친 김필순은 1899년 제중원에서 처음에는 셔록스의 통역 및 조수로서 일하다가, 자연스럽게 1900년에는 에비슨의 통역, 조수로 활동하였다.[205] 그는 에비슨을 도와 그레이 해부학 교과서를 번역하였으나, 불행히도 원고가 화재로 소실되었다. 그러나 1906년 해부학교과서를 다시 번역하는 것을 필두로 외과총론, 화학, 해부생리학, 내과학 등 많은 책을 번역하였다. 이와 같은 경험을 바탕으로 이미 졸업 전에 저학년 학생들의 강의도 담당하였다.

　김필순은 의학도로서 병실 및 외래에서 보조 역할을 했고 많은 책을 번역하였을 뿐 아니라, 수 년 동안 병원 경영 및 세브란스병원 건립에도 참여하는 등 상세한 지식과 경험을 쌓았다.[206] 당시 에비슨이 그의 능력을 인정해 장차 세브란스병원의 책임을 맡고 한국의 의학을 이끌어야 할 재목으로 키우려 하였던 것이다. 또한 병원에 환자가 많아지자 1901년 김필순의 가족들이 환자 급식을 담당하게 되었다.

김필순이 학업에 열중하고 있을 때에는 을사보호조약으로 조선의 외교권이 박탈되고 국운이 기울어 갈 때였다. 그는 착실한 기독교인으로 항상 정의감에 불타 있었으나, 그가 독립운동에 헌신하게 된 것은 1907년 8월에 일어난 조선군의 강제 해산 과정이 직접적인 계기가 되었다.

김필순은 도산 안창호(安昌浩)와 의형제를 맺은 관계이며, 1902년 안창호가 구리개 제중원교회에서 결혼식을 올렸을 때 우인 대표로 주재하였다. 김필순은 안창호, 양기탁, 신채호, 이동휘, 김구 등이 1907년 9월 조직한 비밀정치결사 신민회(新民會)의 일원으로 활동하였다. 서울의 세브란스병원에 있는 그의 집에서 회의를 연 일도 있었다. 신민회에서는 본국을 떠나 중국령의 압록강 상류 북안 통화에 독립군 기지를 세운다는 계획을 진행시키고 있었다.

1908년 6월 제중원의학교를 졸업한 김필순은 독립운동을 위해 1911년 12월 31일 조국을 떠날 때까지 에비슨 교장의 전폭적인 후원에 힘입어 학교 발전을 위해 많은 활동을 하였다. 이미 졸업 전부터 후배들을 가르친 경험이 있고, 병원 경영에 관해서도 에비슨으로부터 특별히 사사 받은 그에게 많은 역할이 주어진 것은 당연한 것이었다.

졸업 후 그의 활동은 당시 선교부에서 월간으로 발행되던 『The Korea Mission Field』에 기록되어 있다. 특히 1911년 1월호에는 그의 사진을 표지사진으로 넣고 후에 그의 매제가 된 김규식이 쓴 글이 실려 있다. 김필순은 병원일로서는 졸업 직후 병동과 외과의 부의사(assistant physician)로 임명되었고, 1911년에는 병원 외래 책임자가 되었다. 아울러 졸업 직후 의학교의 교수로 임명되었고 1910년에는 의학교의 책임자(Manager 혹은 Director)로 임명되었다.[207] 1910-1년 기록에 의하면 그는 하루 3-4시간 강의를 하면서 해부학과 생물학을 담당하였고, 생리학은 피터스 부인(에바 휠드 여의사)과, 위생학과 외과학은 에비슨 교장과 분담하여 강의하였다. 한편 세브란스병원 뿐 아니라 보구녀관의 간호원양성소에서 교수로도 활동했는데, 1908-9년에는 그가 번역한 해부생리학 교과서로 강의하였다. 1911년의 제2회 졸업식에서는 부의장 자격으로 참석하였다.

이렇게 바쁜 중에도 그는 많은 의학교과서를 번역했는데, 현재 해부학 권1, 권2, 권3, 화학 및 외과 총론 교과서 등이 남아 있다. 이 책들은 세브란스의학교 이외에

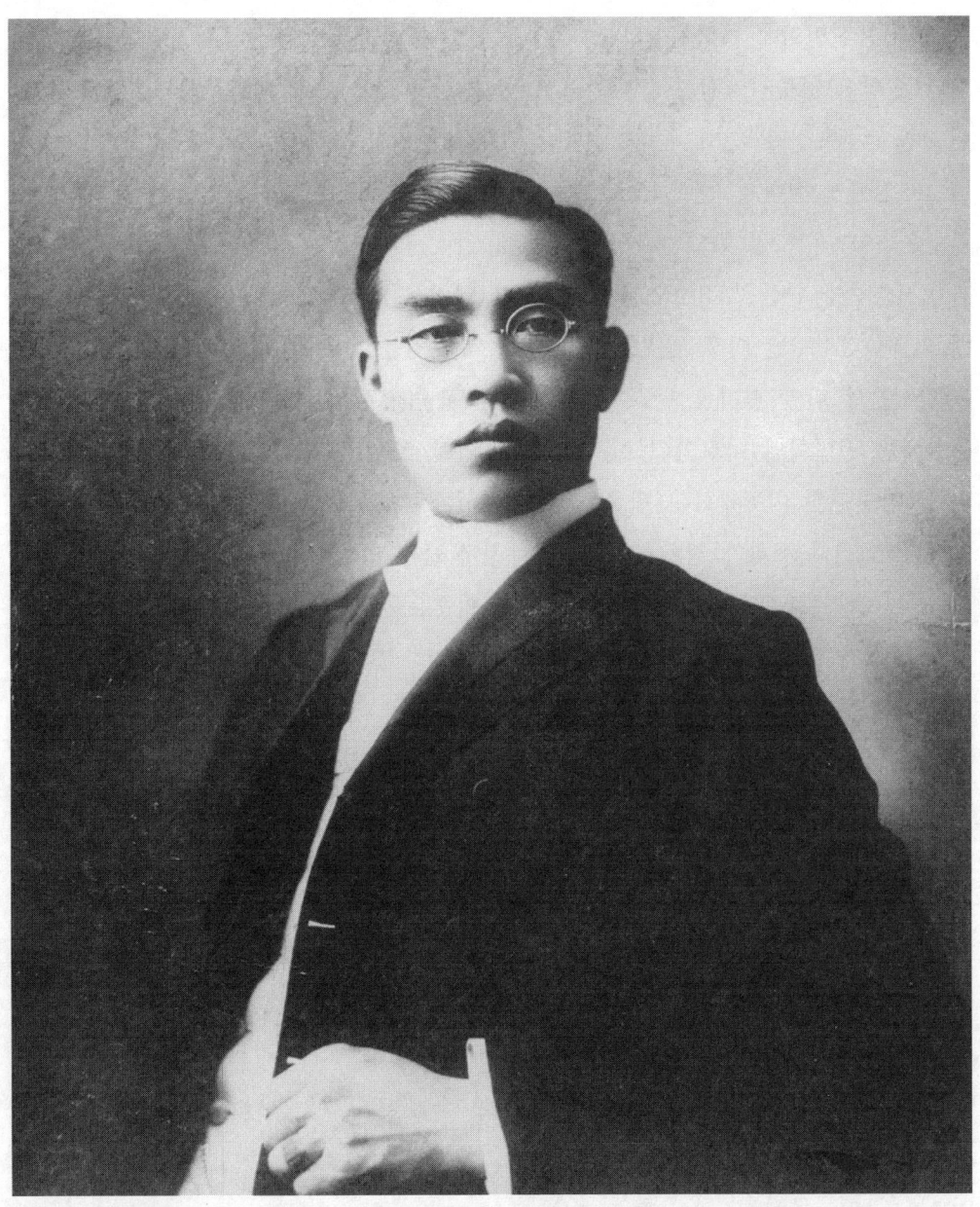

그림 3-31 김필순. 김필순은 에비슨이 배출한 첫 졸업생 중의 한명으로, 에비슨의 전폭적인 지원으로 세브란스병원 건축의 일을 맡았고, 많은 의학교과서를 편찬했으며 졸업하자마자 의학교의 책임자로 임명되는 등 후계자의 훈련을 쌓았다. 평소 도산 안창호의 의형제로서 국운이 기울어져 가는 나라를 걱정하던 중, 1910년 나라를 일본에 빼앗기자 1911년 말 중국으로 망명하여 독립운동에 일생을 바쳤다. 동은의학박물관 소장.

도 국내의 많은 선교 병원에 무료로 배포되어 교과서로 이용되었다.[208]

그러나 신민회에 가입하여 비밀리에 독립 운동에 적극 참여하던 김필순이 조국을 떠날 수밖에 없는 큰 시련이 닥치고 말았으니, 이것이 소위 105인 사건이었다. 1911년 9월 총독부는 신민회 중심 멤버를 포함한 항일지식인 7백 여 명을 검거 구속하여 105인에게 실형을 언도하였던 것이다. 신민회에 대한 일제 검거를 사전에 안 김필순은 1911년 12월 31일 세브란스병원에 한 통의 편지를 남겨두고 모습을 감추었다. '신의주에 난산을 겪고 있는 임산부가 있어 전보로 내게 왕진을 요청하는 까닭에 외출한다.' 그날 이후 김필순은 다시는 서울 땅을 밟은 일이 없었다.

김필순의 비밀 편지를 받고 동생 순애가 필순의 어머니, 아내, 아들을 데리고 간 통화에는 신민회의 이회영 등이 건설하고 있던 조선 독립군 기지와 조선인촌이 있었다. 김필순은 이곳에서 병원을 열고, 모든 수입을 조선독립군의 군자금으로 기부하였다. 그러나 통화가 점차 일제의 영향권에 들며 압박이 심해지자 1916년 몽골 근처의 치치하얼로 도피하였다. 이곳에서 김필순은 병원을 개설하고, 땅을 구입하여 평소 꿈꾸던 조선인을 위한 이상촌 건설을 시작하였다. 그러나 김필순은 애석하게도 일제의 특무요원으로 생각되는 이웃 일본인 의사가 전해준 우유를 먹은 후 갑자기 건강이 악화되어 1919년 음력 윤7월 7일 영면(永眠)하였다.

김필순의 셋째 아들인 김염(金焰)은 1930년대 중국 영화계에서 활동하여 '상해(上海)의 영화황제(映畫皇帝)'라는 호칭을 얻었으며, 그에 대한 전기가 있고,[209] 1996월 4월 28일에는 KBS의 일요스페셜에서 「상해의 영화황제 김염」이라는 제목으로 소개된 바 있다. 김필순은 1997년 독립유공자로 건국훈장 애족장을 받았다.

2) 김희영

김희영(金熙濚)은 광양(光陽) 김씨로서 1879년 12월 7일 태어났다. 그는 원적이 경기도 경성부였고, 사립 배재학당을 졸업하였다.[210] 세브란스의학교를 졸업한 후 1년 동안 간호원양성소에서 약물학을 강의하였다.[211] 이후 평안북도 용천군 양시(楊市)에서 2-3년 동안 개업하였으며, 독일의사로부터 외과술을 사사하여 개복술을 30분이면 충분히 끝내는 등 그의 수술 실력은 빼어났다. 1914년 강원도 춘천의 예수병원장으로 임명되어 몇 개월 근무하였다가 함경남도 원산의 구세병원으로 파송되었다. 1919년 구세병원을 사임하고 충청남도 직산(稷山)의 금광병원장으로 임명되어 한국인 광부 및 미국인을 치료하며 교회에서 활발히 활동하였다.[212] 그러나 불행하게도 폐결핵에 걸려 여러 달 고생하던 중 1920년 여름에는 금강산에서 정양하여 약간의 차도가 있어 직산으로 돌아왔으나 다시 병이 도져 모교 세브란스병원에 입원하여 치료를 받았다. 그러나 아깝게도 1920년 11월 7일 오후 3시 경 사망하였다. 그의 사망을 『기독신보』는 자세하게 보도하였다.[213]

金熙濚氏 永眠

의사 김희영씨는 숙환으로 여러 달 신음하던 중 세브란스병원에 입원 치료하더니 서거하야 9일 상오 9시에 제중원예배당에서 영결식을 거행하고 고양군 연희면 세교리(高陽郡 延禧面 細橋里)에 안장하였다.

3) 박서양

박서양(朴瑞陽, 그림 3-32A)은 1885년 9월 30일 최하층으로 취급받던 백정(白丁) 박성춘의 장남으로 태어났다.[214] 박성춘은 1893년 서울에 도착한지 얼마 되지 않았던 에비슨의 성실한 치료에 감명을 받아 기독교인이 되었다. 그와 에비슨의 만남은 백정과 양반이 같은 교회를 다니고, 백정이 처음으로 사람으로 대접받아 상투를 하고 갓을 쓸 수 있게 된 계기가 되었다. 에비슨은 1895년 콜레라가 만연했을 때 방역책임자로 활동하였고, 정부는 내부대신 유길준을 통해 에비슨에게 사의를 표했는데, 이 기회를 놓치지 않고 에비슨은 유길준에게 백정이 일반 조선 남자의 상징인 상투를 하고 갓을 쓰는 영예로운 관습을 가질 수 있도록 부탁하는 편지를 보냈다. 이에 유길준은 제의를 고맙게 생각하며 곧 새로운 법을 선포하는 포고문을 붙이겠다는 회신을 보냈다. 그 후 오래지 않아 에비슨이 옷을 잘 차려입은 백정 박씨를 보았음은 물론이다. 박성춘은 후에 은행가가 되었으며, 개종한지 21년이 지나서야 당시 가장 큰 교회[215]의 장로가 되었다. 박성춘의 다른 아들 박대양도 세브란스를 1931년도에 졸업하였다.[216]

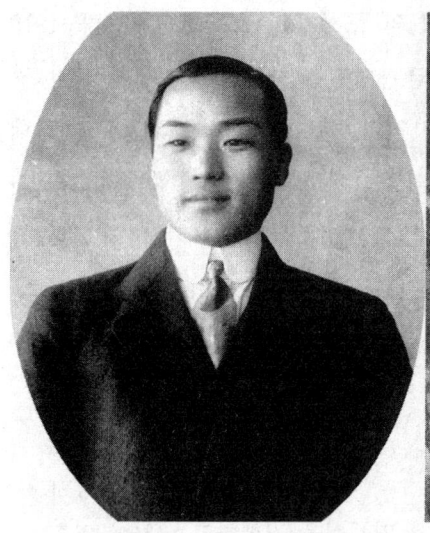
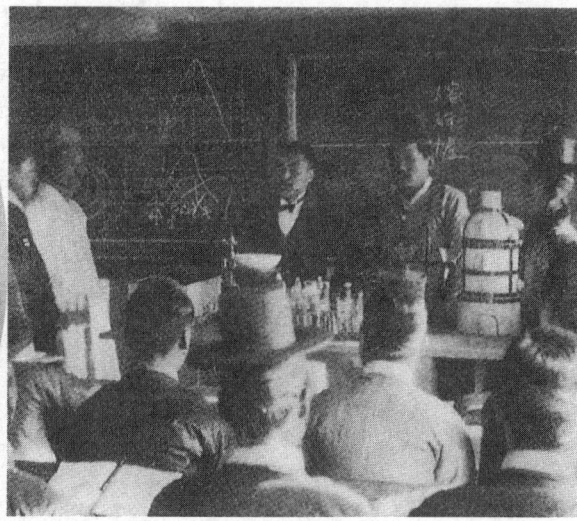

그림 3-32 박서양. A.세브란스연합의학교 교수 시절. 1917년 세브란스연합의학교 졸업 앨범. 동은 의학박물관 소장. B. 제1회 졸업식을 마친 박서양. 승동교회 100년사 편찬위원회: 승동교회 100년사, 1996.

어느 날 에비슨은 박성춘으로부터 박서양의 결혼식에 참석해 달라는 요청을 받고 참석하여 축하해주었다. 결혼식이 끝난 후 박성춘은 '박사님, 이제 제 아들놈을 장가 보냈으니 병원으로 데려가셔서 사람 좀 만들어 주셨으면 좋겠습니다.'하여 에비슨을 놀라게 하였다. 사실 이때까지 박서양은 특별한 교육을 받지는 않은 상태였다. 에비슨은 얼마 후 박서양을 병원에 데려 왔고, 그의 사람됨을 알아보기 위해 처음에는 병원 바닥 청소와 침대정리 및 자질이 있다는 확신을 줄 수 있는 모든 일들을 시켰다.[217] 박서양이 힘든 모든 일을 아무 불평 없이 거뜬히 처리하자 에비슨은 그에게 글공부를 시작하게 하고 1900년 8월 30일 정규 과정으로 입학시켰다.[218]

박서양은 1908년 6월 우리나라 최초의 7명의 의사 중 한 명으로 세브란스의학교를 졸업하였다. 그는 졸업 직후 화학을 맡아 강의를 하다가 다음에 해부학을 가르쳤고, 외과에서 부의사로 근무하였다.[219] 또한 세브란스병원 간호원양성소의 교수로도 활동하였다. 학교와 후진 양성을 위해 동서분주한 결과, 1911년에는 흐뭇한 마음으로 제2회 졸업식에 참석할 수 있었다.[220] 그는 1918년까지 학교에 근무하다가 사임하고[221] 만주 용정의 국자가(局子街)에 구세의원을 개업하였다. 동시에 그는 교회를 설립하여 이끌었고, 얼마 후에 장로로 피선되었다. 또한 아동교육의 필요성을 절감하여 그 곳에 소학교를 설립하고 교장으로서 봉사하였다.[222] 이와 함께 군위(軍尉)로 활동하면서 독립운동에 참여하였다.

특별한 교육을 받지 않았던 박서양이 어떻게 의사가 될 수 있었으며, 어떤 인물이었는가는 『의학백년』에 나오는 다음의 기록으로 충분히 이해할 수 있다.[223]

> 1935년 우리는 은퇴하여 한국을 떠나게 되었다. 캐나다로 돌아가기 전에 용정에 있는 캐나다 선교부에 갔다. 그 곳에 박서양의 집이 있었는데, 그를 찾아가 보고 싶었지만 비가 너무 많이 와서 방문이 불가능해졌다. 심한 폭우가 쏟아지고 있는 날 박씨 부인이 우리가 기거하고 있는 집 문 앞에 나타났다. 그녀는 우리들의 어깨에 머리를 기댄 채 기쁨의 눈물을 흘렸다. 우리는 박 의사에 관해 물었다. 그녀는 우리가 그의 집으로 가는 것이 힘들 것 같아서 둘이 함께 우리를 방문하려고 나오는 순간에 정반대 방향에 살고 있는 환자들에게서 왕진을 요구받고 한참 망설이다가 그의 의무를 충실히 하기 위하여 그 환자 집으로 갔다고 대답했다.

이 얼마나 참의사의 진면목인가? 이것이 바로 세브란스 정신을 나타내는 모범적인 전범(典範)으로 영원히 기억될 만하다. 이후 박서양에 대해서는 기록이 남아 있지 않다.

세브란스 병원 구내의 남대문 교회에 유치원이 설립되어 에비슨 부인이 원장으로 선출되었을 때 어떤 아이들의 부모가 젊은 여자를 원장에게 데려와 교사로 추천하였다. 원장은 면밀히 검토한 끝에 그녀를 교사로 임명했는데 바로 박서양의 딸이었다. 서울로 올라온 그녀는, 아버지가 첫 학생이었던 의학교와 병원과 함께 발전해 온 교회에서 봉사했던 것이다.[224]

4) 신창희

신창희(申昌熙)는 본관이 평산(平山)이며, 1877년 5월 21일 태어났다. 학적부에 의하면 원적은 경기도 경성부였고, 1904년 5월 21일에 입학하였다.[225] 신창희는 백범 김구의 손위 동서였다.[226]

신창희는 졸업 후 1년 동안 간호원양성소에서 '미터법을 포함한 계량 및 측정'과

'현미경을 이용한 세균학(Bacteriology)'을 강의한 후,[227] 1909년에 학교를 떠나 신의주에서 개업하였다.[228]

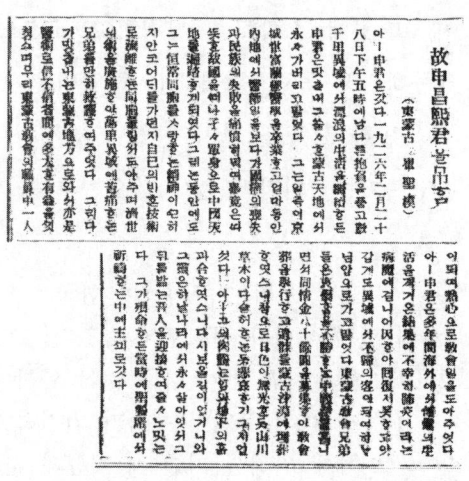

그림 3-33 신창희 관련 기사. 기독신보, 1926년 3월 31일자.

> 본원을 작년 음(陰) 11월 분(分)에 설립ᄒᆞ고 평양의사 최용화 씨로 동사 개업이옵더니 우원이 인사귀향(因事歸鄉)되옵기 호상 분장(分掌)ᄒᆞ고 해원(該院)에셔 진료에 종사하던 의학박사 신창희, 홍종은 양씨를 연빙(聯聘) 시무ᄒᆞ오니 유병첨원(有病僉員)은 래의조리(來議調理)ᄒᆞ심으로 앙요(仰要).
>
> 의주부 남문 외
> 구세병원(救世病院) 주무원(主務員) 김지하(金志河) 고백

신창희는 1910년 8월 한일합방이 되어 국권을 잃자 이를 통분히 여겨 중국으로 망명하였다. 그러나 일제가 점점 압박을 가해오자 동몽골 지방에 정착하여 동몽골교회를 다니면서 많은 동포들을 치료해 주었다. 그러다가 1926년 불행하게도 폐렴에 걸렸고, 이를 회복하지 못하고 성찬석(聖餐席)에서 기도를 하는 중에 2월 28일 오후 5시 아깝게도 사망하였다. 동몽골교회의 신도들은 기금 80원을 모아 교회장으로 장례식을 거행하였고, 유해를 몽골사막에 매장하였다. 그의 사망에 관한 기사는 당시『기독신보』에 실려 있다(그림 3-33).[229]

5) 주현칙

주현칙(朱賢則, 그림 3-34A)은 1883년 7월 7일 관기(官妓)의 아들로 출생하였으며, 원적은 평안북도 선천군(宣川郡)이다.[230] 주현칙은 1900년 선천 미동병원에서 일하다가 상경하였으며, 1905년 1월 10일 입학하였다.[231] 그는 졸업 직전 김필순 등과 함께 쓰러져 가는 조국을 구하겠다는 일념으로 1907년 4월 창립된 신민회에 가입하여 평

제Ⅲ장 세브란스에서의 의학교육 229

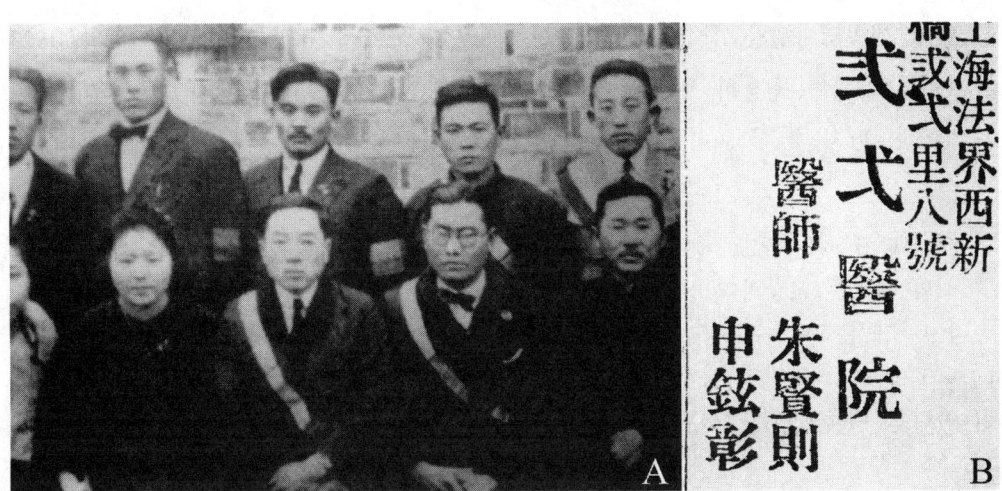

그림 3-34 주현칙. A. 1924년 2월 8일 중국 남경에서의 주현칙. 아랫줄 중앙. 연세의사학 2: 348, 1998. B. 『독립신문』에 실린 주현칙의 삼일의원 개원 광고. 독립신문 1921년 3월 26일자.

안북도 지회에서 활동하였다.[232] 주현칙은 졸업 후 의술개업인허장 6번을 받았으며, 학교에 남지 않고 선천에서 인제의원을 개설하였다. 그는 개업을 하면서도 비밀리에 국권 회복을 위해 활동하다가 1911년 9월 소위 105인 사건에 연루되어 선천에서 체포되었다. 그는 1912년 9월 1심 재판에서 징역 6년을 선고받았으나, 1913년 7월 2심 재판에서 무죄로 석방되었다. 그러나 실질적으로 2년 동안 옥고를 치렀을 뿐 아니라 일제에게 잔혹한 고문을 받았다. 국내의 항일 활동이 힘들어지자 주현칙은 1921년 상해로 망명하여, 임시정부의 군자금 조달에 진력하였다. 또한 임시정부 평안북도 연통제 참사에 임명되었고, 재무부 참사도 역임하였다. 1921년 당시 그는 상해에 세브란스의학전문학교 후배 신현창(申鉉彰, 1918년 졸업)과 함께 삼일의원을 개업하였다.[233] 1921년 11월 25일 하오 7시에 개최된 적십자사 총회에서 신현창, 김규식 등과 함께 상의원으로 피선되었다.[234] 주현칙은 이 시기에 대한청년독립단과 상해거류민단에도 가입하여 활동하였다. 1922년 1월 현재 주현칙은 단독으로 삼일병원을 개업하였으며,[235] 상해국민대표회기성회에 가입하여 안창호, 여운형 등과 함께 임시정부 개편과 국민대표회의의 개최를 주장하였다. 또한 흥사단에 가입하였고 1926년까지 상해에서 활동하였다.

주현칙은 1927년에 귀국하여, 고향 선천에 동제의원(同濟醫院)을 개원하였고 사재를 털어 대동고아원을 창설하였는데, 당시 평안북도에서 유일한 고아원이었다. 1928년 3월 21일에는 동창회 총회에 참석하였는데 교우회보는 당시 상황을 다음과 같이 전하고 있다.[236]

> 주현칙 씨는 본교 제1회 졸업생 7인 중 생존한 3인의 한 분으로 금년 봄 동창회와 에비슨 교장의 동상 제막식에 참석하였다. 씨의 성명은 익숙하나 안모를 아는 자가 본교에는 교장, 허스트 교수, 실스 간호부장, 홍석후 씨 외에는 전혀 없다고 하여도 과언이 아니다. 씨를 영접하여 희색만면한 자가 교장과 홍 선생 뿐이리요. 더욱 씨의 건강과 건투를 축복한다.

1930년에는 병원을 신축하고 교회와 고아원을 위해 더욱 많은 노력을 하였다. 특히 농촌에 다대한 관심을 갖고 분주히 활동하였는데, '채소원(菜蔬園)을 대대적으로 계획하다가 불행히 약 3,000원의 손실을 보았다고. 과수원은 어떠할지.'라고 교우회보는 전하고 있다.[237] 외견상 주현칙은 특별한 움직임을 나타내지 않았으나, 1936년 동우회사건으로 다시 일본 경찰에 체포되었다. 그는 1937년 10월 징역 2년에 집행유예 3년형을 언도받았으며, 공소심에서 무죄가 선고되었으나 2년 6개월간 옥고를 치렀다. 이어 1942년에는 미국선교사를 통해 상해 임시정부에 군자금을 송출한 사실이 탄로되어 검거되었으며, 선천경찰서 유치장에서 혹독한 고문을 당하여 졸도하기까지 했다. 주현칙은 아깝게도 해방의 감격을 누리지 못하고 그해 3월 25일 60세를 일기로 영면했다.

정부에서는 주현칙의 애국운동을 인정하고, 1972년 독립유공자로 건국공로 대통령표창을 추서하였다.

6) 홍석후

홍석후(洪錫厚, 그림 3-35)는 본관이 남양(南陽)이며, 홍준(洪埈)과 김사배(金思培) 사이의 장남으로 1883년 4월 9일에 태어났다.[238] 학적부에 의하면 원적과 주소가 경기도 경성부 정동(貞洞)이었다.[239]

에비슨은 자신의 전기에서 홍석후와의 만남을 다음과 같이 기술하고 있다.[240]

내가 홍석후를 처음 알게 된 것은 우리가 1893년 서울에 도착하기 직전에 찍은 최초의 장로교 남자학교의 사진을 통해서였다. 그는 여러 해 동안 수 명의 선교사들에게 말을 가르친 어느 학식 있는 조선인의 아들이었다. 그는 이 학교에서 영어와 미국의 초등학교 상급학년에서 일반적으로 가르치고 있는 과목들을 공부했다. 이 학교가 문을 닫았을 때 홍씨는 조선의 문부성이 설립한 소위 의료원에 입학하여 수료했다. 그러나 그 과정이 오직 일본의 의서 강독으로만 이루어져 있었고 병원의 환자들이나 연구실을 접할 수 없었기 때문에 실제적인 지식이 없었다. 졸업 후 홍석후는 홍종은과 함께 그들이 진료나 질병치료를 맡을 준비가 되어 있지 않다는 것을 알고 아무리 장기간이 소요된다 할지라도 마칠 때까지 남아 있겠다고 하면서 우리 병원의 보조원이 될 것을 요청했다. 그들은 의학용어집을 준비하는 극히 중요한 일을 도와 줄 수 있는 바탕이 되어 있었다.

홍석후는 배재학당에서 신흥우, 이승만 등과 함께 공부를 한 후 1903년 의학교에 입학하여 1907년 1월 윤종익, 장기무, 홍종은 등과 함께 제3회로 졸업하였다. 그는 한때 종로에서 자혜의원을 개업하여 성업 중이었으나, 본인이 환자를 보기에는 경험이 너무 적다는 사실을 깨닫고 에비슨에게 부탁하여 세브란스의학교에 편입하였다.[241]

세브란스를 졸업한 후 홍석후는 의술개업인허장 3번을 받았으며, 학교에 남아 안과와 이비인후과를 택했다. 그는 에비슨의 지도를 받아 이 분야를 담당하였고, 1912년 부임한 안이비인후과 전문의인 보우만의 조수로 활동하였다. 그러나 보우만이 부인의 병 때문에 미국으로 돌아가자 홍석후는 조수들의 도움을 받아 이 분야를 책임지게 되었다.

홍석후의 동생 영후(홍난파)도 세브란스에 입학하였으나, 중퇴하고 음악가의 길을 걸었다. 홍석후는 키가 크고 건장하였으며 부친에게 효성이 대단하였다. 홍석후는 술을 무척이나 좋아했는데, 그는 기독교인으로서 한국에서는 교인들에게 음주를 금하는 교칙이 있음을 알고 있었다. 술과 관련하여 정구충은 다음과 같은 일화를 소개하고 있다.

어느 날 어느 회합 끝에 교장인 에비슨 박사는 어느 목사로부터 "당신 병원은

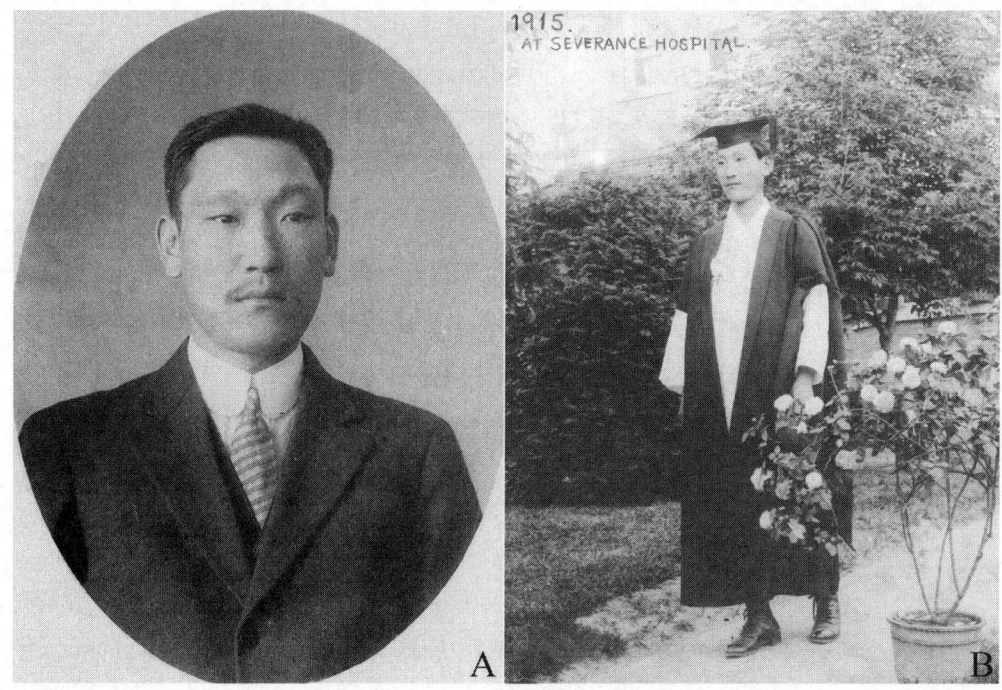

그림 3-35 홍석후. A.세브란스연합의학교 교수 시절. 1917년 세브란스연합의학교 졸업 앨범. 동은의학박물관 소장. B. 1915년 세브란스병원에서의 홍석후. 졸업식에 참석하는 것으로 추정된다. 동은의학박물관 소장.

신자를 진료하고 병든 불쌍한 사람의 고통도 덜어 주는 곳인데 이 일에 종사하는 사람들이 모두 선교의식을 갖고 일하여야 함에도 누구누구는 그 병원에서 중추인물인데도 교인의 행동에서 벗어나 매일 음주를 일삼고 있으니 이것을 시정하는 것이 좋겠다."하는 충고를 받았다. 그러자 에비슨 교장은 "그 사람들이 우리 병원에 와서 환자를 취급도 잘하고 학생들을 잘 가르치고 있습니다. 그들의 사생활에는 교장도 관계를 할 수 없습니다."고 대답하였다.

에비슨은 홍석후를 미국에서 연수시키기로 결정하고, 1921년 그를 미국으로 보냈다. 홍석후는 미네소타의 안이비인후과 전문의인 맥카넬 박사의 병원에서 한 달 동안 머물렀는데, 맥카넬은 세브란스병원에서 수 년 동안 홍석후의 일에 많은 뒷바라지를 해준 적이 있었다. 홍석후는 그 후 캔자스 치과대학의 해부학교수였던 마이어스 밑에서 두경부해부학 과정을 이수하고 뉴욕의과대학원에서 전공 연구를 계속했는데, 그는 자신의 전공분야에서 우수한 학생이며 솜씨 좋은 의사라는 평을 받았다.

알찬 2년 동안의 연수를 끝낸 홍석후는 귀임하여 주로 이비인후과를 담당하였다.

홍석후는 제1회 졸업생 중 가장 오래 학교에 남아 후학 양성을 위해 매진하였다. 세브란스동창회가 언제 결성되었는가는 확실하지 않지만, 그는 초대 동창회장으로서 동창회 발전에 큰 공헌을 하였다. 동창회의 틀이 어느 정도 잡히고 후배들도 많아지자 홍석후는 1929년 3월 20일 동창회 총회에서 회장을 사임하였다. 2대 동창회 회장은 제9회 졸업생 이용설이 맡게 되었다. 당시 동창회에서는 '본 (동창)회 창설 이래 위대한 공훈이 있는' 전 회장 홍석후 씨를 일생토록 본 회의 명예회장으로 추천키로 정기섭씨의 동의와 김윤식 씨의 재청이 있어 만장일치로 가결'하였다.[242] 그는 동창회장 재임 중 동창회 학술대회를 개최하였다. 동창회 이외에도 당시 교직원과 학생, 직원들로 이루어진 교우회의 부회장으로 활동하여, 세브란스 구성원 상호간의 친목에도 큰 역할을 하였다.

동창회장을 사임하고 1929년 6월 1일에는 모교의 학감으로 취임하였다. 당시 교우회보에는 '의학에 대한 씨의 풍요한 지식은 새삼 말할 것도 없거니와 원만한 인격의 소유자인 선생을 학감으로 맞게 된 일은 학교를 위해서나 학생을 위해서나 기뻐할 일이다'라고 기록하고 있다.[243]

1931년에는 의학전문학교와 의사 자격을 인정하기 위해 일본 문부성의 의학교 심사위원회에서 조사단이 파견되었는데, 학교 교수 자격에 여러 조건이 걸렸다. 이미 졸업 때 의학박사 칭호를 얻었으나, 일제가 이를 인정할 리 없었다. 한편 에비슨은 홍석후에게 봉급도 최상의 대우를 해주었으나 의사로서의 생활에는 부족했다. 이에 홍석후는 1931년 2월 14일 열린 이사회에서 4월부터 오래 동안 중임되었던 안과 및 이비인후과장 겸 교두의 직을 사임하고 학교 강의만 담당하겠다고 청원하여 승인을 받은 후, 병원을 개설하여 야간에는 그곳에서 진료를 하였다. 그러나 홍석후는 1931년 9월에 특별한 사정으로 인해 강사직까지 사임하였다. 종로에 개원한 진료소에서는 안과와 이비인후과 환자만을 취급하였으며, 9년 동안 많은 환자들에게 호의를 받았다. 그는 1940년 11월 17일 사망하였는데, 임종 전에 직접 지은 한시(漢詩)를 제자 정기섭에게 보이면서 마음속의 회포를 털어 놓았다고 한다. 그 한시의 내용은 자기가 부친보다 먼저 세상을 떠남을 못내 불효하게 생각하면서 한탄하는 것이었다.

홍석후는 세 아들을 두었는데, 큰 아들 재유는 1930년에 세브란스를 졸업하였고,

한국전쟁 때 군의관으로 활동하다가 전역하고 충북 제천읍에서 개업하였다. 둘째 아들 은유도 1931년에 세브란스를 졸업하고 안양에서 개업하였다.

7) 홍종은

홍종은(洪鍾殷)은 황해도 장연군(長淵郡)[244] 출신이며, 조카가 세브란스 졸업생 홍순각, 조카 사위가 김명선이다. 그는 1906년 홍석후와 함께 의학교를 제3회로 졸업하였으나, 진료나 질병치료를 맡을 준비가 되어 있지 않음을 알고 에비슨에게 아무리 오랜 시간이 소요된다 할지라도 마칠 때까지 남아있겠다고 하면서 세브란스의학교에 편입하였다.[245] 에비슨은 그가 의학용어집을 준비하는 극히 중요한 일을 도와줄 수 있는 바탕이 되어 있었다고 평가하였다. 따라서 그가 김필순과 함께 우리말 의학교과서의 편찬에 힘써 1907년 피부병학, 1908년 '무씨 산과학'을 번역하여 출판하였다. 동시에 홍종은은 1908-1909년에 간호원 양성소에서 '증상의 관찰' 및 '음식물 투여' 등의 강의를 하였다.[246] 그러나 그는 불행히도 폐결핵에 걸려 젊은 나이에 사망하였다. 그가 언제 사망했는지는 정확한 기록이 없으나, "그때는 다음 졸업생으로 그의 자리를 채울 수 있었다"는 에비슨의 회고에 근거하면 대체로 1910년경에 사망한 것으로 추정된다.[247]

[제3장 각주]

1) A. D. Clark: Avison of Korea - The Life of Oliver R. Avison, M. D. 에비슨 전기 - 한국 근대 의학의 개척자. 연세대학교 출판부, 서울, 1979, 84쪽.
2) 박형우, 이태훈: 1901년도 제중원 연례보고서. 연세의사학 4: 230-231, 2000.
3) 魚丕信博士小傳(二四). 조선의료교육의 시작(一). 긔독신보 제866호, 1932년 7월 6일.; O. R. Avison: Some High Spots in Medical Mission Work in Korea - Part IV. Korea Mission Field 35: 146, 1939.
4) 박형우: 우리나라 근대의학 도입 초기의 의학 서적. I. 제중원·세브란스의학교에서 간행된 의학 교과서. 醫史學 7: 223-238, 1998.
5) 魚丕信 博士 小傳(十七) 제중원의 유래(속). 긔독신보 제859호, 1932년 5월 18일.
6) O. R. Avison: Report. Oct. 1/ 1895 to Sept. 30/ 1896.; The Fifty-ninth Annual Report of the Board of Foreign Missions of the Presbyterian Church in the United States of America. Mission House, New York, 1896년, 164쪽. ; D. L. Gifford: Education in the capital of Korea. II. Korean Repository 3: 215, 1896.
7) 장노회 회의한 일. 죠선크리스도인회보, 1897년 9월 15일자.
8) 歷史 깊은 學校의 初創 時節 - 第四回 世專편. 신동아 1935년 8월호, 124-127쪽.; 魚丕信 博士 小傳(二四) 조선의료교육의 시작(一). 긔독신보 제866호, 1932년 7월 6일.
9) 魚丕信 博士 小傳(二四) 조선의료교육의 시작(一). 긔독신보 제866호, 1932년 7월 6일.
10) O. R. Avison: Some High Spots in Medical Mission Work in Korea. Part IV. A medical school, Korea Mission Field 35: 146-149, 1939.
11) C. C. Vinton: The literary needs of Korea, Korean Repository 4: 60-64, 1897.
12) The Sixty-first Annual Report of the Board of Foreign Missions of the Presbyterian Church in the United States of America. Mission House, New York, 1898년, 161쪽.
13) The Sixty-second Annual Report of the Board of Foreign Missions of the Presbyterian Church in the United States of America. Mission House, New York, 1899년, 171쪽.
14) 그레이트하우스는 1890년부터 1899년까지 법률자문으로 활약하였다.
15) 美案. 문서번호 2078, 濟衆院 所有 化學器具의 回收要請, 1899년 11월 2일.
16) 박형우, 이태훈: 1901년도 제중원 연례보고서. 연세의사학 4: 226-227, 2000.
17) The Sixty-third Annual Report of the Board of Foreign Missions of the Presbyterian Church in the United States of America. Mission House, New York, 1900년, 168쪽.
18) The Sixty-third Annual Report of the Board of Foreign Missions of the Presbyterian Church in the United States of America. Mission House, New York, 1900년, 169쪽.
19) 박형우, 이태훈: 1901년도 제중원 연례보고서. 연세의사학 4: 226-227, 2000.
20) 박형우, 이태훈: 1901년도 제중원 연례보고서. 연세의사학 4: 227, 2000.

21) 박형우, 이태훈: 1901년도 제중원 연례보고서, 연세의사학 4: 227, 2000.
22) The Sixty-fourth Annual Report of the Board of Foreign Missions of the Presbyterian Church in the United States of America. Mission House, New York, 1901년, 216쪽.
23) '평양 제중원 미국의사 위월시(魏越時)가 병자의 래문자(來問者)를 수증진치(隨症診治)하난데 한역(漢譯) 의서(醫書)를 외국에서 구치(購致)하야 학도를 분급(分給)하고 기 졸업 기한을 3년으로 하더라.' 皇城新聞, 1900년 1월 11일자. 平壤醫師. 이런 교육기간 설정은 아마도 1899년에 학부 산하에 설립된 의학교의 교육 기간이 3년이었기 때문인 것으로 생각된다.
24) A. D. Clark: Avison of Korea - The Life of Oliver R. Avison, M. D. 에비슨 전기 - 한국 근대 의학의 개척자. 연세대학교 출판부, 서울, 1979, 285쪽.; Minutes of the Annual Meeting of Presby- terian Church, U. S. A. for 1903, 의료위원회 보고서 제4항.
25) 아울러 1905년 의료조수를 병원 당 6명으로 제한하는 규칙을 제정하였다. Minutes of the Annual Meeting of Presbyterian Church, U. S. A. for 1905, 121쪽. The Sixty-ninth Annual Report of the Board of Foreign Missions of the Presbyterian Church in the United States of America. Mission House, New York, 1906년, 261-262쪽.
26) 박형우, 이태훈: 1901년도 제중원 연례보고서 연세의사학 4: 228, 2000.
27) Annual Report of Seoul Station to the Korea Mission, October, 1902. Records of Board of Foreign Missions of the Presbyterian Church of U. S. A. Korea, Letters and Reports No. 81.
28) Annual Report of Seoul Station Presented to the Korea Mission of the Presbyterian Church in the United States of America at its Annual Meeting, September, 1904 at Seoul.
29) 번역한 그레이 해부학교과서가 몇 년도 판(版)인가 하는 것에 논란이 있다. 『의학백년』에는 1868년, 김두종의 『韓國醫學史』에는 1859년 판이었다고 기술되어 있다. 그레이 해부학 교과서는 1858년 영국 1판(British edition)이 처음 발행된 이후 4-5년마다 새 판이 발행되어 왔다. 미국에서는 1858년의 영국 1판을 근거로 1859년 미국 1판(American edition)이 발행된 이후 영국판과는 다른 편집자에 의해 다르게 발행되어 왔다. 따라서 김두종의 1859년 판은 미국 1판을 의미하는 것이다. 반면, 『의학백년』에 언급된 1868년에는 영국판, 미국판 어느 것도 발행된 적이 없다. 따라서, 1859년의 미국판이 근거가 있어 보이지만, 이를 인정하기에는 다음과 같은 문제가 있다. 에비슨 자신은 "그리하여 나는 전일에 학교에서 배호든 그레이씨저의 해부학을 가지고 이 과정에 대한 첫 번 강의를 시작하게 되었다."고 기록하고 있다. 에비슨이 대학에서 배웠던 바로 그 책을 조선에 가지고 와 강의에 사용했다는 의미라면 토론토 의과대학을 졸업한 1887년을 기준으로 할 때 1883년판(영국 10판) 혹은 그 이전의 어느 판을 의미하지 이것이 반드시 1859년의 미국 1판을 지칭하는 것이라 할 수 없다. 또한 에비슨이 사용했던 그 책이 아니라 최근 판을 구입해 사용했을 가능성도 전혀 배제할 수는 없다. 연세대학교 의과대학 의학백년 편찬위원회: 의학백년. 서울. 연세대학교 출판부, 1986, 57-62쪽.; 金斗鍾: 韓國醫學史 全. 탐구당, 서울, 1981, 517쪽.; Willians PL, Warwick R(eds): Gray's Anatomy. 36th British ed, W. B. Saunders Co, Philadelphia, 1980.; Clemente CD(ed): Gray's Anatomy. Anatomy of the Human Body. Thirtieth American ed, Lea & Febiger, Philadelphia, 1985.
30) 魚丕信 博士 小傳(二五) 조선의료교육의 시작 (二). 기독신보 제867호, 1932년 7월 13일.
31) 魚丕信 博士 小傳(二五) 조선의료교육의 시작 (二). 기독신보 제867호, 1932년 7월 13일.

32) Kim Kyu Sik: Dr. Kim Pil Soon, The Korea Mission Field 7: 14-16, 1911.
33) 박형우, 이태훈: 1901년도 제중원 연례보고서. 연세의사학 4: 229. 2000.
34) 김필순은 1905년 발간된 『약물학 샹권. 무긔질』의 서문에서 "본방 청년들을 모아 의학을 가르칠 즈음에 필순도 그 문하에 들어오니 이때는 곧 구주강생 일천구백년이라."라고 회고하였다. 대영국 의사 어비신 번역: 약물학 샹권. 무긔질. 졔중원 출판. 1905.
35) Annual Report of Seoul Station to the Korea Mission, October, 1902, 25쪽.
36) Annual Report of Seoul Station Presented to the Korea Mission of the Presbyterian Church in the United States of America at its Annual Meeting, September, 1904 at Seoul, 34쪽.
37) A Christmas Korean Celebration, Korea Mission Field 5: 206-208, 1909.
38) 魚丕信 博士 小傳(二五) 조선의료교육의 시작 (二). 기독신보 제867호, 1932년 7월 13일.
39) 대영국 의사 어비신 번역: 약물학 샹권. 무긔질. 졔중원 출판. 1905.
40) A Christmas Korean Celebration, Korea Mission Field 5: 206-208, 1909.
41) 魚丕信 博士 小傳(二五) 조선의료교육의 시작 (二). 기독신보 제867호, 1932년 7월 13일.
42) O. R. Avison: Some high spots in medical mission work in Korea. Part IV. A medical school. Korea Mission Field 35: 146-149, 1939.
43) Severance Hospital. Korea Mission Field 2(5): 93-96, 1906.
44) 魚丕信博士小傳(二五). 조선의료교육의 시작 (二). 긔독신보 제867호, 1932년 7월 13일.
45) 1910년의 한일합방을 지칭하는 것 같다.
46) J. W. Hirst: Severance Hospital Medical College. Korea Mission Field 5: 116-117, 1909.
47) Annual Report of Seoul Station to the Korea Mission, October, 1902
48) 魚丕信博士小傳(二五). 조선의료교육의 시작 (二). 긔독신보 제867호, 1932년 7월 13일.
49) 대영국 의사 어비신 번역: 약물학 샹권. 무긔질. 일천구백오년 대한 황셩 졔중원 출판.
50) Annual Report of Seoul Station Presented to the Korea Mission of the Presbyterian Church in the United States of America at its Annual Meeting, September, 1904 at Seoul.
51) Annual Report of Seoul Station Presented to the Korea Mission of the Presbyterian Church in the United States of America at its Annual Meeting, September, 1905 at Pyeng Yang.
52) Severance Hospital. Korea Mission Field 2: 93-96, 1906.
53) Annual Report of Seoul Station Presented to the Korea Mission of the Presbyterian Church in the United States of America at its Annual Meeting, September, 1904 at Seoul.
54) Severance Hospital. Korea Mission Field 2: 93-96, 1906.
55) Severance Hospital. Korea Mission Field 2: 93-96, 1906
56) Medical Books Needed and Medical Education in Korea. Korea Mission Field 2(7): 131-133, 1906
57) 1910 Report of the Korea Mission of the Presbyterian Church in the U. S. A. to the Annual Meeting held at Seoul. September 1910
58) From Dr. O. R. Avison, Seoul. Korea Mission Field 3: 56, 1907
59) Report of the Korea Mission of the Presbyterian Church in the U. S. A. to the Annual Meeting held at Pyeng Yang. Sept. 1907
60) Report of the Korea Mission of the Presbyterian Church in the U. S. A. to the Annual Meeting

held at Pyeng Yang. Aug. 1908
61) J. W. Hirst: Severance Hospital Medical College. Korea Mission Field 5: 116-117, 1909
62) Quarto Centennial Papers read before The Korea Mission of the Presbyterian Church in the U. S. A. at the Annual Meeting in Pyeng Yang. August, 1909
63) A Christmas Korean Celebration. Korea Mission Field 5: 206-208, 1909
64) Kiu Sik Kim: Dr. Kim Pil Soon. Korea Mission Field 7: 14-16, 1911.
65) E. S. Shields: Nurses Training School, The Korea Mission Field 5. 1909, 84쪽.; Kiu Sik Kim: Dr. Kim Pil Soon. Korea Mission Field 7: 14-16, 1911.
66) 연세의료원에서 발행한 120년 기념 책자(인술, 봉사 그리고 개척과 도전의 120년, 2005)에는 이 시기의 제중원의학교를 제중원의학교 후기로 분류하여 알렌과 헤론 시기의 제중원의학교 전기와 구분하고 있다. 그런데 1909년 7월 학부에 '세브란스병원의학교'라는 명칭을 등록하기 전에는 다양하게 불렸을 가능성이 있다. 우선 당시 선교사들이 발행했던 잡지인 『Korea Mission Field』에 보면 'Severance Hospital Medical Colleg"라는 명칭이 나타난다. 이것은 제중원을 'Korean Royal Hospital'과 같이 부르는 것과 같다고 볼 수 있다. 이와 좀 다르게 1908년 일본에서 발행된 잡지『조선(朝鮮)』에는 제1회 졸업식 광경을 소개하면서 '미국 교회 부속병원 제중원 교육과'라고 다소 장황한 설명문이 붙어 있다. 한편 당시『皇城新聞』은 '美人醫校'라고 부르고 있다. Severance Hospital Medical College. Graduate Exercise. Korea Mission Field 4: 98-102, 1908.; 朝鮮, 1908년.; 雜報 美人醫校卒業. 皇城新聞 1908년 5월 30일자 2면.
67) O. R. Avison: Severance Hospital. The Korea Review 6: 62-67, 1906.
68) 1회 졸업생 신창희는 1904년 5월 11일, 주현칙은 1905년 1월 10일, 홍석후와 홍종은은 1906년 2월 1일 입학하였다.
69) 상당한 훈련을 받은 7명은 모두 1908년 1회로 졸업하였다. 허스트가 미국 북장로회 선교부로 보내는 1906년 12월 11일자 서울의 월례 지부 편지.
70) 덜 훈련을 받은 9명 중에서는 김재명만이 제3회로 졸업하였다. 연세대학교 의과대학 학적부.
71) 魚丕信 博士 小傳(二六) 조선의료교육의 시작 (三). 기독신보 제868호, 1932년 7월 20일.
72) 제3회 졸업생 김재명의 학적부. 연세대학교 의과대학.
73) 이때 몇 명이 입학했는지는 확실하지 않으나, 제2회 졸업생 강문집, 박건호, 박영식, 송영서, 이태준 등이 졸업하였다. 연세대학교 의과대학 학적부.
74) 魚丕信 博士 小傳(二六) 조선의료교육의 시작 (三). 기독신보 제868호, 1932년 7월 20일.
75) Editorial. Korea Mission Field 4: 72-73, 1908.
76) Graduation exercises, Korea Mission Field 4: 123-127, 1908.
77) 魚丕信 博士 小傳(二六) 조선의료교육의 시작 (三). 기독신보 제868호, 1932년 7월 20일.
78) 魚丕信 博士 小傳(二六) 조선의료교육의 시작 (三). 기독신보 제868호, 1932년 7월 20일.
79) 魚丕信 博士 小傳(二七) 조선의료교육의 시작 (四). 기독신보 제869호, 1932년 7월 27일.
80) 魚丕信 博士 小傳(二七) 조선의료교육의 시작 (四). 기독신보 제869호, 1932년 7월 27일.
81) 雜報 美人醫校卒業. 皇城新聞 1908년 5월 30일자 2면.
82) 연세대학교 의과대학 학적부.
83) 彙報. 官報 3326호, 1905년 12월 18일자.

84) 연세대학교 의과대학 학적부에는 홍석후가 1906년 2월 1일 입학한 것으로 되어 있다.
85) 졸업식에 관련된 내용은 아래의 글에서 주로 인용한 것이다. Severance Hospital Medical College. Graduate Exercise. Korea Mission Field 4: 98-102, 1908.; Graduation exercises Korea Mission Field 4: 123-127, 1908.
86) 魚丕信 博士 小傳(二七) 조선의료교육의 시작 (四). 기독신보 제869호, 1932년 7월 27일.
87) 세브란스연합의학전문학교가 되기 전의 졸업장을 보면 의학득업사라고 표시되어 있다. 제4회 졸업생 윤진국의 졸업장(동은의학박물관 소장).
88) 에비슨은 이미 1906년 곧 배출될 졸업생들에게 정부의 공인된 자격을 주기 위해 노력하고 있었으며, 인허장은 1908년 5월 말에 이미 내부로부터 승인을 받았다. 에비슨(O. R. Avison)이 브라운(A. J. Brown)에게 보내는 1906년 6월 8일자 편지(Records of Board of Foreign Missions of the Presbyterian Church of U. S. A. Korea, Letters and Reports. 48권, Korea Letters 1906, 73번 편지).; 雜報 醫業承認. 皇城新聞 1908년 5월 31일자 2면.; 雜報 開業狀受與. 皇城新聞 1908년 6월 7일자 1면.
89) Graduation exercises. Korea Mission Field 4: 123-127, 1908.; 雜報. 大韓每日申報, 1908년 6월 6일자.
90) 日本醫籍錄. 朝鮮 5쪽, 47쪽, 醫事時論社, 1915.
91) 에비슨은 7명의 졸업생에게 박사 대우를 하기로 하고, 내부대신 및 통감을 방문하여 협의하였다. 한편 대한매일신보에는 다음과 같은 광고가 실려 있다.
    "본원에서 금년 1월부터 주 박사 현직씨 영빙ᄒᆞ여 시무이옵더니 병원 사무가 위번다(爲煩多) 하와 1분(壹分) 의사론 난가지영(難可支營)이오매 경성 남문 제중원에서 고명ᄒᆞ신 의학박사 김희영 씨를 영빙ᄒᆞ왔사오니 유병(有病)ᄒᆞ신 첨원(僉員)은 특위내문중(特爲來門中) ᄒᆞ시던지 우(又) 혹 지급(至急) 병환이 유ᄒᆞ오면 전통이라도 ᄒᆞ시면 즉위왕진찰(卽位往診察) 홀터이오 니 종기편의(終期便宜) ᄒᆞ시와 조병(調病) 케ᄒᆞ옵심 망(望)홈.
    평북 선천군 인제병원
    주의(主義) 이봉조(李鳳朝) 고백(告白)"
    雜報 給位博士. 皇城新聞, 1908년 6월 7일자 2면.; 雜報 待遇協議. 皇城新聞 1908년 6월 11일자 2면.; 광고. 대한매일신보, 1909년 10월 31일자.
92) 여인석, 박윤재, 이경록, 박형우: 우리나라 의사면허 제도의 역사. 구한말과 일제시대를 중심으로. 의사학 11: 137-153, 2002.
93) 醫士規則. 官報 제1473호, 1900년 1월 17일자 1면.
94) 雜報 飭試醫業. 皇城新聞, 1900년 2월 10일자 2면.
95) 雜報 醫藥試才. 皇城新聞, 1900년 3월 3일자 2면.
96) 醫術開業認許狀授與件. 朝鮮總督府官報, 제224호, 1911년 5월 31일자, 3면.
97) 醫術開業認許狀授與件. 朝鮮總督府官報, 제246호, 1911년 6월 26일자, 6면.
98) 醫籍登錄. 朝鮮總督府官報, 제437호, 1914년 1월 16일자 6면.
99) 세브란스의학전문학교 일람, 1923년.
100) The Seventy-second Annual Report of the Board of Foreign Missions of the Presbyterian Church in the United States of America. Mission House, New York, 1909년, 280-281쪽.
101) 상급반에 해당하는 학생들이 누구인지는 확실하지 않지만, 재입학한 서광호(서효권, 2회 졸업)

만이 졸업하였다. 연세대학교 의과대학 학적부.
102) J. W. Hirst: Severance Hospital Medical College. Korea Mission Field 5: 116-117, 1909.
103) 연세대학교 의과대학 학적부에 의하면 하급 반 학생들은 화학, 해부학, 조직학, 생리학, 약물학 강의를 받았다.
104) E. L. Shields: Nurses training school. Korea Mission Field 4: 84, 1909.
105) 하급반에서 진급한 7명 중에서 제대로 졸업한 학생은 곽병규, 김인국 및 장인석(제3회) 등 3명이었다. 첫 해에 낙제한 6명과 제대로 졸업한 3명을 제외한 4명을 합한 10명 중에서는 나성호, 전흥택, 차종빈(제4회) 등 3명만이 졸업하였다. 연세대학교 의과대학 학적부.
106) A Christian Korean Celebration. Korea Mission Field 5(12): 206-208, 1909.
107) 윤진국의 진급증서. 제15호, 1910년 5월 30일.
108) 연세대학교 의과대학 학적부.
109) O. R. Avison: Report of the Severance Hospital Plant. Seoul, Korea. For the year 1910-1911.; Notes and Personals. Seoul. Korea Mission Field 7(8): 210, 1911
110) 彙報. 朝鮮總督府 官報 제246호, 1911년 6월 26일자.; 연세대학교 의과대학 학적부.
111) O. R. Avison: Report of the Severance Hospital Plant. Seoul, Korea. For the year 1910-1911.
112) 연세대학교 의과대학 학적부.
113) Severance Hospital, Seoul. Korea Mission Field 8(9): 273-274, 1912.
114) Severance Hospital, Seoul. Korea Mission Field 8(9): 273-274, 1912.
115) 1912년 10월 1일 입학한 학생 중 예외적으로 김진성이 1학년을 6개월에 마치고 제6회로 졸업하였다.
116) 海觀 吳兢善 先生 記念事業會: 海觀 吳兢善. 延世大學校 出版部, 서울, 1977.
117) Severance Hospital, Seoul. Korea Mission Field 9(6): 170, 1913.; 『Korea Mission Field』에 실려 있는 강의 과목과 담당 교수는 학생이 받았던 진급증서의 내용과 다소 다르다. 당시 3학년이었던 윤진국이 받은 과목 및 담당 교수는 진단학(에비슨), 치료학(에비슨), 부인과학(허스트), 외과병리학(러들로), 호흡기내과(다니엘), 비뇨기내과(에비슨), 신경병내과(다니엘) 및 전염병내과(에비슨)이었다.
118) 에비슨이 서울지부에 보내는 1912년 6월 1일부터 1913년 5월 31일까지의 보고서.
119) Annual Report 1912-13 E. L. Shields, Seoul - Korea Mission Materials of the PCUSA(1911-1954). Reports, Field Correspondence and Board Circular Letters, 10권 78번 편지
120) Severance Hospital, Seoul. Korea Mission Field 9(6): 170, 1913.; Notes and Personals. Korea Mission Field 9(8): 212, 1913.
121) 연세대학교 의과대학 학적부.
122) O. R. Avison: Cholera in Seoul. Korean Repository 2: 339-340, 1895.
123) E. W. Anderson: Early days of Korea Medical Missionary Association. Korea Mission Field 34: 95-96, 1939.
124) 이 해 세브란스와 함께 일본, 한국, 중국 등을 방문하는 일정 중에 한국에 들린 러들로가 9월 9일 열린 한국의료선교사협회에서 "Some Advances in Surgery"라는 논문을 발표하여 첫 명예 회원으로 추대되었다. 그는 1912년에 정회원으로 되었다. The Seoul Press Who's Who. People

with a purpose. Seoul Press 1937년 2월 28일자.

125) Editorial. Korea Mission Field 4(8): 121-122, 1908

126) A Christian Korean Celebration. Korea Mission Field 5: 207, 1909.

127) Severance Union Medical College. Catalogue 1917-1918. 사립세브란스연합의학전문학교, 경성, 1917.

128) E. W. Anderson: Early days of Korea Medical Missionary Association. Korea Mission Field 34: 95-96, 1939.

129) 海觀 吳兢善 先生 記念事業會: 海觀 吳兢善. 延世大學校 出版部, 서울, 1977.

130) Notes and Personals. Korea Mission Field 9(8): 212, 1913.

131) 연세대학교 의과대학 학적부에 의하면 제8회 신현창 만이 1913년 4월 7일 입학한 것으로 되어있고, 동기생들은 모두 1914년 4월 입학한 학생들이었다.

132) Notes and Personals. Korea Mission Field 9(8): 212, 1913.

133) A. F. D.: Severance College; Doing things together. Korea Mission Field 9: 296-297, 1913.

134) 에비슨(O. R. Avison)이 브라운(Brown)에게 보내는 1913년 10월 20일자 편지.

135) Lera C. Avison이 미 선교부로 보내는 1914년 6월 8일자 편지지.

136) 박윤재: 일제 초 의학교육기관의 정비와 임상의사의 양성. 의사학 13: 20-36, 2004.

137) 에비슨(O. R. Avison)이 브라운(Brown)에게 보내는 1913년 10월 20일자 편지.

138) 허스트의 개인 보고서. Dr. Hirst, Severance Hospital 1915.

139) 연세대학교 의과대학 학적부.

140) 1917년 졸업생 김기형의 3학년 진급증서(1915). 한독의약박물관 소장.

141) 연세대학교 의과대학 학적부.

142) Personal Report. Dr. O. R. Avison, 1915 & 1916.

143) Mills의 개인 보고서, 1916년 6월 1일. Personal Report. Ralph. G. Mills, 1916.

144) 연세대학교 의과대학 학적부.

145) 일제 시기의 의사면허제도는 다음의 글이 참고가 된다. 여인석, 박윤재, 이경록, 박형우: 우리나라 의사면허 제도의 역사. 구한말과 일제시대를 중심으로. 의사학 11: 137-153, 2002.

146) 朝鮮の醫師規則. 同仁 66: 24, 1911.

147) 醫師規則. 朝鮮總督府官報, 1913년 11월 15일자.

148) 일제 초기 의사규칙을 비롯하여 각종 의료인 관련 규정들의 반포와 그 의미에 대해서는 다음의 논문이 참고가 된다. 박윤재: 한말, 일제 초 근대적 의학체계의 형성과 식민 지배. 연세대학교 대학원 사학과 박사논문, 2002, 195-209쪽.

149) 세브란스의학전문학교 졸업생들은 1923년 총독부 지정을 받은 이후에는 졸업과 동시에 무시험으로 의사자격이 주어졌다. 동아일보, 1923년 2월 24일자.

150) 醫師試驗規則. 朝鮮總督府官報, 1914년 7월 20일자.

151) 박윤재: 한말, 일제 초 근대적 의학체계의 형성과 식민 지배. 연세대학교 대학원 사학과 박사논문, 2002, 202쪽.

152) 동아일보 1925년 10월 7일자. 이 기사에 의하면 가짜 의사 행위를 매약업자는 의사규칙을 위반한 혐의로 구류 10일을 받았다.

153) 우리나라의 간호 교육에 대해서는 다음의 글이 참고가 된다. 이자형: 한국 개화기의 간호교육에 관한 연구. 대한간호 25, 1986.; 연세대학교 간호대학사 편찬위원회: 연세대학교 간호대학사 1906-1985. 연세대학교 출판부, 1996.; 이꽃메, 황상익: 우리나라 근대 병원에서의 간호: 1885-1910. 1997; 박형우: 우리나라 서양의학 도입 초기의 간호 활동과 제중원. 간호학탐구 9: 46-55, 2000.; 이윤주: 우리나라 근대 간호의 도입과 정착. 연세대학교 대학원 간호학과 석사 학위논문, 2000.
154) 박형우, 여인석: 제중원 일차년도 보고서. 연세의사학 3: 3, 1999.; 헤론의 1885년 6월 26일자 편지. Foreign Missionary 44: 273, 1885.
155) H. N. Allen 지음, 신복룡 역주: 조선견문기. 집문당, 서울, 1999, 174-175쪽 (H. N. Allen: Things Korean. A Collection of Sketches and Anecdotes. Missionary and Diplomatic. Fleming H. Revell Co, New York, 1908).
156) 통서일기, 고종 22년 3월 13일(1885년 4월 27일).; 알렌의 일기, 1885년 8월 5일자(수) (H. N. Allen 저, 김원모 역: 구한말 격동기 비사 알렌의 일기. 단국대학교 출판부, 서울, 1991, 94-95쪽).
157) L. H. 언더우드 지음, 이만열 옮김: 언더우드 한국에 온 첫 선교사. 기독교문사, 서울, 제2판, 1993, 54-55쪽(L. H. Underwood: Underwood of Korea. Fleming H. Revell Co., New York, 1918.).
158) 이영복, 김수지: 개정증보 간호사. 수문사, 서울, 1999, 173페이지.
159) 테이트는 미국 미주리주 갤러웨이에서 출생했다. 1891년 언더우드가 안식년으로 미국에 가서 시카고의 맥코믹(McCormick) 신학교에서 한 연설을 듣고 감동을 받아 조선의 선교사를 자원하였다. 그녀는 1892년 2월 남장로회의 선교사로 임명받아 1892년 11월 3일 역시 선교사인 오빠와 함께 내한하였다. 서울에서 1년 동안 한국어를 공부하며 부녀자를 대상으로 전도를 하던 중 에비슨의 요청으로 제중원에서 잠시 간호 업무를 맡았다. 그러나 선교부에 의해 1894년 1월 가마를 타고 전주로 내려가 선교부 설치를 위해 노력하다가 갑오농민운동이 일어나자 잠시 서울로 피신하기도 했다. 1895년 12월 다시 전주로 내려가 활동하다가 1897년 전주 서문밖교회를 시작했으며, 1898년 교회 안에 주일학교와 여학교를 개설하고 아동 교육에 나섰다. 이 학교는 1907년 랜킨 교사가 부임한 후 기전여학교로 발전하였다. 전주에서 계속 여성을 중심으로 한 전도 사업에 종사하다가 1935년 은퇴 후 귀국했고 1940년 미국에서 사망하였다. 김승태, 박혜진 : 내한 선교사 총람(1884-1984). 한국기독교역사연구소, 1994, 489쪽.
160) 제이콥슨(Anna P. Jacobson, 雅各善, 1868-1897)은 1868년 노르웨이에서 태어났으며, 미국 메인 주 포틀랜드에서 간호교육을 받았고 북장로회 소속으로 1895년 4월 6일 화이팅과 함께 내한하였다. 간호사로서 제중원에서 근무하였으며, 내한한지 몇 달 후 콜레라가 퍼지자 적극적으로 환자 치료에 임하였다. 그녀는 1896년 8월 심한 이질(痢疾)에 걸렸다가 완전히 회복된 것처럼 보여 9월 말 병원 일을 재개했다. 그런데 10월말 건강이 갑자기 악화되었고 이듬해인 1897년 1월 간농양(肝膿瘍)으로 진단 받았다. 여러 의사들은 토의 끝에 수술이 최선의 치료법인 것으로 결론짓고 장로회와 감리회의 모든 의사들이 함께 모여 1월 11일 수술하였으나 차도가 없이 1897년 1월 20일 새벽에 사망하였다. 1월 22일 장례식을 마치고 양화진 외국인 묘지에 묻혔다. Miss Anna P. Jacobson. Korean Repository 4: 32-34, 1897.; Funeral

Address. Korean Repository 4: 35-37, 1897.
161) Oliver R. Avison 저, 에비슨기념사업회 역: 舊韓末秘錄 상. 대구대학교 출판부, 1984, 199-200쪽.
162) L. H. 언더우드지음, 이만열 옮김: 언더우드 한국에 온 첫 선교사. 기독교문사, 서울, 제2판, 1993, 150-155쪽(L. H. Underwood: Underwood of Korea. Fleming H. Revell Co., New York, 1918.).
163) 하워드는 미국 노스웨스턴대학교 의과대학을 졸업했으며, 1887년 10월 31일 미국 감리회의 의료선교사로 로드 와일러와 함께 내한하였다. 그녀는 정동에 보구녀관을 개설하였고 이화학당 학생들의 보건을 전담하면서 미신 타파에 노력하였다. 1889년 건강을 해쳐 귀국하였고, 1890년 선교사직을 사임하였다. 김승태, 박혜진: 내한 선교사 총람(1884-1984). 한국기독교역사연구소, 1994, 309쪽.
164) Annual Report of the Women Foreign Mission Society of M. E. C. Report for 1898-1899, 90쪽. 보구녀관을 영어로 때로 "Caring for and Saving Women's Hospital"로 표기하였다.
165) 홀은 1865년 9월 19일 미국 뉴욕주 설리반카운티에서 출생하였고, 1889년 펜실배니아여자의과대학을 졸업한 후 그해 8월 뉴욕 빈민가에서 자원 의료봉사 중 홀을 만나 약혼하였다. 1890년 10월 13일 미국 감리회 선교사로 내한하여 정동의 보구녀관에서 진료활동을 시작하였다. 1891saus 12월 약혼자 홀이 내한하였고, 1892년 6월 결혼하였다. 홀은 보구녀관에서 간호교육을 했으며, 1894년 남편이 병원을 설립한 평양으로 옮겼다. 그해 11월 24일 남편이 사망하자 12월 귀국했다가 1897년 11월 다시 내한 하였다. 서울의 보구녀관에서 진료하다가 1898년 5월 평양으로 파송되어 광혜여원을 설립하였다. 1917년 서울로 옮겨 동대문부인병원에서 활동했고 여자의학반을 조직하여 한국인 여자의사를 양성했는데, 후에 경성여자의학전문학교(현재의 고려대학교 의과대학)로 발전하였다. 1934년 건강이 약해져 선교사직을 사임하고 귀국했으며, 1943년 은퇴했고, 1951년 4월 5일 뉴저지 안식관에서 사망하였다. 그녀의 유해는 화장 후 양화진에 뿌려졌다. 김승태, 박혜진: 내한 선교사 총람(1884-1984). 한국기독교역사연구소, 1994, 278쪽.
166) 커틀러는 1865년 12월 12일 미국 미시건주 그랜드래피즈에서 출생하였고 1889년 미시건대학교 의과대학을 졸업한 후 3년 동안 오하이오주 포머로이에서 실습, 연구 과정을 거쳤다. 1892년 미국 감리회 의료선교사로 내한하여 정동 보구녀관에서 9개월 동안 홀 부인과 진료했고, 이화학당의 교의를 겸해 학생들의 건강을 지도하고 질병을 치료하였다. 1912년 3월 홀 부인이 설립한 평양의 광혜여원으로 근무를 시작해 진료 활동과 성경 공부를 지도했다. 1931년 6월 14일 제1회 연합회의에서 한국 최초의 여자 목사를 안수시켰다. 1933년 6월 은퇴 후에도 계속 한국에서 의료 봉사와 전도 활동을 하다가 1939년 귀국하였고, 1948년 4월 27일 사망하였다. 김승태, 박혜진: 내한 선교사 총람(1884-1984). 한국기독교역사연구소, 1994, 226쪽.
167) 에드먼즈는 미국 신시내티에서 출생하였고 간호원 자격을 획득했다. 그녀는 1908년 Harrison과 결혼하였다. 김승태, 박혜진: 내한 선교사 총람(1884-1984). 한국기독교역사연구소, 1994, 240쪽.
168) Edmunds M. E. H.: Training native nurses Korea Mission Field 2: 154-155, 1906.
169) 이윤주: 우리나라 근대 간호의 도입과 정착. 연세대학교 대학원 간호학과 석사 학위논문, 2000, 31쪽.
170) Jones GH: The capping of the nurses. Korea Mission Field 2: 49-50, 1907.
171) Morrison AI: Nurses' Training School, Seoul. Korea Mission Field 5: 108-109, 1909.

172) 김 의사는 김희영인 것으로 보인다.
173) 언스버거는 미국 신시내티에서 출생하였고, 1899년 9월 감리회의 의료선교사로 내한하였다. 그녀는 정동병원 및 동대문부인병원에서 활동하였고 이화학당 교의도 겸직하였다. 1920년 은퇴하였다. 김승태, 박혜진: 내한 선교사 총람(1884-1984). 한국기독교역사연구소, 1994, 245쪽.
174) 우리나라 간호사의 초창기에 중요한 역할을 한 쉴즈는 1868년 12월 26일 미국 펜실바니아의 테일러빌(Taylorville)에서 출생하였다. 1891년 필라델피아 간호원양성학교를 졸업하고, 1년 동안 훈련 과정을 마친 후 1897년 10월 14일 미국 북장로회의 선교사로 조선에 파송되었다. 제중원에서 그녀의 임무는 간호 업무 이외에도 여성 환자들에 대한 전도를 하는 것이었다. 또 1900년에는 의학생들을 가르치기도 하였다. 1901년 그녀는 선교에 전념하기 위해 북한 지방에서 활동하다가 1904년 3월 2일 선천에서 서울로 돌아 왔으며 가을 세브란스 병원에 복귀하여 선교와 간호사의 일을 병행하였다. 그녀는 1913년까지 세브란스병원에서 일하다가 건강상의 문제로 미국으로 돌아갔다가 1915년 12월 돌아왔다. 그녀는 1938년 12월 조선 선교에서 은퇴한 후 1939년 3월에 펜실배니아의 루이스버그(Lewisberg, Pennsylvania)로 돌아갔다가 1941년 11월 8일 별세하였다. The Fifty-ninth Annual Report of the Board of Foreign Missions of the Presbyterian Church in the United States of America. Mission House, New York, 1896년, 165쪽.; Annual Report of Seoul Station Presented to the Korea Mission of the Presbyterian Church in the United States of America at its Annual Meeting, September, 1904 at Seoul.; Esther Lucas Shields 1868-1940, Korea Mission Field 37: 19, 1941; M. E. H.: Training Nurses in Chosen, Korea Mission Field 12: 25, 1916.
175) Annual Report of Seoul Station to the Korea Mission, October, 1902. Records of Board of Foreign Missions of the Presbyterian Church of U. S. A. Korea, Letters and Reports No. 81.
176) Annual Report of Seoul Station Presented to the Korea Mission of the Presbyterian Church in the United States of America at its Annual Meeting, September, 1904 at Seoul.
177) Shields EL: Co-operation in training nurses. Korea Mission Field 3: 10-11, 1906.
178) Catalogue. Severance Union Medical College Training School for Nurses. Y.M.C.A. Press, Seoul, 1918, 1쪽.
179) Oliver R. Avison 저, 에비슨기념사업회 역: 舊韓末秘錄 하. 대구대학교 출판부, 1984, 77-78쪽.
180) Oliver R. Avison 저, 에비슨기념사업회 역: 舊韓末秘錄 하. 대구대학교 출판부, 1984, 78-79쪽.
181) 이광린: 올리버 알 에비슨의 생애. 한국 근대 서양의학과 근대교육의 개척자. 연세대학교 출판부, 1992, 213-215쪽.
182) 간호학생들은 이들이 바로 자기들과 민족을 위해 싸우다 부상당해 쓰러져 있다는 사실을 깨달은 순간 이들을 돌보지 않으면 안 된다는 생각을 하게 되어 그중 한 사람이 그 오랜 인습을 깨뜨리고 남자 부상자를 돌보려고 나서자 모두가 따라 나섰다. Oliver R. Avison 저, 에비슨기념사업회 역: 舊韓末秘錄 하. 대구대학교 출판부, 1984, 91-92쪽.
183) 쉴즈(Esther Shields)가 브라운(A. J. Brown)에게 보내는 1907년 4월 15일자 편지(Records of Board of Foreign Missions of the Presbyterian Church of U. S. A. Korea, Letters and Reports. 51권, Korea Letters 1907, 75번 편지).
184) Shields ES: Nurses Training School. Korea Mission Field 5: 84, 1909.

185) 쉴즈(Esther L. Shields)가 브라운(A. J. Brown)에게 보내는 1909년 3월 18일자 편지(Records of Board of Foreign Missions of the Presbyterian Church of U. S. A. Korea, Letters and Reports. 56권, Korea Letters 1909, 55번 편지).
186) Annual Report of Severance Hospital Training School for Nurses, 1911(K. L. Shields) - Korea Mission Materials of the PCUSA(1911-1954). Reports, Field Correspondence and Board Circular Letters, 9권 62번 편지.
187) O. R. Avison: Report of the Severance Hospital Plant. Seoul, Korea. For the year 1910-1911.
188) Annual Report of Severance Hospital Training School for Nurses, 1911 (K. L. Shields) - Korea Mission Materials of the PCUSA(1911-1954). Reports, Field Correspondence and Board Circular Letters, 9권 62번 편지.
189) 웸볼드는 1866년 미국에서 태어나 1896년 5월 미국 북장로회 선교사로 내한하여 도티와 정신여학교를 운영하였다. 1934년 은퇴후 귀국했다가, 1948년 5월 12일 팔레스타인 예루살렘에서 사망하였다. 김승태, 박혜진: 내한 선교사 총람(1884-1984). 한국기독교역사연구소, 1994, 514쪽.
190) Annual Report of Severance Hospital Training School for Nurses, 1911 (K. L. Shields) - Korea Mission Materials of the PCUSA(1911-1954). Reports, Field Correspondence and Board Circular Letters, 9권 62번 편지.
191) 포사이드는 1911년 8월 2일 미국 북장로회 선교사로 내한하여 간호원 양성사업에 주력하다가 1915년 8월 일본에서 사업하던 그레이와 결혼하면서 선교사직을 사임하였다. 김승태, 박혜진: 내한 선교사 총람(1884-1984). 한국기독교역사연구소, 1994, 254쪽.
192) Severance Hospital, Seoul. Korea Mission Field 8(9): 273-274, 1912.
193) 에스텝은 1922년 청주로 이전하여 의료선교와 복음전도 활동을 하였으며, 오루와 청주 소민의원을 운영하였다. 1939년 지방전도로 전도지 3만매를 배포하였으며, 1940년 안식년으로 귀국하였다. 김승태, 박혜진: 내한 선교사 총람(1884-1984). 한국기독교역사연구소, 1994, 246쪽.
194) 캠벨은 1853년 4월 1일 미국 텍사스주에서 태어나 시카고에서 간호학교와 사범학교를 졸업하였다. 1880년 남편과 사별하고 이어 자녀도 병사하자, 1886년 미국 남감리회 선교사로 중국 상해와 소주에서 10년 동안 선교활동을 전개했다. 1897년 10월 9일 남감리회의 첫 여성 전도사로 중국인 양녀와 내한하여 서울에서 선교활동을 벌였다. 1898년 10월 2일 배화학당을 처음 시작하였으며, 1918년 안식년으로 귀국했다가 신병을 얻고 8월 한국으로 돌아온 후 1920년 11월 12일 서울에서 사망하여 양화진외국인묘지에 안장되었다. 김승태, 박혜진: 내한 선교사 총람(1884-1984). 한국기독교역사연구소, 1994, 197쪽.
195) 쉡핑은 1880년 독일에서 출생하였으며 미국 뉴욕에서 간호학을 전공한 후 비블리컬신학교를 졸업하였다. 1912년 미국 남장로회 의료선교사로 내한하여 세브란스병원, 군산 구암예수병원에서 근무하였고 광주 제중원 간호원장으로 봉직하면서 고아사업 및 나환자를 간호하였다. 1923년 한국간호협회를 창설하였고, 1934년 골수염과 간염 등으로 사망하였다. 김승태, 박혜진: 내한 선교사 총람(1884-1984). 한국기독교역사연구소, 1994, 464쪽.
196) 언제까지 세브란스병원에 근무했는지는 확실하지 않으나 1912년 중반 현재 세브란스에서 근무하고 있었다. Severance Hospital, Seoul. Korea Mission Field 8(9): 273-274, 1912.
197) Korean Graduate Nurses. Korea Mission Field 18(7): 159-160, 1922.

198) O. R. Avison: Report of the Severance Hospital Plant. Seoul, Korea. For the year 1910-1911.
199) O. R. Avison: Report of the Severance Hospital Plant. Seoul, Korea. For the year 1910-1911.
200) Annual Report of Imperial Korean Hospital. Seoul, Korea, Sept, 1901.
201) 김필순에 관해서는 다음과 같은 글이 참고가 된다. 이기서: 교육의 길 신앙의 길 김필례 그 사랑과 실천. 태광문화사, 서울, 1988.; 스즈키 쓰네카스, 이상 옮김: 상해의 조선인 영화황제 김염. 실천문학사, 서울, 1996.; 박형우: 대의 김필순. 의사학 7: 239-253, 1998.; 박규원: 상하이 올드데이스. 민음사, 서울, 2003.
202) 연세대학교 의과대학 학적부.
203) Kim Kyu Sik: Dr. Kim Pil Soon. Korea Mission Field 7: 14-16, 1911.
204) 이기서: 교육의 길 신앙의 길 김필례 그 사랑과 실천. 태광문화사, 1988, 32-33쪽.; Oliver R. Avison 저, 에비슨기념사업회 역: 舊韓末秘錄 하. 대구대학교 출판부, 1984, 52-53쪽.
205) Kim Kyu Sik: Dr. Kim Pil Soon. Korea Mission Field 7: 14-16, 1911.
206) Kim Kyu Sik: Dr. Kim Pil Soon. Korea Mission Field 7: 14-16, 1911.
207) Kim Kyu Sik: Dr. Kim Pil Soon. Korea Mission Field 7: 14-16, 1911.
208) From Dr. O. R. Avison, Seoul. Korea Mission Field 3(4): 56, 1907.
209) 스즈키 쓰네카스, 이상 옮김: 상해의 조선인 영화황제 김염. 실천문학사, 1996.
210) 연세대학교 의과대학 학적부.
211) Shields ES: Nurses Training School. Korea Mission Field 5: 84, 1909.
212) What are the graduates of the Severance Medical College doing? 『The Korea Mission Field』 18: 159-160, 1922.
213) 이 기사에는 사망일이 7월 7일과 8일로 각각 다르게 기록되어있다. 기독신보 1920년 11월 17일자
214) 연세대학교 의과대학 학적부.
215) Oliver R. Avison 저, 에비슨기념사업회 역: 舊韓末秘錄 상. 대구대학교 출판부, 1984, 200-202쪽.
216) 연세대학교 의과대학 학적부. 한편 『의학백년』에 의하면 박서양의 두 아들이 세브란스에 입학했다고 되어있는데, 학적부에서는 확인할 수 없었다. 박성춘의 두 아들을 착각했을 수 있으며, 혹시 입학했더라도 졸업은 하지 못한 것 같다. 연세대학교 의과대학 의학백년 편찬위원회: 의학백년. 연세대학교 출판부, 1986, 59-60쪽.
217) Oliver R. Avison 저, 에비슨기념사업회 역: 舊韓末秘錄 하. 대구대학교 출판부, 1984, 205-206쪽.
218) 연세대학교 의과대학 학적부.
219) What are the graduates of the Severance Medical College doing? Korea Mission Field 18: 159-160, 1922.
220) Korea Mission Field 7: 210, 1911.
221) What are the graduates of the Severance Medical College doing? Korea Mission Field 18: 159-160, 1922.
222) 魚丕信 博士 小傳(二七) 조선의료교육의 시작 (四). 기독신보 제869호, 1932년 7월 27일.
223) 연세대학교 의과대학 의학백년 편찬위원회: 의학백년. 연세대학교 출판부, 1986, 59-60쪽.
224) Oliver R. Avison 저, 에비슨기념사업회 역: 舊韓末秘錄 하. 대구대학교 출판부, 1984, 211-212쪽.

225) 연세대학교 의과대학 학적부.
226) 김구(도진순 주해): 백범일지. 돌베개, 1997, 191-192쪽, 235쪽.
227) Shields, EL: Nurses Training School. Korea Mission Field 5: 84, 1909.
228) 광고. 대한매일신보, 1909년 11월 16일자.
229) 당시 세브란스교우회보에는 신창희가 2월 26일 사망한 것으로 되어 있다. 기독신보, 1926년 3월 31일자.; 세브란스교우회보 제7호, 1926, 23쪽.
230) 연세대학교 의과대학 학적부. 한편 한국민족문화대백과사전(한국정신문화연구원, 제20권, 897쪽)에는 1882년 생으로 기록되어 있다.
231) 연세대학교 의과대학 학적부.
232) 윤경로: 105인 사건과 신민회 연구. 일지사, 1990, 27쪽.
233) 독립신문, 1921년 3월 26일자.
234) 이때 제6회 졸업생 김창세가 감사로 피선되었다. 독립신문, 1921년 12월 6일자.
235) 독립신문, 1922년 1월 1일자.
236) 세브란스교우회보 제10호, 1928년, 58쪽.
237) 세브란스교우회보 제13호, 1931년, 42쪽.
238) 정구충에 의하면 출생일이 1881년 4월 9일로 되어 있다. 연세대학교 의과대학 학적부.; 정구충: 한국 의학의 개척자. 동방도서주식회사, 1985, 223쪽.
239) 연세대학교 의과대학 학적부.
240) 여기에서 장로교 남자학교는 배재학당을 가리키며, 정구충에 의하면 홍준은 언더우드에게 한글을 가르쳤다. Oliver R. Avison 저, 에비슨기념사업회 역: 舊韓末秘錄 상. 대구대학교 출판부, 1984, 72-73쪽.; 정구충: 한국 의학의 개척자. 동방도서주식회사, 1985, 223쪽.
241) 연세대학교 의과대학 학적부.
242) 세브란스교우회보 제11호, 1929년, 82쪽.
243) 세브란스교우회보 제12호, 1929년, 67쪽.
244) 연세대학교 의과대학 학적부.
245) Oliver R. Avison 저, 에비슨기념사업회 역: 舊韓末秘錄 상. 대구대학교 출판부, 1984, 73쪽.
246) Esther S. Shields: Nurses Training School. Korea Mission Field 5: 84, 1909.
247) Oliver R. Avison 저, 에비슨기념사업회 역: 舊韓末秘錄 상. 대구대학교 출판부, 1984, 74쪽.

제 IV 장
세브란스의 진료, 재정, 연구 및 기타 활동

1. 세브란스의 의료진
2. 세브란스의 진료
3. 세브란스 재정
4. 세브란스의 치과
5. 세브란스의 연구 활동
6. 세브란스의 전도

1. 세브란스의 의료진

 몇몇 다른 선교사들이 도와주기는 했지만 주로 혼자 환자를 보던 에비슨은 세브란스 씨가 1904년 9월 세브란스병원 개원을 앞두고 후원하여 허스트를 파견하자 큰 힘을 얻었다. 그리하여 교과서 편찬과 교육에 보다 많은 시간을 할애한 결과 1908년 6월 제1회 졸업생들을 배출하였고, 이들 중 일부가 모교에 남아 교육과 진료를 담당하면서 세브란스는 의사 양성과 진료에 더욱 활기를 띠게 되었다. 그러나 입학생이 많아지고 환자가 밀려들자 북장로회는 러들로를 파견하였고, 연합화의 과정 속에 북장로회가 아닌 다양한 교파의 맥라렌, 오긍선 등이 파견되어 보다 체계적인 교육과 진료가 가능해졌다.

1) 에비슨

 제중원에서 헌신적으로 일을 하던 에비슨[1])은 자신과 부인의 건강이 나빠지자 선교부의 허락으로 예정보다 이른 1899년 3월 말 안식년 휴가를 얻어 캐나다로 돌아갔다. 캐나다에서 현대적인 병원 건립의 꿈을 실현하기 위해 다각도로 노력한 결과, 1900년 봄 미국 오하이오주 클리블랜드의 부호 세브란스로부터 병원 건립 기금을 기부 받았고 1900년 10월 조선으로 돌아왔다. 1902년 남대문 밖 복숭아골에 땅을 사서 건축을 시작하여 1904년 11월 16일 새 병원을 개원했는데, 병원 이름은 세브란스기념병원(Severance Memorial Hospital)으로 하였다. 1905년 4월 구리개의 대지 및 건물을 조선정부에 반환하였다.

에비슨이 다시 시작한 의학교육은 1908년 6월 3일 김필순, 김희영, 박서양, 신창희, 주현칙, 홍석후, 홍종은 등 7명을 졸업시킴으로써 열매를 맺었고, 에비슨은 6월 20일 두 번째 안식년을 위해 떠났다.[2] 에비슨의 안식년에 대해 황성신문은 논설을 게재하면서 그동안 에비슨의 봉사를 칭송했다. 에비슨은 1909년 10월 초 안식년에서 돌아왔다.[3]

에비슨은 1904년 이후 몇 차례에 걸쳐 병원 건물을 증축하였고 의사 교육 이외에도 간호 교육을 시작했고 우리나라에서 처음으로 치과도 설치했다. 1913년에는 여러 기독교 교파가 의학교육에 참여하게 되어 학교 명칭은 세브란스연합의학교로 변경되었고, 1917년에 세브란스연합의학전문학교로 승격되었다. 한편 1916년 언더우드가 사망하자 에비슨은 연희전문학교의 교장을 겸임하여 양 학교의 발전에 크게 기여하였다.

에비슨은 1932년 조선에서의 전도 사업에서 손을 떼었고, 1934년 세브란스의학전문학교의 교장을 한국인 교수 오긍선에게 인계하였다. 그 후 1935년 12월 은퇴하여 미국으로 돌아갈 때까지 거의 반평생을 미국 북장로회의 의료선교사로 한국에서 헌신했던 에비슨의 활동은 세브란스를 통한 서양의학의 정착뿐 아니라 연희의 토대를 굳건히 다져 우리나라 사학 발전에 크게 기여했으며, 이를 통해 한국의 근대화에 직접 간접으로 지대한 영향을 미쳤다.

2) 허스트

허스트(Jesse W. Hirst, 許濟, 그림 4-1)[4]는 1864년 12월 24일 미국에서 출생하였으며, 1890년 프린스턴대학을 졸업한 후 1893년 필라델피아의 제퍼슨 의과대학을 졸업하였다. 1900년부터 제퍼슨 의과대학에서 조직학, 산부인과 및 진단학을 강의하다가 북장로회 의료선교사로 1904년 9월 13일 내한하여 새로 세워진 세브란스병원에서 에비슨을 도왔다. 당시 그는 40살의 미혼이었고 에비슨 집에 함께 거주하다가, 1907년 3월 11일 미국 남감리회 선교부의 일원인 하보(Sadie Harbargh)와 결

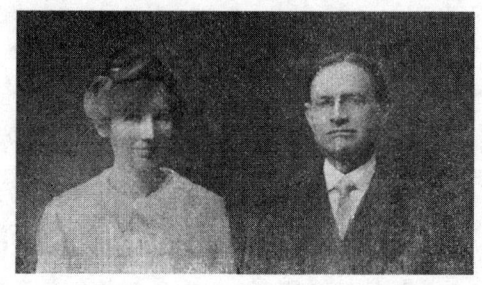

그림 4-1 허스트 부부. Korea Mission Field 24(4), 1928.

혼했다. 그들에게는 네 아이가 있었는데, 리차드(Richard)는 프린스턴을 졸업하였고, 제시(Jessie)는 필라델피아서 미술을 배웠으며, 도날드(Donald)는 듀크대학을 나와 의사가 되길 희망하였다. 허스트는 부인이 1928년 2월 19일 사망하자 이듬해 미국 남감리회 선교부의 어윈(Cordelia Erwin)과 재혼했다.

허스트는 서울에 도착하자마자 열정적으로 병원 일에 참여했고 그와 에비슨은 전문적인 일을 동등하게 분담했다. 그래서 허스트는 언어 공부를 위해 여유를 가질 수 있었고, 에비슨은 의사가 되길 원하는 학생들에게 의학을 가르치는데 헌신할 수 있었다. 강의는 했지만 자신의 전공을 살릴 겨를이 없었던 허스트는 1913년 연합이 이루어지고 교수가 많아지면서 전문화가 필요하게 되자 산부인과에 전념할 수 있었다. 1934년 3월 30일 그는 은퇴하였는데 이는 세브란스에서 처음으로 정년을 맞은 것이며, 첫 명예교수로 추대되었다. 그는 1952년 4월 28일 플로리다에서 영면하였다.

3) 강문집

강문집(姜文集, 그림 4-2A)은 1880년 2월 16일 강영옥(姜永玉)의 장남으로 서울에서 태어났다. 그는 장성집과 결혼하였으며, 아들 진희는 1913년생이다.[5] 1907년 10월 1일 입학하여 1911년 세브란스를 제2회로 졸업하였다. 그는 착실한 기독교인으로 새

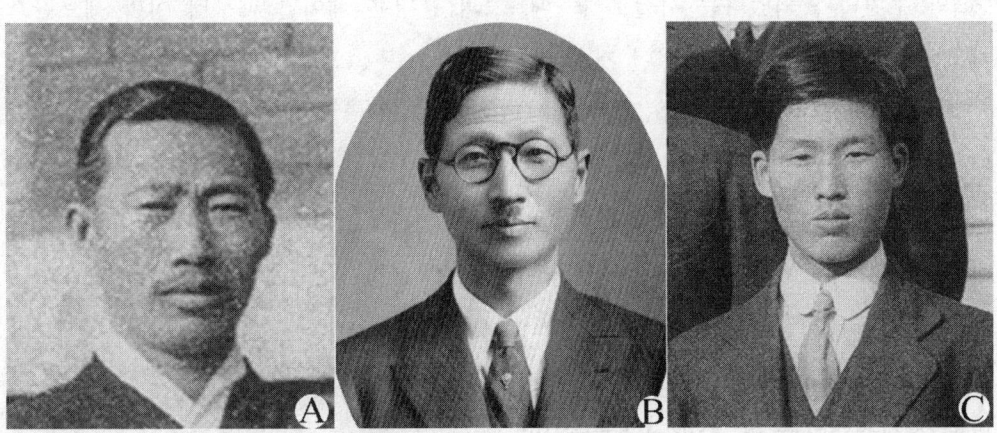

그림 4-2 한국인 교수들. 1917년 세브란스연합의학교 졸업 앨범. 동은의학박물관 소장. A. 제2회 졸업생 강문집. B. 제3회 졸업생 고명우. C. 제4회 졸업생 신필호.

문안 교회에 다녔는데, 1913년에는 집사로 활동했다.[6] 그는 러들로에게 직접 외과를 배우지 않았지만 외과에서 수련을 받았으며 동시에 1912년 X-레이 기계가 설치되었을 때 이를 다룰 수 있는 의사나 기사가 없어 X-레이 기계를 담당하였다.[7] 그는 1916년에 외과학교실의 강사로 있었으며,[8] 수년 동안 외래에서 조수로, 오후에는 외과 병동에서 특히 많은 역할을 했다. 그러나 불행히도 감기가 폐렴으로 악화되는 바람에[9] 1923년에 요절했다. 러들로는 그 자신이 고통을 받고 있음에도 불구하고 고통 받는 자를 위해 헌신한 이 젊은 한국 형제를 잃은 것을 매우 애석하게 생각하였다.[10]

4) 러들로

러들로(Alfred I. Ludlow, 1875-1961, 羅道魯, 그림 4-3)[11]는 1875년 11월 24일 미국 중부의 산업 대도시인 오하이오주 클리블랜드에서 태어났다. 러들로가 오하이오주 클리블랜드에서 태어났다는 것은 출생 때부터 세브란스와 눈에 보이지 않는 인연이 있었다고 볼 수밖에 없다. 알렌은 미국 오하이오주의 톨레도 출신이었고, 세브란스의과대학과 세브란스병원 건축기금을 기증하고 지속적으로 후원해 준 세브란스와 그 자녀는 클리블랜드의 대재벌이며 자선사업가였다. 따라서 오하이오주 클리블랜드는 오늘날의 연세대학교 의과대학과 깊은 인연이 있는 도시인 것이다. 또한 러들로는 세브란스 일가가 막대한 돈을 기부한 웨스턴 리저브대학교에서 공부하였고 세브란스가(家)의 주치의가 되었다는 사실로 볼 때, 그의 운명은 태어날 때부터 이미 세브란스 가문의 일군으로 정해져 있었던 것 같다.

거주지 근처의 공립학교를 거쳐 1894년 6월 중앙고등학교(Central High School)를 졸업하고, 클리블랜드의 웨스턴 리저브대학교(Western Reserve University)에 입학하여 일반 대학인 에이델버트 대학(Adelbert College)과 의과대학의 7년 병합 과정을 택하였다. 1898년 6월 에이델버트 대학을 수석(cum laude)으로 졸업

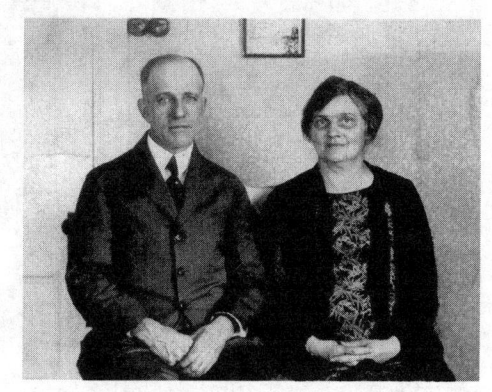

그림 4-3 러들로 부부. 동은의학박물관 소장.

하였고, 1901년 6월에 웨스턴 리저브대학교 의과대학도 우등으로 졸업하였다.

졸업 후 대학 부속병원인 클리블랜드의 레이크사이드병원(Lakeside Hospital)에서 인턴 및 외과 레지던트로 수련 과정을 마치고, 1905년 5월부터는 1년 동안 유럽에서 외과학과 병리학을 공부했으며, 잠시 레이크사이드병원 외과 제1레지던트로 근무하다가 개업하였다. 1907년 1월 러들로는 자신의 주치의로 있는 세브란스(Louis H. Severance)의 요청으로 각지의 장로교 선교지부를 방문하던 중 한국에 3개월 동안 머물렀다. 한국에서는 특히 세브란스병원과 의과대학을 방문하여 여러 선교사들의 교육 활동과 진료 봉사에 크게 감동하였으며, 1907년 9월 9일에는 의료선교사들을 대상으로 특별 강연을 하여 한국의료선교사협회(Korea Medical Missionary Association)로부터 최초의 명예회원으로 추대 받았다. 여행을 마치고 클리블랜드로 돌아온 러들로는 레이크사이드병원의 외과 조수로 일하다가, 1911년 장로회 해외선교부에 선교의사로 지원하였다.

러들로는 1912년 2월 5일부터 약 6개월 동안 재령에서 진료를 하다가, 8월에 세브란스로 근무지를 옮겼다. 이후 세브란스에서 의과대학 교수, 병원 외과 과장, 연구부 부장으로서 1938년 은퇴할 때까지 26년 동안을 안식년과 학회 참석을 제외하고는 하루도 빠짐없이 교육, 진료 그리고 연구에 심혈을 기울였다. 1910-1945년에 이르는 기간은 식민지 하의 암흑기였지만 러들로에 의해 육성되기 시작한 한국인 외과 인력들은 독자적으로 외과학교실을 운영할 정도로 성장하였고 세브란스 외과학교실은 비약적으로 발전하였다.

그는 세브란스에서 외과학교실의 책임을 맡으며 근무하는 동안 저명한 한국인 외과 의사를 여러 명 길러낸 것을 항상 큰 자랑으로 여겼으며, 이들이 후에 우리나라 외과계의 초석을 닦았음은 물론이다. 그가 교육하고 육성한 많은 의사들 중에서도 특히 고명우, 이용설, 고병간 등은 우리나라의 특출한 외과 의사였으며, 그가 안심하고 은퇴할 수 있었던 것은 이들을 믿었기 때문이었다.

이미 미국에서 여러 편의 논문을 발표한 경험이 있는 러들로는 세브란스병원의 연구 활동을 활성화시키고 학문적 발전을 달성하기 위해 꾸준히 노력한 결과 1914년 11월 4일 병리학 교수인 밀즈 및 생리학 교수인 반버스커크와 함께 연구부를 설립하였다. 러들로는 증례 보고를 포함하여 많은 논문을 발표하였다. 즉 1914년에는 재귀열 병원체를 최초로 발견하였고, 간농양, 간경변의 외과적 처치, 서혜탈장, 회충의 외과적 측면, 한국인의 담석증, 한국인의 종양 등에 관한 논문을 발표하였다. 특히 1926년경부터 종양등록사업(Registry of Tumors)을 시작했는데, 미국외과학회 골육종 등록처(Registry of Bone Sarcoma of the American College of Surgeons)에 몇 예의 골육종(sarcoma)을 등록시켰다.

러들로의 연구업적 중 세계적으로 주목을 끈 것은 아메바성 간농양(Amebic liver abscess)에 관한 것이었는데, 간농양 치료에 에메틴을 처음 도입했던 영국의 로저스 경(Sir. Leonard Rogers)은 러들로의 업적에 대해 "이로써 전세계에서 간농양을 퇴치할 수 있게 되었다"고 극찬하였다.

러들로 내외는 1928년 안식년 휴가에서 돌아올 때 우아하게 생긴 큰 컵 한 개를 가져왔는데, 매년 3학년 학생 중에서 가장 성적이 좋은 학생에게 이 컵을 상으로 수여하기로 했는데, 이 컵을 흔히 '러들로 장학컵(Ludlow cup)'이라 한다.

1937년 고문교수가 된 러들로는 뒷자리로 물러나면서 정년을 준비하기 시작하였다. 1938년 3월 6일 러들로는 한국민을 위한 헌신적이고 개척적인 26년간의 봉사 활동을 마감하고 서울을 떠났다. 학교에서는 그에게 명예교수를 수여하였다. 1938년 6월 고향 클리블랜드에 도착한 러들로는 불행하게도 5개월 만에 평생의 동반자였던 사랑하는 부인을 잃었다. 러들로는 모교인 웨스턴 리저브대학교의 재단이사, 『블래키스톤 의학사전 개정판(Blakiston's New Gould Medical Dictionary)』의 편집인 등으로 활동했는데, 1961년 11월 3일 버밀리온의 자택에서 86세를 일기로 별세하였다. 그는 세브란스의 가족 표지가 있는 레이크 뷰 공동묘지에서 부인 테레사 옆에 묻혔다.

5) 맥라렌

맥라렌(Charles I. McLaren, 馬最秀, 1882-1957, 그림 3-19B)[12]은 스코틀랜드 출신으로 1886년 호주로 이주하였다. 맥라렌은 1906년 의과대학을 졸업하고 멜번 병원에서 전공의로 근무하였으며, 1908년부터 16개월 동안 소아병원에서 일하였다. 1911년 11월 호주장로회의 의료선교사로 내한하여 진주 병원에서 커렐과 함께 의료사업을 펼쳤다. 1914년 세브란스의 신경학 교수로 부임하였고, 1917년부터 20년까지 제1차 세계대전에 군의관으로 참전하였다. 진주에서 3년 동안 봉사한 후 세브란스에서 15년 동안 신경정신과의 책임을 맡았다. 맥라렌은 1939년 일제의 심한 간섭으로 세브란스를 사임하고, 진주에서 데이비스와 의료 활동을 벌였다. 1941년 제2차 세계대전이 발발하자 일경에 체포되어 부산으로 압송되었고, 11주 동안 구속 수감되었다. 1942년 호주로 귀국하였고, 1957년 10월 사망하였다.

6) 오긍선

오긍선(吳兢善, 그림 3-19C)[13]은 1878년 충청남도 공주에서 태어났으며, 한학을 수료하고 1896년 배재학당에 입학하여 1900년에 졸업하였다. 배재학당 재학 시 협성회 및 독립협회에 적극적으로 참가했는데, 독립협회를 만든 서재필이 추방당하고 수많은 간부들이 투옥되는 와중에 간사를 지냈던 오긍선은 1899년 침례교 선교사 스테드만(F. W. Steadman)[14] 목사 집에 피신하였다. 자연스레 스테드만의 한글 선생이 되었고, 그를 따라 공주 지방으로 내려가 한글을 가르치면서 선교 활동을 도왔다. 몇 달 후 독립협회에 관련된 사람들이 석방되자 오긍선도 상경하여 배재를 졸업했고, 계속 스테드만을 도왔다. 그런데 1901년 여름 동경으로 근무지를 옮기게 된 스테드만은 오긍선을 군산 야소교병원장으로 막 부임한 미국 남장로회의 알렉산더(A. J. A. Alexander)에게 소개시켜 주었고, 오긍선은 알렉산더의 한글 선생이 되었다. 그런데 6개월 후 알렉산더가 미국의 부친이 사망하여 귀국하게 되었고, 이때 오긍선에게 유학을 권하였다.

1902년 1월 유학을 떠난 오긍선은 1904년 봄 켄터키 주 덴빌에 있는 센트럴대학 2년 과정을 수료한 후 루이빌의과대학에 편입하였고, 1907년 3월 졸업하였다. 졸업 후 시립병원에서 6개월 동안 수련을 받은 후 1907년 11월 귀국하였다. 귀국 후 처음에는 군산 야소교병원의 책임을 맡았고, 1910년 봄 광주 야소교 병원의 책임을 맡았다.

1912년 5월 12일 오긍선은 남장로회의 선교사 자격으로 세브란스병원 의학교의 조교수로 취임했다. 오긍선은 1912-3년에 해부학과 병리학을 강의했고, 1913-4년에는 해부학과 조직학을 강의하면서 외과학 조수로 활동했다. 오긍선은 1916년 4월 1일[15] 피부과 분야의 연수를 위해 일본으로 떠날 때까지 외과에서 일했다.

7) 노튼

노튼(Arthur H. Norton, 魯敦)은 1907년 미 감리회의 의료 선교사로 내한하여 해주 지방에서 개척 선교의사로 활동했다. 1913년 모친을 기념하기 위해 노튼기념병원을 설립했고, 후에 구세병원으로 명명하였다. 1912-3년 세브란스에서 위생학을 강의했고, 1913-6년에 안·이비인후과교수로 활동했다. 1917년에는 세브란스의학전문학교 이사로 임명되었고, 1928년 건강 악화로 귀국하였다.

8) 고명우

세브란스의학교 제3회 졸업생 고명우(高明宇, 그림 4-2B)는 러들로가 처음으로 외과를 가르친 학년의 학생이다. 그는 1883년 3월 13일[16] 부친 고윤하(高允河)[17]와 모친 안이아 사이에서 장남으로 황해도 해주(海州)[18]에서 태어났다. 그의 부친은 한학에 조예가 깊은 선비로서 새로운 개화의 물결이 들어올 때 미국인 선교사에게 우리말을 가르치게 되어 상경하여 있던 중 1893년 내한한 선교의사 어빈(C. H. Irvin)의 및 에비슨에게 한글을 가르쳤다.[19]

어릴 적에 한문을 공부한 고명우는 부친을 따라 부산으로 내려갔고, 장로회 학교에서 공부를 마쳤다. 1896년부터 1909년까지 부산의 선교병원에서 어빈의 조수로서 일하였으며, 어빈이 안식년으로 귀국했던 1902년에는 1년 동안 서울의 영국 및 외국 성서협회(British and Foreign Bible Society)에서 일하였다. 1906년 그는 세브란스 제1회 졸업생 김필순의 조카인 정신여학교 1회 졸업생 김세라와 결혼하였다. 1909년에는 1년 동안 일본 동경에서 일본어 공부를 마쳤고, 1910년 (관립)의학교에 입학하였으나 한일합방으로 나라를 빼앗기자 자퇴하고, 1910년 10월 1일부로 세브란스에 편입한 후 1913년에 세브란스의학교를 졸업하였다. 졸업 직후 1년 동안 세브란스 병원에서 인턴 과정을 수료하면서 러들로로부터 외과를 수련 받았고, 1913년 8월에는 세브란스 졸업생으로서는 한국에서 개업할 수 있는 시험에 처음으로 합격하였다.

인턴을 끝낸 고명우는 1914년부터 1920년까지 황해도 수안(遂安)의 금광 의무실(Suan Gold Mines of Collbran and Bostwick)의 책임자로 근무하면서 광부 가족을 위하

제IV장 세브란스의 진료, 재정, 연구 및 기타 활동 259

여 학교와 작은 교회를 설립하였다. 고명우는 1920년 1월부터 모교 세브란스로 돌아와 러들로의 제1조수(first assistant)로 근무했으며, 이 해에 강사로 승진되었다.[20] 1921-2년에 은사 러들로 교수가 안식년을 맞이하여 귀국했을 때에는 외과학교실의 책임자로 모든 정성을 다해 큰 신뢰를 쌓았다.[21] 특히 그는 점잖은 성품, 인내심, 가난한 환자에게 대한 친절 등 여러 모로 모범적인 활동을 펼쳤다. 그는 남대문교회에 다녔으며, 장로가 되었다.

그는 1923년에는 외과학 강사로 있었으며,[22] 1926년 9월 7일 미국으로 유학 가서 뉴욕 의과대학(New York Postgraduate Medical School)에서 6개월 동안 수련 받은 후, 롱아일랜드병원 의과대학(Long Island Hospital Medical College)에 입학하여 1928년 6월 졸업하였는데, 이것은 일본 규칙에 따라 그를 정교수로 임용하기 위해서였다. 1928년 7월에 한국에 돌아와 세브란스 병원 외과에 근무했는데, 1928년 10월에는 외과학교실 조교수였으며,[23] 1929년 일본 문부성으로부터 교수로서의 인정(full qualification)을 받았다.

러들로가 사임하자 고명우도 1938년 학교를 사임하고, 원효로에서 10여 년 개업하다가 한국전쟁 때 큰 딸 봉경과 함께 납북되었다.[24] 장남 원영은 1939년 세브란스에 입학하여 1943년 졸업하였다.

9) 신필호

제4회 졸업생 신필호(申弼浩, 그림 4-2C)는 본관이 고령이며, 1893년 6월 3일 신정식(申廷植)의 2남으로 태어났다. 원적은 충북 문의군(文義郡) 동면 계산리(桂山里)이다. 신필호는 사립 휘문의숙을 졸업하고 1909년 9월 1일 세브란스에 입학하여 다른 14명과 함께 1914년 3월 31일 졸업하였으며, 우리나라 의사면허는 75번이다. 졸업 후 우리나라에 처음 도입된 인턴으로서 세브란스병원에 근무했고, 이듬해에는 산부인과의 허스트 교수의 지도를 받았으며, 발생학 등의 과목을 강의하기도 했다. 1917년에는 산부인과의 전임강사로 근무했다.

1925년 다년간 근무하던 모교를 사임하고 잠시 황해도 연안에서 개업하다가, 1928년 2월 서울의 인사동으로 이전 개업하였다. 서울에 올라 온 신필호는 평소 생각하던 연구를 시작하는 한편, 다방면으로 활동했다. 우선 1929년 9월 세브란스동창회 경성지회를 설립하고, 지부장에 취임하는 등 동창회 활동에 적극적으로 나섰다. 또 예전에 세브란스에 근무했으나 당시에는 경성제국대학에 근무하던 도쿠미쯔(德光美福) 교수 문하에서 병리학을 연구하였고, 그 결과를 논문으로 정리해 구주제대에 제출한 결과 의학박사 학위를 취득하였다. 1930년 가을에는 한성의사회 총회에서 평의원으로 피선되었고, 조선인들로만 이루어진 조선의사협회에서도 많은 활동을 하였다.

해방이 되고 한국 전쟁이 터졌을 때, 미처 피난하지 못했던 신필호는 동위원장이란 감투를 쓴 일이 있고, 정부가 수복되자 이 때문에 곤욕을 치르기도 했다. 1.4 후퇴 때는 서둘러 부산으로 피난을 갔는데, 임시로 개업을 하였으나 마음이 편치 않았다. 그러던 중 1952년 2월 급서하여, 미아리 공동묘지에 안장되었다. 그의 부인 박양빈은 제1회 졸업생 박서양의 동생이다.

2. 세브란스의 진료

1904년 9월에 새 건물에서 진료를 시작한 이후에는 특히 허스트가 합류하게 됨으로서 중단 없이 진료와 교육에 전념할 수 있었다. 그리고 1908년 6월 배출된 졸업생이 진료에 합류하자 보다 전문적으로 치료에 임할 수 있었다.

1) 외래진료

처음에는 빈튼이, 그리고 1893년 11월 1일부터 에비슨이 진료를 시작했던 1893-4년도에는 진료 받은 사람이 1,398명, 재진이 440건이었다.[25] 1894년 9월 말 에비슨이 제중원을 이관(移管) 받은 후 환자들이 증가하여, 1896-7년도[26]에는 외래환자가 6,514명, 왕진이 127번, 순회 전도 및 치료가 275건이었고, 1897-8년도[27]에는 전년도에 비해 외래환자가 75% 증가하였다. 1898-9년도[28]에는 외래환자가 9,018명이었다.

1899년 3월 에비슨이 안식년을 떠나자 휠드가 간호사 쉴즈의 도움을 받으며 제중원의 책임을 맡았을 때에는 각 지방에서의 조선인들은 물론 일본인, 중국인 및 러시아인 환자들도 찾아 왔다. 1899-1900년도[29]에는 213일 동안 문을 열었던 남자 진료소에서 하루 평균 18명 정도를 보아 총 3,994명을 진료했으며, 200일 동안 문을 열었던 부녀과는 2,408명을 진료했다. 그리고 장티푸스, 성홍열, 천연두 및 단독(丹毒) 환자를 위한 격리 병동이 만들어졌다. 또한 서울과 평양의 전투에서 부상당한 군인들을 치료해주었는데 가장 심한 환자가 하지 골절이었다. 상당 기간동안 양측에서 5명씩 10명이 입원했다.

1900-1년도[30]에 셔록스는 하루에 10-30명의 환자를 보았으며, 불규칙적으로 여성 환자를 보았다. 휠드는 약 50번 왕진을 갔고 747명의 초진 및 294명의 재진 환자를 진료했다. 에비슨은 안식년으로 미국에 있다가 1900년 10월 2일 돌아와서 10월 15일부터 12월 29일까지 진료했는데, 두 달 약간 넘는 동안 1,271명을 진료했고 신환이 690명이었다. 1901-2년도에 에비슨은 153일 외래진료소를 열었으며, 하루 평균 20명을 보아 모두 3,185명의 환자를 보았는데 신환이 1,807명이었다.[31] 1902-3년도에 외래진료소에서 본 환자는 모두 6,880명이었으며, 광견병에 걸린 환자 1명을 치료하였다.[32] 1904-5년도에 외래진료소에서 본 환자는 모두 7,242명이었으며, 남자가 5,471명, 여자가 1,771명이었다.[33]

1905-6년도[34]에 외래진료소에서 본 환자는 모두 9,218명(남자가 6,754명, 여자가 2,464명)이었으며, 이외에 약 3,000명이 외래진료소를 방문하였다. 왕진도 300회하였고, 외국인에게 최소한 300번 자문하였다. 1906-7년도[35]에는 외래진료소에서 11,295명을, 특진실에서 1,086명을 진료했다. 왕진이 664번이었는데 이중 왕실로 왕진을 갔었던 경우 126번이었다.

한편 세브란스병원을 개원한 후 17개월[36] 동안에 16,000명의 환자들이 외래 진료소에서 치료를 받았는데, 그들의 병명은 다음과 같았다.

말라리아, 장티푸스, 발진티푸스, 성홍열, 폐렴, 천연두, 백일해, 신장염, 트라코마, 구충증, 사상충병, 매독, 급성 류마티즘, 이질, 설사, 신경쇠약, 지역성 각혈, 폐결핵, 폐외 결핵(뼈, 관절, 분비선), 기관지염, 늑막염, 옴, 단독, 반신불수, 사지마비, 황달, 정신이상, 섬망, 수암, 가막성 후두염, 방광마비, 고환염, 신경통, 결막염, 각막염, 농혈증, 기관지 폐렴, 천식, 출혈성 자반증, 뇌 좌상, 두개골 골절, 척추 골절, 사지 골절, 이염, 각기병, 빈혈, 골반염증질환, 신경염, 편도선염

1907년[37]에는 병원이 입원 환자로 붐비자 서울역 앞쪽의 큰 길 근처에 있는 독립된 건물에서 외래 환자를 보았다. 이렇게 하여 병원이 소음이나 혼잡에서 벗어나자, 이전까지 외래 진찰을 위한 다른 병원 건물을 짓는 것에 대한 구체적인 계획을 갖고 있지 않았던 에비슨은 조만간 외래용 건물을 가졌으면 하는 희망을 갖게 되었다. 그리고 새 건물에는 특진실, 전기 기구, 교육, 교과서 번역 같은 다양한 사업이 가능한

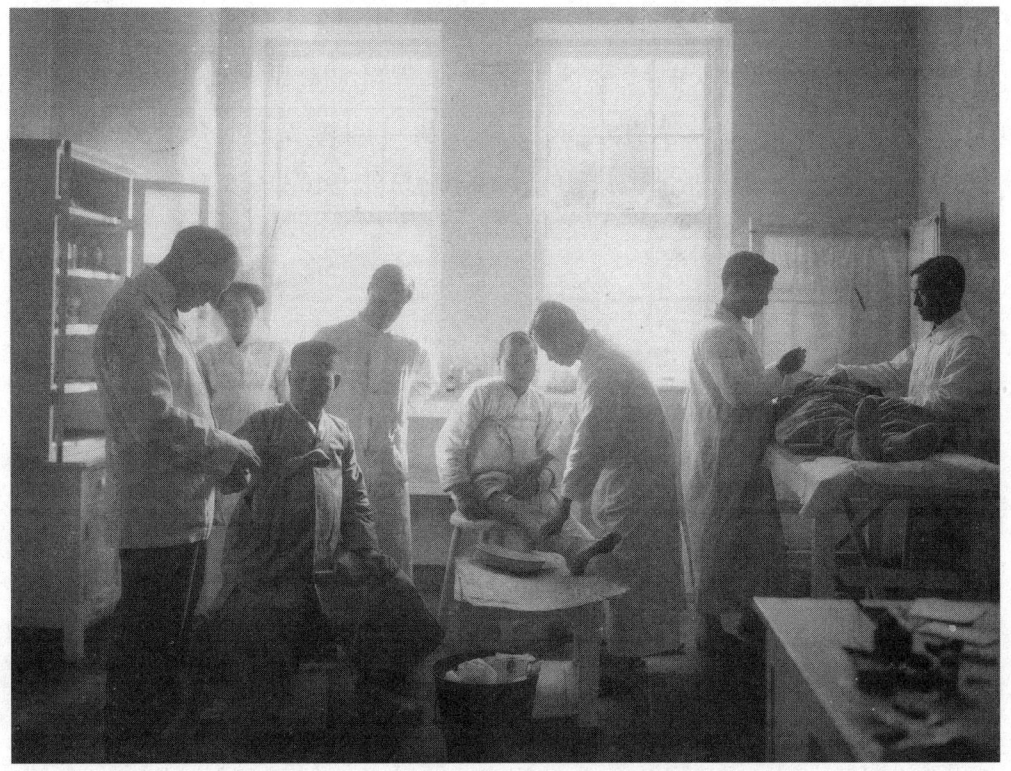

그림 4-4 외래진찰실. 1917년 세브란스연합의학교 졸업 앨범. 동은의학박물관 소장.

충분한 공간이 구비되기를 바랬다. 1907-8년도에 한국인 특진이 875회 있었는데, 약품료 이외에 특진료로 50센트를 받았다. 외국인 진료소는 686회의 특진이 있었고 386회의 왕진이 있었다. 또한 한국인을 대상으로 111번 왕진하였고, 특히 왕실에 121번 왕진하였다. 외래진료소에서 본 환자는 모두 12,000명이었다.

1908년 제1회 졸업생을 배출하고 난 후 외래, 진료 및 교육은 크게 전문화시켰는데, 우선 진료에 있어 크게 한국인에 대한 내과 및 외과 입원 진료, 외래진료소, 특진 및 왕진과, 외국인에 대한 내과 및 외과 입원 진료, 특진 및 왕진으로 분화되었다.[38] 1908-9년에 전해보다 약간 줄어 외래에서 9,312명을 진료했는데, 초진이 5,674명이었으며, 외국인 특진이 65, 외국인 왕진이 605번이었다. 파스퇴르 연구소에서는 7명을 치료했다.

1910-11년도의 일반진찰실은 한국인 졸업생 의사들 중 한 명에 의해 일반진찰실의

전체 업무가 진행됨으로서 에비슨이 세웠던 이상에 한 걸음씩 다가서고 있었다. 비록 환자 수가 감소했고 많은 사람들이 외국인 의사로부터 진료를 받겠다고 고집했지만 한국인 의사는 훌륭한 업무 처리로 자신감을 점점 더 얻고 있으며 감소 추세는 반전되어 현저한 증가 추세를 보이고 있었다. 1909-10년도와 1910-11년도의 통계를 비교하면 다음과 같았다.[39]

	남성	여성	어린이	총수
1909-1910	6,578	2,037	1,337	9,952
1910-1911	7,715	2,690	1,037	12,042
	신환 5,393		구환 6,742	

이러한 증가 추세는 에비슨을 크게 고무시켰다. 만일 외국인 의사들이 담당하게 되면 보다 많은 환자를 보았겠지만, 이는 자신감의 발전과 의사 양성의 중요 업무에 장애가 되는 일이었다. 이 시기에 에비슨은 세브란스를, 특히 선교계 병원의 중추적 역할을 수행하기 위하여 지속적으로 전국으로 진료를 확장시키기 위하여 노력하였다.

개인진찰실은 지금의 기준으로 보면 특진에 해당하는데, 원하는 모든 사람에게 제공되고 그들 자신의 개인적인 편안을 위해 이용되며 청구된 진료비는 세브란스병원의 운영에 큰 도움이 되었는데, 개인진찰실에서 한국인으로부터 얻은 수익은 260.818엔이었다. 때로는 진료비를 받지 않더라도 의사들의 판단에 따라 개인적으로 환자를 진찰할 경우도 있었다. 개인진찰실의 실적은 다음과 같았다.

	외국인 환자		한국인 환자		총수
	남성	여성	남성	여성	
1909-1910	204	194	258	183	839
1910-1911	264	337	329	307	1,237

에비슨과 허스트는 한국인 환자를 62번 왕진했고, 한국인 의사도 많은 왕진을 했다. 외국인 진료를 보면 진찰실 상담이 601명, 왕진이 326명이었고, 서울 이외에도 제

물포와 대로로 왕진을 갔다. 약국에서는 12,031번의 조제를 처방하였다.

1910-11년도를 지낸 에비슨은 외래를 보다 세분화하기로 결정하였다. 그리하여 다음과 같이 네 부분으로 나누었다.[40] 무료 진찰클리닉은 상담이든 의료든 진찰비를 전혀 받지 않는다. 지불 능력이 없는 모든 가난한 사람들을 진료하며, 매일 1-2시간 정도의 다소 짧은 시간 동안만 운영한다. 일반 유료클리닉은 빈민으로 취급받는 느낌을 받지 않도록 비싸지는 않지만 적은 돈으로 자존심을 지키고자 하는 사람들을 진찰한다. 시간은 무료 진찰클리닉보다는 길고, 진찰비는 청구하지만 환자의 부담은 그리 크지 않게 한다. 개인 클리닉은 환자가 한국인 의사로부터 개인적으로 진찰을 받으며 진찰료는 50전이다. 개인 진찰클리닉은 2-3일 동안 약값을 포함한 1.00엔의 진찰비가 청구된다. 외국인 환자는 서울에서 일반적으로 받는 정규 진찰비로 개인진찰실에서 진료를 한다.

1911-2년도[41]에는 일반 클리닉에서 12,012명을 진료했는데 신환이 5,300명, 구환이 6,712명이었고, 남성이 8,712명, 여성이 3,300명이었다. 개인 진찰클리닉에서는 1,237명을 진료했는데, 외국인이 601명, 한국인이 636명이었다. 그리고 왕진은 406번했는데, 외국인이 326번, 한국인이 80번이었다. 한편 진료소에서 처방은 12,631건을 하였고, 임상 검사는 741건을 하였다. 1912-3년도[42]에는 일반 클리닉에서 13,276명을 진료했으며, 특진은 1,825명이었는데 외국인이 857명, 한국인이 968명이었다. 왕진은 외국인이 351명, 한국인이 122명으로 모두 473명이었다.

2) 입원환자 및 수술

처음에는 빈튼이 그리고 1893년 11월 1일부터 에비슨이 진료를 시작했던 1893-4년도에는 가벼운 수술이 70건, 입원 환자가 15명이었고 9건의 외과 수술을 집도했다.[43] 이 시기에 에비슨이 큰 수술을 할 때에는 갓 도착한 어빈이 도와주었다. 1896년도[44]에는 입원환자가 160명이었다. 1897-8년도[45]에는 전년도에 비해 입원환자가 50% 증가하여 약 240명이었다. 1898-9년도[46]에는 입원환자가 228명이었으며, 전년도에 비해 특히 입원한 여성 환자가 많아졌고, 특실도 운영이 되어 모든 병실이 환자로 차있기도 했다.

1899-1900년도[47]에는 서울과 평양의 전투에서 부상당한 군인들을 치료해주었는데 가장 심한 환자가 하지 골절이었다. 상당 기간동안 양측에서 5명씩 10명이 입원했는데 조선정부에 대해 치료비를 청구하지는 않았다. 1900-1년도[48]에 하루 입원 환자는 2-8명이었다.

에비슨이 귀국한 이후 1901-2년도[49]에 병상 수가 27개인 병실에서 230명이 입원해 치료를 받았다. 1902-3년도[50]의 입원 환자는 모두 235명이었는데 이중 여자가 1/3이었다. 1904년 9월 세브란스병원이 개원했을 때 많은 환자들을 퇴원시켰으나, 몇 명은 새 병원으로 옮겼다. 세브란스병원 개원 당시 일반 외과병동은 10개의 병상으로 이루어졌다.[51]

1905-6년도[52]에는 262명의 환자(여자 72명)가 입원했고 151건의 수술을 했으며, 1906-7년도[53]에는 437명이 입원했다. 개원 후 17개월[54] 동안 490명이 입원하여 매일, 그리고 하루에도 여러 번 크고 작은 수술이 시행되었는데 중요한 것들은 살펴보면 다음과 같았다.

눈 - 백내장, 홍채적제술, 안구적출, 익상편, 안검내번, 안검외번
귀 - 고막 천자, 이개 복원, 폴립이나 종양 제거
코 - 중격 보정, 폴립제거, 아데노이드 적출
목 - 구개수 제거, 편도선 제거
복부 - 난소적출, 탈장수술, 자궁외임신, 위루술, 간농양, 복수천자
절단 - 손가락, 손, 팔, 발가락, 발, 다리
뼈의 절제 - 손, 손목, 발, 발목, 엉덩이, 턱, 두개골, 가시돌기, 갈비뼈
뼈의 소파술 - 손, 손목, 팔, 발, 발목, 다리, 엉덩이, 골반, 갈비뼈, 흉골, 견갑골, 두개골
기타 - 종양제거, 유방절제, 흉막천자, 농양 절개, 누공 절개, 자궁과 골반장기에 대한 수술, 치질 등

1907-8년도에는 439명이 입원했는데, 입원 환자의 병은 종류나 정도가 다양했다.[55] 대부분의 입원 환자는 외과 환자였으며, 평균 재원일은 15.5일이었다. 환자들은 입원 당시 상태가 매우 나빠 사망률은 11.7%이었다. 이 시기에 파스퇴르 연구소에서는 1명의 광견병 환자를 치료하였다. 1908-9년도에는 655명이 입원했는데 외과 환자가 332

제Ⅳ장 세브란스의 진료, 재정, 연구 및 기타 활동 267

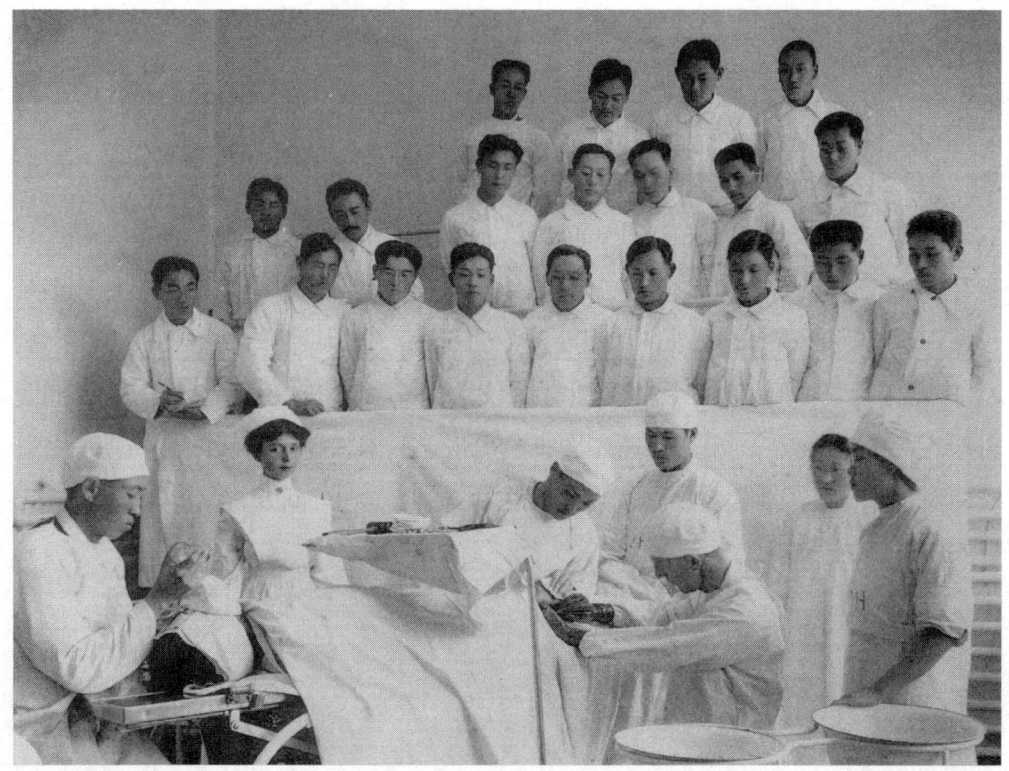

그림 4-5 외과 수술을 실습하는 학생들. 1917년 세브란스연합의학교 졸업 앨범. 동은의학박물관 소장.

명 내과 환자가 316명, 산부인과 환자가 7명이었다.[56] 이 해에 진료소에서 1,241건의 가벼운 수술을 하였다.

1910-11년도(1911년 5월 31일까지)[57]에 입원했던 환자는 남성이 359명, 여성이 186명으로 모두 545명이었다. 이것은 입원 환자가 493명이었던 1909-10년도에 비해 10.5%의 증가를 보인 것이었다. 수술은 외래 진찰실에서 344명을, 병원에서는 마취 하에 272명, 마취 없이 11명을 하였다. 이것은 병원에서 마취 하에 248명, 마취 없이 11명을 했던 1909-10년에 비해 다소 증가한 것이었다.

1911-2년도[58]에는 546명이 입원했는데 남자가 360명, 여자가 186명이었고, 627예의 수술을 시행했는데 중증이 283예, 경미한 수술이 344예이었다. 1912-3년도[59]에는 입원 환자가 533명이었는데 남자가 320명, 여자가 213명이었다.

1913년 7월 세브란스연합의학교 내에서 외과에 관한 모든 일이 러들로에게 맡겨졌다.[60] 1913년 7월부터 11개월 동안 그는 300명의 외국인, 291명의 한국인 및 9명의 일본인 등 모두 600명의 환자를 진료하였다. 또한 1년 동안 260회의 왕진을 했으며, 다른 의사들의 자문 요청으로 송도를 5번, 군산을 1번, 제물포를 1번 방문하였다. 1년 동안 180건의 수술을 했는데, 이중 11건이 외국인이었다.

러들로는 부임 후 1915년까지 400명의 한국인과 21명의 외국인을 수술하였고, 14명의 다른 외국인 수술에도 참여하였다.[61] 또한 710회의 회진에서 15,000명의 입원환자를 보았고, 600예의 자문과 400예의 외국인 왕진을 하였다. 1914년 6월부터 1915년 3월까지 러들로는 400명의 환자를 봤고, 130번 환자의 집을 방문했으며, 4번은 서울 외곽으로 왕진 나갔다. 이 기간 동안 120건의 수술을 집도했다.[62] 1916년 1월부터 5월까지 100건 이상의 수술을 시행했다. 1916-7년[63]에는 약 17,000명의 환자를 진료했고, 약 500명을 수술했다.

3. 세브란스의 재정

에비슨이 제중원을 이관 받은 후 전적으로 제중원의 재정을 담당하게 된 미 북장로회는 선교부의 기본 정책, 즉 조선 교회를 조선인들의 재정과 인력으로 운영하려는 네비우스(Nevius) 정책[64]을 적용하였다. 물론 돈이 없는 사람들은 무료로 치료해주었지만 돈이 있는 환자들로부터는 치료비를 받았다. 치료비와 의약품 판매 수입 등으로 의사의 봉급이나 병원 설비 등을 제외한 일반 지출을 자체 해결하려 한 것이었다. 그렇지만 선교사업과 의료사업 사이에 고민이 없을 수가 없었다. 선교병원은 무료(無料) 환자를 가급적 많이 받아야 하지만 재정적인 안정도 동시에 고려되어야 했기 때문이었다.

구리개 제중원 운영의 자세한 내역은 알려진 것이 없으나, 1900년 5월 1일부터 1901년 4월 30일까지의 수입과 지출 내역을 통해 구리개 제중원의 운영의 단면을 엿볼 수 있다.[65] 우선 수입을 보면 전체 예산 중 대부분인 73%는 선교부의 예산이었고, 병원 수입은 10% 미만이었다. 지출은 의약품이 반을 차지하였고, 연료, 비품, 식비, 세탁 등에 거의 대부분 사용되었다. 선교사를 제외한 조수들의 인건비는 10%를 약간 넘는 정도였다.

제중원의 재정 상황(1900년 5월 1일부터 1901년 4월 30일).

수 입		지 출	
선교부, 정규 예산	원 1740.00	식비	원 290.68
선교부, 침대특별기부	300.00	하인	103.83

남자 외래진료소	141.344	세탁	56.67
여자 외래진료소	42.41	남자 조수	173.53
남자 병동	51.12	여자 조수	106.02
여자 병동	17.98	의약품, 기구 및 붕대	1215.95
특진, 남자 병동	5.77	연료 및 전기	262.46
특진, 여자 병동	5.77	비품	124.96
기부	80.20	수리	68.82
기타	299.68	출장	1.94
		기타	73.20
		이월(침대특별기부 계정)	304.98
합계	2783.04		2783.04

1901-2년도[66]의 총 경비는 4,369.19달러였으며, 치료비로 받은 돈이 736.72달러였는데 이중 589달러는 입원 환자로부터 받은 것이었다. 1902-3년도의 총 수입은 802.01달러였다.[67]

세브란스병원 개원 후 15개월 동안의 재정 상황은 다음과 같았다.[68]

수입(단위는 원)		지 출(원)	
병동 환자	:1,878.00	음 식 :	2,768.00
약 국	:1,011.00	연 료 :	2,228.00
외부 한국인 진료:	85.00	전 기 료 :	635.00
잡 수 입 :	327.00	가 구 :	492.00
		교 통 :	135.00
		하인과 간호사:	1,049.00
		학생 조수 :	600.00
		번역 조수 :	372.00
		약 품 비 :	2,863.00
		수 선 비:	150.00
		교과서 준비:	355.00
		그 외 :	440.00
합 계 :	3,301.00	합 계 :	12,077.00
17개월의 적자 :	8,776.00		

이상의 재정 상황을 살펴보면, 외국 교수진의 봉급을 제외한 병원의 지출은 17개월 동안 12,077.00엔이었고, 1년에 8,520.00엔이었다. 병원 규모가 커지면서 예산도 크게 증가하였다. 또한 신규 간호사의 보충 등을 고려하면, 연간 10,000엔 이상이 될 것으로 예상되었다. 그렇지만 환자들 대부분이 음식값도 지불하기 힘들 정도로 가난하기 때문에 병원 환자에게서 2,500엔 정도만 얻을 것으로 예상되어, 부족한 7,500엔은 기부나 의사의 외부 수입에 의존해야 했다. 실제로 17개월 동안의 적자 8,776엔은 두 명의 의사가 외국인 진료로 받은 3,414엔과 친지로부터의 원조 3,260엔으로 메꿀 수 있었으나, 그래도 순수한 적자가 2,102.00엔이었다.

1905-6년도[69]에는 7,012.04엔의 수입이 있었는데, 입원 환자로부터 529.3엔, 외래진료소로부터 400.8엔, 외국인 진료에서 1,874.38엔, 기부금이 1,426.5엔, 잡다한 수입이 193.32엔, 선교부 회계로부터 2,587.74엔이었다. 1906년 성탄절에 고종은 500달러를 보내 에비슨의 노고를 치하했다.[70]

1907-8년도에는 총 수입이 6,549.22달러이었는데, 고종이 기부한 1,500달러를 포함하여 한국인으로부터 받은 돈이 4,094.83달러, 외국인 진료로 받은 돈이 1,464.29달러, 한국내 외국인으로부터 받은 돈이 209.5달러, 선교 및 출판을 위해 선교부로부터 받은 돈이 262달러, 그리고 작년 이월금 및 기타 수입이 246.5달러였다.[71] 1908-9년도[72]에는 수입이 정부의 보조 없이 전년도 보다 약 50%가 증가한 9,344.35달러이었다. 이 기간에는 선교의사, 병원 전도인 및 허스트 언어교사의 봉급 이외에는 선교부로부터 보조 받지 않았다.

1910-1년도의 자산변동은 다음과 같았다.[73] 우선 지하와 지상 3층 110x45피트의 새 대학건물을 건립했고, 한국인 가정부의 집을 수리했으며 간호원 기숙사를 확장하였다. 그리고 대학건물에 있던 전도사의 집을 철거하면서 집을 수리했고 새 교회를 건립하였다. 동시에 교회 옆의 토지를 구입했고, 학생들의 캠퍼스를 위해 교회 옆의 땅을 고르기 시작했으며 성경부인과 3명의 하인가족이 숙식할 수 있는 집을 수리했고 북쪽의 한옥을 구입하였다. 또 소녀초등학교로서 리모델링하기 위해 북쪽의 한옥도 구입하였다. 그리고 허스트의 주택을 건립했고, 허스트의 하인숙소로 리모델링하기 위해 북동쪽의 한옥을 구입하였다.

건립된 후 재정이 안정화되고 처음으로 4개의 학년을 갖게 된 1910-1년의 재정 상

272 세브란스

황은 다음과 같았다.[74]

차변		대변	
차액 원	2,347.03	차액 원	6,244.455
안경	386.31	외국인 치료	2,175.19
파스퇴르연구소	10.675	병실(외국인)	1,591.00
의약품	7,020.90	병실(내국인)	2,645.175
교육부	530.05	진료소	874.64
음식	2,186.72	K. O. P.	260.815
일반 공급품	402.31	K. H. P.	68.25
가구	181.17	안경	1,122.47
연료	900.35	의약품	3,539.815
전기	384.93	임대료	23.33
수도	207.57	은행 이자	30.13
의사 월급	1,200.00	기부금	1,233.12
제약	165.18	교육부	1,233.025
사환	494.84	선교 회계원	1,225.25
간호부장	288.00	간호부	408.35
수선비	144.885	외국인	
사무실 경상비	759.56	내국인	
출장비	302.35	생명보험	24.50
간호부	1,501.905	기계 결함	76.52
외국인			
내국인			
전도사	276.65	차액	
자산 증식	474.995	부채액	
감가상각	597.42	세브란스	691.995
기계 결함	86.10	세브란스의 자산	600.00
간호 신축건물	459.65	에비슨	691.43
기타	3.30	허스트	785.00
		언더우드	775.00
차액		쉴즈	69.50
현금	210.09	밀즈	30.87
부채	4,988.555	스미스	3.50
		일러	13.20
		버드맨	25.00
		예경민	1.00
		김봉애	.97
		결핵병동	50.00
원	26,513.50	원	26,513.50
차액	3,737.465		5,198.645

4. 세브란스 치과

1915년 쉐플리(W. J Scheifley)가 내한하여 세브란스병원에 설치된 치과는 한국 최초로 설치된 전문 치과학교실이었다.[75] 이어 부츠(J. L. Boots)와 맥안리스(J. A. McAnlis)가 치과학교실의 책임을 맡으면서 현대식 치과건물과 장비를 확충하고 한국인 치과의사의 수련을 통한 치의학교육과 연구, 한국민의 구강보건증진을 위한 계몽활동을 전개하였다. 이러한 서양 선교 치과의사들은 일본인들에 비해 한국에 들어온 시기나 수, 그리고 양적인 면에서 제한적으로 활동하였지만 우리나라 치과 발전에 큰 기여를 하였다.

1) 제중원에서의 치과진료

우리나라에 서양의학이 도입될 즈음 한국인의 구강 상태와 치과 치료에 대해서는 거의 알려져 있지 않으며, 선교사에 의한 몇몇 기록만이 있을 뿐이다. 알렌은 조선인이 아침에 일어나 소금을 손가락에 묻혀 이를 닦는다고 기록하였으며, 이를 뽑기 위해 온 조선인의 이를 자신이 받았던 외과 수업을 기억해 뽑아주었다. 또한 한 주막에서 의치를 빼내어 닦는 미국인 선원을 보고 조선인들은 두려움에 떨며 도망치기도 했다.[76] 한편 알렌과 헤론의 「제중원 일차년도 보고서」에는 치과 분야의 다양한 진료기록이 담겨 있는데, 1년 동안 충치 60건, 구내염 55건, 치통 15건, 구개종양 1건, 하마종 1건, 하악골 괴사치료 6건, 구개 저부로부터 분리된 혀 1건, 구강폐쇄 3건, 협부농양 3건, 치아농양 5건, 치아발치 15건 등을 시행하였다.[77] 에비슨의 1901년 제중원보고서에 의하면 274개의 치아를 학생 조수가 발치하였고, 어려운 예는 에비슨이 직접 발치하였다.[78] 이와 같이 치과 의사가 아닌 일반 의사들의 진료는 치아 우식증이나 치주질환이 말기에 이르렀을 때 발치를 하거나, 질병이 더 진행된 상태에서 외과적으로 수술하는 정도였다.[79]

이와 같이 1885-90년 정도까지 조선 내에서 치과의사에 의해 남겨진 기록은 없으며 선교의사들이 의학교육 과정 중에 익힌 외과적인 술식의 일부로서 치과 치료를 병행하였다. 외과학의 일부로서가 아닌 치의학 고유 영역에 대한 전문적인 처치가 도입되기 시작한 것은 치과의사들이 내한하기 시작하면서부터인 듯하다.

초기 외국인 치과의사들은 개인자격으로 내한해 개원이나 출장 진료를 수행했는데, 노다오오지(野田應治, 1893년),[80] 후가에(深江尙弟, 1897년 경), 로빈슨(Robinson, 1897년),[81] 슬레이드(Harold Slade, 1898년),[82] 쏘어스(James Souers, 1905년)[83]와 니이(Daniel B. Nye, 1905년) 등이 치과 치료를 하였다. 이와 함께 일본으로부터 입치사들이 대거 조선으로 들어와 입치업을 행하기 시작했다.

2) 선교치과의사의 내한

조선시대 말과 일제 식민지 시대에 우리나라에서 활동한 서양 선교치과의사는 총 5명에 불과했는데, 가장 먼저 들어 온 선교치과의사는 한(David E. Hahn, 한대위, 1874-1923)이었다. 독일계 미국인인 한대위는 미 북감리회의 선교치과의사로서 중국에서 선교사업을 하다 한국에 선교치과의사가 필요하다는 것을 알게 되어 내한하였고, 1906년 1월 스크랜튼의 병원 옆에다 치과진료소를 개설하였다.[84]

한 대위가 감리교 선교치과의사로 활동한 것은 약 5개월 동안이다. 그 동안 그는 무료진료소를 주일마다 열면서 주중에는 세브란스병원과 이화학당, 영국교회의 고아원 등과 연계하여 치과 진료를 하였다. 또 평양에 출장 진료를 떠나 웰즈와 폴웰의 의료사업을 돕기도 하였다.[85] 한대위는 1907년 북감리회의 선교치과 의사직에서 물러나 개업을 하면서 교회의 청년들에게 자신의 치과치료기구를 이용하여 치과의술을 개인 지도하였다.[86]

한 대위가 선교치과의사로서 가장 중요하게 인식한 것은 한국민의 열악한 구강보건상태와 구강 보건인력에 대한 것이었다. 그는 한국인 청년들에게 치과 교과과정을 밟게 하여 치과의사로 양성하려는 계획을 세우게 되었고, 1909년 자기의 치과진료실에 치의학교를 병설하여 한국학생을 교육하고, 장차 제중원과 연합하여 운영할 계획을 발표하였다. 1909년 10월 30일자 대한매일신보 학계(學界)란에는 '미국 치의사 한 대위 씨가 경성 남대문 내 자기 사저(私邸)의 치의학교를 창설ᄒᆞᆫ는데 차(此) 학교의셔는 장차 남문 외 제중원과 연합 주업 홀터이오 희(該) 원의 신 건축이 충비(充備)되면 차 학교는 해 원 ᄂᆡ 이부(移付)ᄒᆞ고 우 희 원의ᄂᆞᆫ 치과부를 증설ᄒᆞᆫ다더라.'라는 기사가 실렸다.[87]

미국 선교치과의사인 한 대위, 쉐프리, 부츠와 맥안리스가 서울을 중심으로 활동하는 동안, 남장로회 소속의 선교치과의사 레비(J. K. Levie)는 광주를 중심으로 한 전라도 지역에서 활동했다. 레비는 아틀란타치과대학(Atlanta Dental School)을 졸업하고 기독교 신자가 된지 6개월 만에 선교치과의사를 자원하여 1922년 내한하였다. 레비는 광주 그래함병원에 치과를 개설하고, 순천의 알렉산더 병원에서도 활동하면서 군산, 전주, 목포 등의 선교사 주재 지역을 순회 진료했다.[88]

3) 세브란스 치과학교실의 개설 및 활동

한국에서 최초로 치과학교실을 설치하고 학생들에게 치과학을 교수하기 시작한 곳은 세브란스연합의학교였다. 치과 설치는 이미 계획되었으나 이를 담당할 선교치과의사를 구하는데 몇 년간의 시간이 지체되었기에 미국 북장로회에서 쉐플리를 파견한 1915년이 되어서야 설치되었던 것이다.[89] 조선총독부의원에서는 이보다 1년 후인 1916년 치과가 외과에서 독립되어 초대 과장서리로 나기라(柳樂達見)가 임명되면서 치과학을 강의하였다.[90] 1916년 4월 1일부로 경성의학전문학교로 재편되면서 조교수 나기라는 조선총독부의원 치과과장을 겸직하면서 치과학을 가르쳤지만, 교실 체제는 아니었다.[91]

쉐플리(W. J. Scheifley, 그림 4-6)는 1892년 생으로 1913년 미국 템플치과대학을 졸업하고 1915년 8월 30일 미국 북장로회의 선교치과의사로 내한하여 세브란스병원에 치과학교실 개설하였다.[92] 선교부에서는 쉐플리에게 내국인 및 외국인들과 기독교 선교사들의 구강 건강을 담당하고, 세브란스연합의학교의 치과학교실에서 수준 높은 임상가를 양성할 임무를 부여했다.[93] 이렇게 쉐플리가 세브란스에 치과학교실을 설치하고 학생들에게 치과학을 가르친 것은 우리나라에 미국치과의학이 정식으로 소개되는 최초의 일[94]임과 동시에 동양권에서는 미국 선교치의학의 조직적 활동의 효시라 할 수 있다.

세브란스의학교에 치과학교실이 개설된 1915년은 1912년 일본 동경치과의학교를 졸업하고 귀국하여 조선총독부 치과의사 면허 제1호를 취득한 한국 최초의 치과의사인 함석태(咸錫泰)가 서울 삼각동에서 개원한 해이다. 이후 몇 명의

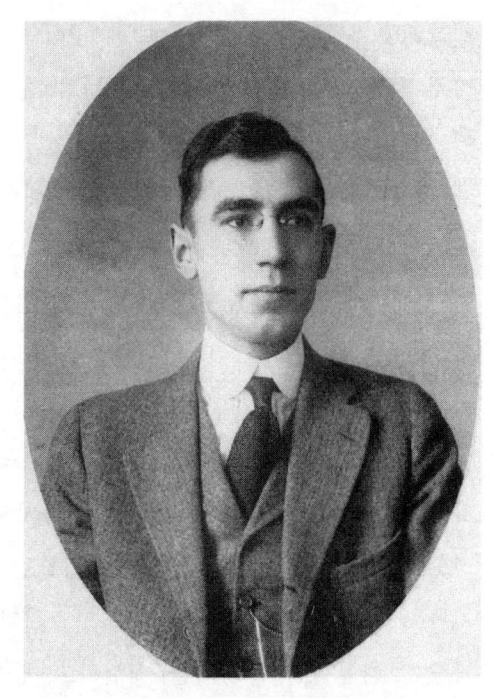

그림 4-6 쉐플리. 1917년 세브란스연합의학교 졸업 앨범. 동은의학박물관 소장.

한국인 치과의사가 일본 유학을 통해 배출되었지만, 한국 내에는 치과의사 양성기관이 하나도 없었다. 쉐플리는 치과의사 양성기관의 설립을 시도했지만, 세브란스연합의학교 치과학교실의 치과전문의 수련과정은 일본 정부에 의해 제도적 보장을 얻어내지 못하였다. 쉐플리가 견지한 낙관주의와 개인적 헌신에도 불구하고 치과학교나 졸업 후 치과전문의 과정확립에 대한 실제적 성과를 얻지 못한 채 개인적인 건강의 악화로 인하여 1920년 12월 6일 사임하고 귀국하여, 미국 펜실베니아주 해리스버그에서 개업하였다. 그는 1926년경 미국 치과의사회의 자문위원을 맡아 부츠와 맥안리스의 치과건물 신축안을 적극적으로 도왔다. 쉐플리는 1943년 템플 대학원에서 치의학 박사학위를 받았으며, 1958년 3월 19일 사망하였다.[95]

쉐플리 후임으로 세브란스연합의학전문학교의 치과학교실은 부츠(J. L. Boots)와 맥안리스(J. A. McAnlis)에 의해 운영되었다. 쉐플리와 후임 과장들은 세브란스 치과학교실에 봉직하면서 현대식 치과 건물과 장비를 확충하고 최신 미국 치의학을 도입하여 치과 진료의 수준을 높여나갔다. 일제의 식민통치 하에서 미국 선교의료의 일환

으로 진행된 치과학교실의 활동은 비록 제한적이었지만, 기독교적 봉사 정신과 직업 윤리를 바탕으로 미국의 치과 의료와 자본이 이 땅에 뿌리를 내리는 전기를 마련했다는 점에서 역사적 의미를 지닌다.

5. 세브란스의 연구활동

1) 연구부 설립 이전의 활동

초창기 선교사들은 환자 진료나 전도 등의 업무로 연구를 할 겨를이 없었다. 물론 알렌과 헤론의 「제중원 일차년도 보고서」 등의 보고서가 있지만, 진정한 의미의 연구라고 할 수는 없는 것들이었다. 선교사들은 1907년 9월 9일 재한 의료선교사협의회를 결성하고 매년 의료 관련 주제로 학술대회를 개최하였다. 한편 일본인들과의 회합도 있었는데, 에비슨이 안식년으로 있었을 때인 1900년 4월 21일 오후 3시 제중원에서는 셔록스와 한성병원 원장 온지경차랑(隱岐敬次郞) 등이 모여 토론을 가졌다.[96]

에비슨과 허스트는 수시로 대중 강연을 했는데, 1908년 말 허스트는 1회 졸업생들과 함께 종로의 청년회관에서 의학과 위생(Medical & Hygiene)에 관한 강연회를 많은 사람들이 참가한 가운데 성황리에 개최하였다. 이외에도 위생에 대한 강의가 교회에서 10일 간의 성경공부를 위해 시골에서 상경한 남자와 여자 신자를 위해 그 해 겨울 여러 번 있었다. 남성 반에는 5-600명, 여성 반에는 그 반 수 정도가 참가하여 대성황을 이루었다. 이러한 위생연설은 1909년 4월 중순에도 역시 종로 청년회관에서 있었다.[97] 한편 에비슨도 1909년 10월 중순 청년회관에서 위생강연을 하였다.[98]

2) 연구부의 설립

연구 활동을 각각의 부서가 독립적으로 하는 것보다 협동을 통해서 하자는 의도로 1914년 11월 4일 세브란스 연구부가 설립되었는데, 이 부서에는 모든 과의 구성원을 포함하였다. 부장은 병리학의 밀즈, 위원은 생리학의 반버스커크와 외과의 러들로로 구성되었고, 1916년 11월 세균학교실의 스코필드가 위원으로 추가되었다. 1918년 밀즈가 북경협화대학으로 감에 따라 러들로가 부장이 되었다. 1932년에는 간사에 파운드, 위원에 병리학의 윤일선과 해부학의 최명학이 위촉되었다.[99]

목표(Aims)[100]

연구부의 목표는 한국인의 건강관리를 중심으로 한 다음과 같은 여섯 가지였다. 1) 이전에 다른 나라에서 연구 보고 되었던 주민들의 식이, 전통 및 습성과는 다른 한국인들의 의학적 문제점들의 연구. 2) 가정에서의 위생과 정화에 관한 문제점 도출. 3) 전통음식과 그 영양가 조사. 4) 평균 식이 섭취를 조사하여 생명과 활동에 적절한 전통 식품의 양을 확인하기 위한 실험 수행. 5) 수 백 년 동안 경험적으로 사용해 온 민간 약재와 치료법에 대한 가치 조사. 6) 동물이 매개하는 기생충 및 민간 약재와 관련된 식물학적 및 동물학적 문제 연구.

특수 목적(Special Purposes)

연구부의 특수 목적으로 네 가지가 제시되었는데, 1) 주민들의 생활수준을 높이고, 보다 나은 주거 환경을 조성하기 위한 해결책을 마련하여 지역 교회를 강화시키는 문제 연구, 2) 기숙사 환경을 개선하여 학생들의 식사가 충실하고 학생들 건강의 최대 적(敵)인 결핵을 극복할 수 있도록 함, 3) 모든 의사들이 병적 상태를 판정할 수 있는 생리적 정상 기준 설정, 4) 이제껏 무시되었던 시각에서 세계 의학계에 기여하는 것이었다.

운영

연구부의 운영을 위하여 이미 작고한 세브란스(Louis S. Severance)의 아들인 존(John L. Severance)과 딸인 프렌티스(F. F. Prentiss) 부인이 실험기자재를 구입해 주었고 연구비를 지속적으로 지원하였다. 존과 프렌티스는 1917년 3월 31일로 끝나는 회계연도의 운영 자금으로 2,500.00엔을 기부하였다.[101] 그러나 학생 연구 재원 조달이 걱정이었다. 일례로 1929-30년에 전체 연구비는 3,000원이었는데, 연구위원회 회합에서는 다음 해의 예산은 적어도 4,800원이 필요하나 재원 조달이 되지 않으면 계획 중인 연구과제의 약 절반을 포기하여야 한다고 걱정하였다.[102] 다른 곳에서는 수백만 달러의 연구비가 지원되고 있다는 말을 들을 때 적어도 그 일부는 우리에게 나누어주었으면 하는 마음이 부원 모두에게 간절하였다. 결국 연구비 지원이 1930년대에 들어 중단되는 사태가 벌어졌으며,[103] 러들로는 연구비 문제를 해결하려 백방으로 뛰었다.[104]

3) 세브란스의 연구업적

연구부의 연구는 초창기에는 밀즈, 러들로, 반버스커크 등에 의해 주로 이루어졌고, 당시 교수로 있던 허스트, 맥라렌, 부츠, 스타이티스, 스코필드, 에비슨 등도 일부 참여하였다. 그러나 1920년대 중반 최동을 시작으로, 1930년대에 들어서는 주로 한국인들에 의해 연구가 주도되었다.

연구부의 설치 목표에 따라 초기에 진행된 연구 주제는 다음과 같았는데, 자신들의 모국에서 충분한 장비를 가지고 한 것과 같은 결과를 얻을 것이라고는 예상하지 않았지만 한국인 진료에 훌륭한 지침으로 사용될 수 있을 것으로 기대하였다.

1) 많은 식물 표본(특히 한의사에 의해 사용되는 식물들), 그리고 수 없이 많은 토착 약물을 수집 분류.
2) 중국 약학, 한국 약학, 그리고 침과 뜸에 대한 책의 번역.
3) 한국에서 높은 영아 사망률의 원인에 대한 통계 조사.
4) 대변, 소변, 혈액 그리고 객담의 기본 검사표 제작. 특이한 것 중 하나는 한국인에 십이지장충의 감염이 많다는 점이었다.
5) 한국 사람에서 매독 감염의 정도 조사. 이미 1,000예 이상의 바세르만 검사(Wassermann test)가 환자들에게 기본적으로 시행되었다.
6) 몇몇 학교의 기숙사생들이 소비한 음식을 측정하였고, 분석적 그리고 생리학적인 면에서 한국 음식 수준을 알아보는 연구.
7) 일본 문헌 초록의 번역과 편찬

연구비를 받은 사람은 현재와 같이 완성 논문에 "연구부 연구비 번호와 소속이 연구부임"을 밝히도록 했다(그림 4-7). 정확히 몇 편의 연구에 어느 정도의 연구비가 지급되었는지는 기록이 없어 알 수 없으나, 1942년경까지 250건 이상의 연구에 지급되었으며,[105] 한 연구비로 여러 편의 논문이 발표된 것을 고려하면 300편 이상의 연구 논문이 발표된 것으로 추정할 수 있다. 이 시기에 세브란스 연합의학전문학교에서 발표한 논문의 많은 수가 이 연구비의 혜택을 받았다. 이곳에서는 몇 교수를 중심으로 1910년대의 논문을 소개하고자 한다.

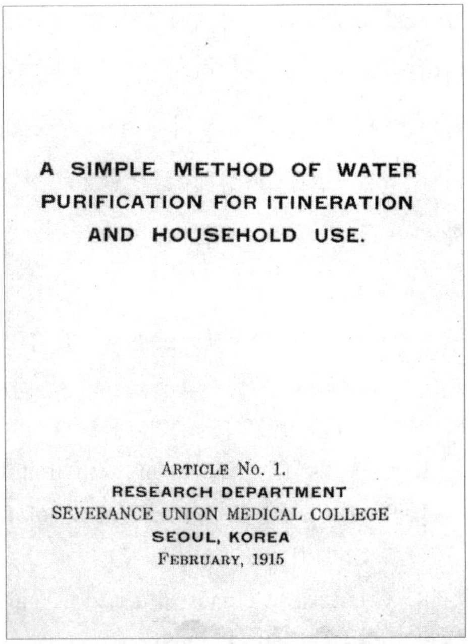
A SIMPLE METHOD OF WATER PURIFICATION FOR ITINERATION AND HOUSEHOLD USE.

ARTICLE No. 1.
RESEARCH DEPARTMENT
SEVERANCE UNION MEDICAL COLLEGE
SEOUL, KOREA
FEBRUARY, 1915

그림 **4-7** 연구비 번호 1번 논문의 별책. R. G. Mills, A. I. Ludlow, J. D. VanBuskirk: A simple method of water purification for itinerant missionaries and other travellers. China Med J 32: 137-145, 1915. 동은의학박물관 소장.

병리학교실의 밀즈 교수는 초대 연구부장을 맡으면서 1918년 세브란스를 떠날 때까지 많은 한의사들이 읽는 한방책에 언급된 약재들을 광범위하게 조사하였으며, 이를 번역하였고 수천 종의 식물 표본 및 민간 약재를 수집하였다. 이 수집품들은 북경협화의과대학에 보내어 더 자세한 연구를 하게 하였다. 이 중에서 흥미 있었던 것이 한국산 클로버(Korean Lespedeza)이었는데 미국 버지니아의 알링톤에서 시험 재배하여 많은 수확을 얻은 후 미국 농림부의 주목을 크게 받았다.

한편 침술과 뜸에 관한 책도 번역하였다. 또한 폐디스토마가 유행하는 지역에 대한 체계적인 조사도 실시했는데, 이 기생충의 숙주를 발견하려고 노력하였다. 이를 위해 밀즈는 많은 달팽이와 민물가재를 채집하여 연구 결과를 막 발표하려는 차에 같은 주제를 연구하고 있던 일본 학자들이 숙주가 민물가재라고 발표하는 바람에 맥이 빠지기도 하였다.

1916년부터 1921년 사이에는 일본 의학 논문의 초록을 영어로 번역하여 『China

Medical Journal』에 게재하였으며, 당시로는 이것이 일본 의학논문의 유일한 영문 번역이었다. 이에 자극 받아 일본 학자들은 자체적으로 영문잡지를 발간하게 되자, 초록의 영역 사업을 중지하였다. 밀즈 교수는 반버스커크 교수와 공동으로 한국 소아의 사망률, 한국 여성의 성생활 및 장내 기생충에 대한 연구도 하였다. 밀즈가 발표한 논문은 다음과 같다.

R. G. Mills, A.. I. Ludlow, J. D. Van Buskirk: A simple method of water purification for itinerant missionaries and other travellers. China Med J 32: 137-145, 1915 (연구비 번호 1)

R. G. Mills: Disinfection of fresh fruit.(Local publication) (연구비 번호 2)

J. W. Hirst, R. G. Mills: A case of fatal poisoning by oil of Chenopodium. China Med J 31: 485-489, 1917 (연구비 번호 4)

R. G. Mills: An unusual case of multiple carcinomata. China Med J 33: 112-123, 1919 (연구비 번호 5)

R. G. Mills: Ecological studies in the Tong-Nai River Basin, Northern Korea. Trans Korean Branch Royal Asiatic Soc 12: 3-78, 1921 (연구비 번호 7)

R. G. Mills: Japanese Medical Literature. A review of current periodicals by the staff of the Research Department, Severance Union Medical College, Seoul, Korea. China Med J 30: 285-296, 1916 (연구비 번호 8)

R. G. Mills: Japanese Medical Literature. A review of current periodicals by the staff of the Research Department, Severance Union Medical College, Seoul, Korea. China Med J 30: 368-380, 1916 (연구비 번호 8)

R. G. Mills: Japanese Medical Literature. A review of current periodicals by the staff of the Research Department, Severance Union Medical College, Seoul, Korea. China Med J 30: 460-465, 1916 (연구비 번호 8)

R. G. Mills: Japanese Medical Literature. A review of current periodicals by the staff of the Research Department, Severance Union Medical College, Seoul, Korea. China Med J 32: 49-63, 1918 (연구비 번호 8)

R. G. Mills: Japanese Medical Literature. A review of current periodicals by the staff of the Research Department, Severance Union Medical College, Seoul, Korea. China Med J 32: 168-179, 1918 (연구비 번호 8)

R. G. Mills: Japanese Medical Literature. A review of current periodicals by the staff of the Research Department, Severance Union Medical College, Seoul, Korea.

China Med J 32: 256-268, 1918 (연구비 번호 8)

R. G. Mills: Japanese Medical Literature. A review of current periodicals by the staff of the Research Department, Severance Union Medical College, Seoul, Korea. China Med J 32: 354-365, 1918 (연구비 번호 8)

R. G. Mills: Japanese Medical Literature. A review of current periodicals by the staff of the Research Department, Severance Union Medical College, Seoul, Korea. China Med J 32: 462-473, 1918 (연구비 번호 8)

R. G. Mills: Japanese Medical Literature. A review of current periodicals by the staff of the Research Department, Severance Union Medical College, Seoul, Korea. China Med J 32: 564-575, 1918 (연구비 번호 8)

R. G. Mills: Japanese Medical Literature. A review of current periodicals by the staff of the Research Department, Severance Union Medical College, Seoul, Korea. China Med J 33: 56-67, 1919 (연구비 번호 8)

R. G. Mills: Japanese Medical Literature. A review of current periodicals by the staff of the Research Department, Severance Union Medical College, Seoul, Korea. China Med J 33: 160-168, 1919 (연구비 번호 8)R. G. Mills: Japanese Medical Literature. A review of current periodicals by the staff of the Research Department, Severance Union Medical College, Seoul, Korea. China Med J 33: 259-271, 1919 (연구비 번호 8)

R. G. Mills: Japanese Medical Literature. A review of current periodicals by the staff of the Research Department, Severance Union Medical College, Seoul, Korea. China Med J 33: 371-380, 1919 (연구비 번호 8)

R. G. Mills: Japanese Medical Literature. A review of current periodicals by the staff of the Research Department, Severance Union Medical College, Seoul, Korea. China Med J 33: 586-591, 1919 (연구비 번호 8)

R. G. Mills: Japanese Medical Literature. A review of current periodicals by the staff of the Research Department, Severance Union Medical College, Seoul, Korea. China Med J 34: 78-83, 1920 (연구비 번호 8)

R. G. Mills: Japanese Medical Literature. A review of current periodicals by the staff of the Research Department, Severance Union Medical College, Seoul, Korea. China Med J 34: 170-175, 1920 (연구비 번호 8)

R. G. Mills: Japanese Medical Literature. A review of current periodicals by the staff of. the Research Department, Severance Union Medical College, Seoul, Korea. China Med J 34: 300-305, 1920 (연구비 번호 8)

R. G. Mills: Japanese Medical Literature. A review of current periodicals by the staff of the Research Department, Severance Union Medical College, Seoul, Korea. China Med J 34: 406-415, 1920 (연구비 번호 8)

R. G. Mills: Japanese Medical Literature. A review of current periodicals by the staff of the Research Department, Severance Union Medical College, Seoul, Korea. China Med J 34: 539-548, 1920 (연구비 번호 8)

R. G. Mills: Japanese Medical Literature. A review of current periodicals by the staff of the Research Department, Severance Union Medical College, Seoul, Korea. China Med J 34: 650-657, 1920 (연구비 번호 8)

J. D. Van Buskirk, R. G. Mills: Korean child mortality. Trans of the 6th Congress of the Far Eastern Assoc of Tropical Medicine. Tokio, Japan, 1925 (연구비 번호 13)

R. G. Mills: A preliminary study of post-operative catheterization. China Med J 35: 217-241, 1921 (연구비 번호 19)

R. G. Mills: A study of post-operative catheterization in Korea. China Med J 35: 310-331, 1921 (연구비 번호 20)

R. G. Mills: Catheterization (Johns Hopkins). China Med J (연구비 번호 21)

J. D. Van Buskirk, R. G. Mills: Routine examination of urine in Korean hospital cases. China Med J 38: 184-195, 1924 (연구비 번호 28)

R. G. Mills, J. D. Van Buskirk: A study of the sex life of Korean women. (연구비 번호 63)

생리학교실의 반버스커크는 여러 가지 귀중한 연구업적을 내었는데 그 주제는 한국인의 식이(食餌)에 관한 연구, 한국인의 전형적 식이 조성, 보편적인 한국 식품, 건강 요인으로서의 식이, 한국의 기후와 그의 인간 효율성에 미치는 영향, 한국내 선교사들의 건강, 타액 요소지수, 소아 사망률로 본 한국 공중보건의 문제점 등이었다. 반버스커크가 1910년대에 발표한 논문은 다음과 같다.

R. G. Mills, A. I. Ludlow, J. D. Van Buskirk: A simple method of water purification for itinerant missionaries and other travellers. China Med J 32: 137-145, 1918 (연구비 번호 1)

J. D. Van Buskirk: What and how much shall the student eat ? Korea Mission Field 13: 263-264, 1918 (연구비 번호 10)

J. D. Van Buskirk: The cost of enough to eat. Korea Mission Field 14: 55-56, 1919 (연구비 번호 11)

J. D. Van Buskirk: Studies on the diet of the Korean people. China Med J 36: 136-145, 1921 (연구비 번호 14)J. D. Van Buskirk: The climate of Korea, and its probable effect on human efficiency. Korean Branch Royal Asiatic Soc 10: 3-58, 1919 (연구비 번호 15)

이외에 스코필드는 한 편의 논문을 발표하였다.

F. W. Schofield, H. C. Cynn: A brief report on pandemic influenza in Korea with special reference to its etiology. China Med J 33: 203-209, 1919 (연구비 번호 9)

6. 세브란스의 전도

　알렌과 헤론 시기에는 제중원에서 직접적인 전도(傳道)가 불가능했지만, 에비슨이 제중원의 책임을 맡은 후에는 전도가 가능하게 되었다. 에비슨은 진료소에서 기다리는 환자에게 기독교를 먼저 소개하는 것으로 진료를 시작하였으며,[106] 1894년 9월 제중원이 미국 북장로회로 이관된 이후에는 전도가 완전히 자유로워지게 되었다.[107] 그리하여 일요일에 제중원 앞에 플랜카드를 붙여 놓고 일반 사람들을 초청해 병동에서 예배를 보았지만 정부에서 아무런 시비도 걸지 않았다.[108] 병원에서 환자 치료에도 바빴던 에비슨은 틈틈이 선교 활동도 열심히 했고, 그 결과 환자 중에 기독교 신자가 많이 생겨났고 그 중에는 병원 수위도 있었다. 또한 1896년 초에는 당시 가장 하층 계급으로 천대를 받던 백정의 지도자 박성춘도 개종하였다.

　제중원에서의 선교는 병원이라는 특성상 환자를 만나는 공간에서 주로 이루어졌다. 우선 대기실에서 진찰을 기다리는 외래환자들에게는 조선인 권사가 책자를 나눠 주고, 관심을 보이는 사람에게 목사가 교리(敎理)를 자세히 설명해주는 방식으로 이루어졌다.[109] 또 입원환자들을 대상으로 아침 예배, 주중 기도회 및 주일의 정기 예배가 진행되었고, 나중에는 저녁 예배도 드렸다.[110] 에비슨이 안식년을 맞아 귀국했던 1899-1900년에는 병원을 찾는 환자들을 위해 30분 동안의 성경 강의가 있었다. 무어 목사와 그의 조사, 휠드, 쉴즈 및 일부 교회의 신자들이 입원환자들을 방문해 짧은 예배를 보았고, 병원에서는 몇몇 여성들이 모여 기도회도 가졌다. 한편 부녀과를 맡은 휠드가 매일 환자들과 예배를 본 까닭에 여성 환자와 이웃 주민 일부가 일요일 아침 진료소에서 열리는 예배에 참석하기도 하였다.[111]

제중원에서의 전도사업은 1901년 6월 서상륜(徐相崙, 1848-1926)[112]을 병원 전도자(傳道者)로 고용함으로써 더욱 활발해졌다.[113] 서상륜은 아침 일찍 병원 직원들을 모아 기도를 갖고, 아침 식사 후 환자 및 조수들과 주 병동에서 함께 기도회를 열었다. 또 기회가 되는대로 하루 종일 환자들과 개인적인 대화를 갖기도 하였으며, 수요일 저녁에는 큰 외래진찰실에서 남녀 모두가 참가하는 병원의 기도 모임을 주재하였다. 이런 노력의 결과 병원의 환경은 진정한 기독교 정신을 함양하는 전도의 장으로 훌륭하게 발전할 수 있었다.[114]

한편 휠드는 1901년 5월 전도부인(傳道婦人)으로 김 여사를 고용했는데,[115] 성경부인은 아침에 대기실로 들어가 환자 옆에 앉은 후 예수에 관해 얘기를 해주는 일을 맡았다. 또 쉴즈도 중요한 역할을 수행하였다. 그녀는 한국 교회에 나가기도 했으며, 만난 환자에게 전도하는 일을 맡아 하였는데 구원의 길을 배우기 바라는 사람들이 나오기도 하였다. 1901-2년[116]이 되자 서상륜은 전년도에 있었던 전도부인의 일도 모두 맡았으며, 성경과 기타 교리서들을 비치한 책방도 맡았다.[117] 서상륜은 책방을 숙소로 사용했으며 다른 책들의 판매는 엄격하게 규제시켰다. 이와 함께 에비슨은 중앙교회(Central Church) 일요학교의 감독으로 활동하였다. 무어 목사가 순회 전도 여행을 떠나 자리를 비우면 에비슨이 설교를 하거나 종종 토요일 저녁의 교사 학급을 가르친 것이었다.[118]

휠드, 쉴즈 및 교인들도 입원 환자들을 방문하여 전도하고, 30분간의 성경공부 모임을 갖는 것도 계속하였다. 개인 전도와 설교, 기도, 찬송, 성경 읽기, 성경 공부 외에도 성경과 소책자 그리고 성경 구절이 든 그림 등을 배부하는 것 등이 주요한 전도 방법이었다.[119] 이렇게 복음에 접한 사람 가운데 수십 명은 교리문답반(敎理問答班)에 들어갔으며, 이중 몇 명은 세례를 받았다.

병원에서 전도가 자유로워지자 선교사들 중에는 빈튼처럼 의료사업을 중단하고 직접 전도와 선교회 운영사업에 전념하는 사람들이 생겨나는 등 병원선교를 둘러싼 논란이 일어났다. 여러 선교사들은 병원의 적극적인 전도활동을 인정하였지만 선교사에 따라 진료활동 자체의 절대적인 가치는 달랐기 때문이었다. 진료활동이 전도의 수단인지 혹은 의료활동 자체를 하나의 목적을 가진 것인지가 다른 것이었다. 대표적으로 캐나다장로회, 미국 남·북감리회 및 미국 남장로회에 속한 선교사들은 의료활동을 전도의 수단으로서만 의미를 부여하는 전도우선론의 입장을 취하였다. 이들은 전도활동이 불가능한 제중원에서의 의료활동은 무의미하다고까지 주장하였다. 그러나 미국 북장로회의 경우 의료사업의 일차목표는 복음전도이어야 하지만 의료사업에 최선을 다할 때 복음전도에서도 최상의 결과를 얻을 수 있다고 보았다. 이런 견해는 1904년 미국 북장로회의 선교정책으로 공식 채택되었는데 제중원도 최종적으로는 이런 입장에서 운영되었다. 제중원 전도사업의 지침이 된 1904년 보고서의 내용은 다음과 같은 것이었다.

1. 의료사업의 일차적인 목표는 복음전도이어야 하며, 모든 사업은 사람들이 복음을 기쁘게 들을 수 있도록 마음을 준비시켜 주는 관점에서 이루어져야 한다.
2. 최상의 복음적인 결과는 최상의 의료사업에서 나오는 것이므로, 시설을 잘 갖춘 병원과 진료소를 설립해서 의사가 평상시에 필요한 의료사업을 할 수 있도록 하는 것이 선교부의 정책이어야 한다.
3. 가능한 한 모든 병원과 진료소들이 자조(自助)하도록 하고, 이 목적을 위해서 치료비를 지불할 수 있는 환자라면 모두 돈을 받도록 하는 것이 선교부의 정책이 되어야 한다.
4. 조수
    1) 필요한 경우 조선인 조수를 고용할 수 있으며 기독교인에게 우선권을 준다.
    2) 의학공부를 원하는 적절한 기독교인이 있고, 의사가 가르칠 시간이 나면 이들을 교육할 수 있다. 그들은 학생 조수(Student Assistant)라 한다.[120]

1905-6년도[121]에는 새문안교회에서 몇 달 동안 매일 최소한 2명의 평신도를 파견하여 외래진료소에서 대기 중인 환자들에게 복음을 전하였다. 1906-7년도[122]에 에비슨 부인은 297번 집을 방문했고, 병원에서 1,652명을 만나 전도하면서 452개의 전도지와 95개의 책을 나누어 주었다. 약 40명의 여성이 개종했다. 1906-7년에 성서공회(Bible Society)의 회원인 언더우드, 에비슨 및 밀러로부터 번역된 신약 성서 및 찬송가를 받은 적도 있었다.[123]

1909년[124]에는 모든 진료소 방문자들을 만나 복음을 전파하고, 병동의 회복기에

제IV장 세브란스의 진료, 재정, 연구 및 기타 활동 289

있는 환자와 귀향하고 싶어 하는 사람들을 방문하는, 병원과 연계된 2명의 복음 전도자가 있었다. 병원에는 복음 전도자의 관할 아래 운영되는 대기실과 책방이 있고, 작은 규모의 교회는 점점 커져서 150명의 참석자를 수용할 수 있었다. 이 교회는 아직 정식적으로 조직화되지는 않았지만 곧 그렇게 될 것으로 예상하였다. 교회는 에비슨과 허스트의 관할이었으며, 공식적인 감독권은 언더우드가 가졌다.

1910-1년[125)]에 매일 진찰실 환자를 교육시키는 일상적인 전도, 병동 환자들 성경교육, 병동에서 환자와 직원들, 의과대학생들, 교회에 참여시킬 수 있도록 환자 가정 방문, 모든 부서의 정기적 예배, 설교 모임, 주일학교, 기도모임 등의 활동이 있었다. 교회 참석율은 1910년 부활절 일요일 때는 226명이었고, 1911년 같은 날 377명으로 급격히 증가하였다.

새로운 의과대학건물의 설립으로 10칸의 구식 건물의 철거가 필요해졌고 새로 지을 때, 49칸 즉 예전 크기의 5배 크기로 건축하였다. 이것은 몇 개의 왕가가 철거되고 팔리는 상황에 의해 더 용이하게 되었고 낮은 가격으로 모든 설비가 갖추어진 건물을 매입할 수 있었고 교회 안으로 옛 왕가의 일부가 편입되었다. 그 결과 800-1,000명이 바닥에 앉을 수 있는 완전히 한국식 건축 양식의 넓은 건물이 건립되었다. 당시 참석율은 300-350명이고 붐비지 않고 많은 방을 갖게 되었다. 그것은 병원 재산이며 학교 예배당 일뿐만 아니라 이웃한 기독교인들의 모임 장소로 이용되었다. 실행위원회는 한국의 소유로 하지 않고 선교회 소유로 유지하는 것이 현명하다고 판단하였다. 이를 들은 세브란스 씨는 관대한 아량으로 선교회에 건축 비용을 기부하였다. 1,250달러를 조금 넘는 돈이었다. 처음 한국 사람들은 대부분의 건축비용을 지불하려고 했었다. 그러나 그것이 병원 재산의 일부로 남는 것으로 결정되었을 때, 이미 모여진 돈은 학교 설비를 위해 제공되었다.

병원의 특별한 복음전도의 힘은 선교회 소속의 한 명의 남성전도사, 2명의 성경부인(한 명은 선교회 소속, 또 다른 한 명은 B. & F. B. Society 소속)으로부터 나왔다. 이들은 활발하게 활동했는데, 우선 전도사와 성경부인은 진찰실에 온 모든 사람들을 만나 기회가 되는대로 그들을 교육시켰다. 그들은 또한 병동환자들에게도 전도하였고 그들이 집에 가면 그곳까지 따라갔다. 작년에 병동환자 중 40명이 이미 기독교인이 되었고 143명은 예수그리스도에게 신앙을 맹세하였다. 진찰실을 방문한 236명은 기독교인이었고 483명은 기독교에 대한 신앙을 고백하였다. 또한 332번의 구환의 가정을 방문하였다.

1910년 12월 6일, 새 교회건물(그림 4-8)의 봉헌식 때에는 1,000명이 넘은 것으로 추산된 참석자들은 뉴욕 브루클린의 피어슨 박사(Dr. A. T. Pierson)의 중요한 연설을 들었다. 교회의 정기적인 모임은 일요일 9시에 있으며 10시에는 새 신자의 교실이 있다. 일반 주일학교는 11시에, 설교 모임과 일요 저녁복음전도는 계절에 따라 변동이 있었다. 평균 350명 이상의 일요일 아침 모임, 수요일 밤 기도모임, 금요일 밤 성서공부모임, 세 마을에서의 정기 일요모임, 주일 저녁 기도모임이 그것이었다. 다섯 마을에서의 여성모임은 격일로 하고 다른 날은 교회에서 일반모임이 있다. 소녀를 위한 효율적인 초등학교가 설립되었고 출석 상황은 30명에 이르렀다. 당시 교회 현황은 다음과 같았다.

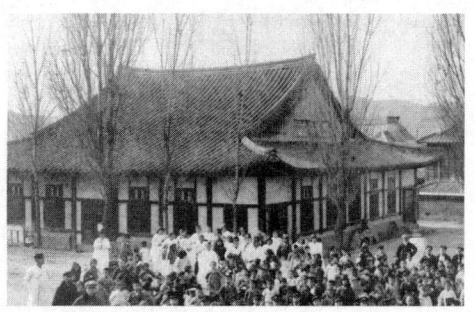

그림 4-8 세브란스병원 부속교회(지금의 남대문교회). 1917년 세브란스연합의학교 졸업 앨범. 동은의학박물관 소장.

평균 참석 359	세례교인 31 ?
올해 증가된 인원 15	예비신자 39
새신자 120	성경부인에 의한 성경 판매 178
문맹 여성 교육 15명	가정방문 1223
성서 모임 참석자 120	가정방문 캠페인 2000
팜플렛 배분 수 천 개	

1911-2년도[126)]에는 총 275명이 진료실에서 개종을 고백하였고, 114명은 병동에서 개종을 고백하였다. 소책자와 많은 기독교 문학작품들이 배부되었다. 1912-3년도[127)]에는 외래진료소에서 275명, 병실에서 114명이 기독교를 믿기로 하였다. 전도지와 다른 많은 기독교 관련 책자들이 배포되었다.

[제4장 각주]

1) 에비슨에 관해서는 다음과 같은 글이 참고가 된다. 이광린: 올리버 알 에비슨의 생애. 한국 근대 서양의학과 근대 교육의 개척자. 연세대학교 출판부, 1992.; Clark, A. D.: Avison of Korea - The Life of Oliver R. Avison, M. D. 에비슨 전기 - 한국 근대 의학의 개척자. 연세대학교 출판부, 서울, 1979.
2) 論說 送大英國 醫學博士 漁丕信氏 歸國. 皇城新聞 1908년 6월 14일자 2면.
3) A Christian Korean Celebration. Korea Mission Field 5(12): 206-208, 1909.
4) O. R. Avison: A Tribute to Dr. J. W. Hirst. Korea Mission Field 30(4): 76-77, 1934.
5) 새문안교회 창립 100주년 기념 사업회. 새문안교회 문헌 사료집, 제1집, 1987.
6) 새문안교회 창립 100주년 기념 사업회. 새문안교회 문헌 사료집, 제1집, 1987.
7) 김명선: 잊을 수 없는 사람들. 강문집 선생님, 월간 세브란스 제169호, 7페이지, 1979.
8) Catalogue. Severance Union Medical College. Seoul, Korea, 1917.
9) 김명선: 잊을 수 없는 사람들. 강문집 선생님. 월간 세브란스 제169호, 7페이지, 1979.
10) A. I. Ludlow: Personal report 1922-23. Korea Mission Field 19: 162-164, 1923.
11) 러들로에 관해서는 다음의 글이 참고가 된다. 이유복, 박형우: 동양 최고의 외과의사 러들로. 연세대학교 출판부, 2000.
12) 맥라렌에 관해서는 다음의 글이 참고가 된다. 기선완: McLaren의 일생과 사상. 최초 한국인 정신의학자 이중철 교수 탄생 100주년 기념 심포지움. 연세의대 정신과학교실, 2004.; E. W. New: A Doctor in Korea. The Story of Charles McLaren, M. D. The Australian Presbyterian Board of Missions, Sydney, 1958.
13) 오긍선에 관해서는 다음의 글이 참고가 된다. 海觀 吳兢善 先生 記念事業會 編: 海觀 吳兢善. 延世大學校 出版部, 서울, 1977.
14) 스테드만은 미국에서 출생했으며, 1895년 엘라딩 기념선교단의 파송으로 부인과 함께 내한하여 부산에서 선교사업을 착수하였다. 김승태, 박혜진: 내한 선교사 총람(1884~1984). 한국기독교역사연구소, 1994, 477쪽.
15) A. I. Ludlow: Personal Report. June 1915 to June 1916.
16) A. I. Ludlow: Dr. Ludlow's medical train. Korea Mission Field 23: 162-264, 1927.; A. I. Ludlow: Dr. M. U. Koh and Dr. Y. S. Lee. An appreciation. Korea Mission Field 25: 56-57, 1929.; 鄭求忠: 韓國 醫學의 開拓者 I. 東方圖書株式會社, 1985, 653-660쪽. 그러나 연세대학교 의과대학 학적부에는 1884년 3월 13일생으로 되어 있다.
17) 정구충은 고학윤으로 적고 있다. 鄭求忠: 韓國 醫學의 開拓者 I. 東方圖書株式會社, 1985, 653-660쪽.
18) 정구충은 장연에서 출생한 것으로 적고 있다. 鄭求忠: 韓國 醫學의 開拓者 I. 東方圖書株式會社, 1985, 653-660쪽.

19) 어비신: 외국인이 본 조선. 최근 40년간의 변화. 문명했으나 가난하다. 신동아 1933년 1월호, 94-97쪽.
20) A. I. Ludlow: Eighth Annual Personal Report, 1919-1920.
21) A. I. Ludlow: Personal report 1922-23. *Korea Mission Field* 19: 162-164, 1923.
22) 세브란스연합의학전문학교 일람. 1923년 5월.
23) 세브란스연합의학전문학교 일람. 1928년 10월.
24) 이용설: 잊을 수 없는 사람들. 고명우 선생. 월간 세브란스 제142호, 7쪽, 1977.
25) The Fifty-seventh Annual Report of the Board of Foreign Missions of the Presbyterian Church in the United States of America. Mission House, New York, 1894년, 156쪽. 이 통계는 1893년 10월까지 빈튼이 제중원에서 보았던 환자들을 포함한다.
26) The Sixtieth Annual Report of the Board of Foreign Missions of the Presbyterian Church in the United States of America. Mission House, New York, 1897년, 141쪽.
27) The Sixty-first Annual Report of the Board of Foreign Missions of the Presbyterian Church in the United States of America. Mission House, New York, 1898년, 160쪽.
28) The Sixty-second Annual Report of the Board of Foreign Missions of the Presbyterian Church in the United States of America. Mission House, New York, 1899년, 171쪽.
29) The Sixty-third Annual Report of the Board of Foreign Missions of the Presbyterian Church in the United States of America. Mission House, New York, 1900년, 168쪽.
30) The Sixty-fourth Annual Report of the Board of Foreign Missions of the Presbyterian Church in the United States of America. Mission House, New York, 1901년, 216쪽.
31) The Sixty-fifth Annual Report of the Board of Foreign Missions of the Presbyterian Church in the United States of America. Mission House, New York, 1902년, 191쪽.
32) Annual Report of Seoul Station Presented to the Korea Mission of the Presbyterian Church in the United States of America at its Annual Meeting, 1903.
33) The Sixty-eighth Annual Report of the Board of Foreign Missions of the Presbyterian Church in the United States of America. Mission House, New York, 1905년, 242쪽.
34) The Sixty-ninth Annual Report of the Board of Foreign Missions of the Presbyterian Church in the United States of America. Mission House, New York, 1906년, 244-245쪽.
35) The Seventieth Annual Report of the Board of Foreign Missions of the Presbyterian Church in the United States of America. Mission House, New York, 1907년, 257-258쪽.
36) Severance Hospital, Korea Mission Field 2(5): 93-96, 1906.
37) The Seventy-first Annual Report of the Board of Foreign Missions of the Presbyterian Church in the United States of America. Mission House, New York, 1908년, 278쪽.
38) The Seventy-second Annual Report of the Board of Foreign Missions of the Presbyterian Church in the United States of America. Mission House, New York, 1909년, 280-281쪽.
39) O. R. Avison: Report of the Severance Hospital Plant. Seoul, Korea. For the year 1910-1911.; 1910-11년의 진료통계는 『Notes and Personals. Seoul. Korea Mission Field 7(8): 210, 1911.』에도 실려 있으나, 통계를 잡은 기간이 다소 달라 두 통계가 일치하지 않는다. 이 글에서는 에비슨

제IV장 세브란스의 진료, 재정, 연구 및 기타 활동   293

의 보고서에 실린 통계를 이용하였다.
40) O. R. Avison: Report of the Severance Hospital Plant. Seoul, Korea. For the year 1910-1911.
41) The Seventy-fifth Annual Report of the Board of Foreign Missions of the Presbyterian Church in the United States of America. Mission House, New York, 1912년, 313쪽.
42) The Seventy-sixth Annual Report of the Board of Foreign Missions of the Presbyterian Church in the United States of America. Mission House, New York, 1913년, 279쪽.
43) The Fifty-seventh Annual Report of the Board of Foreign Missions of the Presbyterian Church in the United States of America. Mission House, New York, 1894년, 156쪽. 이 통계는 1893년 10월까지 빈튼이 제중원에서 보았던 환자들을 포함한다.
44) The Sixtieth Annual Report of the Board of Foreign Missions of the Presbyterian Church in the United States of America. Mission House, New York, 1897년, 141쪽.
45) The Sixty-first Annual Report of the Board of Foreign Missions of the Presbyterian Church in the United States of America. Mission House, New York, 1898년, 160쪽.
46) The Sixty-second Annual Report of the Board of Foreign Missions of the Presbyterian Church in the United States of America. Mission House, New York, 1899년, 171쪽.
47) The Sixty-third Annual Report of the Board of Foreign Missions of the Presbyterian Church in the United States of America. Mission House, New York, 1900년, 168쪽.
48) The Sixty-fourth Annual Report of the Board of Foreign Missions of the Presbyterian Church in the United States of America. Mission House, New York, 1901년, 216쪽.
49) Annual Report of Seoul Station to the Korea Mission, October, 1902. Records of Board of Foreign Missions of the Presbyterian Church of U. S. A. Korea, Letters and Reports No. 81.
50) Annual Report of Seoul Station Presented to the Korea Mission of the Presbyterian Church in the United States of America at its Annual Meeting, 1903.
51) The Severance Hospital. Korea Review 4(1): 486-493, 1904.
52) The Sixty-ninth Annual Report of the Board of Foreign Missions of the Presbyterian Church in the United States of America. Mission House, New York, 1906년, 244-5쪽.
53) The Seventieth Annual Report of the Board of Foreign Missions of the Presbyterian Church in the United States of America. Mission House, New York, 1907년, 257-258쪽.
54) Severance Hospital, Korea Mission Field 2(5): 93-96, 1906.
55) The Seventy-first Annual Report of the Board of Foreign Missions of the Presbyterian Church in the United States of America. Mission House, New York, 1908년, 278쪽.
56) The Seventy-second Annual Report of the Board of Foreign Missions of the Presbyterian Church in the United States of America. Mission House, New York, 1909년, 280-281쪽.
57) O. R. Avison: Report of the Severance Hospital Plant. Seoul, Korea. For the year 1910-1911.
58) The Seventy-fifth Annual Report of the Board of Foreign Missions of the Presbyterian Church in the United States of America. Mission House, New York, 1912년, 313쪽.
59) The Seventy-sixth Annual Report of the Board of Foreign Missions of the Presbyterian Church in the United States of America. Mission House, New York, 1913년, 279쪽.

60) A. I. Ludlow: Personal Report - June 1913-1914.
61) A. I. Ludlow: Written January 2nd, 1915. A Summary.
62) A. I. Ludlow: Personal Report. June 1, 1914. to March 1, 1915.
63) A. I. Ludlow: Personal Report. June 1, 1916 to June 1, 1917.
64) 19세기 말 미국 북장로회 선교부가 중국에서 활동하며 논문집을 발표한 바 있는 네비우스(John L. Nevius) 선교사의 제안에 따라 한국에 파견된 선교사들을 위해 채택한 선교정책을 말한다. 네비우스는 선교사업의 궁극 목적을 독립적이고 자립적이며 진취적인 토착교회의 형성에 두고, 선교정책의 기본 이념으로 자진 전도, 자력 운영, 자주 치리(治理)의 세 가지를 내세웠다. 특히 토착교회의 자립 능력을 강조하여, 토착인 전도사도 선교부의 재정적 도움을 받지 않고 토착교인들의 헌금으로 활동하게 하였고, 학교나 병원 등 시설비가 많이 드는 기관을 제외한 교회 건축비는 토착교인들이 부담하도록 유도하였다. 이를 바탕으로 1891년 북장로회 선교부 규칙이 정리되었고, 1893년에는 한국 장로회 선교부 공의회에서 10개의 구체적인 정책으로 확정되었다. 이 정책은 미국 남장로회, 캐나다 장로회, 오스트레일리아 장로회에서도 그대로 채택함으로써 한국 장로교회의 보편적 선교정책이 되었다. http://kr.encycl.yahoo.com/final.html?id=705201.
65) 박형우, 이태훈: 1901년도 제중원 연례보고서, 연세의사학 4: 231-232, 2000.
66) Annual Report of Seoul Station to the Korea Mission, October, 1902. Records of Board of Foreign Missions of the Presbyterian Church of U. S. A. Korea, Letters and Reports No. 81.
67) Annual Report of Seoul Station Presented to the Korea Mission of the Presbyterian Church in the United States of America at its Annual Meeting, 1903.
68) Severance Hospital, Korea Mission Field 2(5): 93-96, 1906.
69) The Sixty-ninth Annual Report of the Board of Foreign Missions of the Presbyterian Church in the United States of America. Mission House, New York, 1906년, 244-5쪽.
70) The Seventieth Annual Report of the Board of Foreign Missions of the Presbyterian Church in the United States of America. Mission House, New York, 1907년, 257-258쪽.
71) The Seventy-first Annual Report of the Board of Foreign Missions of the Presbyterian Church in the United States of America. Mission House, New York, 1908년, 278쪽.
72) The Seventy-second Annual Report of the Board of Foreign Missions of the Presbyterian Church in the United States of America. Mission House, New York, 1909년, 280-281쪽.
73) O. R. Avison: Report of the Severance Hospital Plant. Seoul, Korea. For the year 1910-1911.
74) O. R. Avison: Report of the Severance Hospital Plant. Seoul, Korea. For the year 1910-1911.
75) 세브란스 치과에 대해서는 다음과 같은 글이 참고가 된다. 이주연: 조선시대 말과 일제 강점기의 서양식 치과의료의 도입에 관한 고찰. 기독교선교치과의사들의 활동과 세브란스연합학전문학교 치과학 교실을 중심으로. 연세대학교 대학원 석사논문, 19xx.; 이주연: 우리나라의 서양식 치과의료 도입에 관한 연구 1. 초기 선교치과의사 한대위(D. E. Hahn)를 중심으로. 延世醫史學 3: 142-151, 1999.
76) 호레이스 알렌, 윤후남 옮김: 알렌의 조선체류기. 예양커뮤니케이션, 1996, 25-26쪽, 216-217쪽.
77) H. N. Allen, J. W. Heron: First Annual Report of the Korean Goverment Hospital, Seoul. For the

year Ending April 10th, 1886, Printed by R. Meiklejohn & Co., No.26 Water Street, Yokohama, Japan, 1886

78) Record of Board of Foreign Missions of the Presbyterian Church of U. S. A. Korea, Letters and Reports No. 80. Report of Seoul Station 1900-1901.

79) 이주연: 우리나라의 서양식 치과의료 도입에 관한 연구 1. 초기 선교치과의사 한대위(D. E. Hahn)를 중심으로. 延世醫史學 3: 145, 1999.

80) 大澤義誠: 半島齒科界の鼻祖野田應治氏史蹟. 朝鮮之齒界, 1(2): 32-33쪽, 1(3): 43-45쪽, 1(4): 13-16쪽, 1930.

81) 독립신문, 1897년 1월 9일자

82) The Independent, Notice, Vol.3, No.22, Oct. 18th 1898. (기창덕, 내조한 서양인 치과의사와 그들의 업적, 대한치과의사학회지, 16-17쪽, 1993, 재인용)

83) The Korea Daily News, Notice, Vol. 1, No.40, Sep. 2, 1904.

84) 대한매일신보, 제132권, 광무 10년 1월 30일자.

85) D. Edward. Hahn, Dentistry in Korea, Korea Mission Field 2(9):xx, 1906.

86) 대한매일신보, 광고, 제5권 제412호, 光武 11년 1월 8일자.

87) 대한매일신보, 의교창립, 제7권 제1233호, 隆熙 3년 10월 30일자

88) G. T. Brown: Mission to Korea. 한국선교, 1962 ; 기독교대백과사전. 기독교문사, 1980.

89) Scheifley, W. J.: Severance College Dental Department. Korea Mission Field 12: 44, 1916.

90) 朝鮮總督府醫院, 職員及分賞事務, 朝鮮總督府醫院年報 第4回 年報, 4쪽, 1916.

91) 總督府官報, 朝鮮總督府醫院議員 柳樂達見 兼任京城醫學專門學校 助敎授, 第1102號, 大正 5년 4월 10일자.; 기창덕: 내한 서양인 치과의사와 그들의 업적. 대한치과의사학회지 xx: 20, 1993.

92) 김승태, 박혜진: 내한선교사 총람, 456쪽.

93) 쉐프리: 미북장로교 선교보고서, 1918년 6월

94) 기창덕: 한국근대의학교육사. 아카데미아, 1995, 376쪽.

95) 이주연: 우리나라의 서양식 치과의료 도입에 관한 연구 2. 연세의사학 4: 137, 2000.

96) 雜報 學術活動. 皇城新聞 1900년 4월 27일자 2면.

97) 雜報 衛生演說. 皇城新聞 1909년 4월 8일자 2면.

98) 雜報 魚氏講道. 皇城新聞 1909년 10월 17일자 3면.

99) Severance Union Medical College. Annual Report for Fiscal Year 1931-1932: Research Committee: Official list of first one hundred articles from the Research Department, Severance Union Medical College, Seoul, Korea(Chosen). J Severance Union Med Coll 1: 57-65, 1933

100) Catalogue. Severance Union Medical College, Seoul, Korea, 1917: A. I. Ludlow: The Research Department of Severance Union Medical College, Seoul. Korea Mission Field 26(5): 95-96, 1930

101) Notes and Personals. Korea Mission Field 13(5): 133, 1917

102) A. I. Ludlow: The Research Department of Severance Union Medical College, Seoul. Korea Mission Field 26(5): 95-96, 1930.

103) Drs. A. I. Ludlow, M. U. Koh, Y. S. Lee.: 22nd annual report of the Department of Surgery

of the Severance Union Medical College. April 1, 1933-April 1, 1934.

104) A. I. Ludlow: 1930. Personal Report. 18th Annual.

105) 현재 확인된 논문 중 연구비 번호가 가장 늦은 것은 「李原喆永: 肉腫 家兎 諸臟器組織의 아스코루빈 還元型 酸의 消長에 관한 實驗的 硏究. 朝鮮醫學會雜誌 32: 937-942, 1942」이며, 연구비 번호가 251번이다.

106) The Fifty-seventh Annual Report of the Board of Foreign Missions of the Presbyterian Church in the United States of America. Mission House, New York, 1894년, 156쪽.

107) The Fifty-ninth Annual Report of the Board of Foreign Missions of the Presbyterian Church in the United States of America. Mission House, New York, 1896년, 164쪽.

108) The Fifty-ninth Annual Report of the Board of Foreign Missions of the Presbyterian Church in the United States of America. Mission House, New York, 1896년, 164쪽.

109) 1898년부터는 무어 목사가 제중원에 오는 환자들을 대상으로 전도를 벌이기 시작했다. The Sixty-second Annual Report of the Board of Foreign Missions of the Presbyterian Church in the United States of America. Mission House, New York, 1899년, 163쪽.

110) '입원환자 중 2명은 곤당골로 돌아가서 교리문답에 들어갔고, 고양에서 온 한 청년은 근본을 파악한 듯, 손에 잡히는 모든 것을 읽고 찬미가에 나오는 모든 곡을 부르며, 저녁 회진 시간에 병실에 가지 않으면 찾아올 정도였다.' The Fifty-ninth Annual Report of the Board of Foreign Missions of the Presbyterian Church in the United States of America. Mission House, New York, 1896년, 158쪽.

111) The Sixty-third Annual Report of the Board of Foreign Missions of the Presbyterian Church in the United States of America. Mission House, New York, 1900년, 168-169쪽.

112) 서상륜은 한국 개신교의 개척자, 최초의 성서번역인, 매서인이자 권서인이다. 그는 평안북도 의주(義州) 출생이며 조실부모(早失父母)하여 1873년부터 만주에서 홍삼 장사를 하다가 1878년 만주 뉴쵸(牛莊)에서 맥킨다이어 및 로스 목사를 만나 기독교 신자가 되어 세례를 받고 헤이룽장성[黑龍江省]에 사는 동포에게 전도하였다. 1882년 한글로 된 최초의 복음서를 번역하였다. 1884년 국내에서 전도하려고 의주로 돌아와 한국에서 최초의 종교집회를 가졌다. 그 뒤 체포령이 내려 황해도 솔내로 피신, 1887년 동생 경조(景祚)와 함께 국내 최초의 교회인 솔내교회당을 세웠다. 기독교대백과사전 편찬위원회: 기독교대백과사전. 기독교문사, 1984.

113) 박형우, 이태훈: 1901년도 제중원 연례보고서, 연세의사학 4. 2000, 229-231쪽.

114) '두 달 이상 병원에 입원했던 장연 출신의 환자는 퇴원하면서 공식적으로는 기독교 신자라고 말하면서도 그것이 의미하는 것을 거의 체험하지 못했지만 여기 있는 동안 즐거운 현실로 다가오는 인도와 영감을 받았기 때문에 병원에 있었던 것은 자신에게 축복이었다고 말했으며, 고향에 가서도 개인적으로 그 일을 할 것이라고 하였다.' '3-4주정도 입원했던 또 다른 환자는 결국 병원에서 죽었지만, 회복되지 못할 것이라는 얘기를 들었을 때 그의 동료 환자들 앞에서 그는 주 앞으로 가는 것이며 전혀 무섭지 않다고 공개적으로 간증하였다.' 박형우, 이태훈 : 1901년도 제중원 연례보고서, 연세의사학 4. 2000, 229-231쪽.

115) Report of Seoul Station 1900-1901, 3쪽. Report of Board of Foreign Missions of the Presbyterian Church of U. S. A. Korea, Letters and Reports No. 80.

제IV장 세브란스의 진료, 재정, 연구 및 기타 활동 297

116) Annual Report of Seoul Station to the Korea Mission, October, 1902. Records of Board of Foreign Missions of the Presbyterian Church of U. S. A. Korea, Letters and Reports No. 81.
117) 1901년 이 작은 책방에서 선교부와 직접 관계없는 사람이 책과 퀴닌을 팔면서 경비를 대었는데, 12월에 에비슨이 인수받아 서상륜에게 맡겼으며 에비슨은 책방의 유지를 위한 예산을 책정해 주도록 선교부에 요구하였다. Annual Report of Seoul Station to the Korea Mission, October, 1902. Records of Board of Foreign Missions of the Presbyterian Church of U. S. A. Korea, Letters and Reports No. 81.
118) Report of Seoul Station 1900-1901, 26쪽. Report of Board of Foreign Missions of the Presbyterian Church of U. S. A. Korea, Letters and Reports No. 80.
119) 1903년에는 진료한 8,800명과 내방객 2,000여명을 합친 11,000여명이 복음에 접하였다. Annual Report of Seoul Station Presented to the Korea Mission of the Presbyterian Church in the United States of America at its Annual Meeting, September, 1904 at Seoul.
120) Minutes of the Annual Meeting of Presbyterian Church, U. S. A. for 1903, 91-93쪽.
121) The Sixty-ninth Annual Report of the Board of Foreign Missions of the Presbyterian Church in the United States of America. Mission House, New York, 1906년, 244-5쪽.
122) The Seventieth Annual Report of the Board of Foreign Missions of the Presbyterian Church in the United States of America. Mission House, New York, 1907년, 257-258쪽.
123) The Seventieth Annual Report of the Board of Foreign Missions of the Presbyterian Church in the United States of America. Mission House, New York, 1907년, 257-258쪽.
124) A Christian Korean Celebration. Korea Mission Field 5(12): 206-208, 1909.
125) O. R. Avison: Report of the Severance Hospital Plant. Seoul, Korea. For the year 1910-1911.
126) Severance Hospital, Seoul. Korea Mission Field 8(9): 273-274, 1912.
127) The Seventy-sixth Annual Report of the Board of Foreign Missions of the Presbyterian Church in the United States of America. Mission House, New York, 1913년, 279쪽.

제 V 장
을사보호조약 이후 일본에 의한 의학교육

1. 대한의원
2. 조선총독부의원 부속의학강습소
3. 경성의학전문학교

1. 대한의원

러일전쟁에서 승리한 일본은 한국의 내정을 개혁한다는 구실 아래 1904년 8월 22일 외부대신서리 윤치호와 일본공사 하야시(林權助) 사이에 한일의정서(韓日議定書)를 체결했다. 이 협정에 의해 한국정부는 일본정부가 추천한 사람을 재정고문과 외교고문으로 임명하고, 관계 정사(政事)를 이들과 의논해서 처리하도록 하는 고문정치(顧問政治)가 시작됨으로써 한국은 실질적으로 일본의 속국이 되었다. 이에 따라 재정고문으로 메가다(目賀田種太郎)가, 외교고문으로 미국인 스티븐스가 오게 되었는데, 협약에도 없이 경무고문(警務顧問)으로 마루야마(丸山重俊)를 파견하였다. 1905년 1월 20일 서울에 도착한 일본 경시청의 현역 경시인 마루야마는 내부 위생국, 경무청 그리고 광제원의 관제를 개정하고 보건계 사무를 장악하였다.[1]

1905년 11월 17일 을사보호조약이 체결되고 12월 21일 이또 히로부미(伊藤博文)가 초대 통감(統監)으로 임명되었다. 통감 이또는 의학교, 광제원 및 적십자병원을 하나로 통폐합하여 식민지적 의료 체계에 적합한 기관을 만들겠다는 의도를 갖고 있었다.[2] 그는 1906년 4월 9일 통감부에서 열린 '제3차 한국시정개선에 관한 협의회'에서 "경성에는 한성병원, 적십자병원, 내부 소속의 광제원과 학부 소속의 의학교 부속병원이 있다고 하지만 전문적으로 병원의 체계와 설비를 가진 병원은 한성병원뿐이다. 다른 세 병원은 어느 것이나 규모가 작고 분립되어 사회에 도움이 되는 것이 적으니 통합해 적십자병원 하나로 하면 규모가 완전한 것으로 될 것이다."라는 의견을 내었다.[3] 이날 회의에서는 종두사업은 통합하여 신설할 적십자병원으로 이관토록 하였다. 그리고 광제원은 적십자병원에 합병시키고, 곧 폐지하기로 하였다. 의학교에 대해서 이또는 학교는 그대로 두되 부속병원은 다른 기관에 통합시키자고 하였으나, 이완용은 학생의 실습을 위해 꼭 필요하기 때문에 아예 학교를 병원에 부속시키자는 안을 내었고 이또가 이를 승낙하였다. 마지막으로 통합 경비는 종두사업, 광제원, 의학교와 부속병원의 예산과 적십자사병원에 대한 황실의 지원금을 합치는 것으로 하되 점차 늘리기로 결정하였다.[4] 이와 같은 결정은 위생에 관한 각종 사업을 모두 통합해 하나의 큰 기관을 만들어야 이를 장악하기가 용이하다는 판단에 의한 것이었다.[5]

그러나 이또의 구상은 순조롭게 진행된 것은 아닌 것으로 보인다. 우선 의료기관의 합병에 대해 부정적인 여론이 표출되었다. 즉 병원과 의학교는 많을수록 좋은 것인데, 교육확장이니 위생확장이니 하면서 여러 병원을 통합해 하나로 축소하는 것에 대한 비판 여론이 있었던 것이다.[6] 그리고 적십자사병원을 확장한 후 내부 광제원과 의학교를 적십자사병원에 합병하려 했던 시기에 의학교, 광제원 및 대한적십자병원이 각자 확장하려 추진하려 한 점이 예사롭지 않다. 이는 아마도 통감부의 주도가 아닌 내부인의 호소를 채택하는 모습을 보이려 했기 때문인 것으로 생각된다.[7] 우선 의학교의 경우 고다께는 1906년 4월에 의학교와 부속병원을 신축 확장하자는 의견을 내었는데, 기본 맥락은 새 기관으로 이를 통합하여 확장해야 한다는 주장과 같은 맥락으로 볼 수 있다.[9] 5월 중순에는 학부대신에게 이를 건의하였는데, 후반부에서 의약의 발달 및 병자를 널리 구제하는 일은 오직 경비가 넉넉할 때만 가능하다고 강조하여 통감부의 정책을 다시 두둔하였다.[9] 8월에는 광제원을 확장시켜 발전시키자는 의견이 개진되었고,[10] 9월에는 시험장과 수술시술장을 설치키로 하였다.[11] 7월 중순에는 적십자사 사무를 확장하기 위해 의학교를 여기에 병합하고 의학교는 폐지하고 사장에 의친왕, 수행원 유세남, 부회장은 한응복(韓應覆)을 추천한다는 소문이 있었다.[12]

한편 이또는 부정적인 여론에 아랑곳 하지 않고 6월 25일 제6회 시정개선협의회에서 3개 병원의 통합을 위해 일본 육군 군의총감 사또(佐藤進)를 한국에 초빙한다고 한국 대신에게 일방적으로 통고하였다.[13] 7월 12일 열린 제8회 시정개선협의회에서는 이또 통감이 대한의원 설립안을 제시하였고, 이지용 학부대신은 이를 찬성하였다.[14] 그리하여 7월 3일 내한한 사또를 위원장으로 하고 의학교 교관 고다께(小竹武

次), 광제원 의장 사사키(佐佐木四方志), 대한적십자병원 주임 요시모토(吉本潤亮), 통감부 기사 고야마(小山善), 통감부 서기관 코쿠부(國分象太郞), 촉탁 약학사 고지마(兒島高里), 그리고 탁지부의 기사 구니에다(國技博) 등 일본인만으로 구성된 위원회를 조직하였다.[15] 이 위원회는 세 기관을 폐지하고 새로이 치료, 의사 교육 및 위생 행정을 집행하기 위한 병원의 건립을 결정하였으며, 건축비는 18만원, 경상비는 연 123,468원으로 결정했다. 경성 동소문 내의 건평이 26,829.72평인 장소에 1907년 낙성 예정으로 1906년 8월 기공식을 거행하였고,[16] 병원 이름은 통감이 친히 대한의원(大韓醫院)이라 붙였다.[17] 건축은 당시 탁지부 기사였던 구니에다의 설계에 의해 진행되었다.

9월 중순 일본에서 얻은 차관 중 10만원을 대한의원 건축비로 지출하였고,[18] 이즈음 위생 사무를 확장하기 위해 광제원과 의학교를 통합하여 대한의원을 창설하고 일본의 의학박사를 고빙하여 시무하기로 조선 정부와 공식 합의하여 발표되었다.[19] 한편 정부 회의에 정식으로 대한의원 설립안건 및 대한의원 관제가 제출된 것은 10월 25일이었다.[20]

대한의원의 병원부지는 서대문 밖의 공지, 용산 병영 근처 등 여러 곳이 후보지로 떠올랐으나,[21] 9월 21일 한성부는 대한의원 설치 기지를 동서(東署) 마등산(馬登山)으로 정하고 내부 훈령에 의해 토지 및 가옥 매수를 위해 25,655원 80전을 탁지부로 이전 지불케 하였다.[22] 결국 이 금액은 11월 초 지불되었고, 병원 기지를 일층 다시 넓히기 위해 5,700여 원을 요청하였다.[23] 그런데 10월 초 원래 북서(北署) 영춘문 바깥에 위치한 적십자병원을 동서 마등산 근처로 부지로 이전하기로 확정하고 의학교와 광제원을 합병하려 한다는 기사가 게재되었다.[24] 그리고 10월 말 적십자병원 건축 기지 내의 가옥과 전답의 대금부지 구입으로 5,742원 26전을 지불 요청하였고, 한성부에서 내부로 보내어 지불하였다.[25] 이 대금은 병원 기지를 넓히기 위해 요청한 5,700원과 같은 금액이다. 1906년 11월 말경 대한의원 건축을 위해 경계를 정하는 중에 황실 소유의 땅이 포함되어 있는 것이 논란이 되어 다시 조사하는 소동이 벌어졌다.[26] 1906년 11월 13일 대한의원 건설비로 293,566원이 책정되었다.[27] 이와 같은 과정 속에 연건동 마등산 일대 4만 900여 평의 부지에 병원 건설이 시작되었던 것이다.

이상에서 보는 바와 같이 대한의원은 이미 실질적인 주권을 상실한 우리 정부의 의도와는 무관하게 통감부에 의해 강제로 건립이 추진되었다. 따라서 이 기관은 명칭은 대한의원이지만 통감부에 의해 운영되는 의료와 교육, 그리고 위생업무를 담당하는 보건기구로 외관으로는 한국민을 위한 발전된 최신식 의료시설로 선전되어 전시효과라는 측면에서 큰 몫을 했을지는 모르지만, 실은 한국에 와 있는 일본인 관리 및 그 가족, 그리고 일본인 거류민의 보건을 위한 의료시설에 지나지 않았다.[28] 또한 당초 적십자병원으로 통합하려던 계획은 대한의원 설립으로 급선회했는데, 종래 혜민서나 활인서 같은 빈궁한 백성을 구료하는 적십자병원으로 통합할 경우 대한제국 황실 사업으로 널리 알려질 것이 두려웠고, 그렇게 되면 일본의 의료계 장악과 국민회유라는 목표가 달성되기 힘들 것을 간파하였기 때문이었다.[29]

1) 대한의원 교육부

막상 의학교가 폐지되자 학생들은 며칠 동안 학교 수업을 받지 않는 등 분위기가 어수선했다. 그러자 지석영이 이에 대한 설명을 요구하자 참정대신 박제순은 학교는 폐쇄하지 않으니 학생들은 즉각 학업에 복귀할 것을 촉구하였다.[30]

대한의원 관제

1907년 3월 4일 중추원 회의에서 대한의원 관제가 가결되었고,[31] 1907년 3월 10일 칙령 제9호로 「대한의원 관제(大韓醫院 官制)」가 반포되어 3월 15일부로 시행되었다.[32] 대한의원은 의정부의 직할로 하였기에 전체 위상은 강화된 것처럼 보이지만,[33] 교육의 측면에서 독립된 기관이었던 의학교는 대한의원 교육부(大韓醫院 敎育部)로 그 위상이 크게 축소되었다. 물론 훈동의 의학교 건물을 그해 11월 20일까지 그대로 사용하는 등 상당 기간은 내용적인 면에서 의학교 시절과 달라진 점은 크게 없었다.[34] 그렇지만 통감부는 의학교육에 대해 열의가 부족했으며, 기관의 통폐합이라는 혼란 속에서 졸업생의 수도 많지 않았다.[35] 대한의원 관제는 내부대신이 겸직하는 원장이 고문 사또[36]와 협의하여 모든 일을 하게 함으로써 고문이 장악하는 기구였고 자연히 일본의 영향력이 크게 확대되었다. 또한 8명이나 되는 많은 통역을 둠으로써 강의와 진료에 있어 일본인들의 활동이 용이하도록 하였고, 한방(韓方)이 철저하게 배제되었다. 위생부는 전염병, 지방병, 종두 시술 등 국가적인 위생 관계 업무를 담당하였다.

관제에 따라 3월 19일 을사오적의 한 사람인 내부대신 정3품 이지용(李址鎔)이 초대 원장 주임관 4등으로 겸직 임명되었고,[37] 이때 의학교 교장이었던 지석영은 교관 주임관 2등으로 지위가 강등되었다.

대한의원 개원 초기 한국인 교관은 일본인 교수가 국한문 교과서로 가르치면 이를 우리말로 통역하는 역할을 맡았고,[38] 두 명의 의원은 모두 한의사 출신이었다. 이완용 내각이 들어서자 5월 22일 제2대 원장으로 내부대신 임선준(任善準)이 겸직 임명되었다. 임선준은 12월 31일까지 약 7개월 동안 원장으로 있었다.

개원 이후 일본인이 좌지우지한다는 인상을 약간 벗게 하는 몇 가지 조치가 이루어졌다.[39] 우선 학생들의 관리를 책임지는 학감(學監)의 직책을 새로 만들고,[40] 5월 31일 교관 지석영을 임명한 것이었다.[41] 지석영은 교장이었던 자신을 교관으로 강등시키자 사직을 청원했었는데, 아마 그를 달래기 위한 처사로 보인다.[42] 그리고 6월 25일자로 정6품 박태길을 판임관 7급의 통역관보로 임명하였다.[43] 6월 26일에는 대한의원 교관 승임 및 의원 서임안의 결제를 받았는데,[44] 이에 따라 교관 최규익을 주임관 4등으로 승임하였고, 의학교 2회 출신 육군 3등 군의 최국현을 의원 주임관 4등으로 서임하였다.[45] 6월 29일에는 의원 이규선이 주임관 3등으로 승임하였다.[46]

6월 19일 의정부회의에서 탁지부대신의 청의로 대한의원비를 증액한 24,714원을 예비비에서 지출하기로 의결하였다.[47] 6월 27일에는 의정부회의에서 탁지부대신의 청의로 대한의원 시설비 64,011원을 예비비에서 지출할 것을 의결하였다.[48]

대한의원 교육부는 1907년 4월 8일 18세부터 30세 사이의 학생모집 광고를 내었고, 4월 26일 한문 독서, 국한문 작문 및 산술문답으로 시험을 보았다.[49] 결국 관비생 20명, 자비생 20명 및 후보생 17명을 선발했는데,[50] 의학교 시기에 학생들이 모두 관비생인 것에 비해 혜택이 크게 줄어든 것이었다.

7월 9일 제1회 졸업생 13명을 발표했는데, 다음과 같았다.[51]

우등생: 김태권(金泰權), 정윤해(鄭潤海), 홍대철(洪大喆), 이명흠(李明欽)

급제생: 권태동(權泰東), 이규찬(李圭瓚), 신태영(申泰永), 이석준(李錫駿), 박계양(朴啓陽), 이경식(李敬埴), 윤병학(尹秉學), 이승정(李承鼎), 박봉태(朴鳳泰)

1907년 6월 29일 총리대신 이완용, 통감 이또, 그리고 대장 하세가와(長谷川)는 대한의원 건축이 진행되는 기지를 시찰하였다.[52] 1907년 11월 병원 본관(시계탑 건물)이 준공됨에 따라 대한의원 교육부는 1907년 11월 21일 황교(黃橋)길 마등산 위의 대한의원 구내로 옮겨 병사 1동을 교사로 사용하였고, 교기도 제정하였다.[53] 그러나 기숙사가 아직 미비하여 학생들은 3일 동안 휴교하였다.[54] 한편 11월 14일 대한적십자사 물건을 대한의원으로 옮겼다.[55]

2) 대한의원 의육부

1907년 8월 27일 순종이 즉위한 후 12월 27일에 열린 의정부회의에서 내부대신 및 탁지부대신의 연서 청의로 대한의원 관제 개정 칙령안이 의결되었고,[56] 칙령(勅

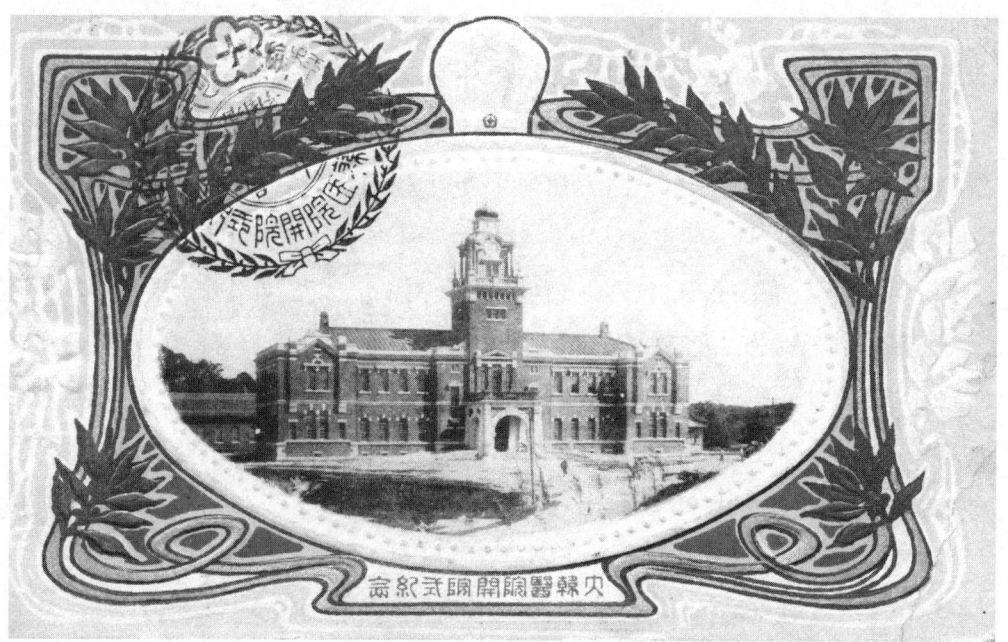

그림 5-1 대한의원 개원 기념 엽서. 동은의학박물관 소장.

슈) 제73호로「대한의원 관제(大韓醫院 官制)」가 반포되었다.[57] 이 관제의 특징은 대한의원 교육부를 1908년 1월 1일부로 대한의원 의육부(大韓醫院 醫育部)로 개칭한 것이었다.[58] 그리고 의정부가 아니라 내부 관할로 환원하였고, 원장은 내부대신이 겸임하는 것이 아니라 전임으로 임명하도록 하였다. 증원된 의관과 확장된 진료부를 위해 부원장을 두었다. 또한 고문을 없앰으로써 노골적으로 원장을 일본인으로 임명하려는 의도를 나타내었다. 이에 따라 대한의원의 설립을 주도했던 사또가 1908년 1월 1일 제3대 전임 원장으로 취임하였으며,[59] 같은 날 의관, 교수, 약제관, 번역관, 기사, 학생감 등의 직원으로 일본인이 대거 발령되었다.[60] 대한적십자병원 주임 요시모토(吉本潤亮)가 위생부장으로, 통감 이또의 주치의였던 고야마(小山善)가 치료부장으로, 교관이었던 육군 2등 군의정(軍醫正) 고다께가 의학교육의 실무를 책임지는 교육부장으로, 그리고 사사키(佐佐木四方志)가 시험부장으로 각각 임명되었다.[61] 1907년 7월 24일 의정부회의에서 내각총리대신, 탁지부대신 연서 청의로 스크랜튼(W. B. Scranton)을 대한의원 교관으로 3년 동안 용빙 계약하기로 의결했는데, 월봉 300원, 가사료 100원이었다.[62]

대한의원 의육부로 개편될 당시 치료부는 내과, 외과, 안과, 산부인과 및 이비인후과의 5개 과가 있었고, 병실은 7동에 100여 병상을 보유하였다. 학생은 매년 공비생 20명, 사비생 약간 명을 뽑았으며 4년제였다. 위생시험부는 세균검사소, 화학분석소 및 두묘제조소 등으로 나누어져 있었다.[63] 1908년 3월 23일 일본인 병사자의 시체를 해부하여 내장은 보관하였는데, 이것이 1899년 개교 이래 의학교 및 대한의원에서 처음 이루어진 해부 실습인 것으로 보인다.[64] 7월 초에는 약학과를 증설하여 학도를 모집하기로 결정하였지만[65] 예산이 부족하여 중지하였다. 따라서 사비의 예비생 10명을 모집하여 강의하였고, 1909년부터 관비생을 양성키로 하였다.[66]

1908년의 진료 실적을 보면 입원이 587명(일본인 428명, 조선인 159명), 외래가 10,165명(일본인 5,253명, 조선인 4,912명)이었다.[67]

1908년 12월 7일 의정부회의에서 내각총리대신 청의에 의해 대한적십자사 관제 및 규칙 폐지의 건이 의결되었다.[68] 12월 28일 1909년도 세입세출 총예산을 재가하고 반포했는데, 대한의원의 예산은 의원 수입 67,085원, 세출 173,530원이었다.[69]

12월 28일 의정부회의에서 내부대신 및 탁지부대신의 청의로 대한의원 관제 개정

에 관한 건을 의결하였다.[70]

3) 대한의원 부속의학교

1909년 2월 1일 칙령 제10호에 의해 대한의원 의육부는 대한의원 부속의학교(附屬醫學校)로 개칭되었고, 동시에 병원 사무에서 독립되었다.[71] 그리고 칙령 12호에 의해 시험 및 두묘 제조에 관한 업무가 내부 소관으로 이관되었다.[72]

2월 4일에 사또가 사임하자[73] 2월 12일 내부차관 오까(岡喜七郞)를 임시서리로 발령하였다.[74] 이 개정에 따라 교수가 5명으로 한 사람 줄어들었다. 그런데 이 개정을 두고 대한의원에서 현재 근무하는 관리를 모두 내보내고 다시 선택 임명한다는 소문이 도는 등 민심은 이를 반겨하지 않았다.[75]

1909년 4월 중순 부속의학교는 내부 훈령에 의해 이전에는 국한문 교과서로 일본인 교수가 가르치면 한국인 교수가 통역하였지만 실제 강의에 불편이 많아 신학기부터는 일본인 교수가 직접 강의하고 통역을 없애기로 하였다.[76] 이에 대해 많은 직원들은 찬성했지만, 일부는 학생들이 일어의 정도가 아직 부족하다고 반대하였다. 따라서 4월 14일 직원회의를 개최하였으나 해결되지 않았다. 한편 4월 29일 지석영 등은 새 학기부터 일본어로 가르치는 것은 시기상조라는 의견을 내부 위생국에 제출하였다.[77]

7월 20일 육군 군의총감(軍醫摠監) 의학박사 기꾸지(菊地常三郞)가 제4대 원장으로 임명되었다.[78] 이때 한국인 교수로는 유세환과 최규익만 남게 되었고, 강의도 일본어로 진행되어 대한의원은 한일합방이 되기 이전에 이미 일본의 식민지 의학교육기관이 되어 있었다.

1909년 8월 31일 부속의학교 생도 기숙사를 폐지하고 시료원으로 사용하였다.[79] 1909년 9월 11일 위생국 고등관들이 참석한 가운데 개교식을 거행하였

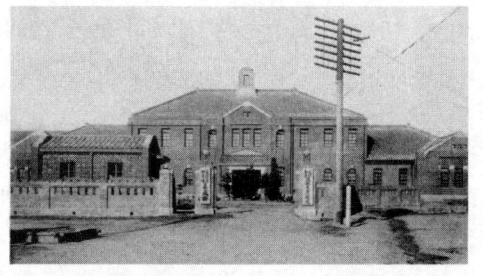

그림 5-2 함흥자혜의원. 조선인들의 반일 감정을 줄이기 위해 전국 각처에 설립된 것이 자혜의원이다. 동은의학박물관 소장.

표 5-1 대한의원 부속의학교의 시간표.

第1學年		第2學年		第3學年		第4學年	
前學期	後學期	前學期	後學期	前學期	後學期	前學期	後學期
物理學	物理學	局所解剖學 및 實習	局所解剖學 및 實習	內科各論 臨床講義	內科各論 臨床講義		
化學	化學	生理學	生理學 및 醫化學	外科各論 臨床講義 繃帶學	外科各論 臨床講義		
解剖學	解剖學 및 實習	病理解剖學 및 實習	病理解剖學 및 實習	眼科學 및 臨床講義	眼科學 및 臨床講義		
組織學	組織學 및 胎生學	藥物學	藥物學 處方學 實習	婦人科 및 臨床講義	婦人科 및 臨床講義	婦人科 및 臨床講義	婦人科 및 臨床講義
數學	數學	診斷學	診斷學	細菌學 및 實習	細菌學 및 實習	産科學 및 臨床講義	産科學 및 臨床講義
		外科總論	外科總論		衛生學	小兒科學 및 臨床講義	精神科學 및 臨床講義
						皮膚病學 및 臨床講義	耳鼻咽喉科學 臨床講義
日語	日語	日語	日語	日語	日語	日語	日語
體操	體操	體操	體操	體操	體操	體操	體操

다.[80] 1909년 11월 16일 오후 1시 5명의 대한의원 제2회 졸업식이 있었고,[81] 이들에게는 졸업 하루 전인 1909년 11월 15일 의술개업인허장이 수여되었는데 다음과 같았다.[82]

제9호 이관호(李寬鎬), 제10호 김효명(金孝明), 제11호 한민제(韓民濟), 제12호 박세유(朴世瑜), 제13호 이범위(李範緯)

이날의 졸업식은 지석영 학감의 칙어(勅語) 봉독에 이어, 고다께의 경과 보고, 기꾸지 원장의 식사, 소네(曾根) 통감을 대신하여 이시즈까(石塚) 장관의 축사 등으로 거행되었다.[83] 이들은 졸업 후 판임급의 조수로 서임되었는데,[84] 일부는 졸업 직후 자혜의원(그림 5-2) 조수로 임명되어 한민제는 청주자혜의원으로, 이관호는 11월 24일 판임관 3등의 전주자혜의원 조수로 파견되었다.[85]

졸업식과 동시에 의학강습소 및 외래분실 진찰소와 해부실 1동을 준공함으로써,[86] 대한의원부속 의학강습소 시절 건물은 본관, 동1병실, 동2병실, 동3병실, 동6병실, 서

1병실, 서2병실, 서3병실, 분7병실, 분8병실, 분9병실(시료병실), 의학강습소 및 외래분실 진찰소, 해부실, 그리고 관사 4동 등이었다. 총면적은 40,953평, 건평 1,994평이었다.

2회 졸업생을 배출한 직후인 1909년 11월 30일에 반포된 대한의원 분과 규정[87]에 따라 임상과가 내과, 외과, 안과, 산과, 부인과, 이비인후과, 소아과, 피부과 및 치과로 세분되었고, 약제과와 서무과가 설치되었다.[88] 각 과에는 과장(科長)을 임명하고, 필요에 따라 부장(副長)을 두도록 하였다.

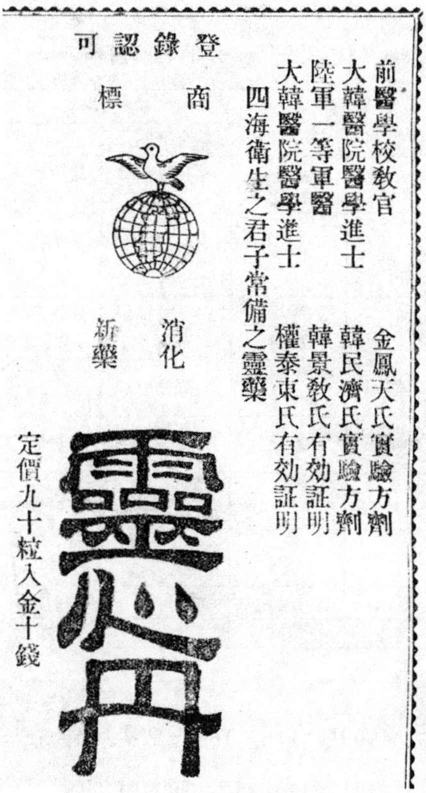

당시 학자금은 모두 관비로 했고, 식비, 피복비 및 잡비를 급여하고 졸업 후 의무연한을 정했으며, 별도로 자비 입학을 지원하는 자에 대해서는 원회생 규정을 정했다. 부속의학교를 졸업하면 의학진사(醫學進士)의 칭호를 주었고(그림 5-3), 의무 복무기간이 3년이었다.

그림 5-3 대한의원 졸업생을 의학진사로 칭하고 있는 광고지. 동은의학박물관 소장.

한편 부속의학교 교과목은 1학년에 물리, 화학 등 기초 과목을, 2학년에 해부학, 생리학 등 기초의학을 가르쳤고, 3-4학년에 임상강의와 실습을 하였는데, 표 5-1에서와 같았다.

이러한 교과 과정은 당시 일본의 의학전문학교와 별 차이가 없는 것이었지만, 강의할 사람도 없는 상황에서 그냥 일본의 형식을 도입했을 뿐이었다. 실제 이런 과정은 한일합방 후 많은 일본인 교수가 합류하면서 조선총독부의원 부속의학교에서 비로소 실행되었다.

1910년 7월 중순 대한의원은 여름 기간 중에 진찰시간을 개정했는데, 환자는 오전 8시부터 11시까지 진찰을 하고, 진찰 치료는 정오까지였다. 응급 환자는 이외의 시간이나 일요일에도 진찰을 하기로 했다. 하루에 외래환자는 600명, 입원환자는 100명 이상이었다.[89]

1910년 7월 말 지방에 여러 자혜의원이 설치됨에 따라 대한의원에서는 조수 견습생 이석준, 권태동 등 8명을 서임하라고 교섭 중이었고,[90] 8월 부속의학교 졸업생을 자혜의원에 조수로 서임하였는데 수원에 권태동, 공주에 이경식, 진주에 정윤해, 광주에 윤병학, 평양에 한민제, 대구에 신태영, 의주에 이승정, 해주에 이석준, 춘천에 박봉태 등이었다.[91] 이것은 근대적 의료 인력을 양성하려는 대한제국의 노력이 한일합방 직전 이미 좌절되면서 결국 식민지적 의료인력 양성으로 변질되는 순간이었다. 또 대한의원 부속의학교 졸업생 중 약포영업을 하는 사람에게 매약증서를 발급하였다.[92]

이와 같이 의학교, 광제원 및 적십자병원을 세워 나름대로 자주적인 의료체계의 확립을 기도했던 대한제국의 노력은 1905년 일본이 국권을 침탈하면서 이들 기관들이 통감 이토에 의해 대한의원이라는 식민지 의료기관으로 전환됨으로써 단절되었다.[93]

2. 조선총독부의원 부속의학강습소

1910년 8월 29일 조선이 일제에 병합되면서 대한의원은 일본의 조선주둔군 군의부장 후지다의 각본에 의해 이미 만들어져 있던 중앙의원(中央醫院)이라는 명칭으로 변경되었고, 의학교도 중앙의원 부속의학교(中央醫院 附屬醫學校)로 개칭되었다.[94] 9월 9일에는 후지다가 중앙의원의 원장 사무에 촉탁되었다.[95]

일제는 9월 30일 칙령 제354호로 「조선총독부 및 소속 관서 관제(朝鮮總督府 및 所屬 官署 官制)」를 공포하였다. 그리고 10월 1일 기존 통감부의 관료 조직과 군대, 헌병, 경찰, 헌병보조원 등 치안기구를 확정하였다.

같은 날인 9월 30일 일본 칙령 제368호로 「조선총독부의원 관제(朝鮮總督府醫院 官制)」가 반포되었다.[96] 이 관제에 따라 중앙의원은 소속이 조선총독부 소관으로 변경되면서 명칭도 조선총독부의원(朝鮮總督府醫院)으로 이름이 바뀌었으며, 중앙의원 부속의학교는 조선총독부의원 부속의학강습소(朝鮮總督府醫院 附屬醫學講習所)로 지위가 크게 격하되기에 이르렀다.

일제가 이렇게 지위를 격하시킨 데에는 다음과 같은 여러 이유가 있었다.[97]

첫째, 현재 조선 사람들의 민도가 낮아 전문교육을 하기에 적당하지 않다는 이유를 들어 법과 경제를 연구하는 전수학교(專修學校)만을 전문학교로 인정하였다.[98] 물론 병합 이후 일제는 조선인과 일본인 사이의 교육체계를 일원화하겠다는 방침을 세웠지만, 조선인의 교육이나 의료 수준으로 볼 때 일본의 의학교와 동등한 형식을 갖출 필요가 없다는 이유로 의학교를 의학강습소로 강등시켰던 것이다.[99]

둘째, 조선을 본격적으로 통치함에 앞서 조선인 의사가 많이 배출되면 환자들이

일본인 의사에게는 가지 않게 될지 모른다는 걱정 때문이었다.[100]

셋째, 재정부족도 일제가 적극적으로 의사 양성에 나서지 못한 이유 중의 하나였다. 대한의원에서는 학자(學資)는 모두 관비로 하여 식비 피복 및 잡비를 급여하였고 졸업 후 의무연한을 정하여 관립병원에 근무하도록 하는 방식으로 의학교육을 지원했었다.[101] 그러나 일제는 의학강습소를 설립하면서 관비로 운영되던 교육과정을 점차 사비 위주로 전환시켜 나갔다. 구체적으로 1911년 의학강습소의 규정이 수업료는 면제하지만 의과는 정원의 1/3, 조산부과 및 간호부과는 1/2에게만 학자금을 급여하는 것으로 개정되었다.[102] 1912년 다시 개정되어 급비생(給費生) 정원이 1/3 이내로 감소되었고, 1915년도 입학생부터는 급비생을 완전히 폐지하고 자비생(自費生)만을 입학시키기로 하였다.[103] 의학강습소에 입학한 후 가계상의 곤란으로 인해 중도 퇴학하는 사람들이 다수 발생하였다.[104]

1) 조선총독부의원 부속의학강습소의 구성

1911년 2월 20일에는 조선총독부령 제19호로 「조선총독부의원 부속의학강습소 규칙(朝鮮總督府醫院 附屬醫學講習所 規則)」이 공포되었는데[105] 수업연한은 의과가 4년, 조산부과가 1년, 간호부과가 1년 반이었으며, 폐지된 약학과를 제외한 대한의원 부속 의학교의 학생 전부를 받아 들였다. 의학강습소의 교과목이나 4년의 수업연한은 일본의 의학전문학교와 같았지만, 의학강습소로서의 한계는 어쩔 수 없었다. 관제상으로도 교관 1명과 교원 1명에 의해 교육이 이루어졌고, 또한 의학강습소는 일본의 의학전문학교 보다 낮은 수준으로 여겨져 일본인이 입학하지 않았다.[106] 학생들도 강습소란 명칭에 거부감을 보였고, 졸업증서에 공식 명칭인 의학강습소가 아닌 조선총독부의원 의육과가 대신 사용될 정도였다.[107]

의학강습소의 교수 사항 중 중요한 것은 세 가지였는데, 첫째 일본어에 중점을 둘 것, 둘째 보통학 교양에 힘을 기울일 것, 셋째 환자 진료를 실지로 견습하게 할 것이었다.[108] 예전에는 통역을 통해 강의가 이루어졌지만, 1910년부터 직접 일본어로 강의하게 하였는데,[109] 일본어를 완전히 해독하지 못하면 의학 같이 면밀한 학문을 이해하기 어렵다는 이유 때문이었다.[110] 따라서 대한의원 부속의학교 시절 사용하던 번역 교재는 일체 소각하였다.[111] 또한 일본어를 배운 의학강습소 졸업생들은 자혜의원 등 관립병원에서 조수로 채용되어, 치료와 함께 통역을 겸하는 이중의 역할을 수행하였다.[112] 보통학 교양이란 조선의 보통 교육기관이 부실하기 때문에 수학, 물리, 화학 등 기초 과학에 대한 입학생들의 소양이 부족하며, 따라서 이들 분야의 지식을 함양해야 한다는 것이었다. 환자진료를 실지로 견습해야 한다는 방침은 이론적인 의학 연구를 담당하는 의학자보다는 환자의 질병을 진단, 치료할 수 있는 임상의사의 육성을 강조한 것이었다.

1910년 10월 1일 대한의원 원장 서리로 있던 육군 군의감 후지다가 조선총독부의원의 의원장으로 임명되었다. 후지다는 대한의원의 전 직원에게 사표를 일괄 제출케 하고 다시 발령함으로써 한국인 직원들을 파면하였다.[113]

의학강습소의 직원은 교관 1명과 교원 1명에 의해 이루어졌는데, 사또(佐藤剛藏)는 의학강습소의 책임자인 의육과장 겸 의화학교원으로,[114] 오게시다(樋下謙次郎)는 직원으로 임명되었다. 또한 교원 겸 서기에 사까이(酒井謙治)를 임명하여, 교육사무를 담당하게 하였다.[115]

후지다는 수신을, 사또는 생리학과 의화학을 담당하였다.[116] 그러나 해부학은 구보(久保武), 세균학은 사이또(齊藤謙次)에게 의뢰하였고, 병리학이나 기타 기초과목은 새로 임상의관에 채용된 젊은 현역 군의관에게 의뢰하였다. 임상과목의 강의는 총독부의원 각 과의 의관 및 의원이 분담하였다. 1913년 4월에는 이나모토(稲本龜五郎)가 병리학 담당으로 임명되었다.

1910년 10월 졸업시험 결과 우등과 급제가 발표되었고,[117] 1911년 3월 조선총독부의원 부속의학강습소 제1회(의학교부터 치면 제6회) 졸업생 27명을 배출했는데 이들은 4년 동안 대한의원 부속의학교에서 교육을 받았다는 이유로 대한의원 부속의학교 명의의 졸업증서를 받았다.[118] 의학강습소는 식민지 의학체계에서 부실한 실제 운영에도 불구하고 의사면허제도 도입과 함께 관립 우위의 교육서열이 형성되었다. 의학강습소는 1914년 3월 의사규칙에서 규정하는 의학교로 지정되었다.[119] 의사규칙에 의사면허를 받을 수 있는 자격 중 하나로 규정된 "조선총독이 지정한 의학교"의 지정을 받은 것이었다.[120] 이에 따라 의학강습소 졸업생은 무시험으로 의사면허증을 받게 되었고, 그 혜택은 이전 졸업생에게까지 확대되어 1910년 9월 의학강습소 설치규정 제

정 이래 졸업한 학생들도 자동적으로 의사면허를 부여받았다.[121]

그러나 의사규칙이 시행되면서 사립의학교 졸업자는 종전과 같이 졸업과 동시에 의사면허를 받을 수 있는 자격을 잃게 되었고, 졸업 후 의사시험에 응시해야 하는 불평등한 조건을 강요받게 되었다.[122] 병합 이전까지 사립과 관립의 차별 없이 독립적으로 이루어졌던 의사양성이 의학강습소 졸업생에게 자동적으로 의사면허를 부여하는 시점부터 관립이 우위에 서게 된 것이었다.

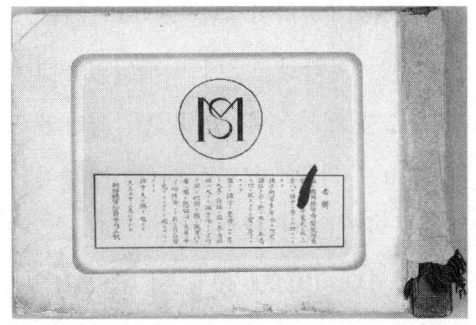

그림 5-4 조선총독부의원 부속의학강습소 졸업앨범(1916년). 동은의학박물관 소장.

2) 조선총독부의원

개원 당시 조선총독부의원에는 내과, 외과, 안과, 산부인과, 소아과 및 이비과 등 6개과가 개설되어 있었고, 의무과, 약제과 및 서무과가 설치되었다. 1910년 11월 피부과가 신설되었고, 1911년 3월 치과가 신설되었다.[123] 1913년 4월 제생원의 관제가 개정되면서 정신병과가 이전되었다. 따라서 조선총독부의원은 내과, 외과, 안과, 산부인

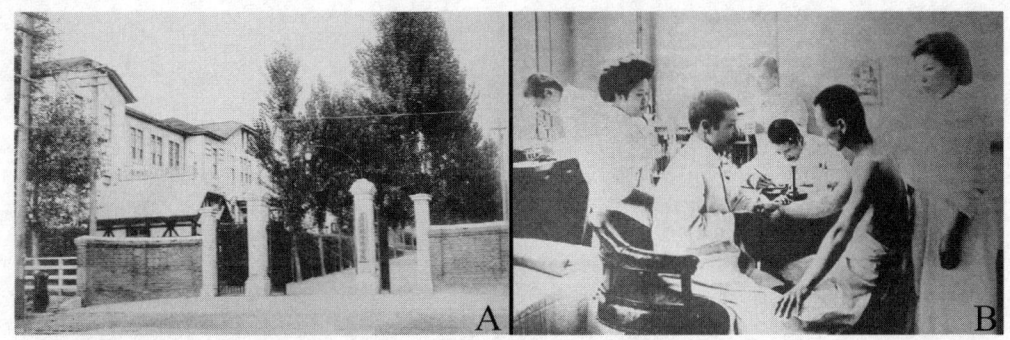

그림 5-5 조선총독부의원. A. 정문. 제1회 조선의학회 기념 사진첩, 1911. 동은의학박물관 소장. B. 진료 광경. 일본인 의사가 일본인 간호원의 도움으로 진료하고 있다. 제1회 조선의학회 기념 사진첩, 1911. 동은의학박물관 소장.

과, 소아과, 이비인후과, 피부비뇨기과, 정신병과 및 치과 등 9개과로 분과되었다.[124] 시료부는 의학강습소에 접해있었는데 주로 조선인 환자를 보았다. 각 과에는 과장이 있고, 2명 내지 수 명의 의관, 약간의 의원 및 조수를 배치했다.

1910년 11월 서4병실과 서5병실이 신축되었다.[125] 1911년 본관 양쪽에 수술실 및 임상강의실, X광선실, 안과, 치과 및 이비인후과 진료실, 병리연구실 및 세균배양실을 증축하였다. 1911년 10월 이 왕가의 영희전(永禧殿) 소속 토지 11,464평, 건물 454평을 편입시켰으며,[126] 이때 동4병실, 동7병실, 분병실 1호, 2호 및 3호, 간호부기숙사 1동이 신축되고, 분4병실, 분5병실, 분6병실, 분7병실, 분8병실 및 분9병실을 개조하였다. 1912년 11월 동5병실이 신축 낙성되었다. 1913년 4월 제생원의 관제가 개정되면서 169평의 건물을 인수받아 동8병실이라 불렀다.[127] 그리하여 1913년 말 현재 병실은 모두 22동이었는데, 동쪽 병실이 8동, 서쪽 병실 5동, 분병실 9동이었으며, 총면적 55,503평, 건평 3,750.4평이었다. 입원 환자는 333명을 수용할 수 있었다.

3. 경성의학전문학교

1914년 12월부터 전수학교, 공업전습소와 함께 의학강습소를 의학전문학교로 승격시키는 문제가 본격적으로 논의되기 시작하였다. 의학분야는 총독부의원 의육과장이던 사또(佐藤剛藏), 총독부 참사관 법학박사 아끼야마(秋山雅之助), 조선군 군의부장 의학박사 사또(佐藤丸桓), 총독부의원 의관 의학박사 모리야스(森安連吉), 총독부 학무국장 세끼야(關屋貞三郎), 학무과장 다사꾸(多削幸太郎) 등 6명으로 위원회가 구성되었으며, 학무국원 니시자와(西澤新藏)가 사무를 담당키로 하였다. 1914년 12월 16일 총독부 제1회의실에서 데라우찌(寺內) 총독 등 전 위원이 모여 제1차 전문학교 위원회를 개최하였다. 의학강습소의 경우 12월 19일 위원회를 열고 전문학교의 시설 설비, 조직 및 편성과 관련된 논의들을 진행하였다.[128] 의학전문학교 설립을 위한 제반 조사 작업에서 중요한 역할을 담당했던 인물은 총독부의원 의육과장으로 재직 중이던 사또였다.[129]

당시 임상교육을 담당하고 있던 의관의 실력이나 교육 공간인 병원의 시설을 보면 의학강습소는 일본의 의학전문학교와 우열을 가릴 수 없는 수준이었다. 일본의 의학전문학교는 자체의 임상실습병원을 갖고 있지 않았고 현립병원(縣立病院)을 이용하는 상황이었다. 의학강습소의 경우는 조선총독부의원과 연계하여 그곳에서 임상교육을 시키고, 의원의 의관(醫官)과 의원(醫員)을 의학전문학교의 교수와 조교수를 겸하게 하고 의원장을 의학전문학교 교장으로 임명하면 교수진의 부족 문제를 해결할 수 있었다. 따라서 기초의학 분야를 보강하면 의학전문학교로 승격할 수도 있는 상황이었다.[130] 학교 설립에서 큰 장애요소 중 하나이었던 예산도 주로 기초의학 분야에 관한 예산을 입안하는 것만으로도 충분할 것으로 예상되었다.[131] 그러나 예정대로라면 1915년 4월 1일에 개교해야 할 의학전문학교는 예산 문제 때문에 일정이 연기되었다. 본래 1915년도에 의학강습소와 함께 공업전습소와 전수학교를 전문학교 체제로 변경할 예정이었지만 추가 예산을 확보하지 못함에 따라 전년도와 비교해 예산변동이 없는 전수학교를 제외한 의학전문학교와 공업전문학교는 개교 일정이 연기되었다.[132]

경성의학전문학교가 설립된 것은 1916년 4월 1일이었지만, 실제 개교식은 1916년 4월 20일에 있었다. 신설된 경성의학전문학교는 칙령 119호에 의해 폐지된 조선총독부의원 부속의학강습소가 관장하던 업무 중 의사 양성만을 총독부의원으로부터 분리하여 계승하되, 강습소에서 행하던 조산부 및 간호부의 양성은 총독부의원 의육과에서 행하게 하였다. 이에 따라 종전의 의학강습소 의과생도는 경성의학전문학교의 해당 학년에 편입되었고, 일본인 생도는 정원의 약 1/3로 정했다. 학교의 소관 부서는 조선총독부 학무국으로 이전되었다.

경성의학전문학교는 의학강습소의 설비와 인원을 그대로 계승하였고 수업연한이나 교과목에 차이가 없었다. 다만 기초의학의 강화를 위해 전문교원을 초빙하였고, 임상의학 분야는 총독부의원의 의관과 의원 전부를 모두 교수 또는 조교수로 겸임시켰다.[133] 직제상 경성의학전문학교는 총독부의원과 무관한 별개의 교육기관이었지만 실제로는 계속적으로 밀접한 관계를 유지하였다. 다만 학교장을 총독부의원장이 겸임하는 문제에 대해 칙임관인 총독부의원장이 주임관에 해당하는 전문학교장으로 임명되면 관제상 혼란을 불러일으킬 수 있다는 염려가 제기되었지만,[134] 일본 본국에서 추후 전임 교장을 임명할 경우 주임관급으로 임명한다고 결정함에 따라 총독부의원장의 겸임이 이루어지게 되었다. 교수 3명, 조교수 1명, 서기 1명을 두었다.

의학전문학교로 승격되면서 일어난 변화 중 하나는 일본인 학생들이 입학하기 시작했다는 사실이다. 입학정원 중 일본인을 1/3, 조선인을 2/3로 정하는 내규가 정해졌다.[135] 일본인의 입학을 추진한 것은 당시 일본 의학전문학교 졸업생 중에서 조선의 관립병원에 근무할 적임자를 구하는 일이 어려웠는데 조선에서 일본인을 교육하여 의사로 만들어 해결하려 했기 때문이었다.[136]

그런데 같은 경성의학전문학교 학생일지라도 민족에 따른 차별이 있었다. 당시 일본 본국과 식민지 조선 사이에 교육제도가 달랐기에 같은 입학생일지라도 일본의

5년제 중학교를 졸업한 사람과 식민지 조선의 4년제 고등보통학교를 졸업한 사람으로 구분하였다. 이들 중 중학교 졸업생을 특별의학과 학생이라 칭했으며 특별의학과를 졸업한 자는 졸업증서에 명기하여 내무성 의사면허증을 수여하도록 하였다.[137] 이와 같이 경성의학전문학교 출신이라도 중학교를 졸업한 일본인에게는 일본에서 개업할 수 있는 면허를 주었지만, 고등보통학교를 졸업한 조선인은 조선에서만 개업하게 하였다. 조선인 졸업생이 일본에서 개업할 수 있는 자격을 가지게 된 시기는 조선교육령이 반포되어 조선의 고등보통학교 역시 5년제로 바뀐 후인 1923년 5월이었다.[138]

전문학교로 승격하였지만 경성의학전문학교의 교육 목적은 의학강습소 시절과 달라지지 않았다. 총독은 전문학교 승격에 즈음하여 일본과 다른 조선에 적절한 의학교육을 시행해야 한다는 점을 강조하였다. 즉 이론 보다는 실제에 유용한 지식을 가르치는 것이었다.[139] 이를 위해 경성의학전문학교 규정에 교수는 기초의학과 임상의학을 물론하고 다만 고원(高遠)한 학리로 나가지 말고 간명을 주로 하고 실지로 유용한 일신(日新) 지식 기능을 가르치도록 하였다.[140] 교육목적을 실제 환자를 진료할 수 있는 임상의사의 육성에 두었던 것이다. 따라서 경성의학전문학교 졸업생들은 졸업 후 1-2년 동안 총독부의원을 비롯한 각 병원에서 임상 경험을 쌓은 다음에 각 지역에 산재하면서 개업의로 활동하도록 요구되었다.[141]

실용성은 각 과목을 교육할 때도 강조되었다.[142] 외국어, 특히 의학교육에서 중요한 독일어를 가르칠 때도 오로지 실용을 위주로 실제적으로 필요 없는 난해한 문장이나 자구를 가르치지 말아야 했다. 또한 기초과목인 수학, 물리학 및 화학 역시 함부로 번잡한 사항을 가르치거나 형식에 흐르는 일이 없어야 했다. 따라서 연구적 학자보다는 실제 의학을 잘 아는 사람이 교수로 적합한 것으로 여겨졌다.

한편, 1920년대 소위 문화정치가 시작되면서 조선인을 위한 최고 고등교육기관을 설립하자는 주장이 제기되는 가운데 대학의 설립과 관련하여 경성의학전문학교를 어떻게 할 것인지에 대한 논의도 시작되었다. 가장 일반적으로 받아들여졌던 안은 경성의학전문학교를 의과대학으로 승격시키는 것이었으나, 임상 의사를 배출하는 경성의학전문학교는 그대로 두고 연구교육기관으로서 의과대학을 별개로 신설하는 안이 제시되었다.[60] 이에 따라 1924년에 창립된 경성제국대학에 법문학부와 의학부가 설치되었고, 2년의 예과과정이 끝난 1926년 의학부의 교육이 시작되었다.

[제6장 각주]

1) 雜報 警顧入來. 皇城新聞, 1905년 1월 21일자 2면.; 1905년 2월 1일 의정부회의에서 내부대신, 외부대신 및 탁지부대신의 연서로 청의한 마루야마의 경무청 고문관 고빙 계약을 의결하였고, 2월 3일 계약하였다. 奏本 第36號. 奏本 8. 서울대학교 규장각, 1995, 95-97쪽.; 雜報 警務顧問傭聘契約. 皇城新聞, 1905년 2월 9일자 2면. 동인회의 활동과 위생경찰의 활동, 사보호조약 이후 통감부에 의한 의학체계 재편 등에 관해서는 최근 발간된 박윤재의 글이 참고가 된다. 박윤재: 한국 근대의학의 기원. 혜안, 서울, 2005.
2) 朝鮮總督府醫院 20年史. 朝鮮總督府醫院, 1928, 1쪽.; 雜報 病院倂設. 皇城新聞, 1906년 9월 20일자 2면.
3) 金正明: 日韓外交資料集成 6, 嚴南堂, 1965, 171-2쪽.
4) 金正明: 日韓外交資料集成 6, 嚴南堂, 1965, 178-9쪽.
5) 韓國學 文獻研究所 編: 舊韓末 日帝侵略史料叢書 II. 政治篇 2. 韓國施政年報(1908). 아세아문화사, 1984, 380-384쪽.
6) 雜報 合倂何意. 大韓每日申報, 1906년 4월 18일자 3면.
7) 신동원: 한국근대보건의료사. 한울, 1997, 332쪽.
8) 雜報 醫師意見. 皇城新聞, 1906년 4월 14일자 2면.
9) 雜報 醫師意見書. 皇城新聞, 1906년 5월 18일자 2면.
10) 雜報 廣濟院擴興. 皇城新聞, 1906년 8월 2일자 3면.
11) 雜報 廣濟擴張. 皇城新聞, 1906년 9월 29일자 2면.
12) 雜報 醫校合社. 皇城新聞, 1906년 7월 17일자 2면.
13) 金正明: 日韓外交資料集成 6, 嚴南堂, 1965, 220쪽.
14) 金正明: 日韓外交資料集成 6, 嚴南堂, 1965, 262쪽.
15) 朝鮮總督府醫院 20年史. 朝鮮總督府醫院, 1928, 5쪽.; 이 위원회의 명칭이 '대한의원창립위원회(大韓醫院創立委員會)'이었는가는 확실하지 않다.
16) 朝鮮總督府醫院 20年史. 朝鮮總督府醫院, 1928, 65쪽.
17) 韓國學 文獻研究所 編: 舊韓末 日帝侵略史料叢書 I. 政治篇 1. 韓國施政一般(1906). 아세아문화사, 1984, 233-238쪽.
18) 雜報. 三處經費支出. 皇城新聞, 1906년 9월 19일자 2면.
19) 雜報 病院倂設. 皇城新聞, 1906년 9월 20일자 2면.
20) 雜報 政議案件. 皇城新聞, 1906년 10월 26일자 2면.; 雜報 醫院官制. 皇城新聞, 1906년 10월 26일자 2면.; 雜報 院校移屬. 大韓每日申報 10월 27일자 2면.
21) 金正明: 日韓外交資料集成 6, 嚴南堂, 1965, 261쪽.
22) 雜報 病院址價支給. 皇城新聞, 1906년 9월 24일자 2면.; 雜報 病院基址에 價額. 大韓每日申報 1906년 9월 23일자 2면.

23) 雜報 工病兩費. 皇城新聞, 1906년 11월 7일자 2면.
24) 雜報 赤社建築. 皇城新聞, 1906년 10월 8일자 2면.
25) 雜報 病院地價支給. 皇城新聞, 1906년 10월 26일자 2면.
26) 雜報 病院地更査. 皇城新聞, 1906년 12월 1일자 2면.
27) 豫算. 官報 號外 1906년 11월 22일자
28) 기창덕: 韓國近代醫學敎育史. 아카데미아, 1995, 56쪽.
29) 裵圭淑: 大韓帝國期 官立醫學校에 관한 硏究. 이화여자대학교 대학원 1990년도 석사학위 청구논문, 1991, 48쪽.
30) 雜報 醫校無恙. 皇城新聞, 1907년 3월 18일자 2면.
31) 奏本 제82호, 奏本 10. 서울대학교 규장각, 1998, 99-102쪽.; 雜報 樞院開會. 皇城新聞, 1907년 3월 5일자 2면.
32) 勅令 第9號 大韓醫院 官制. 官報 제3712호, 1907년 3월 13일자.; 雜報 醫院官制. 皇城新聞, 1907년 3월 13일자 2면.; 官報 勅令. 皇城新聞, 1907년 3월 29일자 1면.
33) 이 관제의 초안에는 수장으로 황족 중에서 임명하는 총재를 두는 것으로 되어 있었고, 처음에는 없던 외국인을 병원 직원으로 쓸 수 있다는 조항이 새로 첨가되었다. 金正明: 日韓外交資料集成 6, 嚴南堂, 1965, 234-236쪽.
34) 雜報 醫校三日停學. 皇城新聞, 1907년 11월 23일자 2면.
35) 佐藤剛藏: 朝鮮醫育史. 茨木, 佐藤先生喜壽祝賀會. 1956, 29쪽.
36) 사또는 이미 1906년 11월 고문으로 예정되어 있었다. 雜報 日醫歸國. 皇城新聞, 1906년 11월 17일자 2면.
37) 敍任 및 辭令. 官報 3725호, 1907년 3월 28일자.; 雜報 內大兼任. 皇城新聞, 1907년 3월 21일자 2면.
38) 雜報 職員協議. 皇城新聞, 1909년 4월 16일자 2면.
39) 신동원: 한국근대보건의료사. 한울, 1997, 348-349쪽.
40) 正誤. 官報 제3781호, 1907년 6월 1일자.
41) 奏本 第301號, 奏本 10. 서울대학교 규장각, 1998, 350쪽.; 敍任 및 辭令. 官報 제3782호, 1907년 6월 3일자.
42) 雜報 敎官請願. 皇城新聞, 1907년 4월 23일자 2면.
43) 敍任 및 辭令. 官報 제3803호, 1907년 6월 27일자.
44) 奏本 第353號, 奏本 10. 서울대학교 규장각, 1998, 396쪽.; 敍任 및 辭令. 官報 3803호, 1907년 6월 27일자.
45) 최국현은 가네자와의학교도 졸업하였다. 敍任 및 辭令. 官報 제3804호, 1907년 6월 28일자.
46) 敍任 및 辭令. 官報 3803호, 1907년 6월 27일자.; 奏本 第380號, 奏本 10. 서울대학교 규장각, 1998, 430쪽.
47) 奏本 第334號, 奏本 10. 서울대학교 규장각, 1998, 383쪽.
48) 奏本 第361號, 奏本 10. 서울대학교 규장각, 1998, 410-412쪽.
49) 廣告. 學員募集廣告. 官報 3737호, 1907년 4월 11일자.; 廣告. 學員募集廣告. 官報 3738호, 1907년 4월 12일자.

50) 雜報 醫試紛競. 大韓每日申報, 1907년 5월 14일자 2면.
51) 彙報. 官報 3831호, 1907년 7월 30일자.
52) 雜報 三氏 醫院 視察. 皇城新聞, 1907년 7월 1일자 2면.
53) 박윤재: 한국 현대의학 관련자료 소개 5. 京城醫學專門學校 一覽. 연세의사학 2. 1998, 373쪽.
54) 雜報 醫校三日停學. 皇城新聞, 1907년 11월 23일자 2면.
55) 雜報 病院合設. 皇城新聞, 1907년 11월 15일자 2면.
56) 奏本 第351號, 奏本 11. 서울대학교 규장각, 1998, 663-664쪽.
57) 勅令 第73號 大韓醫院 官制. 官報 號外, 1907년 12월 29일자.
58) 황성신문에는 대한의원 교육부가 2월 초부터 의육부로 개칭한다고 기록되어 있다. 칙령 73호는 1월 1일부로 반포되었지만, 실제 개칭은 2월부터 이루어졌을 가능성도 있다. 雜報 改稱醫育. 皇城新聞, 1908년 1월 31일자 2면.
59) 奏本 第74號, 奏本 12. 서울대학교 규장각, 1998, 81쪽.; 敍任 및 辭令. 官報 제3980호, 1908년 1월 25일자. 이전의 원장은 내부대신이 겸임했었기 때문에 일본인의 글에는 사또를 1대 원장으로 기록하는 경우가 있다. 기창덕: 韓國近代醫學敎育史. 아카데미아, 1995, 56쪽.
60) 奏本 第68號, 奏本 12. 서울대학교 규장각, 1998, 78쪽.; 奏本 第69號, 奏本 12. 서울대학교 규장각, 1998, 78쪽.; 奏本 第70號, 奏本 12. 서울대학교 규장각, 1998, 79쪽.; 奏本 第71號, 奏本 12. 서울대학교 규장각, 1998, 79쪽.; 奏本 第72號, 奏本 12. 서울대학교 규장각, 1998, 80쪽.; 奏本 第73號, 奏本 12. 서울대학교 규장각, 1998, 80쪽.; 奏本 第74號, 奏本 12. 서울대학교 규장각, 1998, 81쪽.; 敍任 및 辭令. 官報 제3969호, 1908년 1월 13일자.; 敍任 및 辭令. 官報 제3980호, 1908년 1월 25일자.
61) 朝鮮總督府醫院 20年史: 朝鮮總督府醫院, 1928, 4쪽.
62) 奏本 第6號, 奏本 11. 서울대학교 규장각, 1998, 60-61쪽.
63) 朝鮮總督府醫院 20年史: 朝鮮總督府醫院, 1928, 7쪽.
64) 雜報 日屍解剖. 皇城新聞, 1908년 3월 29일자 2면.; 雜報 人體學科. 皇城新聞, 4월 14일자 2면.
65) 雜報 藥學慕徒. 皇城新聞, 1908년 7월 4일자 2면.
66) 雜報 藥生私費. 皇城新聞, 1909년 3월 24일자 2면.
67) 韓國學 文獻硏究所 編: 舊韓末 日帝侵略史料叢書 III. 政治篇 3. 韓國施政年報(1908). 아세아문화사, 1984, 220쪽.
68) 奏本 第304號, 奏本 13. 서울대학교 규장각, 1998, 439-440쪽.
69) 官報 호외, 1908년 12월 28일자. 세출은 봉급이 71,800원, 청비가 19,990원, 여비가 384원, 잡비가 21,134원, 사택료가 12,00원, 그리고 의무비가 48,222원이었다.
70) 奏本 第29號, 奏本 13. 서울대학교 규장각, 1998, 90-91쪽.
71) 雜報 醫院官制改正. 皇城新聞, 1909년 1월 6일자 2면.; 勅令 제10호, 大韓醫院 官制, 官報 제4311호, 1909년 2월 26일자.; 박윤재: 한국 현대의학 관련자료 소개 5. 京城醫學專門學校 一覽. 연세의사학 2. 1998, 373쪽.; 雜報 大韓醫院官制 發布. 皇城新聞, 1909년 2월 27일자 2면.
72) 勅令 제12호, 隆熙 元年 勅令 第37號 內部官制 中 左 갓치 改正홈, 官報 제4311호, 1909년 2월 26일자.
73) 敍任 및 辭令. 官報 4298호, 1909년 2월 11일자.; 奏本 第21號, 奏本 13. 서울대학교 규장각,

1998, 79쪽.; 雜報 五氏依免. 皇城新聞, 1909년 2월 11일자 2면.

74) 敍任 및 辭令. 官報 4301호, 1909년 2월 15일자.
75) 雜報 醫官將汰. 皇城新聞, 1909년 2월 9일자 2면.
76) 雜報 職員協議. 皇城新聞, 1909년 4월 16일자 2면.
77) 雜報. 池氏 等 意見. 皇城新聞, 1909년 4월 29일자 1면.
78) 敍任과 辭令. 官報 제4439호, 1909년 7월 27일자.
79) 雜報 廢舍爲院. 大韓每日申報 1909년 8월 31일자 2면.
80) 雜報 醫院附屬開校. 皇城新聞, 1909년 9월 12일자 1면.; 雜報 醫校開校. 大韓每日申報 1909년 9월 12일자 2면.
81) 雜報 醫院卒業式. 皇城新聞, 1909년 11월 11일자 2면.; 雜報 落成兼卒業式. 皇城新聞, 1909년 11월 14일자 2면.; 彙報. 官報 제4537호, 1909년 11월 24일자.
82) 彙報. 官報 제4600호, 1910년 2월 11일자.
83) 雜報 落成兼卒業式. 皇城新聞, 1909년 11월 14일자 2면.
84) 雜報 助手敍任. 皇城新聞, 1909년 11월 27일자 2면.
85) 이때 이전 졸업생 홍대철도 조수로 임명되어 함흥자혜의원으로 파견되었다. 敍任 및 辭令. 官報 제4541호 1909년 11월 29일자.; 雜報 助手敍任. 皇城新聞, 1909년 11월 27일자 2면.
86) 雜報 落成兼卒業式. 皇城新聞, 1909년 11월 14일자 2면.
87) 彙報. 官報 제4542호, 1909년 11월 30일자.
88) 1909년 12월 대한의원은 1910년부터 치과를 개설하기로 계획하였다. 雜報 齒科設置. 皇城新聞, 1909년 12월 10일자 2면.
89) 雜報 大韓醫院 診察時間. 漢城新聞, 1910년 7월 16일자 1면.
90) 雜報 醫院 助手 請敍. 皇城新聞, 1910년 7월 31일자 2면.
91) 雜報 醫院 助手 敍任. 皇城新聞, 1910년 8월 10일자 2면.
92) 雜報 賣藥證書頒給. 皇城新聞, 1910년 8월 10일자 2면.
93) 주진오: 서양의학의 수용과 제중원-세브란스. 연세의사학 1(3). 1997, 29쪽.
94) 후지다는 대한의원을 중앙의원으로 하고 자혜의원을 지원(支院)으로 하는 형태의 의료체계를 구상하였고 이런 관점에서 중앙의원의 명칭을 만들었다고 한다. 雜報 醫院名稱變改. 皇城新聞 1910년 8월 29일자 2면.; 統監諭告. 漢城新聞 第3458號, 1910년 8월 31일자 1면.; 雜報 醫院名稱變改. 漢城新聞 第3460號, 1910년 9월 2일자 2면.; 佐藤剛藏: 朝鮮醫育史. 茨木, 佐藤先生喜壽祝賀會, 1956, 48쪽.
95) 雜報. 醫阮長囑託. 漢城新聞 第3466號, 1910년 9월 9일자 2면.
96) 勅令 第368號 朝鮮總督府醫院 官制. 總督府官報 제28호, 1910년 9월 30일자.
97) 박윤재: 일제 초 의학교육기관의 정비와 임상의사의 양성. 의사학 13: 164-191, 2004.
98) 朝鮮總督府 施政年報(1911年), 362쪽.
99) 佐藤剛藏: 朝鮮醫育史. 茨木, 佐藤先生喜壽祝賀會. 1956, 48쪽.
100) 佐藤剛藏: 朝鮮醫育史. 茨木, 佐藤先生喜壽祝賀會. 1956, 30쪽.
101) 總督府醫院 附屬 醫學講習所. 朝鮮總督府月報 1911. (2), 90쪽.
102) 總督府醫院 附屬 醫學講習所 規則. 朝鮮總督府官報 1911년 2월 20일자.

103) 朝鮮總督府 附屬醫學講習所 規則 改正. 朝鮮總督府官報 1912년 12월 5일자.; 總督府醫院 附屬 醫學講習所 教育事務 狀況. 朝鮮總督府月報 1915. (10), 76쪽.
104) 調査資料. 朝鮮總督府月報 1913. (12), 90쪽.
105) 府令 제19호 朝鮮總督府醫院 附屬醫學講習所 規則. 朝鮮總督府官報 제140호, 1911년 2월 20일자.
106) 總督府醫院 附屬 醫學講習所 規則. 朝鮮總督府官報 1911년 2월 20일자.
107) 佐藤剛藏: 朝鮮醫育史. 茨木, 佐藤先生喜壽祝賀會. 1956, 27, 66쪽.
108) 衛生 - 朝鮮總督府 救療機關. 朝鮮總督府月報 1911. 1(5), 53-54쪽.
109) 朝鮮總督府醫院 二十年史. 朝鮮總督府醫院, 1928, 50쪽.
110) 일본어가 교육 용어로 채택됨에 따라 학생 중 열등한 자는 자연 퇴학하고 우등한 자는 더욱 생각이 굳어져 이에 자연도태가 행해졌다. 朝鮮總督府醫院 第一回 年報(1911年), 183-4쪽.
111) 佐藤剛藏: 朝鮮醫育史. 茨木, 佐藤先生喜壽祝賀會. 1956, 50쪽.
112) 朝鮮總督府醫院 第二回 年報(1912-1913年), 202쪽.
113) 이때 의학교 직원 중 청소인 두 사람만 부속의학강습소의 직원으로 유임되었다고 한다. 佐藤剛藏: 朝鮮醫育史. 茨木, 佐藤先生喜壽祝賀會, 1956, 27, 45쪽.
114) 박윤재: 한국 현대의학 관련자료 소개 5. 京城醫學專門學校 一覽. 연세의사학 2: 373, 1998.
115) 佐藤剛藏: 朝鮮醫育史. 茨木, 佐藤先生喜壽祝賀會, 1956, 20쪽.
116) 佐藤剛藏: 朝鮮醫育史. 茨木, 佐藤先生喜壽祝賀會, 1956, 51쪽.
117) 醫學校 好成果. 每日新報 제1510호, 1910년 10월 29일자.
118) 佐藤剛藏: 朝鮮醫育史. 茨木, 佐藤先生喜壽祝賀會. 1956, 27, 66쪽.
119) 朝鮮總督府 告示第六十三號. 朝鮮總督府官報 1914년 3월 7일자.
120) 醫師規則. 朝鮮總督府官報 1913년 1월 15일자.
121) 醫學校의 指定. 每日申報 1914년 3월 10일자. 2면.
122) 朝鮮總督府施政年報(1914年), 241쪽.
123) 朝鮮總督府醫院 第二回 年報(大正 元年, 大正 二年), 朝鮮總督府, 京城, 1915, 2쪽.
124) 朝鮮總督府醫院 第二回 年報(大正 元年, 大正 二年), 朝鮮總督府, 京城, 1915, 2쪽.
125) 朝鮮總督府醫院 第二回 年報(大正 元年, 大正 二年), 朝鮮總督府, 京城, 1915, 2쪽.
126) 朝鮮總督府醫院 第二回 年報(大正 元年, 大正 二年), 朝鮮總督府, 京城, 1915, 39쪽.
127) 朝鮮總督府醫院 第二回 年報(大正 元年, 大正 二年), 朝鮮總督府, 京城, 1915, 2쪽.
128) 佐藤剛藏: 朝鮮醫育史. 茨木, 佐藤先生喜壽祝賀會, 1956, 65-6쪽.; 醫學校 創立協議. 每日申報 1914년 12월 19일자 2면.; 醫學專門校委員會. 每日申報 1914년 12월 20일자 2면.
129) 專門委員主査. 每日申報 1914년 12월 25일 2면.
130) 佐藤剛藏: 朝鮮醫育史. 茨木, 佐藤先生喜壽祝賀會, 1956, 52쪽.
131) 佐藤剛藏: 朝鮮醫育史. 茨木, 佐藤先生喜壽祝賀會, 1956, 52-3쪽.
132) 專門學校問題. 每日申報 1915년 2월 11일자 2면.; 朝鮮醫專狀況. 每日申報 1915년 5월 25일자 2면.
133) 朝鮮總督府醫院 二十年史. 朝鮮總督府醫院, 1928, 67쪽.
134) 朝鮮總督府專門學校官制 改正. 日本 國立公文書館 문서번호 2A-11-類1229.

135) 朝鮮總督府醫院二十年史. 朝鮮總督府醫院, 1928, 52-3쪽. 이 규정은 1922년 폐지되었다.
136) 朝鮮總督府施政年報(1915年), 96쪽
137) 佐藤剛藏: 朝鮮醫育史. 茨木, 佐藤先生喜壽祝賀會, 1956, 52-3쪽.
138) 朝鮮總督府醫院 二十年史. 朝鮮總督府醫院, 1928, 53쪽.
139) 專門學校設置ニ付學校長及教官ニ對スル訓示要領. 總督訓示集 第二輯. 朝鮮總督府, 1916, 142-3쪽.
140) 京城醫學專門學校規程. 朝鮮總督府官報 1916년 4월 1일자.
141) 學校歷訪(二). 每日申報 1917년 2월 8일자 2면.
142) 京城醫學專門學校ノ教授上注意ヲ要スル事項. 朝鮮總督府官報 1916년 4월 1일자.

제 VI 장
연희전문학교

1. 언더우드와 제중원-세브란스
2. 경신학교 대학부 - 연희전문학교의 설립

1. 언더우드와 제중원-세브란스

한국에서 선교 활동을 벌인 많은 교파들은 선교의 수단으로 의료와 교육을 채택하였는데, 이를 통해 현지인들과 쉽게 접촉할 수 있을 뿐더러 외래 종교에 대한 반감(反感)을 희석시킬 수 있었기 때문이었다. 미국 북장로회의 경우 의료 활동과 관련하여 알렌, 헤론 및 에비슨 등이 대표적인 선교사들이었다면, 교육 활동에 관해서는 언더우드가 대표적인 선교사였다고 할 수 있다. 언더우드는 제중원을 근거로 활발한 선교활동을 벌였으며, 각처에 수많은 교회를 설립하였고 동시에 각종 교육기관을 세우거나 이에 관여하였다. 본격적인 선교 활동을 할 수 없었던 언더우드에게 제중원은 조선 사정을 이해하고, 어의 알렌, 헤론 등을 통해 많은 정보를 얻음과 동시에 선교 계획을 세우는데 큰 도움이 되었다.

언더우드(Horace G. Underwood, 元杜尤, 1859-1916)[1]는 1859년 7월 19일 영국 런던에서 아버지 존(John Underwood)과 어머니 엘리자베스(Elizabeth Grant Marie) 사이의 6남매 중 넷째로 태어났다. 언더우드는 네 살이었을 때 인도에서 온 어떤 사람의 설교를 듣고 선교사가 되기로 결심했다. 언더우드는 10세 때 잠시 프랑스에서 교육을 받았으나 사업에 실패한 부친을 따라 1872년 미국으로 이주하였다. 미국 뉴저지 주의 저지에 있는 해스부르크학원(Hasbrouck Institute)과 개인 교습을 통해 서양 고전을 익힌 후 1877년 9월 뉴욕대학(New York University)에 입학하여 1881년 6월 졸업하였다. 이어 9월에 뉴브런즈윅(New Brunswick)에 있는 화란개혁신학교(Dutch Reformed Theology Seminary)에 입학하여 1884년 봄 졸업한 후 11월 목사 안수를 받았다. 처음에는 인도에 가서 질병으로 고통 받는 사람들에게 도움을 주기 위해 1년 동안 의학을 배우기도 했다. 그러나 조선에 선교사가 필요함에도 지원자가 없는 사실을 알고 인도 행을 포기하고 자신이 직접 조선에 가기로 결심하였다. 그리하여 1884년 7월 28일 미국 북장로회의 선교사로 임명받았고, 12월 16일 샌프란시스코를 떠나 1885년 1월 25일 일본에 도착했으며, 배를 기다리는 동안 이수정(李樹廷)을 만나 조선어를 배웠고 4월 5일 제물포에 도착하였다.

한국에 도착한 1주일이 채 되지 않아 제중원이 세워졌고, 약 2달 동안 간단한 의료 업무를 맡아 알렌에게 큰 도움을 주었다.[2] 그리고 1886년 3월 29일 제중원의학당이 설치되자 조선말을 비교적 유창하게 구사했던 언더우드는 신학교 재학 시절에 선교 목적으로 의학 공부를 일년 정도 했고, 대학 재학 시절에는 이과(理科) 방면의 공부도 한 경험이 있어 큰 도움이 되었고 일종의 예과 과정인 물리와 화학을 가르쳤다.

학생들을 가르치면서 언더우드는 직접적인 선교를 위해 적극적인 활동을 벌였다. 그 중의 하나가 병원에서 환자를 간호한 것이었는데 이는 조선인들과 친해질 수 있는 기회를 제공하기도 했다. 그는 간호하는데 특별한 재능을 타고 난 사람처럼 보여 그가 돌보았던 환자들은 모두 그를 침대 곁에 두고 싶어 했다.[3] 어떤 이들은 반쯤 정신 착란 상태여서 그런지 당황스럽게도 다른 간호원이 있는 자리에서 둘을 비교하기도 했다.

언더우드는 1886년 5월 11일 자기 집 옆에 조선 최초의 고아원을 세워 학생들을 가르쳤는데 예수교학당 혹은 구제학당으로 불리다가 후에 경신(儆新)중·고등학교로 발전하였다. 이 해 7월 11일 노춘경(盧春京)에서 조선의 첫 세례(洗禮)를 베풀었다. 1887년 가을 의주와 장연 부근 등지를 순회하는 제1차 내지(內地) 전도여행을 시도했다.

언더우드는 알렌이 주미 한국사절단의 참찬관으로 미국으로 떠난 후 헤론과 함께 1888년 9월 8일 조선정부에 대해 학교 설립을 허가해줄 것을 요청하였다. 조선정부는 몇 번 답변을 회피하다가 1889년 9월 18일에서야 허가하지 않는다는 답변을 보냈는데, 그 이유로 조선정부는 유사한 교육을 하는 기관을 이미 설치했기 때문이라고 답변하였다. 이 교육 기관은 영어 교육 기관이었을 가능성이 높다. 하여튼 언더우드의 직책은 1889년 여름까지 제중원 교사(濟衆院 敎師)였다.

한편 1886년 7월 제중원 부녀과가 신설되고 엘러즈가 책임을 맡았다. 엘러즈는 여성들만을 위한 진료를 시작함과 동시에 민비의 시의(侍醫)로서 궁중 귀부인들을 치료하였고 그들의 신임을 받았다. 그러나 엘러즈는 1887년 벙커 선교사와 결혼한 후 제중원을 떠났고, 후임자 호튼(Lillias S. Horton, 1851-1921)이 1888년 3월 27일 조선에 내한하여 제중원 부녀과를 맡았다. 언더우드는 1889년 3월 14일 8살 연상의 제중원 여의사 호튼과 결혼하였다. 1890년 첫 애를 낳고 부인의 건강이 나빠지자 1891년 3월 가족을 데리고 미국으로 돌아가 체류하였다.

1892년 미국에 있던 언더우드는 토론토의과대학의 교수로 있던 에비슨의 초청을 받아 조선에서의 선교에 대해 강연을 할 기회를 가졌다. 이 초청이 언더우드와 에비슨 사이의 평생 인연을 맺어 주었다.

1892년 조선으로 돌아 온 언더우드는 그의 형 프레데릭(Frederick Underwood)을 기념하여 충정로 산등성이에 프레데릭 언더우드 피난처(the Frederick Underwood Shelter)를 열고 길가에 버려진 불쌍한 환자들을 위한 진료 활동을 벌였다.[4] 외국인들이 버려진 조선인 환자들을 돌본다는 소식을 전해들은 조선정부는 병자들을 문밖에 내버리는 관습을 금지시켰다. 또한 언더우드는 전도, 교육 및 문서사업에 전력투구했다. 1897년에는 주간인 그리스도 신문을 창간하였고, 9월 새문안교회를 창설했으며, 1900년에는 기독교 청년회를 조직하였다.

언더우드의 부인 호튼은 1851년 미국 뉴욕 주의 알바니(Albany)에서 출생하였으며, 31세에 뒤늦게 의료선교사를 목표로 시카고여자의과대학(Woman's Medical College of Chicago)에 입학하여 의사가 되었다. 메리 톰슨 병원에서 수련을 받던 중 선교부의 요청을 받아들여, 37세가 되던 1888년 3월 27일 조선에 들어와 엘러즈의 후임으로 제중원의 부녀과를 맡았다. 호튼은 민비가 살해당한 1895년 10월까지 시의(侍醫)를 맡았으며, 주한 청국공사(駐韓 淸國公使) 위안스카이(袁世凱)의 부인을 치료하기도 하였다.[5]

호튼은 1889년 초가을 언더우드와 약혼하고, 1889년 3월 14일 결혼하였다. 1890년 9월 아들을 낳고 건강이 악화되어 10월 중국의 제푸(芝罘)로 요양을 갔다 11월에 돌아왔지만, 건강이 극도로 악화되어 1891년 3월 미국으로 안식년을 떠났다. 이러는 동안에도 자신의 집으로 하루에 3-4명의 환자가 찾아 왔고 왕진 요청도 있어 건강이 회복되는 대로 진료소를 열고 싶어 했다.[6]

1892년 2월 다시 한국으로 돌아 온 호튼은 6월 프레드릭 언더우드 피난처로부터 멀지 않은 모화관(慕華館) 근처의 작은 땅을 싼값으로 구입하여 진료소를 세웠다. 이 진료소는 뉴욕의 휴 오닐(Hugh O'Niel) 부인이 죽은 자신의 외아들을 기리기 위해 기부한 돈으로 세웠기 때문에 '휴 오닐 2세 기념진료소(The Hugh O'Niel Jr. Memorial Dispensary)'라 명명하였고 부녀자 및 아동 환자를 진료했다.[7]

1898년 10월 중순부터 1899년 3월 1일까지 호튼은 일주일에 5일씩 진료소에서 환자를 보았다.[8] 그러나 2월에는 몸이 너무 아파 거의 환자를 보지 못했다. 1900-1년[9]에 호튼은 몸이 자주 불편해서 진료소를 일주일에 한 번 밖에 열지 못했지만 환자가 계속 늘어 약 500명을 진료했다. 1901년에는 안식년을 가졌으며, 1903년 재한 선교부 총회에서 그녀는 자신의 집 및 진료소에서 진료하도록 임무를 부여받았다.[10] 그녀는 일주일에 세 번 진료소에서 일했는데 건강이 좋지 않아 진료가 중단되곤 했고 추운 겨울에는 편도선이 부어 거의 진료를 하지 못했기 때문에 진료를 거의 포기하고 싶을 정도였다. 그렇지만 불쌍한 여자와 아이들을 보면서 건강이 곧 회복되기를 원하고 있었다. 호튼은 1904년부터는 휠드와 함께 의료 활동보다는 여성 전도 사업에 주력했고 세브란스 병원이 세워지면서 휴 진료소의 활동을 중단한 것으로 보인다.

언더우드는 1900년 세브란스가 병원을 짓기 위해 기부한 1만 달러를 두고 에비슨 및 서울 지역의 선교사들과 평양의 선교사들 사이에 갈등이 빚어졌을 때 서울 주재 선교사의 일원으로 에비슨을 적극 지원하여 결국 뜻을 이루게 했다.

2. 경신학교 대학부 - 연희전문학교의 설립[11]

1) 경신학교 대학부의 설립

1906년 언더우드는 서울에 고등교육기관을 설립해야 되겠다는 계획을 세웠다. 그런데 이 계획은 언더우드 뿐 만 아니라 서울에 주재하는 모든 선교사들이 공감하는 사업이었다. 미국 선교본부도 1906년경에 이미 서울지방 선교회에 대학 설립을 준비하도록 허락한 바 있었고, 1908년에는 평양과 서울에 각각 대학을 세울 방침이라는 언명까지 하였다.

그리하여 언더우드는 서울에 대학을 설립할 목적으로「한국교육기금」이라는 명목으로 재단을 구성하는데 노력하였다. 그러나 동료 선교사들 중에는 언더우드의 계획에 찬성하지 않는 사람들이 많았고, 이런 영향으로 1909년 선교본부는 대학 설립비로 청구한 1만 달러를 거부하였고, 1910년에는 서울에 대학을 설립하는 것을 보류하기로 결정을 내렸다. 이 결정에 언더우드와 서울의 선교사들은 몹시 실망했다. 그들은 서울에 대학을 건립하는 것이 선교 사업의 발전 뿐 아니라 한국인에게도 유익하다고 생각했던 것이다. 그러나 선교본부는 한국에 대학을 하나 세우되 다른 선교회와 연합으로 하는 것이 바람직하며, 그 규모와 위치도 합의로 하는 것이 좋겠다고 결정하였다. 결국 위치 문제는 미국에 있는 교육합동위원회(Joint Committee on Education in America)에서 결정키로 하였고, 서울로 위치가 결정되었다. 그러나 한국의 북장로회 선교사의 대부분, 호주 장로회, 남장로회의 선교사들은 1906년 평양의 숭실학당에 감리회와 연합으로 이미 대학부를 설치하였으므로 이를 승인해야 한다고 주장하였다. 서울과 다른 지방, 특히 평양 선교사들 사이에 대학 문제를 두고 생긴 견해 차이는 타협 조정될 가능성이 희박하였다. 너무 많은 사람들이 완강하게 반대하자 언더우드는 혹시 자신의 주견이 그릇된 것이 아닌가 하여 편견이 없는 제3자의 의견을 듣기도 하였으나, 자신의 주장이 그릇되지 않았음을 더욱 확신하였다. 이때 언더우드의 편에 서서 그를 강력하게 후원해 주었던 사람은 다름 아닌 바로 에비슨이었다.

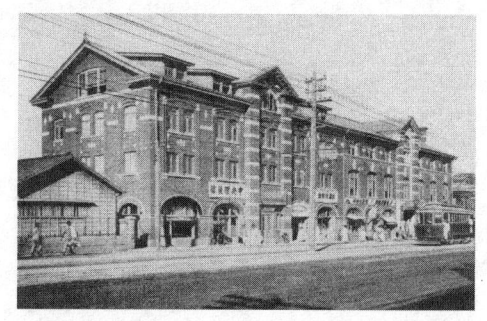

그림 6-1 경신학교 대학부가 처음 개교했던 종로의 YMCA 건물. 동은의학박물관 소장.

한편 나라를 빼앗긴 다음 해인 1911년 일제는 「조선교육령」을 발표하였으나, 그 속에는 대학교육에 관한 사항이 포함되어 있지 않았다. 1912년 봄 언더우드는 몇 달 동안의 휴가를 얻어 도미했고 대학 건립을 위해 여러 친구들과 논의하면서 방안을 모색했는데, 선교부와 별도로 건립하면 자금을 기부할 사람도 있고 운영도 별 문제가 없다는 결론을 내렸다. 그러나 자신이 선교사직을 떠나지 않는 한 자신과 의견이 다르다고 다른 동료 선교사들을 마냥 등질 수는 없었다. 언더우드는 오히려 여러 선교부가 협조하여 운영에 참여하는 것이 좋을 것이라는 신념을 갖게 되었다. 그는 이 여행에서 형님으로부터 대학 설립을 위해 52,000 달러의 기부금을 받아 가지고 한국으로 돌아왔다.

자연스럽게 1912년에는 서울에 대학을 설립하는 문제가 본격적으로 논의되었고, 1913년에 투표를 실시하였다. 그러나 투표 결과는 언더우드를 크게 실망시켰다. 북장로회 선교사 100명 중 37명만이 서울에 대학을 설치하는 것을 찬성하였을 뿐, 2/3 정도 되는 나머지 선교사들은 평양에 대학을 설치하는 것에 찬성하였던 것이다. 더구나 한국에 있는 여러 선교회의 선교사들의 투표에서는 남, 북감리회가 27:3으로 서울에 찬성했고, 캐나다 장로교 선교부는 반반씩 양분되었으며, 남, 북장로회 및 호주장로회에서는 57:7로 평양을 압도적으로 선호하였다. 각 선교부의 활동지역 안에 있는 교세를 살펴보면, 교회 수로는 62.4:37.6, 그리고 교인수로도 67.4:32.6으로 평양 선호가 역시 압도적이었다. 이러한 결과는 서울에 대학을 설치하고자 하는 결의가

장로회보다 감리회에서 훨씬 우세함을 의미하며, 서울에 대학을 설치하고자 하는 장로회 선교부의 선교사들은 소수였던 것이다.

 언더우드는 심각한 정신적 고통과 육체적 타격을 받았고, 1913년 말에 들어 서서히 몸이 허약해지기 시작했다. 그렇지만 그는 미국의 선교본부와 서울 주재 장로회 선교사들, 그리고 남, 북감리회와 캐나다장로회 선교부와 합동으로 서울에 '조선기독교대학(Chosen Christian College)을 설립하기로 하고, 마침내 1915년 3월 5일 서울 종로 중앙기독교 청년회관(YMCA)을 빌려 경신학교 대학부(儆新學校 大學部)를 개교하였다(그림 6-1). 개교 당시 학생수는 60명으로 문과, 상과 및 수물과의 3과이었으며, 교직원은 18명이었고 4월 초에 강의를 시작하였다. 설립자인 언더우드는 초대 교장으로, 에비슨이 부교장으로, 그리고 베커가 학감으로 취임하였다. 그러나 건강이 악화되어 의사의 권고로 건강을 회복하기 위해 1916년 4월 미국으로 돌아갔다. 병중의 언더우드는 계속 대학 발전을 위해 활동했는데, 로스앤젤레스에 거주하는 스팀슨(Charles M. Steamson)으로부터 학교 교사 건축비로 25,000달러의 기부금을 받았다. 언더우드는 1916년 10월 12일 57세의 나이로 애틀랜틱 시에서 사망하였다. 그는 별세하기 전 수 주일 동안 그의 형 존 언더우드(John T. Underwood)와 함께 한국에서의 사업과 연희전문학교에 대하여 많은 이야기를 나누었는데, 이것이 계기가 되어 형이 연희전문학교에 대해 많은 기부를 하게 되었다. 1916년에는 약 70명의 학생이 입학했는데, 언더우드가 사망하자 10월 부교장 에비슨이 교장으로 취임하였고, 1917년 4월 교수 빌링스(B. W. Billings)가 부교장으로 취임하게 되었다.

 한편 언더우드의 부인 호튼은 1921년 10월 29일 서울에서 사망하여 양화진 외국인 묘지에 묻혔다.

2) 사립 연희전문학교의 설립 인가

 당초 언더우드는 정규대학의 설립을 목표로 하였다. 그러나 일제는 한국에 대학령이 없다는 이유로 허가하지 않았고, 사실 조선에 대학을 인정하지 않는 것은 조선총독부가 식민지 조선에 취한 정책의 하나이기도 했다.

 언더우드가 경신학교 대학부를 개설할 즈음인 1915년 3월 일제는「전문학교 규

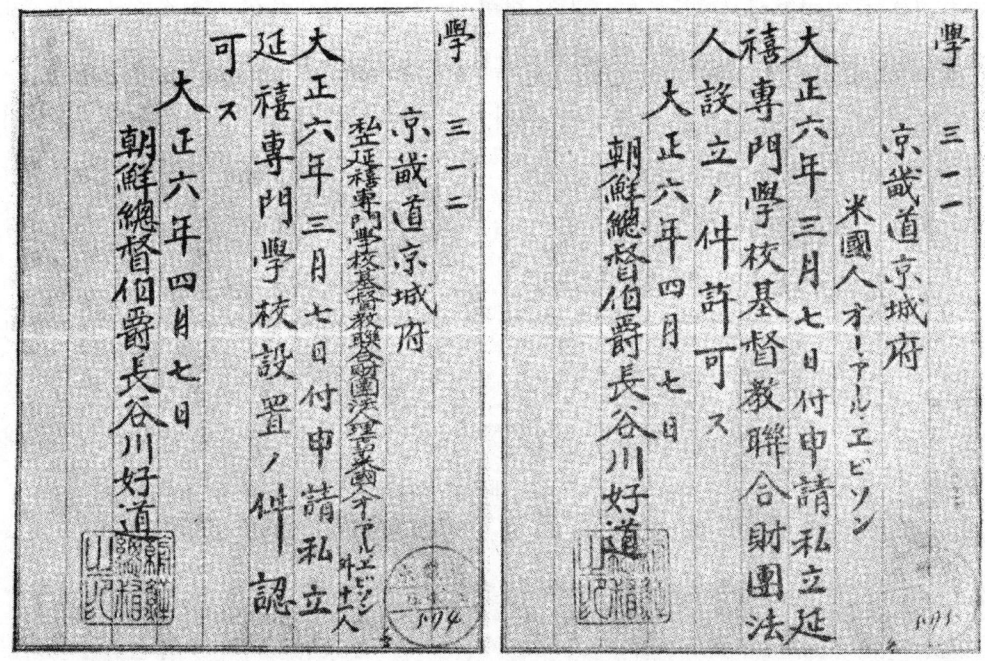

그림 6-2 연희전문학교의 재단 설립 및 학교 설치 허가증. 릴리어스 H. 언더우드 지음, 이만열 옮김: 언더우드-한국에 온 첫 선교사. 기독교문화사, 2판, 1993.

칙」과 「개정 사립학교 규칙」을 공포하여 사립학교에 대한 감독을 한층 강화하였다. 특히 「개정 사립학교 규칙」의 주요 내용을 살펴보면 사립학교는 오로지 조선총독부의 인가를 통해서만 설치 할 수 있으며, 설치인가 사항의 변경, 사립전문학교의 설치, 교과과정, 교과용 도서, 그리고 교원의 자격에 있어서도 조선총독부의 인가를 받도록 하였다.

더구나 전문교육을 하려는 사립학교는 기초가 튼튼하고 상당한 설비와 교원을 가져야 하며, 이를 위해 1915년 4월 1일을 기준으로 먼저 학교를 유지할 만한 재산을 가진 재단법인을 조직하도록 하였다. 학교의 내실화를 위해 재단이 재산을 갖고 있어야 한다고 규정한 것은 긍정적인 측면이 없지 않았으나, 현실적으로 당시 우리나라에서 튼튼한 재단을 갖추고 사립 전문학교를 할 만한 학교는 많지 않았다. 설령 조건을 구비해도 조선총독부가 재단의 설립 허가를 거부할 수 있다는데 문제가 있었다.

언더우드가 사망 한 후 새로 교장을 맡은 에비슨은 결국 재단을 설립하는 수밖에 없다고 판단하였다. 재단 설립을 위해서는 재정문제, 재단법인 확보문제 등 어려움이 많았으나, 미국 북장로회, 남북감리회, 캐나다 선교부 연합위원회는 합작으로 전문학교를 유지 경영할 연합재단을 설립키로 하고 1917년 3월 조선은행에 학교 자금으로 48,019원 83전을 예치함으로써 이 해 4월 7일에 「사립 연희전문학교 기독교연합재단 법인」과 「사립 연희전문학교」의 설립을 인가받았다(그림 6-2). 이때부터 경신학교 대학부는 「사립 연희전문학교」라는 이름을 쓰기 시작했다.

재단설립 당시 본 법인의 재산은 다음의 3종이었다.
1. 미합중국 북장교회 외국전교국에서 지출한 금화 10만 4천원
2. 미합중국 북감리회 외국전교국에서 지출한 금화 10만 4천원
3. 미합중국 북장로회와 북감리회의 외국전교국에서 매년 보조금 각 4천 원씩과 남감리회 외국전교국에서 매년 보조금 1천원

법인의 이사는 전원 일본 영역 내에 거주하는 자로 하고 또한 기독교 성서를 신봉하는 자로 하였다.

1. 임기(인가 후 1개년간)
   블레어   미국 북장로회   빌링스   미국 북감리회
   윤치호   제국신민   로즈   미국 북장로회
2. 임기(인가 후 2개년간)
   셔록스   미국 북장로회   베커   미국 북감리회
   에취 우에루츠스 미국 북감리회   신흥우   제국신민
   영   캐나다 장로회
3. 임기(인가 후 3개년간)
   노블   미국 북감리회   게일   미국 북장로회
   와타나베(渡邊暢) 제국신민   坂出鳴海   제국신민
4. 학교장으로서의 이사
   에비슨   미국 북장로회

정관에는 기독교적 원리에 의한 전문학교의 설치 운영, 그리고 교직원은 모두 신앙교리를 믿는 자라야 한다고 분명하게 규정하였다. 전문학교 개교 당시 학과로는

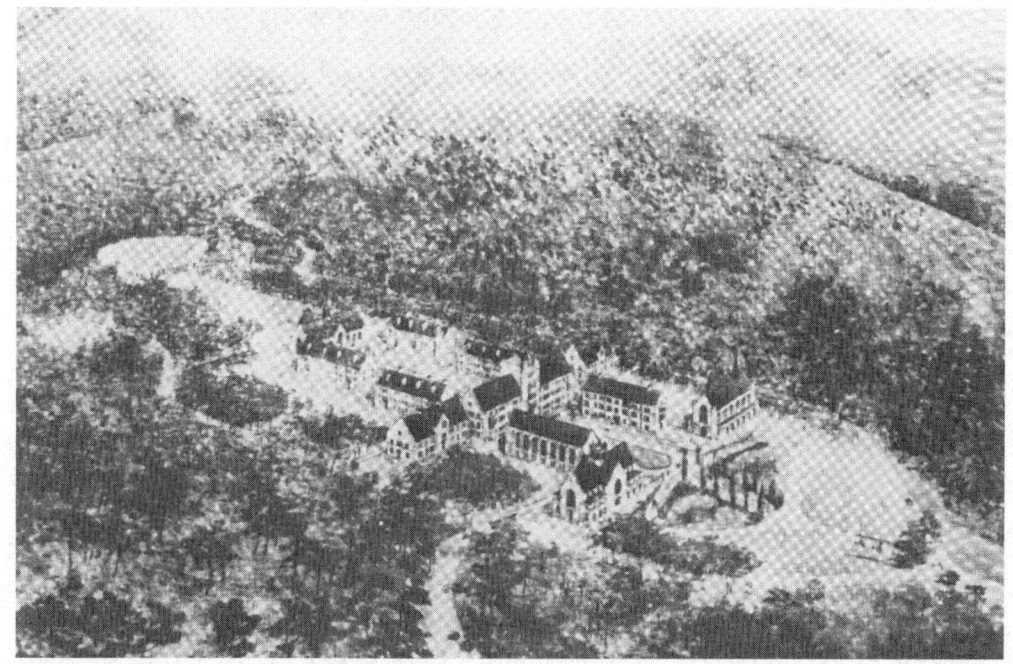

그림 6-3 설립 당시 연희전문학교의 계획도. 언더우드가 사망한 후 교장에 취임한 에비슨은 고양군 연희면에 대지를 구입하고 현재의 연세대학교의 토대를 마련했다.

문과, 상과, 농과, 신과, 수학 및 물리학과, 응용화학과 등 6개학과였고, 학생은 89명이었다. 따라서 명칭은 전문학교이었지만, 그 조직 구성과 과목만은 대학의 체제로 이루어졌다.

연희의 창립은 기독교 정신을 토대로 심오한 학문을 연구하며 고도의 기술을 연마해 국가와 민족의 지도적 인물을 양성하며, 더 나아가 세계 인류의 평화와 행복을 위하여 공헌할 수 있는 인재를 길러 내려는데 있었다. 만일 종교적 인물만을 양성하려 했다면 신학교를 세우는 것으로 충분했을 것이지만, 처음부터 대학교를 설립하려고 했던 것은 교회 뿐 아니라 전 민족을 살려 구원하기에 필요한 인물을 양성하기 위한 것이었다. 따라서 연희의 교육은 설립 당초부터 교육의 목적과 방침을, 민족과 교회에 봉사할 수 있는 지도자 양성에 치중하였던 것이다.

연희전문학교의 초대 교장으로 발전의 초석을 쌓았던 에비슨은 이러한 정신에 따라 유억겸, 백낙준, 이춘호, 이원철, 정인보, 이순탁, 백남운, 최현배, 이관용, 그리고 조병옥 등 당시 최고의 교육을 받은 한국인 교육자들을 연희전문학교에 초빙하였고,

그들이 해방 후 우리나라의 발전에 크기 기여하게 되었던 것이다.

3) 학교 부지의 확보 및 교사 건립

에비슨은 언더우드의 형 존이 기부한 기금으로 1917년 9월 당시 경기도 고양군 연희면에 송림이 울창한 토지 29만 320평을 교지로 매입하였다. 학교 기지 선정과 그 구입 수속에 1년 이상이 걸렸으며, 이후 해마다 약간씩의 토지를 매입하여 교지를 확장하였다(그림 6-3). 이곳이 오늘날의 행정구역으로 서울특별시 서대문구 신촌동 134번지이다.

교지 매입 후 교사의 건립이 시급했었던 만큼 1917년 가을 현재의 수영장과 야구장 사이에 2층의 임시 목재 가교사인 치원관(致遠館, 한국전쟁 때 없어짐)을 짓기 시작하였고 1918년 이른 봄에 완성되자 4월 신학기에 종로 청년회관에서 이곳으로 옮겨왔다. 건축비 5,000달러도 존 언더우드가 기증하였다.

제대로 된 교사는 언더우드의 사망 약 2개월 전 미국 로스앤젤레스에 거주하던 스팀슨이 희사한 25,000달러로 건축하였는데, 1919년 봄 미망인 언더우드 부인에 의해 석조교사 스팀슨 홀의 초석이 놓여졌고, 1920년 9월부터 사용하게 되었다. 동시에 가교사는 최초의 계획대로 기숙사로 개조했다. 이후 존 언더우드의 기부로 제1차 계획의 중심 건물을 건축했는데, 이것이 언더우드 홀(학관)이다. 또한 매사추세츠 주 피츠필드 시에 있는 제일감리교회에서 기부한 돈으로 셋째 건물인 이학관을 지었으며, 이것이 아펜젤러 홀이다.

이와 같이 연희전문학교가 발전하게 된 데에는 선각자의 혜안을 갖고 여러 난관을 극복하면서 추진했던 언더우드가 있었지만, 사후 교장을 맡았던 에비슨의 노력도 결코 간과해서는 안 될 것이다. 더구나 에비슨은 세브란스의학전문학교와 연희전문학교의 교장을 18년 동안이나 겸임하연서 양교를 한국인의 학문 요람으로 발전시켰고, 양교 교직원은 수시로 체육대회를 여는 등 교류가 많았다. 따라서 비록 1957년 연세라는 이름을 갖는 학교로 합동했지만, 제중원에서 전문학교 시절에 이르기까지 알렌 - 언더우드 - 에비슨이 서로 도우면서 합동의 토대를 다졌던 것이다.

[제7장 각주]

1) 언더우드에 관해서는 다음의 책들을 참조가 된다. H. G. 언더우드 著, 李光麟 譯: 韓國 改新敎受容史. 一潮閣, 서울, 1995.; 이만열 역: 언더우드. 한국에 온 첫 선교사. 2판, 기독교문사, 서울, 1993.
2) 1970년 12월 18일 서울역 앞의 구 세브란스 병원 건물을 철거할 때 정초석 밑에서 발견된 '세브란스 병원 정초식(1902년 11월 27일) 기념사'를 통해 알렌은 "이 해(1885년) 유월에 히론 의사가 나오시고 또 원두우 목사가 오셔서 조의사가 되시고 시크란튼 의사가 나오셔서 내가 병인들을 몽혼(마취를 의미)시킬 때가 되면 와서 도와주었더니 ······."라고 한 바 있다.
3) L. H. 언더우드지음, 이만열 옮김: 언더우드 한국에 온 첫 선교사. 기독교문사, 서울, 제2판, 1993, 67쪽.; H. N. Allen 지음, 신복룡 역주: 朝鮮見聞記. 집문당, 서울, 1999, 184쪽.
4) C. C. Vinton: 1893년 개인보고서.; H. G. Underwood: Our Mission in Korea, The Church at Home and Abroad 1894년 8월호, 124쪽.
5) 릴리어스 호튼 언더우드 저, 김철 역: 언더우드 부인의 조선 생활. 뿌리깊은 나무, 1984, 20쪽.
6) The Fifty-fourth Annual Report of the Board of Foreign Missions of the Presbyterian Church in the United States of America. Mission House, New York, 1891년, 136쪽.
7) 병원 건물은 벽돌로 지어졌고 유리 창문과 여닫이문이 있었으며, 개원식에 외무아문 독판과 미국 총영사 및 많은 외국인이 참석하여 축하해주었다. The Fifty-sixth Annual Report of the Board of Foreign Missions of the Presbyterian Church in the United States of America. Mission House, New York, 1893년, 145쪽.
8) The Sixty-second Annual Report of the Board of Foreign Missions of the Presbyterian Church in the United States of America. Mission House, New York, 1899년, 169쪽.
9) The Sixty-fourth Annual Report of the Board of Foreign Missions of the Presbyterian Church in the United States of America. Mission House, New York, 1901년, 216쪽.
10) Annual Report of Seoul Station Presented to the Korea Mission of the Presbyterian Church in the United States of America at its Annual Meeting, September, 1904 at Seoul. 서울, 1904.
11) 경신학교 대학부와 연희전문학교의 창립에 관해서는 다음의 글이 참고가 된다. 연세

창립 80주년기념 사업위원회: 연세대학교사. 연세대학교 출판부 서울, 1969.; 연세대학교 백년사 편찬위원회: 연세대학교 백년사. 1. 연세통사(상). 연세대학교 출판부, 서울, 1985.; 이광린: 초대 언더우드 선교사의 생애. 연세대학교 출판부, 서울, 1991.

제 VII 장
세브란스연합의학전문학교

1. 전문학교 인가
2. 교칙 및 교직원
3. 교과 과정 및 각 교실

1. 전문학교 인가

　연희전문학교의 설립에서 본 바와 같았던 어려움은 세브란스에서도 마찬가지였다. 다만 세브란스는 이미 졸업생을 배출하였고, 1913년부터는 여러 교파가 연합하기로 하여 새 교사의 신축과 함께 교명도 세브란스연합의학교로 바꾼 터였기에 연희전문학교 보다는 수월했다고 할 수 있다. 세브란스가 전문학교로 승격하는 데에는 재정, 강의 중 사용하는 언어 혹은 용어, 그리고 교수진용이 큰 문제였다.

　세브란스연합의학교는 1916년 4월 25일 재단법인의 제1회 이사회를 개최하여 에비슨을 이사장으로, 반버스커크를 부이사장으로 하는 이사회를 구성하였다. 1917년 3월에 재단법인을 설립하였고 5월 14일 조선 총독 하세가와(長谷川好道)에 의해 재단법인과 전문학교로서의 학교 설립이 허가되면서 교명을 사립 세브란스연합의학전문학교(Severance Union Medical College)로 개칭하였다.[1]

　세브란스는 조직이나 하는 일이 모두 기독교적이어야 한다고 표방하였으며, 관리위원회의 모든 일원처럼, 어떤 등급의 선생이든지 간에 적극적인 기독교인이어야 한다고 규정하였다. 그러나 기독교인이 아닌 학생들의 입학은 허가하기로 하였다.

　허가 당시 재단법인의 규정은 다음과 같았다.[2]

사립 세브란스연합의학전문학교 기부행위 (재단법인)

　제1조　이 법인은 사립 세브란스연합의학전문학교의 조선연합재단법인이라 칭한다.
　제2조　이 법인의 목적은 기독교주의에 기초하여 세브란스연합의학전문학교 및 그 부속기관을 설립 유지하는 데 있다. 본교는 조선교육령에 따라 의학교육을

행한다.

제3조 법인의 사무소는 조선 경성부 남대문통 5정목 115번지에 둔다.

제4조 법인의 재산은 다음과 같다.
1. 200,000.00달러에 달하는 땅, 건물, 장비는 미국 북장로회의 선교단체에 의해 법인에 기부된 것이다. 건물은 병원 건물, 전문학교와 진료소, 그리고 간호사의 집과 기숙사로 이루어져 있다.
2. 지속적 운영을 위해 협력 단체가 매년 기부하는 금액의 내역은 다음과 같다.
북미합중국 북장로교회 외국 전도국으로부터 18,000.00 달러
북미합중국 북감리교회 외국 전도국으로부터 1,500.00 달러
북미합중국 남감리교회 외국 전도국으로부터 1,500.00 달러
캐나다 장로교회 외국 전도국으로부터 1,000.00 달러

제5조 이 법인은 이 기관에 주어진 땅, 건물, 그 외의 재산들을 받을 권리, 이 기부 행위와 일치해 위에 언급된 해외 협력단체들로부터 매년 제공되는 기부금 혹은 그 외의 단체나 개인으로부터 제공되는 기부금을 받을 권리를 갖는다.

제6조 이 법인의 이사는 일본 제국에 거주하는 자여야 한다. 이사, 주요 보직자, 교수진 및 강사들은 기독교 성서의 교리를 믿고 따르는 자여야 한다.

제7조 이사는 다음의 규칙에 따라 임명한다.
1. 이사의 해임
이전 항의 이사를 파면하는 데는 이사회원 총수의 2/3 이상의 동의를 요한다. 단 파면 대상 이사는 결의에 참가할 수 없다.
2. 매년 2,500.00달러 혹은 그에 상당하는 선교사 봉사 활동에 1명의 이사
3. 매년 5,000.00달러 혹은 그에 상당하는 선교사 봉사 활동에 2명의 이사
4. 매년 10,000.00달러의 기부금 혹은 그에 상당하는 선교사 봉사 활동에 3명의 이사
5. 10,000.00달러가 추가될 때마다 1명의 이사를 추가
6. 위에서 언급된 위원회의 구성원들에 덧붙여 이사회는 정규 의원의 3분의 1이 넘지 않는 범위 내에서 일본 기독교인들을 선임한다. 선임된 이사들은 정규 이사와 동등한 권리를 가진다.

선교사의 봉사 활동은 다음과 같이 환산한다.
기혼 선교사 1인 전 시간 연금금 - 4,000.00 달러
단독 선교사 1인 전 시간 연금금 - 2,000.00 달러
다른 교사는 봉급액에 따른다.
기부금은 한해 5%로 계산될 것이다.
어떠한 경우에도 한 개 단체에서 이사회의 과반수를 점하는 대표자를 선정

할 수 없다.

교장은 직권 상 이사직을 갖는다.

제8조 정규 이사의 임기는 교장을 제외하고는 3년이 될 것이나, 법인 설립 시점에서는 이 규칙이 적용되지 않고 3분의 1이 1년, 3분의 1이 2년, 3분의 1이 3년의 임기를 갖는다.

이사의 임기가 만료될 때 이사회는 후임자를 선정한다. 단 각 전도국(위원회)으로부터 선임된 자에 대해서는 그 이사 소속의 전도국(위원회)의 의견을 듣고 그 전도국(위원회)에 속하는 자 중에서 선임한다.

제9조 사망, 사임, 기타 사고로 인해 이사에 결원이 생길 때에는 제8조와 같은 수속으로 보결한다. 단 그 임기는 전임자의 임기로 한다.

제10조 제6조에 따라 적법하게 이사를 정한 이후에, 기부를 통해 이사가 되려는 사람이 있다면 이사의 수는 제8조를 따라야 하며 제9조에 따라 선정될 것이다.

제11조 법인의 매매, 이전 및 저당, 법인에 속한 부동산의 전부나 일부에 대한 소유권에 영향을 줄 수 있는 조치를 취할 경우 모든 이사의 3분의 2의 찬성이 있어야 한다. 이러한 조항은 금전으로 환산할 수 있는 동산의 경우에도 적용된다.

제12조 법인이 받은 기부금은 안정된 은행에 예금하거나 또는 안정된 유가증권으로 보관하여야 한다. 또 이로부터 생기는 이자는 은행의 규칙 또는 증권의 성질에 따라 지체 없이 원금에 편입해야 한다.

제13조 이사회는 이사장, 부이사장, 한 명 이상의 서기나 회계원을 포함한다(서기와 회계원은 이사회의 일원일 필요는 없다).

교장은 직권 상 이사회의 이사장이 된다.

이사장은 이사회 모임을 주재하며, 이사회를 대표한다.

부이사장은 이사회의 선정을 받아 회장 부재 시 그 대리를 하며, 또 기타 이사회에서 지정한 직무를 집행한다.

서기는 이사회의 선정을 받아 서무에 종사하여 이사회의의 기록 및 기타 기록을 정돈, 보관하며, 또 이사회에 제출할 보고서를 작성한다.

이사회에 의해 선출된 회계원은 기부금을 받고, 지불하는 경리를 맡는다. 그리고 재정 보고서를 준비해야 한다.

제14조 정기이사회는 적어도 매년 1회 개최해야 한다. 이사회 스스로 회의의 때와 장소를 정하지 않았을 때는 회장이 서기와 협의 후 정한다.

정규 회의가 열리는 시간과 장소는 회의가 시작되기 적어도 15일 전에 공고되어야 한다.

이사회의 정규회의는 정족수가 차야하며, 참석자의 다수결로 문제를 결정한다.

제15조 임시이사회는 이사 3명 이상의 청구로 열린다.
임시이사회를 개최할 때는 개회 5일 전에 회의의 때와 장소 또 의사 사항을 통지해야 한다. 임시이사회에서는 이사 2/3 출석으로 정수(定數)를 삼으며 그 과반수로 문제를 결의한다.

제16조 이사회의 권리 및 의무
1. 전문학교장, 교수, 조교수를 임면하는 것
2. 교사(minor teacher)와 함께 교장이 임명하는 교두와 사감을 제외한 모든 보직자의 임명 및 해임. 그러나 이들도 이사회의 3분의 2의 동의로 해임될 수도 있다.
3. 교수의 임명.
4. 예산 및 회계의 보고서 결정 및 모든 재정 상황 감독.
5. 연례 보고서의 준비 및 보관.
6. 여러 과 교수의 감독.
7. 이 규정에 의해 어떤 다른 단체에 특별히 위임되지 않은 기관의 모든 부서 감독.

제17조 조선 총독에 의해 이 기부행위가 승인되었을 때의 이사 및 교장은 다음과 같다.

1917-18	1917-19	1917-20
브루언(북장로회)	셔록스(북장로회)	아담스(북장로회)
화이트모어(북장로회)	다니엘(남장로회)	러들로(북장로회)
하디(남감리회)	맨스필드(캐나다 장로회)	리드(남감리회)
바버스커크(북감리회)	노튼(북감리회)	맥라렌(호주 장로회)
윌슨(남장로회)	허스트(북장로회)	그리어슨(캐나다 장로회)
현순(S. Hyun)	니와(丹羽淸次郎)	와타나베(度邊暢)
	윤치호	유성준

에비슨, 교장

제18조 이 법인은 특별이사회에서 이사 총수 3/4 이상의 동의를 얻어 해산할 수 있다.

제19조 만일 법인이 해체된다면 마지막 이사들은 적법한 관리자를 임명해야 한다. 그러한 임명은 제7조를 따른다.
1. 이사회는 본 법인의 취지와 같은 형태의 교육을 행할 개인 혹은 수 개의 단체에 재산을 양여(讓與)할 수 있다.
2. 위 조건에 해당하는 자가 없을 때는 이사회는 재산을 매각하거나 혹은 그 가격을 평가하여 재산을 최초 본 법인에 기부한 단체 혹은 개인 또는 그

계속자(繼續者)에 기부의 비율에 따라 배분한다.

제20조 본 기부행위는 제2조, 제6조, 제18조, 제19조, 제20조를 제외하고, 특별 이사회에서 이사 총수의 2/3 이상의 동의를 얻고 주관 관청의 허가를 받아 변경할 수 있다.

2. 교칙 및 교직원

1) 교칙

1917년 제정된 세브란스의학전문학교의 교칙(校則)은 다음과 같았다.[3]

제1장 총칙
제1조 본교는 조선교육령에 의해 의학에 관한 전문교육을 실시함을 목적으로 한다.
제2조 본교를 세브란스연합의학전문학교라 칭한다.
제3조 학교의 위치는 경성부 남대문 5정목 115번지이다.
제4조 학생 수는 80명으로 제한한다.

제2장 교육과정, 학점 및 주당 시간 수
제5조 전체 교육 과정은 4년이다.
제6조 교과목, 학점 및 주당 시간 수는 교과 과정에 제시될 것이다.
제7조 정규 수업 시간은 오전 8시 45분에서 오후 5시까지로 한다.
제3장 학년, 학기, 휴일 및 방학
제8조 한 학년은 4월 1일에 시작해 다음 해 3월 31일까지로 한다.
제9조 한 학년은 세 학기로 나눈다.
　　　제1학기: 4월 1일부터 6월30일까지
　　　제2학기: 6월 1일부터 12월 31일까지
　　　제3학기: 1월 1일부터 3월 31일까지
제10조 방학과 휴일은 다음과 같다:
　　　방학 - 여름방학은 7월 1일부터 9월 10일까지
　　　　　　겨울방학은 12월 24일부터 1월 4일까지

봄방학은 3월 26일부터 3월 31일까지
국경일

제4장 입학, 퇴학, 징계

제11조 학생은 학년이 시작한 후 30일 안에 입학을 해야 하지만 예외적인 경우에 한해 특별 시험을 본 후 어느 때라도 입학할 수 있다.

제12조 정규 과정에 입학하기 위한 자격은 다음과 같다:
1. 좋은 성품
2. 20살 이상
3. 의학 공부를 하기에 정신적, 육체적으로 적합하다는 의사의 진단서 제출
4. 고등보통학교(Standard Higher Common School)를 졸업하거나 동등한 학력의 소유자

제13조 모든 지원자는 졸업 증서(또는 수행한 학업의 질이나 양에 대한 학교 측의 공식 문서)를 제출하여야 한다. 전문학교 측은 지원자 수가 정원을 넘을 경우 위의 과정에서 요구되는 어떤 과목을 모든 지원자에게 평가할 수 있는 권리를 갖는다.

제14조 지원자는 개인 약력, 보증인의 증명서와 함께 스스로 서명한 지원서를 제출해야 한다.

제15조 지원서와 다른 증명서들은 3월 25일 이전에 전문학교 사무실로 보내야 하며, 이때 입학 전형비로 1원을 지불해야 한다. 전형료는 입학에 실패하더라도 돌려받지 못한다.

제16조 보증인은 가까운 친척이거나 전문학교에서 인정할 만한 사람이어야 한다.

제17조 자퇴하고자 하는 학생은 교장에게 보내는 요청서 안에 그 이유를 밝혀야 한다.

제18조 교장은 다음의 기준에 해당하는 학생을 퇴학시킬 수 있다.
1. 상습적으로 매우 나쁜 행동을 하며 선도가 불가능한 학생
2. 상습적으로 교칙이나 지시를 어기며 선도가 불가능한 학생
3. 학력이 열등하여 성업(成業)의 가능성이 없다고 생각되는 자
4. 정당한 사유 없이 한달 이상 결석을 하거나 불규칙적으로 출석하는 학생

제19조 부적절한 행동을 하는 학생에게는 그에 대한 징계를 준다. 징계는 견책, 정학 및 퇴학일 수 있다.

제5장 진급과 졸업

제20조 진급과 졸업은 매일의 출석과 시험 결과를 합해 결정한다.

제21조 시험에는 기말, 연말, 졸업 시험이 있다.
    기말 시험은 일학기와 이학기 말에 치른다. 연말 시험은 학년말에 치른다. 졸업 시험은 4학년 연말 시험인데 전체 학습 내용과 실제 임상에서의 진단과 치료에 필요한 실기 내용을 모두 포함한다.
제22조 학생의 진급과 졸업을 위해 다음의 기준을 검토한다.
    모든 과목에서 최소 60% 이상의 점수를 획득해야 하며, 평균 70% 이상의 점수를 획득해야 진급이 가능하며, 4년간 70% 이상이어야 졸업이 가능하다. 그러나 평균 70% 이상인 학생이 두 개 이하의 과목에서 60% 이하의 점수를 받았을 경우 재시험을 허용하며, 4월 10일 이전에 재시험을 치른다. 이 재시험에서 70% 이상 받지 못하면 그 과목은 다시 수강해야 하며, 만약 그 교실에서 학생을 수용해주지 않으면, 학생은 전체 교육 과정을 다시 받아야 한다.
제23조 교장은 만족스럽게 교육 과정을 마치고 학교의 요구를 이행한 학생에게 졸업증서를 수여한다. 진급증서는 매 학년말에 준다.

제6장 등록금

제24조 등록금은 다음과 같다:
1. 입학 전형금은 제15조에 제시된 바와 같다.
2. 실습 보증금 20.00엔은 입학할 때 지불해야 하며 실험실이나 시설을 파손했을 경우 손실액을 공제한 후 졸업비에 더해진다.
3. 연 수업료 - 1학년 17.50엔   2학년 17.50엔
              3학년 20.00엔   4학년 20.00엔
   위의 합계는 실습비를 포함한다.
4. 졸업비 25.00원
   모든 수업료는 개강 후 10일 내에 납부해야 하며 그렇지 못할 경우 교장의 허락을 얻어야 한다. 어떤 경우에도 지불한 등록금은 되돌려 받을 수 없다.
제25조 학생은 책과 모든 개인 지출 비용을 스스로 지불해야 한다.

제7장 보직자와 교수

제26조 본 의학전문학교의 보직자와 교수는 다음과 같다:
    교장, 부교장, 교두, 교수, 조교수, 강사, 비서
제27조 교장은 학교를 대표하며 학교의 일들을 관장한다. 부교장은 교장의 부재 시 교장을 대행한다.

교두는 교육 일정을 책임지고, 기록들을 보관하며 학생들의 복지와 규율을 돌본다.
교수와 조교수는 학교의 교직원을 이루며 학생 지도의 책임을 갖는다.
강사는 특정 과목을 가르친다.
비서는 교장과 교두의 지도 아래 학교의 사무를 책임진다.

　　　　제8장 교복, 교모, 뱃지 및 학생 조직
제28장 모든 학생은 개강 후 한달 안에 교복과 모자, 학교 뱃지를 구입해야 한다.
제29장 학교의 인정을 받지 않은 모든 학생 모임은 금지된다.

　교칙에서 특별히 언급해야 할 것은 세브란스가 기독교 기관인 만큼, 또 재단 법인의 허가장에서 그 목적이 "이곳과 부속 기관을 기독교 원리에 따르도록 하고, 모든 교수가 기독교인이어야 한다."고 한 것이었다. 학생들 중에 어느 비율 정도는 비기독교인을 인정했지만, 모든 이가 기독교인이 되도록 하는 희망에서 학교의 정서가 단연 기독교적이도록 노력해야 한다는 점이 강조되었다.
　성경 공부와 종교 활동이 학과의 일부는 아니며 누구에게나 요구되는 건 아니지만, 짧은 시기(short season)의 기도와 성경 읽기, 그리고 매일 수업에 앞선 훈육 모임 등에 모든 학생이 참석하도록 했다. 그렇지만 모든 학생들이 자발적으로 참석했고, 원하는 학생들이 공부할 수 있도록 정규 학과 시간외에 이루어지는 자발적인 성경반이 있었다. 실제로 대부분의 학생들은 교회나 주일학교에서 자발적으로 봉사하고 있었고, 학교는 비교적 수월하게 의학도를 가르칠 뿐만 아니라 기독교적 특성을 개발하는 데 노력을 기울일 수 있었다.
　기독교인의 경우는 어떤 복음주의의 교회의 교인이건 교회 당직자로부터의 추천장을 요구하였다. 바로 연합 정신이었다. 반면 비기독교인 응시자는 학교 당국자에게 개인적이거나 또는 평판으로 잘 알려진 인물의 추천장을 제출하도록 하였다.

2) 전문학교 인가 당시 교직원[4]

전문학교 인가 당시 교장은 에비슨, 부교장은 반버스커크, 서기는 리드, 재무는 겐

354 세브란스

소였다. 그리고 교수진은 다음과 같았다(그림 7-1).

교장, 에비슨(O. R. Avison), 약사, M. D.
부교장(Dean), 반버스커크(J. D. Van Buskirk), M. D.

허스트(J. W. Hirst, A. M., M. D.), 산부인과 교수
러들로(A. I. Ludlow, M. D.), 외과 외과병리 교수
밀즈(R. G. Mills, A. B., M. D.), 병리 교수, 연구부 책임자
반버스커크(J. D. Van Buskirk, M. D.) 생리, 생화학 및 치료학 교수
맥라렌(C. I. McLaren, M. D.), 신경과 및 소아과 교수 (유럽에서 군 복무 중)
오긍선(K. S. Oh, M. D.), 피부과 및 생식비뇨병 교수

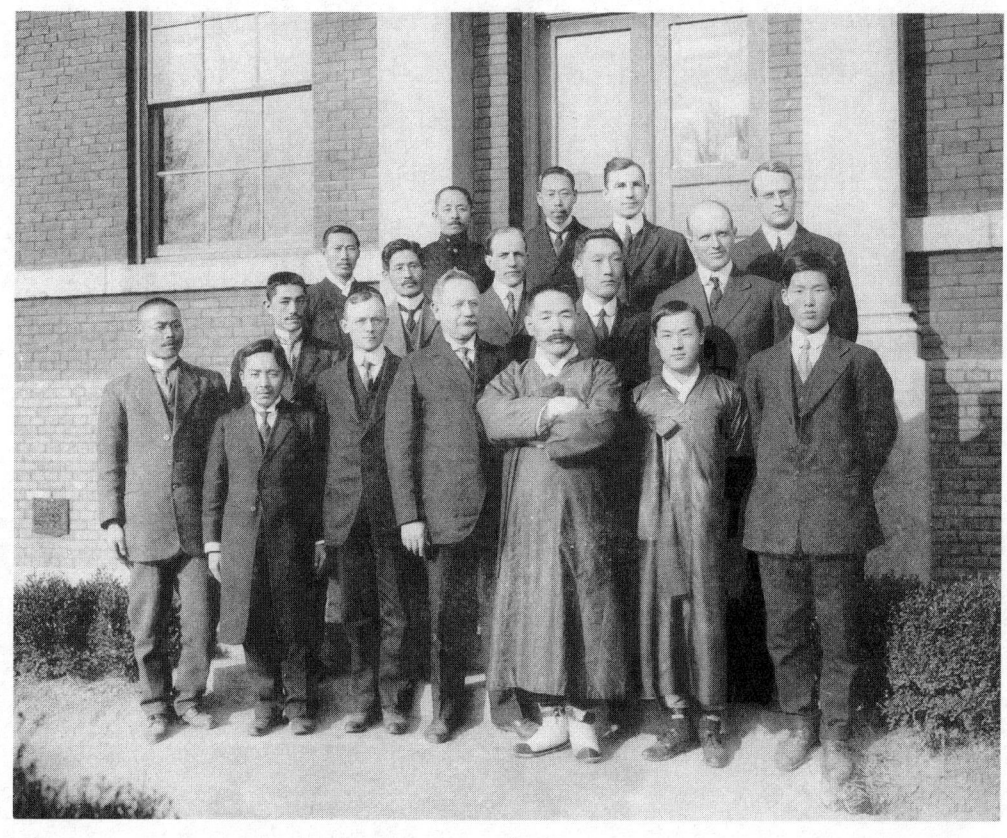

그림 7-1 세브란스연합의학전문학교 초창기 교수진. 한국인 교수가 많은 것이 특징이며, 일본과의 관계 등을 고려해 일본인 교수 몇 명을 채용하였으나 3.1 운동 이후 대부분 일본으로 돌아갔다. 1917년 세브란스연합의학교 졸업 앨범. 동은의학박물관 소장.

제VII장 세브란스연합의학전문학교   355

쉐플리(W. J. Scheifley, D. D. S.), 치과 교수
가노(加納五郞), 해부학 및 조직학 교수 (Igakushi, 규슈제국대학)
스코필드(F. W. Schofield, V. D. S.), 세균학 및 위생학 교수
쿡(E. D. Cook, Phar. D.), 약리 및 약물학 교수
오시마(大島正健, M. Oshima), 국어 및 윤리 교수 (Nogakushi, 삿포로 농과대학)

조교수

오까(岡忍), 이비인후과 조교수 (Igakutokugyoshi, 가나자와의과대학)
홍석후, 안과 조교수
류전(劉銓), 화학 및 물리 조교수 (Kogakushi, 교토제국대학)
박서양(S. Y. Pak, M. D.), 외과 조교수

강사

심호섭, 내과 및 신경학 강사 (Igakutokugyoshi, Medical College of Gov't of Chosen)
강문집, 외과 강사
신필호, 산부인과 강사
이익채(李益采), 영어 강사
나원정(羅元鼎), 생물학 강사
박우병(朴又秉), 체조 강사

임상 교원
교원장, 오긍선

외과: 러들로(과장), 박서양, 강문집
내과: 심호섭
피부피뇨기과: 오긍선, 과장
산부인과: 허스트(과장), 신필호
이비인후과: 오까(과장)
안과: 홍석후(과장)
치과: 쉐플리(과장), C. H. 최, C. S. 류
약제과: 쿡(과장), 이갑성, H. C. 이, H. Y. 김
검사과: 밀즈(병리과 과장), 스코필드(세균과 과장), 목태상
인턴: 이창호, 차형은, 이용기, 정용식, 최웅순
간호과: 쉴즈(임상책임자), 에스텝(어학 연수중), 쉡핑(강의 책임자), 이애시(야간 책임자), 안경혜 2층 수간호사, 서필선 1층 수간호사
간호사 숙소 책임자: 캠벨 부인(Mrs. J. P. Campbell)

3. 교과과정 및 각 교실[5]

세브란스의 주당 교육시간은 39시간이었기 때문에 학생들은 공부하느라 정신이 없었다. 교육은 특정 교과서를 정하지는 않았지만 적당한 참고서를 추천하였고, 강의로 진행하였다. 교과 과정의 목표는 지식의 단순한 전수가 아니라 학생들로 하여금 추론하는 능력을 갖도록 훈련하는 것이었으며, 따라서 자주 퀴즈를 보았다. 또한 교수의 지시에 따라 학생들이 스스로 하는 실습실 작업도 중요한 부분으로 취급하였다.

학과는 처음 2년 동안 이론을 위주로 공부하고 마지막 2년은 실제적인 주제와 임상 실습을 하게 하였으며, 한국에서 일어날 수 있는 여러 가지 문제가 닥치더라도 이를 효율적으로 해결할 있는 실질적인 의사를 키우는 것을 목표로 하였다. 전문학교 체제에 의해 현재의 교실과 같은 제도가 도입되었지만 거의 대부분의 과나 강의 등은 이보다 훨씬 이전부터 시작되었다. 각 교실 및 각 과목에 대한 주당/ 년간/ 학기 당 배정 시간과 교과 과정은 다음과 같았다.

1) 기초 과목

기초 과목에는 「윤리학」, 「영어」, 「일본어」 및 「수학」 등이 있었다.
「윤리학」은 오시마(M. Oshima)교수가 담당하였다. 교과서는 전문학교를 위해 학무국에서 준비된 것을 사용하였으며, 모든 학생들이 주당 1시간 교육을 받았다. 4권으로 된 고등윤리학이 추천 도서였다. 「영어」는 강사 이익채가 담당하였으며, 1학년에 4시간, 2학년과 3학년에 각각 2시간씩 배정되었다. 이 과정은 적어도 2단계 수준의 영어

교육과정(Curriculum) - 각 학년 학기별 주당 수업시간

학기	1학년 1	1학년 2	1학년 3	2학년 1	2학년 2	2학년 3	3학년 1	3학년 2	3학년 3	4학년 1	4학년 2	4학년 3
윤리학	1	1	1	1	1	1	1	1	1	1	1	1
일본어	5	5	5	2	2	2	2	2	2			
수학	2	2										
물리학	4	4	4									
화학	6	6	6									
해부학 강의	4	4	4									
해부학 실습	2	2	2	3								
조직학				6	6							
위생				2	2	2				1	1	1
세균학				6	6	3				1	1	1
생리학			2	6	6	6						
병리학				6	6	6						
임상병리학						3	2	2	2			
Materia Medica	2	2	2									
약리학				2	2							
치료학					5							
진단학						3	2	2	2			
내과학							3	3	3	2	2	2
임상강의							(1)	(1)	(1)	(2)	(2)	(2)
외과학				1	3	3	3	3	3			
수술, & c.							(3)	(3)	(3)	(6)	(6)	(6)
소아과학							2	2	2	1	1	1
피부과학과 비뇨기과학							1	1	1	1	1	1
이비인후과							1	1	1	2	2	2
안과학							2	2	2	2	2	2
산과학							1	1	1	1	1	1
부인과학							1	1	1			
수술, & c.							(2)	(2)	(2)	(4)	(4)	(4)
신경과학										2	2	2
치과학										1	1	1
외래 실습							(9)	(9)	(9)	(9)	(9)	(9)
법의학										2	2	2
교련	3	3	3	2	2	2	1	1	1	1	1	1
합계	39	39	39	39	38	38	24	24	24	18	18	18
							(15)	(15)	(15)	(21)	(21)	(21)
							39	39	39	39	39	39

읽기 지식을 전제로 하였으며, 학생이 영어책을 읽을 수 있고 영어 의학 수업을 따라 갈 수 있는 정도를 목표로 하였다. 4권으로 된 단계별 시리즈가 추천 도서였다. 「일본어」는 오시마가 담당했는데, 1학년에 5시간, 2학년에 2시간, 3학년에 2시간. 배정되었다. 이 과목은 Japanese Readers의 고등학교 총서와 동등한 실력 수준을 목표로 하였고 특히 과학 문헌의 작문, 회화 등을 포함하였다. 3권으로 된 학교용 특별 독본이 추천 도서였다. 「수학」은 1900년대 초 필드에 의해 강의된 바 있으나, 전문학교가 되면서 류전 조교수가 담당하였고, 1학년 두 학기 동안 한 주에 2시간씩 배정되었다. 이 과목은 기초나 임상실습과 같은 의학 과정 중에 마주칠 수학적 과정을 학생에게 친숙하게 하고 더 좋은 사고를 돕기 위한 과정으로 설정되었다.

2) 화학 및 물리학교실

화학 및 물리학교실은 류전 조교수가 맡았으며, 「물리학」과 「화학」의 두 강의가 개설되었다. 물리학과 화학 강의는 이미 제중원의학당 시절 진행된 바 있었고, 특히 화학은 에비슨이 제중원 의학교에서 해부학 등과 함께 중요한 과목으로 강의와 실습을 진행하였다. 또한 김필순과 함께 여러 권의 교과서도 출판된 바 있었다.

전문학교로 승격되면서 「물리학」은 1학년에 주당 4시간 배당되었다. 강의, 퀴즈, 시범 및 실습으로 이루어졌으며 전문학교에 들어오기 전에 배웠던 것을 보완하는 과정으로 특히 의학도에게 의미 있는 주제를 강조하였다. 1권으로 된 혼다의 물리학이 추천 도서였다. 「화학」은 1학년에 주당 6시간 배당되었다. 강의, 퀴즈, 시범 및 실습으로 이루어졌으며, 일반 화학에 대한 지식을 전제로 하여 정성분석, 유기화학을 가르쳤다. 학생들에게 의학 분야의 화학적 기초를 이해하기 위한 과정으로 목표를 설정하였다. 1권으로 된 아시의 유기화학이 추천 도서였다.

3) 해부학교실

해부학은 제중원의학당에서 알렌과 헤론에 의해 처음으로 강의가 진행되었고, 제중원의학교에서는 처음에는 에비슨에 의해 진행되다가 후에 허스트, 김필순, 오긍선 등이 강의를 담당하였다(그림 7-2). 1895년 말에는 에비슨에 의해 그레이 해부학 교과서의 번역이 진행되어 2번에 걸쳐 번역된 바 있으며, 1906년 우리나라에서 처음으로 3권이 출판된 바 있다(그림 3-4). 해부학교실은 가노 교수가 맡았다.

해부학 분야는 세 과목이 개설되었다. 우선 1학년의 「해부학」은 1학년에 주당 6시간이 배정되었으며, 강의, 예습 숙제(assignment), 마네킹과 골격 표본 사용 및 해부를 통한 실습 등으로 이루어졌다. 이전에는 해부 재료를 얻기가 매우 어려웠지만 상당히 해소되어 학생들이 실습할 수 있었다. 2학년에는 「해부학」이 1학기에 주당 3시간 배정되었는데, 해부학 전체의 복습과 실습을 주로 하였다. 3권으로 된 곤다(今田束)의 실용해부학이 추천 도서였다. 「조직학」은 1학년에 주당 4시간이 배정되었으며, 미세해부학에 친숙해지고 생리학과 병리학 강의의 기초가 될 수 있도록 강의, 퀴즈, 실습으로 진행되었다. 1권으로 된 오사와(大澤岳太郎)의 조직학 강의가 추천 도서였다.

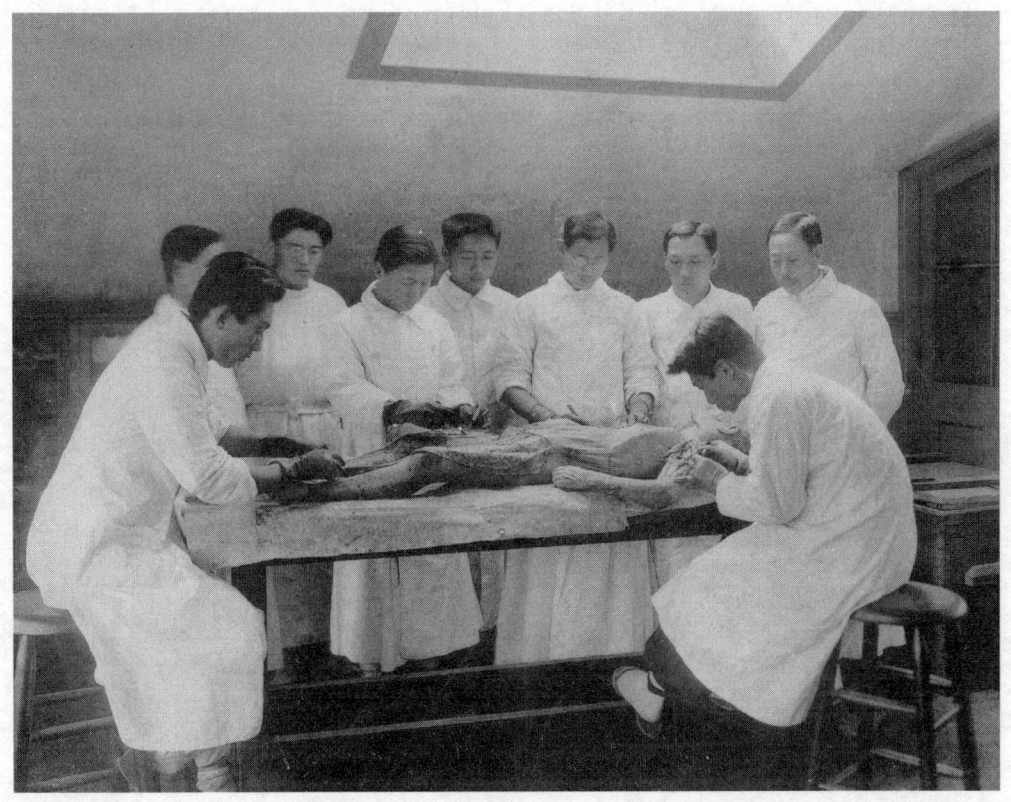

그림 7-2 해부학 실습 광경. 1917년 세브란스연합의학교 졸업 앨범. 동은의학박물관 소장.

4) 생리학 및 생화학교실

생리학 및 생화학교실은 반버스커크 교수가 맡았고, 안사영 조수 및 생물학 강사 나원정도 참여하였다.

「생물학」은 1학년에 주당 2시간이 배정되었으며, 강의와 실습을 통해 의학생들에게 생리학, 발생학 및 기생충 같은 의학 분야와 관계된 생물학적 원리를 이해시키는 것을 목표로 하였다.

「생화학」은 2학년 1학기 및 2학기에 주당 6시간이 배정되었는데, 강의 및 실습으로 이루어졌다. 실습은 일주일에 두 번씩 음식물, 소화, 대사, 배설의 생리 화학을 주로 정성적으로, 일부는 정량적으로 함으로써 임상병리학의 기초를 제공하는 것이 목표였다(그림 7-3). 1권으로 된 누카다(額田豊)의 의화학이 추천 도서였다.

「생리학」은 1학년 3학기에 주당 2시간, 2학년에 매주 6시간 배정되었다. 이 과목

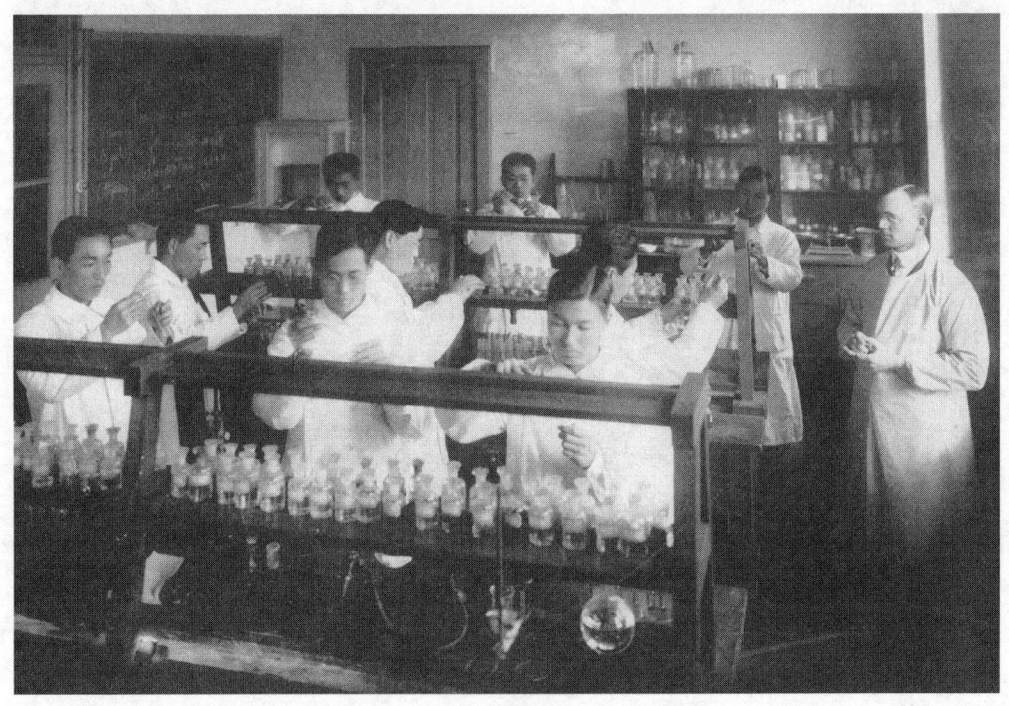

그림 7-3 생화학 실습 광경. 1917년 세브란스연합의학교 졸업 앨범. 동은의학박물관 소장.

은 강의, 퀴즈, 시범 및 실습으로 이루어졌으며 학생들이 질병 및 치료에서 생리 과정을 생각할 수 있도록 하였다. 또 원하는 학생은 대사 등의 분야에서 더 진보된 혹은 연구와 관계된 학습을 할 수 있게 하였다. 2권으로 된 미야이리의 생리학 강의, 1권으로 된 야마다(山田薰)의 생리학 정해, 3권으로 된 후나오카(丹岡英之助)의 신생리학이 추천 도서였다.

5) 약물학 및 약학교실

약물학 및 약학교실은 쿡 교수가 맡았고, 이갑성(그림 7-4)이 조수로 있었다.

「약학 및 약물학」은 1학년에 매주 2시간, 2학년의 두 학기에 매주 2시간 배정되었으며, 약학의 원리 및 주요 약물과 조제법에 관한 강의를 하고 약학 및 조제, 약물의 확인 및 순도 검사 등을 실습하였다. 두 주제를 함께 혹은 시간 절약을 위해 연속해서 진행하였다.

「약학」은 3, 4학년 학생들이 교대로 약방에 배정되어 실제 처방의 조제를 실습하는 과정으로 이루어졌다. 1권으로 된 난코도의 일본 약전이 추천 도서였다. 그리고 1권으로 된 이노우에(井上善次郎)의 의약 소책자, 4권으로 된 이노우에의 의약도 추천 도서였다.

6) 병리학교실

병리학교실은 밀즈 교수가 맡았고, 목태상이 조수로 있었다.

「병리학」은 2학년에 매주 6시간 배정되었으며, 병리학 총론 및 각론에 대한 강의 및 퀴즈, 일주일에 두 번하는 실습,

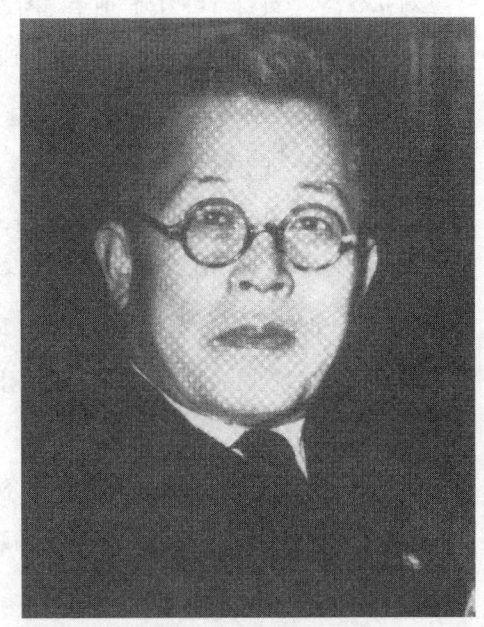

그림 7-4 약리학 조수 이갑성. 세브란스병원 약제과에 근무하였다. 3.1운동 때에는 민족대표의 1인으로 활약하였다. 한국민족문화대백과사전. 17권, 1996, 671쪽.

현미경 관찰, 병리 표본 관찰, 부검 관찰 등을 통해 병리의 원리를 이해하고 임상과의 연관을 갖도록 하였다. 3권으로 된 키타사토(北里紫三郎)의 병리학이 추천 도서였다.

「임상병리학」은 2학년 3학기에 매주 3시간, 3학년에 매주 2시간 배정되었는데, 2학년의 경우 강의 및 시범을 통해 흔히 기생충, 소변 분석법, 위액 분석, 가래, 대변 및 조직 검사 등의 지식을 제공하게 하였으며, 3학년의 경우 실습이 더 많으며 검사실 진단법 및 방법을 배우도록 하였다. 3학년 학생은 교대로 임상검사실에 배정되어 일정 수의 표본을 검사하고 보고서를 작성하게 하였으며, 병원 및 외래는 많은 임상 재료를 학생들에게 제공하였다. 학생들이 원하면 임상병리학 분야에서 더 진보된 혹은 특수 일을 할 수 있었다.

7) 세균학 및 위생학교실

세균학 및 위생학교실은 스코필드 교수가 맡았고, 목태상이 조수로 근무하였다.

「세균학」은 2학년 1학기에 매주 5시간, 2학기에 매주 6시간, 3학기에 매주 3시간 배정되었는데, 1학기에는 실험 실습에 대한 기초를 강의하고 시범을 보여 주었으며, 2-3학기에는 실험 실습을 하였다. 학생들은 배지를 만들고 흔한 세균을 배양하며, 순순한, 또한 섞인 배양에서 병원성 세균을 구별할 수 있게 하였다. 「세균학」은 4학년에 매주 1시간 배정되었는데, 수준이 더 높고 실제적인 과정이었으며, 전염병의 세균학, 특히 백신, 혈청 등의 이론, 준비 및 사용을 가르치고 시범 보였다. 2권으로 된 키타사토(北里紫三郎)의 실용 세균학이 추천 도서였다.

「위생학」은 2학년에 매주 2시간 배정되었는데, 일반위생학은 개인 위생, 음식물, 공기, 물 등의 주제에 대한 강의로 주로 이루어졌다. 4학년에 매주 1시간 배정된 위생학은 더 수준 높고 실제적인 과정이며, 전염병의 예방 및 제어, 쓰레기 처리, 공중 위생 등을 가르쳤다. 1권으로 된 모리이(森鷗外)의 신 위생학이 추천 도서였다.

8) 법의학교실

법의학교실은 외래 강사가 강의를 담당하였으며, 「법의학」은 4학년에 주당 2시간

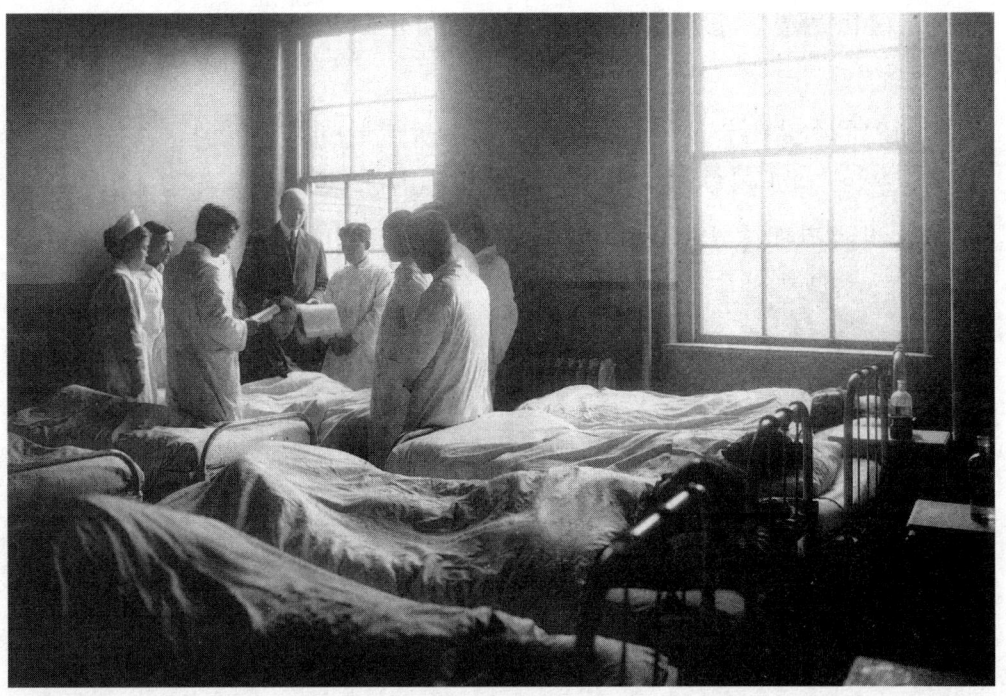

그림 7-4 내과 회진 광경. 1917년 세브란스연합의학교 졸업 앨범. 동은의학박물관 소장.

이 배정되었다. 이 과목에서는 의료법, 법적 양식 등과 독성 검사에 관한 강의와 시범 등 의사가 친숙해야 하는 것을 가르쳤다.

9) 내과학교실

내과학교실은 심호섭 강사가 맡았다.

「진단학」은 2학년 3학기에 매주 3시간이 배정되어 진단학 총론, 진단의 원리, 진단법 및 그 해석 등을 진단법에 의한 정상 소견에 강조하여 강의하였다. 3학년에 매주 2시간 배정된 「진단학」에서는 2학년 과목에 근거를 두고 특정 기관 및 부위의 검사에 원리와 방법을 적용시키도록 하였는데, 강의, 시범 및 학생에 의한 증례의 임상 검사 등으로 이루어졌다. 1권으로 된 시모히라(下平用彩)의 진단학이 추천 도서였다.

「내과학」은 3학년에 매주 3시간 배정되었으며, 흉부 질환, 소화기 질환, 특수 감염성 질환 등에 대한 강의 및 퀴즈로 이루어졌다. 4학년에 매주 2시간 배정된 「내과학」

은 신장 질환, 체질성 질환, 중독, 혈액 및 내분비선의 질환 등에 대한 강의 및 퀴즈로 이루어졌다.

「내과학 임상강의」는 3학년에 매주 1시간, 4학년에 매주 2시간 배정되었는데, 진단과 치료법에 대한 강의 및 시범으로 이루어졌다. 강사는 학생들이 검사한 것을 교정, 확인 및 설명해 주었다. 3, 4학년 학생들은 교대로 임상 실습 및 관찰을 위해 외래에 배정하였다.

「치료학」은 2학년 3학기에 매주 5시간 배정되었는데, 치료 방법 및 원리, 처방전 작성, 흔히 사용되는 약물의 약리학 및 치료 적응증에 대한 강의 및 퀴즈로 이루어졌다(일시적으로 반버스커크가 담당하였다). 이 과정은 약물학에 이어 디자인되었으며 학생이 임상 실습에 들어갈 준비를 하게 하는 과정이었다.

「방사선, 전기, 물리 및 물치료」는 임상 실습 중인 학생들이 외래나 병원에서 실제 치료 환자가 있는 경우 이 주제들에 대해 가르쳤다. 이 과정을 통해 학생들은 다양한 치료법에 대한 이론적, 실제적 지식을 배웠으며, 방사선 사진 촬영 및 판독도 배웠다(일시적으로 에비슨이 담당하였으며 강문집이 도왔다).

10) 외과학교실

세브란스의 외과는 제중원의 설립과 밀접한 관계가 있다. 전통의학과 대별되는 외과술에 의해 민영익이 치료되었고, 이로 인해 이 땅에 서양의학이 본격적으로 도입되는 계기가 마련되었다. 현재의 외과학교실은 일제 시대에 들어 의학전문학교로 승격되면서 형식을 갖추게 된 것 일 뿐 '세브란스 외과'는 바로 제중원의 개원과 함께 시작되었던 것이다

제1회 졸업생 중 김필순과 박서양이 외과 진료를 맡았다. 김필순은 1908년 졸업과 동시에 외과 조교수로 부임하여 1911년 말 중국으로 망명하기 전까지 세브란스 의학교의 초석을 닦았다.[6] 그는 특히 1910년 10월 우리말로 된 최초의 서양 외과학 교과서인 『외과 총론』을 펴내기도 하였다. 박서양은 1913년부터 1918년까지 외과학 교실의 조교수 및 부교수를 역임하였다.[7] 한편 외과학 강의는 1910-1년 4학년에 처음으로 학점을 갖는 과목으로 개설되었다.[8]

1912년 8월 러들로가 처음 세브란스에 부임했을 때는 외과 전문의사가 아니었던 허스트와 에비슨이 외과 일을 주로 했고, 러들로는 새로운 환경에 적응하면서 일부의 역할을 맡을 수밖에 없었다. 그러나 1913년부터는 외과전문의인 러들로가 외과학교실을 담당하게 되었다. 처음으로 1913년 졸업생 고명우(高明宇)가 러들로로부터 1년 동안 수련을 받은 후 모교에 복귀하는 1920년까지 황해도 수안(遂安)의 금광의무실에서 근무하였다. 1914년 한국 최초로 인턴제가 도입되자 졸업생들이 1년 동안 각 과를 순회하면서 수련을 받게 되었고 이에 따라 외과도 인원이 많아지고 활동도 날로 활발해졌다.

1915년 새해를 맞아 러들로가 한국에 온지 3년 동안의 실적을 요약하였는데[9] 그 내용을 보면, 400명의 한국인과 21명의 외국인을 수술하였고, 14명의 다른 외국인 수술에도 참여하였다. 또한 710회의 회진에서 15,000명의 입원환자를 보았고, 600예의 자문과 400예의 외국인 왕진을 하였다. 1914년 6월부터 1915년 3월까지 러들로는 400명의 환자를 봤고, 130번 환자의 집을 방문했으며, 4번은 서울 외곽으로 왕진 나갔다. 이 기간 동안 120건의 수술을 집도했다.[10] 1915년 6월부터 12월까지는 안식년을 가졌고, 돌아오자마자 예전처럼 외과를 이끌어갔으며 하루에 40~80명의 환자를 보았다.[11] 또 1916년 1월부터 5월까지 100건 이상의 수술을 시행했다. 1916-7년[12]에는 약 17,000명의 환자를 진료했고, 약 500명을 수술했다.

1917년 의학전문학교로 승격되었을 때 외과학교실은 러들로 교수, 박서양 조교수 및 강문집 강사가 맡았다. 「일반외과」는 2학년 1학기에 1시간, 2학기와 3학기에 3시간 배정되었는데, 일반외과, 소외과 및 마취과학을 강의 했으며, 학생들이 임상 실습과 특수 외과 과정을 준비하게 하기 위한 과정이었다. 3권으로 된 시모히라(下平用彩)의 일반 외과학이 추천 도서였다. 「특수외과와 외과병리」는 3학년에 3시간 배정되었는데, 강의와 실습으로 이루어졌고, 특수 수술의 방법 고찰, 수술적 상황의 진단, 수술법 선택 등을 가르쳤다. 4권으로 된 시모히라(下平用彩)의 외과학 각론이 추천 도서였다. 「수술외과」는 3학년에 주당 3시간, 4학년에 주당 6시간 배정되었으며, 수술 사례에 대한 임상 수업, 수술실에서 수술 과정의 견학. 수술실에서 학생이 돌아가며 마취와 수술 보조 등을 가르쳤다. 3학년과 4학년 학생들은 처치실에서 실제적인 연습을 위해 교대로 외래에 배정되어 배웠고, 소외과에서 보조 역할을 하였다.

11) 피부비뇨기과학교실

피부비뇨기과학교실은 오긍선 교수가 맡았다. 「피부와 비뇨기 질환」은 3학년과 4학년에 주당 1시간 배정되었는데, 강의와 퀴즈로 이루어졌으며, 쉽게 따라 올 수 있게 기초를 쌓기 위한 일반적인 과정이었다. 3, 4학년은 번갈아서 외래를 돌고, 사례 소개와 실제적인 임상실습을 받았다. 1권으로 된 도히(土肥慶藏)의 피부병학이 추천 도서였다.

12) 안과학교실

안과학교실은 홍석후 조교수가 맡았다. 「안과학」은 3, 4학년에 주당 2시간이 배정

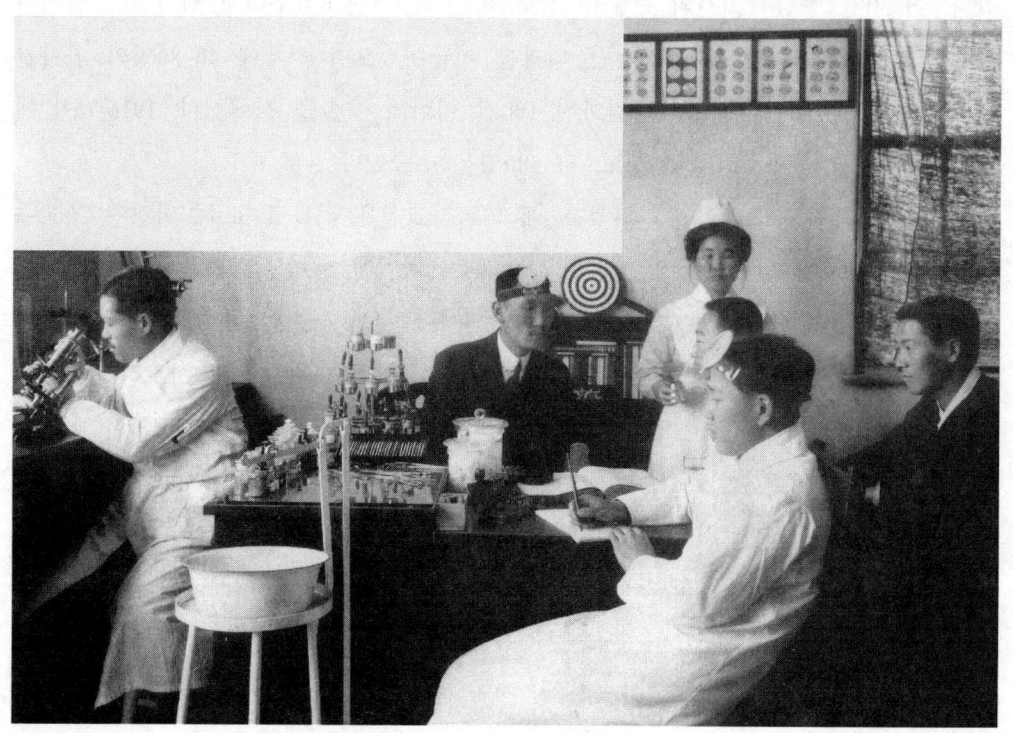

그림 7-5 안이비인후과 실습 광경. 1917년 세브란스연합의학교 졸업 앨범. 동은의학박물관 소장.

되었는데 강의와 퀴즈로 이루어졌으며, 학생들의 임상 실습에 맞게 눈의 질환, 굴절 이상 등을 다루는 일반 과정이었다. 3, 4학년 학생들은 외래에 참여하여 임상 경험을 쌓았다. 4권으로 된 오가와(小川劍三郞)의 눈의 질병이 추천 도서였다.

13) 이비인후과학교실

이비인후과학교실은 오까(岡恐) 조교수가 맡았다. 「귀, 코, 그리고 목의 질병」은 3학년에 1시간, 4학년에 2시간 배정되었는데, 강의와 퀴즈로 이루어졌으며, 임상 실습에서 일반 의사에게 더 중요한 질환에 대한 증례를 소개하는 일반 과정이었다. 3, 4학년 학생은 진단과 치료에 대한 실습을 위해 외래에 참여하였다. 1권으로 된 이타타(岩田一), 요시기(吉井丑三郞)의 이비인후과학이 추천 도서였다.

14) 산부인과학교실

산부인과학교실은 허스트 교수와 신필호 강사가 맡았다.

「부인과」는 3학년에 주당 1시간, 4학년에 주당 1/2시간이 배정되었으며, 부인과의 일반 원칙을 다루는 강의와 퀴즈로 이루어졌다. 「부인과」는 3학년에 주당 2시간, 4학년에 주당 4시간 배정되었는데, 임상 강의 및 부인과적 수술의 실습으로 이루어졌으며, 학생들은 수술을 보조하였다. 4학년 학생들은 순서대로 외래에 참여하며 검사와 치료를 보조하게 하였다. 1권으로 된 사토의 실용 부인의학이 추천 도서였다.

「산과」는 3학년에 주당 1시간, 4학년 주당 1/2시간이 배정되었는데, 강의, 모형 실습, 병원에서의 증례 발표 등 일반의사로서 필요한 산과 영역의 지식을 제공하였다. 1권으로 된 사토(佐藤勤也)의 실용 산과학이 추천 도서였다.

15) 소아과 및 정형외과학교실

소아과 및 정형외과학교실은 맥라렌 교수가 맡았다.

「소아과학」은 3학년에 2시간, 4학년에 1시간 배정되었으며, 소아 돌보기와 소아기

질병의 치료에 대한 강의와 퀴즈로 이루어졌다(일시적으로 허스트와 신필호가 담당하였다). 1권으로 된 미즈와(三輪信太郞)의 소아의 질병이 추천 도서였다.

「정형외과학」은 3, 4학년에 배정되었는데, 외래 및 병원에서의 일, 외과 강의와 연계되어 강의의 일부분으로 실제적 환자 경험을 포함하여 다양한 종류의 변형과 이를 치료하는 방법에 대한 강의와 퀴즈로 이루어졌다(일시적으로 러들로가 담당하였다).

16) 신경과학 및 정신과학교실

신경과학 및 정신과학교실은 맥라렌 교수가 맡았으며, 「신경과」는 4학년에 주당 2시간 배정되어 일반 의사의 기준에서 더 흔한 신경성 그리고 정신 질병에 대한 강의와 퀴즈로 이루어졌다(일시적으로 강사 심호섭이 담당하였다). 1권으로 된 쿠레(吳秀三)의 신경학과 정신의학이 추천 도서였다.

17) 치과학교실

치과학교실은 쉐플리 교수가 맡았으며, 최(C. H. Choi, M. B.) 및 유 조수(C. S. Ryu)가 있었다. 「치과학」은 4학년에 주당 1시간 배정되었으며, 치과 병리, 주요 치과 질병, 발치 등 치과의사가 아닌 일반 의사를 위한 강의와 시범으로 이루어졌다. 원하는 일부 학생은 특별한 치과 과정을 배울 수 있었다. 1권으로 된 사토의 치과 진단학이 추천 도서였다.

18) 약리학과

초창기 세브란스에서 이루어진 약학 교육에 대해서는 잘 알려져 있지 않지만, 에비슨은 분명 약학교의 설립을 추진하고 있었다. 약리학과의 목적은 약제사를 양성하는 것에 두었는데, 1917년 이전까지 한 명만이 졸업하였다. 1917년 봄에 필라델피아 대학의 약학박사인 쿡(E. D. Cook)이 남감리회로부터 파견되었고, 정규적인 수업은 약제사를 위한 국가시험에 통과하기 위한 모든 필수과목으로 구성하였다. 약리학과는 임시가 아닌 정규 조직이었는데, 1917년 현재 규칙은 마련하지 못하였고 단지 제한된 학생만을 받았다. 약리학과는 제약실습을 위해 만들어 졌으며, 이를 위해 좋은 기계도 설치했을 뿐 아니라 정제된 혹은 정제되지 않은 많은 약물, 수술 기구 그리고 제약기구들을 보유하고 있었다. 생산품들은 다양한 선교병원과 세브란스병원에 도매가에 팔았고, 선교사들과 단골 가게에는 소매 가격으로 팔았다.

4. 학생들이 필요한 비용

학생들이 4학년을 끝내는 데에는 여러 가지 비용이 소요되었다. 우선 입시 전형료가 1원, 보증금이 20원이었다. 수업료와 실습비는 1, 2학년의 경우 17.5원, 3, 4학년의 경우 20원이었다. 참고 서적이나 공책 등에는 1학년이 약 10원, 2학년이 30원, 3, 4학년은 임상 분야의 서적 때문에 55원 정도 들었다. 지방 학생의 경우에는 하숙비가 들었는데 하숙료가 대개 매달 6.5-8원이었기에 1년에 70-90엔 정도가 들었다. 1학년의 경우 교복 한 벌과 모자에 27.5원이 들었고, 4학년은 졸업비로 25원을 내었다.

이를 종합해 보면 4년 동안 필요한 경비는 최소 500원, 만족할 정도면 600원 정도가 필요했다. 그리고 다른 옷, 여행 등은 학생의 집안 사정에 따라 달랐고, 기타 술, 담배 등의 기호품 구입을 포함한 용돈이 필요했다.

[제7장 각주]

1) 세브란스가 총독부에서 제정한 법적 구비요건을 갖추고 계속 발전하기 위하여 일본어 교사로 일본인 오지마(大島正健)을 채용하여 총독부와의 교섭 활동에 도움을 얻었다.
2) Catalogue. Severance Union Medical College, Seoul, Korea, 1917
3) Catalogue. Severance Union Medical College, Seoul, Korea, 1917
4) Catalogue. Severance Union Medical College, Seoul, Korea, 1917
5) 이곳에 언급된 내용의 대부분은 다음의 자료에서 참고하였다. Catalogue. Severance Union Medical College, Seoul, Korea, 1917
6) 세브란스연합의학전문학교 일람, 1940; 박형우: 세브란스 의학교 1회 졸업생의 활동. 연세의사학 2: 299-319, 1998; 박형우: 대의 김필순. 의사학 7: 239-253, 1998.
7) Catalogue. Severance Union Medical College, Seoul, Korea, 1917
8) 서광호 학적부. 연세대학교 의과대학
9) A. I. Ludlow: Written January 2nd, 1915. A Summary.
10) A. I. Ludlow: Personal Report. June 1, 1914. to March 1, 1915
11) A. I. Ludlow: Dr. Ludlow's medical train. Korea Mission Field 23(8): 163, 1927
12) A. I. Ludlow: Personal Report. June 1, 1916 to June 1, 1917

요 약

　재래의 한의학이 지배하던 조선에 서양의학이 도입된 직접적인 계기는 의료 선교사의 내한이었다. 1884년 9월 20일 첫 선교사로 내한한 미국 북장로회의 알렌은 12월 4일 일어난 갑신정변의 와중에 자상을 입은 민비의 조카로 당시 실력자였던 민영익을 치료하여 완치시켰다. 이를 계기로 서양의술, 특히 외과술의 효과에 대해 일반 사람들이 의외의 큰 반응을 나타냈고 알렌은 왕실과도 친분을 쌓게 되었다. 이에 자신감을 가진 알렌은 원래 해외 선교에 나섰던 뜻을 펼칠 방안을 구체화시키기 시작했다. 환자들의 치료 및 서양 의술의 전수를 위한 병원의 설립을 조선정부에 공식적으로 제기한 것이었다.

　알렌의 병원설립안은 1885년 1월 27일 미국 공사 폴크의 서신과 함께 민영익을 통해 외아문에 제출되었다. 조선정부는 신속하게 병원 설립을 결정하였고, 1885년 4월 10일 조선 최초의 서양식 병원인 제중원(광혜원)이 특별한 의식 없이 개원하였다. 제중원의 개원은 조선 근대사의 중대한 한 쪽이요, 의학사, 교회사 및 근대 교육사에서도 대단히 중요한 역사적 의의를 지닌 사건이었다.

　제중원은 알렌의 의료와 조선정부의 관리 파견이라는 두 가지 측면을 모두 갖고 개원했기에 초기부터 이중적으로 운영되었다. 또한 조선 정부는 제중원을 국내 문제가 아니라 외국 문화의 수입으로 인식하여 외교와 통상 업무를 관장하던 외아문 소속으로 두었다. 알렌은 잠시 감리회 의료 선교사 스크랜튼과 북장로회의 선교사 언더우드의 도움을 받았으며, 1885년 6월 21일 합류한 헤론과 함께 진료 활동을 전개해 나갔다. 그들은 하루에 환자 70명 이상을 진료하기도 하는 등 1년 동안 모두 10,460명의 환자를 보았다. 외국인, 그것도 남자로서 여성 진료에 큰 어려움이 있어 부녀과의 설립이 시급했는데, 마침 미국 북장로회 선교부도 그 필요성을 인정하여 1886년 7월 4

일 여의사 엘러즈를 파송함으로써 제중원 내에 부녀과가 설치되었다. 환자가 많아지자 제중원은 1887년 초 구리개로 이전하였다.

알렌은 병원설립안에서 의학교육의 실시가 병원 설립의 주요 목적임을 명시한 바 있었다. 제중원이 성공적으로 운영되자 알렌은 이 계획을 실현시키기 위해 여러 조치를 취했다. 조선 정부가 보조한 비용으로 민가를 구입해 학교 교사로 사용하였고 골격 표본 등 교육 기구도 구비하였다. 또한 학교 규칙도 외아문의 독판 및 협판과 선교 의사들의 회의에서 채택되었다. 결국 1886년 3월 29일 경쟁으로 선발된 학생으로 제중원의학당이 개교했는데, 이는 한국 서양의학 교육의 효시이다. 교수로는 알렌, 헤론 및 언더우드가 있었다. 이들은 우선 최대한 빠른 속도로 학생들에게 영어를 가르친 후, 기초 과학인 수학, 물리 및 화학을 가르쳤다. 소정의 과정이 끝난 학생들에게는 영어로 해부학, 생리학 및 의학을 가르쳤다. 제중원의학교는 학교 규칙, 강의실, 교육기재, 교수, 학생 및 교육 과정 등 모든 측면을 살펴볼 때, 현재의 기준으로 봐도 손색이 없는 의학교육 기관이었다. 제중원의학당에서의 의학교육은 1887년까지 계속되다가, 이후 언더우드와 당시 조선에 와있던 여러 선교사들에 의해 영어 교육이 1890년까지 2년 정도 이루어졌다고 알려져 있다. 그러나 제중원은 헤론이 죽고 난 후 책임을 맡은 빈튼이 운영을 두고 조선 정부와 갈등을 빚는 등 운영이 불안정했다.

이런 상황에서 1893년 11월 제중원의 책임을 맡게 된 선교의사는 에비슨이었다. 조선인 주사의 부패와 운영의 난맥상을 경험한 그는 사퇴 선언을 하기에 이르렀고, 결국 조선정부는 1894년 9월 말 제중원을 미 북장로회로 이관하였고 제중원은 온전한 선교병원이 되었다. 이듬해 여름 콜레라가 조선 전역에 크게 퍼지자 에비슨은 서울의 콜레라 방역의 책임자로 임명되었고, 서울에 있는 의료선교사와 간호사로 위생부를 조직하고 약간의 조선 청년을 의학 조수로 훈련시켜 콜레라의 방역을 위하여 헌신적인 노력을 하여 큰 성과를 얻었다. 방역 활동을 통해 자신감을 얻은 에비슨은 학생을 모집하고 그레이 해부학 책을 한글로 번역하는 등 의학교육에 박차를 가하였다.

이와 같이 서양 의학 도입은 미국 북장로회 의사들이 운영했던 서울의 제중원으로부터 시작되었지만, 여러 교파의 선교 병원을 통해 전국적으로 확대되었다. 우선 미국 북장로회만 보더라도 서울 이외에도 여러 도시에 병원을 세웠고, 미국 감리회, 남장로회, 호주 장로회, 캐나다 장로회 등도 선교의 일환으로 각지에 병원을 설치하였다. 여러 교파들은 대체로 일정 지역에서 다른 교파와 다툼 없이 독자적으로 의료 선교를 수행했지만, 1904년 세브란스병원이 건립되면서 부분적으로 연합화의 조짐이 나타나기 시작하였다.

한편 1897년 '대한제국'으로 이름을 바꾼 조선은 자주적인 근대화 노력을 하는 가운데 새로운 의학 교육기관 및 의료기관을 설치하였다. 1899년 3월 24일 학부 관할의 「의학교 관제(醫學校 官制)」가 칙령 7호로 반포되었다. 이 칙령에 의해 3년 과정의 의학교가 설치되었으며, 학교장과 3인 이하의 교관, 필요에 따라 외국인 교관을 고용할 수 있게 되었다. 또한 내외 각종 의술, 즉 한의학과 서양의학 모두를 배우는 기관으로 목표를 설정하였다. 당시 우리나라에는 서양의학을 가르칠 만한 사람이 없었기 때문에 일본인 의사가 교관으로 채용되었다. 이 학교는 학생 선발 시험을 거쳐 1899년 9월 4일 개교하였다. 그러나 당장 교재가 없었고 조선인 교관의 교체가 잦아 교육에 많은 문제점을 드러냈다. 특히 의학교에서 이루어진 교육의 문제점은 실습이 없이 책을 통해서만 배웠다는 데 있었다. 의학교의 학생들은 조선의 풍습에 따라 해부와 같은 실습을 하지 못했을 뿐만 아니라 실제 임상실습도 하지 못했다. 결국 1903년 1월 9일 하오 1시 입학생 50여 명 중 19명이 의학교 제1회로 졸업하였다.

을사보호조약이 체결되면서 조선은 일본의 반식민지 상태로 되었고 의료기관 역시 큰 변화를 겪게 되었다. 통감 이또의 구상에 의해 대한의원이 설립되면서 의학교는 1907년 3월 14일로 폐교되었다. 근대적 의료 인력을 양성하려는 대한제국의 노력은 일본에 의해 좌절되었고 결국 한일합방 후에는 식민지 의료인력 양성 기관으로 변질되었다. 의학교 졸업생은 총 36명인데 졸업장은 받았으나 의술개업인허장은 받지 못하였다. 이들 졸업생들은 개업, 의학교 교관, 유행병 예방위원, 군의 및 광제원 의사로 활동했다. 특히 졸업과 동시에 전원 의학교 교관으로 발령받으나, 대개 형식적인 것이었으며, 제대로 된 교관으로 활동한 사람은 거의 없었다.

1899년 4월 24일 내부소관의 병원 관제가 반포되어 대민구료기관으로 내부병원이 개원했다. 그런데 이 병원은 제중원과 달리 모두 한의사로 구성되었고 대부분 전의를 겸직하였다. 내부 병원은 1900년 6월 30일 광제원으로 개칭되었다. 광제원 역시 을사보호조약 이후 통감 이또의 구상에 따라 조선인 한의사들이 대거 축출되고 일본인 서양의사가 고용되어 점차 서양식 병원으로 성격이 바뀌게 되었고, 결국 1907년 3월 15일 대한의원에 통합되었다.

한편 제중원 책임자 에비슨은 1899년 3월 안식년 휴가를 얻어 미국으로 갔다. 평소 시설이 열악한 제중원을 어떤 식으로든 개조해야 하며 그 한 방안으로 연합병원(聯合病院)의 건설을 염두에 두고 있던 에비슨은 병원과 학교를 확장하기 위한 모금 활동을 벌였으며, 클리브랜드의 자선 사업가인 세브란스씨로부터 1900년 당시 거액인 1만 달러를 기부받았다. 에비슨은 조선으로 돌아오자마자 병원 신축에 착수하였으며 조선 정부의 비협조와 선교부 내에서 일부 기부금의 사용을 두고 논쟁이 있었지만, 마침내 1902년 여름 남대문 밖에 신축 병원을 기공하여 1904년 9월 23일 봉헌식을 올렸다. 새 병원은 기증자의 뜻을 기념하기 위하여 세브란스 기념병원이라고 하였다.

새병원이 완공되자 구리개의 옛 병원 대지와 건물을 조선 정부에 반환하는 문제가 남게 되었다. 결국 1905년 초 일본공사관 서기관 하기와라(萩原守一)와 미국 공사 및 선교사 사이에 30,289원 90전에 제중원의 토지와 가옥을 반환하는 협상이 타결되었다. 제중원의 반환이 결정되자 4월 10일에 조선정부와 미국선교부는 「제중원 반환에 관한 약정서」를 비롯한 제반 서류를 작성했다. 조선정부는 세 가지 사항에 대해 30,289원 90전을 선교 본부에 지불했는데, 첫 번째는 그 동안 선교부가 건물의 증개축에 사용한 경비 11,269원 90전이었다. 두 번째는 급히 땅과 건물을 돌려받음에 따른 주택의 임차료와 이사비용 1,700원이었다. 마지막으로 여의사 에바 휠드의 저동 소재 집과 대지에 대한 구매비용 19,020원이었다.

에비슨은 새로운 병원 설립을 추진하는 동시에 보다 체계적으로 의학교육을 시키기로 하고, 의학생들에게 처음으로 학년을 부여했다. 동시에 에비슨은 학생 관리를 보다 철저히 하고, 교육의 질을 높이며, 의학 교과서를 번역해 학생들이 보다 수월하게 공부할 수 있게 하는 등 조직적인 의학 교육을 시도하였다. 1904년 세브란스병원이 세워지자 학생들은 이 병원에서 내과 및 외과 임상 실습을 했다. 그 결과 학생들은 모든 종류의 작은 수술과, 외국인 선생의 감독 하에 독자적으로 절단술 같은 큰 수술을 할 수 있는 정도로 훈련받을 수 있었다. 1908년 알렌이 의학교육을 시작한지 22년 만에, 에비슨이 의학교육을 시작한지 10여년 만에 드디어 7명의 제1회 졸업생이 배출되었다. 이들은 자신들이 교육을 받는 동시에 에비슨과 함께 의학교과서를 번역하는 등 한국 의학교육의 초석을 쌓는 역할을 하였다. 졸업식 다음날 졸업생들은 내부 위생국에서 의술 개업을 허락하는 허가증을 받았는데 번호가 1번부터 7번까지였으며, 이것이 한국 최초의 의사면허이다. 제1회 졸업생이 배출된 이후 제중원의학교는 새로운 법률적 지위를 얻게 되었다. 1908년 8월 26일 통감부는 사립학교령을 반포하여 모든 사립학교는 학부의 인가를 얻어야 운영할 수 있도록 했다. 이에 따라 제중원의학교는 1909년 7월 세브란스병원의학교로 학부에 정식으로 등록하였다.

1897년 10월 제중원에 합류한 쉴즈는 평소 간호사 교육에 큰 비중을 두고 있었지만, 그 당시에는 간호사 교육을 할 여건이 아니었다. 그러나 세브란스병원의 운영이 본 궤도에 오르자 1906년 9월 세브란스병원 간호원양성소를 개교하였다. 양성소의 목표는 충분한 교육을 받은 조선 여성 기독교 신자를 유능한 간호사로 훈련시키는 것이었다. 1907년 1월 두 명의 학생이 입학하였고, 1908년 6월 12일 첫 가관식을 가졌다. 마침 의학교 제1회 졸업생 6명이 모교에 남아 에비슨을 도우면서 간호학교에서 다양한 과목의 강의를 담당하여 체계적인 강의가 이루어졌다. 간호 교육의 첫 열매로 1910년 6월 10일 첫 졸업생 1명이 배출되었다. 1916년에는 의학교의 연합화와 함께 간호학교도 연합학교로서 여러 교파가 협동하기로 했다.

세브란스에서 이루어진 교육의 특징적이고 중요한 사항은 여러 교파가 연합하여 의사와 간호사 교육을 하였다는 점이다. 정부에서 제1회 졸업생들에게 최초의 의사면허증을 부여하자 선교사들 사이에서는 정부에서 인정한 이 의학교를 보다 안정된 기반 위에서 운영하자는 의견이 나오기 시작했다. 그리하여 1908년 개최된 조선의료선교사협회는 선교부의 승인을 전제로 각 교파에서 매년 일정 기간 동안 선교 의사들을 파견하여 세브란스병원의학교에서 강의를 하는 것을 조건으로 하여 연합의학교를 세울 것을 결의하였다. 세브란스병원의학교가 명실 공히 각 선교부가 공동으로 운영하는 연합의학교로 출발한 시기는 1913년이었다. 남장로회, 남감리회, 감리회에서 전임 인력을 파견하였고, 호주 장로회에서는 1학기 동안의 근무를 조건으로 의료선교사를 파견하였다. 이들의 파견을 계기로 세브란스병원의학교는 세브란스연합의학교라는 명칭을 사용하기 시작하였다.

세브란스가 연합화되면서 다양한 연구 활동이 이루어질 수 있었다. 1914년에는 병리 분야에 조예가 깊은 내과 밀즈, 생화학자인 반버스커크 그리고 아메바성 간농양의 천자요법으로 국제적인 명성을 떨쳤던 외과 러들러 등이 중심이 되어 연구부를 설치하였다. 연구부에서는 조선의 식이, 영양, 고유 질환 및 한약제 등을 집중적으로 연구하였고, 연구결과들은 China Medical Journal을 비롯한 국제적 의학잡지에 게재하여 세브란스의 높은 수준을 알렸다. 한편 진료에 있어서는 1914년 최초로 인턴 제도를 도입해 시행했고, 1915년 쉐플리가 내한하면서 한국 최초로 전문 치과학교실을 세브란스에 설치하였다.

1907년 통감 이또에 의해 의학교, 광제원 및 적십자병원을 통합한 대한의원이 출범하였다. 대한의원은 이미 실질적인 주권을 상실한 조선 정부의 의도와는 무관하게 통감부에 의해 강제로 건립이 추진되었다. 따라서 이 기관은 명칭은 대한의원이지만 통감부에 의해 운영되는 의료와 교육, 그리고 위생업무를 담당하는 보건 기구였다. 즉 외관으로는 한국민을 위한 발전된 최신식 의료시설로 선전되어 전시효과라는 측면에서 큰 몫을 했을지는 모르지만, 실은 한국에 와 있는 일본인 관리 및 그 가족, 그리고 일본인 거류민의 보건을 위한 의료시설에 지나지 않았다.

1907년 3월 15일 개원한 대한의원은 의정부의 직할이었기에 전체 위상은 강화된 것처럼 보였다. 그러나 교육의 측면에서 독립된 기관이었던 의학교는 대한의원 교육부로 그 위상이 크게 축소되었다. 이후 1908년 1월 1일부로 대한의원 의육부로, 1909년 2월 1일 칙령 제10호에 의해 대한의원 부속의학교로 개칭되었다.

1910년 8월 29일 조선이 일제에 병합되면서 대한의원은 조선총독부의원으로 이름이 바뀌었으며, 부속의학교는 조선총독부의원 부속의학강습소로 지위가 크게 격하되었다. 1914년 12월부터 전수학교, 공업전습소와 함께 의학강습소를 의학전문학교로 승격시키는 문제가 본격적으로 논의되기 시작하였다. 그러나 예산이 확보되지 않아 설립이 지연되다가 결국 1916년 4월 20일 경성의학전문학교가 개교하였다. 의학전문학교로 승격되면서 일어난 변화 중 하나는 일본인 학생들이 입학하기 시작했다는 사실이다. 그리고 입학정원 중 일본인을 1/3, 조선인을 2/3로 정하는 내규가 정해졌다.

미 북장로회의 언더우드는 교육 활동을 활발히 한 대표적인 선교사였다. 그는 제중원을 근거로 활발한 선교활동을 벌였으며, 각처에 수많은 교회를 설립하였고 동시에 각종 교육기관을 세우거나 이에 관여하였다. 제중원에서 의학교육이 활발하게 이루어지고 평양에 숭실학교가 만들어지자 언더우드는 1906년 서울에 고등교육기관을 설립해야 되겠다는 계획을 세웠다. 여러 시련이 있었지만 그의 계획은 1915년 3월 5일 서울 종로 중앙기독교 청년회관(YMCA)을 빌려 경신학교 대학부의 개교로 현실화되었다. 교장은 자신이 맡고 부교장은 에비슨이 맡았다. 그러나 언더우드는 건강이 악화되어 의사의 권고로 건강을 회복하기 위해 1916년 4월 미국으로 돌아갔다. 언더우드는 1916년 10월 12일 57세의 나이로 애틀랜틱 시에서 사망하였다. 언더우드가 사망

요약

하자 10월 부교장 에비슨이 교장으로 취임하였다.

　새로 교장을 맡은 에비슨은 전문학교 설립을 위해서는 결국 재단을 설립하는 수밖에 없다고 판단하였다. 재단 설립을 위해서는 재정문제, 재단법인 확보문제 등 어려움이 많았으나, 미국 북장로회, 남북감리회, 캐나다 선교부 연합위원회의 합작으로 전문학교를 유지 경영할 연합재단을 설립하였고 1917년 3월 조선은행에 학교 자금으로 48,019원 83전을 예치함으로써 이 해 4월 7일에 「사립 연희전문학교 기독교연합재단법인」과 「사립 연희전문학교」의 설립을 인가받았다. 이때부터 경신학교 대학부는 「사립 연희전문학교」라는 이름을 쓰기 시작했다. 에비슨은 언더우드의 형 존이 기부한 기금으로 1917년 9월 당시 경기도 고양군 연희면에 송림이 울창한 토지 29만 320평을 교지로 매입하였다. 이와 같이 연희전문학교가 발전하게 된 데에는 선각자의 혜안을 갖고 여러 난관을 극복하면서 교육 사업을 추진했던 언더우드가 있었지만, 사후 교장을 맡았던 에비슨의 노력도 결코 간과해서는 안 될 것이다. 더구나 에비슨은 세브란스의학전문학교와 연희전문학교의 교장을 18년 동안이나 겸임하면서 양교를 한국인의 학문 요람으로 발전시켰다. 따라서 비록 연세라는 이름을 갖는 학교로의 합동은 1957년에 이루어졌지만, 그 이전 제중원에서 전문학교 시절에 이르기까지 알렌 - 언더우드 - 에비슨이 다져 놓은 토대는 합동의 실질적인 기반으로 기능하였다.

　연희전문학교의 설립에서 본 바와 같았던 어려움은 세브란스에서도 마찬가지로 있었다. 다만 세브란스는 이미 졸업생을 배출하였고, 1913년부터는 여러 교파가 연합하기로 하여 새 교사의 신축과 함께 교명도 세브란스연합의학교로 바꾼 터였기에 연희전문학교 보다는 수월했다고 할 수 있다. 세브란스가 전문학교로 승격하는 데에는 재정, 강의 중 사용하는 언어 혹은 용어, 그리고 교수진용이 큰 문제였다. 세브란스연합의학교는 1916년 4월 25일 재단법인의 제1회 이사회를 개최하여 에비슨을 이사장으로, 반버스커크를 부이사장으로 하는 이사회를 구성하였다. 1917년 3월에 재단법인을 설립하였고 5월 14일 재단법인과 전문학교로서의 학교 설립이 허가되면서 교명을 사립 세브란스연합의학전문학교(Severance Union Medical College)로 개칭하였다.

　이와 같이 세브란스는 단순히 하나의 병원으로서 환자를 진료하는 역할을 넘어 의학, 치의학, 간호학 등을 이 땅에 뿌리박도록 했고, 많은 우수한 의료 인력을 양성해 어려운 시기 동포들의 병고를 덜어주고 아픔을 어루만져 주는 데 큰 역할을 했다.

참고문헌

제중원과 관련된 자료들은 일부 생략하였다.

I. 자료

1. 공식 기록 자료
   高宗實錄
   官報
   奏本(서울대학교 규장각)
   各司謄錄(국사편찬위원회)
   日本公使館記錄(국사편찬위원회)
   統理交涉通商事務衙門日記(규장각 17836)
   奏本存案(규장각 17704)
   美案(규장각 17733, 18047, 18046의 1)
   美原案(규장각 18046의 1)
   日案(규장각 18058)
   議案(규장각 18057)
   濟衆院 返還에 관한 約定書(규장각 23174)
   八道四都三港口日記(규장각 18083)
   大韓帝國官員履歷書(국사편찬위원회 편, 탐구당, 1971)
   延世大學校 醫科大學 學籍簿
   세브란스연합의학전문학교 일람
   Annual Report of Seoul Station to the Korea Mission
   Annual Report of the Board of Foreign Missions of the Methodist Episcopal Church Korean Mission
   Records of Board of Foreign Missions of the Presbyterian Church of U. S. A Korea, Letters and Reports
   Minutes of the Annual Meeting of Presbyterian Church, U. S. A.
   History of Korea Mission Presbyterian Church U. S. A.(1884~1934), 22~23쪽
   Reports of the Southern Presbyterian Mission in Korea
   Missionary Yearbook of Methodist Episcopal Church South

First Annual Report of the Korean Government Hospital, Seoul, under the care of H. N. Allen, and J. W. Heron, for the Year ending April 10th, 1886. R. Meiklejohn & Co., Yokohama, 1886

Catalogue. Severance Union Medical College. Seoul, Korea, 1917

Catalogue. Severance Union Medical College Training School for Nurses. Y.M.C.A. Press, Seoul, 1918

韓國學 文獻硏究所 編: 舊韓末 日帝侵略史料叢書 I. 政治篇 1. 韓國施政一般(1906). 아세아문화사, 1984

韓國學 文獻硏究所 編: 舊韓末 日帝侵略史料叢書 II. 政治篇 2. 韓國施政年報(1908). 아세아문화사, 1984

朝鮮總督府 施政年報

朝鮮總督府官報

朝鮮總督府月報

朝鮮總督府醫院 年報

2. 신문 잡지류

漢城旬報

漢城周報

皇城新聞

기독신보

죠션크리스도인회보

독립신문

독립신문(상해 발행)

데국신문

매일신문

신동아

大韓每日申報

東亞日報

세브란스교우회보

월간 세브란스

Journal of Severance Union Medical College 1: 57-65, 1933

延世醫史學 3(1). 1999)

Korea Mission Field

Korean Repository

Korea Review
Foreign Missionary
Missionary Review of the World
The Church at Home and Abroad
The Gospel in All Lands
朝野新聞
Seoul Press
日本醫籍錄
朝鮮
每日新報
同仁

3. 개인 기록 자료

리하르트 분쉬 지음, 김종대 옮김: 고종의 독일인 의사 분쉬. 학고재, 서울, 1999

Allen, H. N: Korea : Fact and Fancy. Methodist Publishing House. 1905, 170쪽

Allen, H. N: Things Korean. A Collection of Sketches and Anecdotes, Missionary and Diplomatic. Fleming H. Revell Co., New York, 1908(신복룡 역주: 朝鮮見聞記. 집문당, 1999, 67쪽)

Allen, H. N: 세브란스병원 정초식 기념사, 쎄버란씨 긔념병원, 1902

Allen, H. N, 김원모 완역: 구한말 격동기 비사 알렌의 일기. 단국대학교 출판부, 서울, 1991

Avison, O. R.: Memoirs of Life in Korera. 타자본, 1940

Avison, O. R., 에비슨기념사업회 역: 舊韓末秘錄 上 下. 대구대학교 출판부, 1984

Clark, A. D.: Avison of Korea - The Life of Oliver R. Avison, M. D. 에비슨 전기 - 한국 근대 의학의 개척자. 연세대학교 출판부, 서울, 1979, 84쪽.

Clemente, C. D. (ed): Gray's Anatomy. Anatomy of the Human Body. Thirtieth American ed, Lea & Febiger, Philadelphia, 1985

Dock, L. L., Stewart, I. M., 조정환 역술: 朝鮮看護史. 조선간호부회, 1933

Ludlow, A. I.의 연례보고서

New, E. W.: A Doctor in Korea. The Story of Charles McLaren, M. D. The Australian Presbyterian Board of Missions, Sydney, 1958.

Underwood, L. H.: Underwood of Korea. Fleming H. Revell Co, 1918, 44쪽

Underwood, L. H., 이만열 옮김: 언더우드 한국에 온 첫 선교사. 기독교문사, 서울, 제2판, 1993.

Underwood, Lillias H.: Fifteen Years among the Top-Knots, or Life in Korea. American Tract Society, New York, 1904 (김철 역: 언더우드 부인의 조선 생활. 뿌리깊은 나무, 1984, 97쪽)

Williams PL, Warwick R(eds): Gray's Anatomy. 36th British ed, W. B. Saunders Co, Philadelphia, 1980

II. 연구서
 1. 저서 및 편서
  기독교대백과사전 편찬위원회: 기독교대백과사전 15권. 기독교문사, 1984, 776-777쪽.
  奇昌德: 韓國近代醫學敎育史. 아카데미아, 1995
  金斗鍾 : 韓國醫學史. 全. 탐구당, 서울, 1981
  김수진, 한인수 공저: 한국기독교회사, 호남편. 1980
  김승태, 박혜진 : 내한 선교사 총람(1884~1984). 한국기독교역사연구소, 1994
  김정동: 남아있는 역사, 사라지는 건축물. 초판, 대원사, 서울, 2000
  金正明: 日韓外交資料集成 6上, 岩南堂, 1964, 171-184쪽.
  大韓醫史學會: 松村 池錫永. 아카데미아, 1994
  민경배: 한국기독교회사. 대한기독교출판사, 서울, 1987
  민경배 : 알렌의 宣敎와 近代韓美外交. 연세대학교 출판부, 서울, 1991
  박규원: 상하이 올드데이스. 민음사, 서울, 2003.
  박윤재: 한국 근대의학의 기원. 혜안, 서울, 2005.
  박형우: 제중원. 몸과마음, 서울, 2002
  백낙준 : 백낙준 전집 1, 한국개신교사 1832~1910. 연세대학교 출판부, 서울, 1995
  三木榮: 朝鮮醫書誌(增修版,) 學術圖書刊行會, 1973, 162쪽.
  새문안교회 창립 100주년 기념 사업회. 새문안교회 문헌 사료집, 제1집, 1987.
  서울大學校病院史 編纂委員會: 서울大學校病院史. 서울大學校病院, 1993
  서정민: 제중원과 초기 한국기독교. 연세대학교 출판부, 서울, 2003.
  손홍렬 : 韓國 中世의 醫療制度 硏究. 수서원, 서울, 1988
  스즈키 쓰네카스, 이상 옮김: 상해의 조선인 영화황제 김염. 실천문학사, 서울, 1996
  신동원 : 한국근대보건의료사. 한울 아카데미, 서울, 1997
  安龍植: 大韓帝國官僚史 硏究. 연세대학교 사회과학연구소, 1994.
  연세 창립 80주년기념 사업위원회: 연세대학교사. 연세대학교 출판부 서울, 1969.
  연세대학교 백년사 편찬위원회: 연세대학교 백년사. 1. 연세통사(상). 연세대학교 출판부, 서울, 1985.
  연세대학교 의과대학 의학백년 편찬위원회: 의학백년. 연세대학교 출판부, 서울,

1986.
연세대학교 간호대학사 편찬위원회: 연세대학교 간호대학사 1906-1985. 연세대학교 출판부, 1996.
연세의료원 120년사 편찬위원회: 인술, 봉사 그리고 개척과 도전의 120년. 연세의료원, 서울, 2005.
윤경로: 105인 사건과 신민회 연구. 일지사, 1990, 27쪽.
李光麟 : 韓國 開化史 硏究. 일조각, 1969
李光麟 : 韓國開化史의 諸問題. 중판, 일조각, 서울, 1990
이광린 : 올리버 알 에비슨의 생애. 한국 근대 서양의학과 근대 교육의 개척자. 연세대학교 출판부, 1992
이광린 : 초대 언더우드 선교사의 생애. 연세대학교 출판부, 서울, 1992
이기서 : 교육의 길 신앙의 길 김필례 그 사랑과 실천. 태광문화사, 서울, 1988
이만열: 한국기독교의료사. 아카넷, 서울, 2003
이만열 역: 언더우드. 한국에 온 첫 선교사. 2판, 기독교문사, 서울, 1993.
이영복, 김수지: 개정증보 간호사. 수문사, 서울, 1999, 173페이지.
이유복, 박형우: 동양 최고의 외과의사 러들로. 연세대학교 출판부, 2000.
정구충: 한국 의학의 개척자. 동방도서주식회사, 1985, 223쪽.
朝鮮總督府 京城醫學專門學校 一覽, 1940년.
朝鮮總督府醫院 20年史. 朝鮮總督府醫院, 1928
佐藤剛藏: 朝鮮醫育史. 茨木, 佐藤先生喜壽祝賀會, 1956, 48쪽.
한국기독교역사연구소: 한국기독교의 역사 I. 10판, 1996.
한국민족문화대백과사전 한국정신문화연구원
海觀 吳兢善 先生 記念事業會: 海觀 吳兢善. 延世大學校 出版部, 서울, 1977.
H. G. 언더우드 著, 李光麟 譯 : 韓國改新敎受容史. 一潮閣, 서울, 1995
미끼 사까에(三木榮) : 朝鮮醫學史及疾病史. 大阪 三木榮宅, 1963, 268쪽
大垣丈夫 編 : 朝鮮紳士大同譜. 朝鮮紳士大同譜 發行事務所, 1913

2. 연구 논문

기선완: McLaren의 일생과 사상. 최초 한국인 정신의학자 이중철 교수 탄생 100주년 기념 심포지움. 연세의대 정신과학교실, 2004.
金承台: 日本을 통한 西洋醫學의 受容과 그 性格. 국사관논총 6: 223~254, 1989
김영경, 박형우, 노재훈: 제중원의학당 입학생의 신분과 사회진출. 醫史學 10(1): 60-70, 2001.
김학은: L. H. 세브란스의 家系. 연세대학교 의료원소식 제123호. 1987년 3월 23일자,

제3면.

金亨錫: 韓末 韓國人에 의한 西洋醫學 受容. 국사관논총 5. 1989, 175~210쪽

노인화: 대한제국시기 관립학교 교육의 성격 연구. 이화여자대학교 박사학위청구논문, 1989.

박윤재: 한말, 일제 초 근대적 의학체계의 형성과 식민 지배. 연세대학교 대학원 사학과 박사논문, 2002, 195-209쪽.

박윤재: 일제 초 의학교육기관의 정비와 임상의사의 양성. 의사학 13: 20-36, 2004.

박형우: 대의 김필순. 醫史學 7(2): 239-253, 1998

박형우: 세브란스 제1회 졸업생의 활동. 延世醫史學 2(2): 299-319, 1998

박형우: 우리나라 초창기 의학서적. I. 제중원-세브란스에서 간행된 초창기 의학교과서. 醫史學 7(2): 223-238, 1998

박형우: 조선 개항 이후의 서양의학 도입. 의학교육을 중심으로. 東方學志 104: 249, 1999

박형우: 우리나라 서양의학 도입 초기의 간호 활동과 제중원. 간호학탐구 9: 46-55, 2000.

박형우, 박윤재, 여인석, 김일순: 제중원에서의 초기 의학교육(1885~1908). 醫史學 8(1): 25-44, 1999

박형우, 여인석: 제중원 일차년도 보고서. 延世醫史學 3(1): 3-81, 1999

박형우, 여인석: 한국 근대의학 도입사의 쟁점. 延世醫史學 2(1). 1998, 88~114쪽

박형우, 이경록, 왕현종: 재동 제중원의 규모와 확대 과정. 醫史學 9(1). 2000, 29~53쪽

박형우, 이태훈: 1901년도 제중원 연례보고서. 연세의사학 4: 226-227, 2000.

박형우, 이태훈: 고종의 시의 독일의사 분쉬(1869~1911). 醫史學 9(2): 239, 2000

裵圭淑: 大韓帝國期 官立醫學校에 관한 硏究. 이화여자대학교 대학원 1990년도 석사학위 청구논문, 1991, 1-82쪽.

신동원: 公立醫院 濟衆院, 한국문화 16: 206, 1995

여인석: 대한제국기의 官에 의한 의학교육. 延世醫史學 2 286-298, 1998.

여인석, 박윤재, 이경록, 박형우: 구리개 제중원 건물과 대지의 반환 과정. 醫史學 7(1) 23~36, 1998

여인석, 박윤재, 이경록, 박형우: 우리나라 의사면허 제도의 역사. 구한말과 일제시대를 중심으로. 의사학 11: 137-153, 2002.

왕현종, 이경록, 박형우: 구리개 제중원의 규모와 활동. 醫史學 10(2): 135~152, 2001

이경록, 박윤재, 여인석, 박형우: 광혜원의 개원과 제중원으로의 개칭과정. 延世醫史學 2(4): 478~570, 1998

이꽃메, 황상익: 우리나라 근대 병원에서의 간호: 1885-1910. 의사학 6: 63-81, 1997

이윤주: 우리나라 근대 간호의 도입과 정착. 연세대학교 대학원 간호학과 석사 학위 논문, 2000.

이자형: 한국 개화기의 간호교육에 관한 연구. 대한간호 25: 40-51, 1986

이주연: 조선시대 말과 일제 강점기의 서양식 치과의료의 도입에 관한 고찰. 기독교 선교치과의사들의 활동과 세브란스연합학전문학교 치과학 교실을 중심으로. 연세대학교 대학원 치의학과 석사학위논문, 1999.

이주연: 우리나라의 서양식 치과의료 도입에 관한 연구 1. 초기 선교치과의사 한대위 (D. E. Hahn)를 중심으로. 延世醫史學 3: 142-151, 1999.

趙英烈: 西洋諸國을 통한 西洋醫學의 受容. 國史館論叢 9: 133-145, 1989.

주진오: 서양의학의 수용과 제중원 - 세브란스. 延世醫史學 1(3): 6, 1997

황상익: 역사 속의 학부(學部) "의학교". 1899-1907. 한국과학사학회지 22: 170-191, 2000

세브란스 관련 연표

1884. 9. 2   최초의 의료선교사 알렌 제물포 도착 (9월 22일 서울 도착)
1884. 12. 4   우정국(郵政局) 축하연에서 갑신정변(甲申政變) 일어남
1885. 1. 27   폴크의 서신과 알렌의 병원설립안(病院設立案)이 민영익을 통해 외아문 독판(督辦) 앞으로 보내짐
1885. 4. 3   외아문에서 광혜원 개원 알리는 방(榜)을 사문(四門)과 종각(鍾閣)에 게시
                 카이로세(海瀨敏行)가 작성한 12조의 병원 규칙을 외아문에서 알렌에게 통보
1885. 4 초   팔도사도삼항구일기(八道四都三港口日記)에 공립의원 규칙(公立醫院 規則) 실림
1885. 4. 9   알렌 제중원에서 환자 치료 시작
1885. 4. 10   광혜원(廣惠院)이 공식적으로 개원
1885. 4. 26   제중원(濟衆院)으로 개칭
1885. 6. 21   헤론 도착
1885. 8. 9   제중원 개원 공식 축하연이 제중원의 외과 병동에서 열림
1885. 12. 1   알렌 미국 공사 폴크에게 의학당 설립에 대한 구체적인 안을 제시
1885 말   고종 외과 기구 구입을 위한 경비를 하사
1886. 2. 13   팔도의 감영에 제중원의학당 학생을 선발하라는 공문 보냄
1886. 3. 29   제중원의학당(濟衆院醫學堂) 개교
1886. 4. 10   제중원 일차년도 보고서 발행
1886. 6. 15   제중원의학당 학도 이의식(李宜植) 제중원 주사로 승차(陞差)
                 제중원 주사 김희환을 학도(2기)에 서임
1886. 7. 4   미국 북장로회의 여의사 엘러즈(Annie J. Ellers)가 파송되어 제중원에 부녀과(婦女課)가 신설되고 민비(閔妃)의 시의가 됨
1887 초   제중원 구리개로 이전
1887. 9   미국으로 떠난 알렌에 이어 헤론이 제중원 책임자로 임명됨
1888. 3. 27   여의사 호튼 내한
1890. 7. 9   알렌 미국 공사관의 참찬관으로 임명되면서 선교사 완전 사임
1890. 7. 26   헤론 이질로 사망하여 29일 양화진 묘지에 묻힘
1891. 4. 3   빈튼(Charles C. Vinton) 도착하여 제중원의 책임 맡음
1893. 7. 16   에비슨(Oliver R. Avison) 부산에 도착
1893. 10.   알렌이 에비슨에게 어의(御醫) 인계
1893. 11. 1   에비슨 제중원 근무를 시작
1893 말   에비슨의 요청에 의해 남장로회 선교회가 테이트(Mattie I. Tate)를, 북장로회가 아버클(Victoria C. Arbuckle)을 제중원에 파견
1894. 5. 10   실 공사 조선정부의 외아문 독판서리 김학진(金鶴鎭)에게 제중원 책임자 에비슨이 사직한다는 공문 보냄
1894. 8. 18   군국기무처(軍國機務處)는 각부 아문의 소속각사(所屬各司)를 개록(開錄)하면서

	제중원(濟衆院)을 내무아문 소속으로 배속시킴
1894. 9. 26	에비슨의 요구안 수락으로 제중원이 미국 북장로회 선교부로 이관(移管)
1895. 4. 6	미국 북장로회 여의사 화이팅(Georgiana Whiting)과 간호사 재콥슨(Anna P. Jacobson)을 제중원에 파견
1895. 10.	제중원에서 일하는 젊은이들에게 의학교육을 실시하고, 남학교에서 조수로 선발된 몇 명이 의사가 될 것을 목표로 에비슨과 빈튼의 교육을 받음
1897 초	그레이 해부학 교과서의 1차 번역이 어느 정도 진행됨
1897. 5.	하디 내한 하여 제중원 근무 (9월까지)
1897. 10. 14	여의사 휠드, 간호사 쉴즈 내한하여 제중원 근무
1897. 12. 4	여의사 휘시 내한하여 제중원 근무
1897-8년도	제중원의학교의 7명 학생 중 일부가 자비로 의학 공부
1898-9년도	제중원의학교에서 5명의 학생이 해부학, 화학 및 관련 분야를 배움
1899. 3.	그레이 해부학 책의 번역이 완료되었으나 안식년 기간 동안 이를 맡고 있던 조수가 죽는 바람에 원고가 없어짐
	제중원의학교에 7명의 학생이 있음
1899. 3. 29	에비슨이 부인의 건강 문제로 병가를 얻어 귀국하였고, 휠드가 제중원 책임 맡음
1899. 11.	셔록스 내한하여 제중원 근무
1899-1900년도	쉴즈가 제중원의학교의 학생들에게 환자 관리, 외과수술을 위한 환자 준비 등을 강의함
	휠드는 여학교 학생 중 똑똑한 몇 명을 의사로 만들기 위해 교육함
1900. 4. 30	에비슨 5월 초 뉴욕에서 열린 만국선교대회에 참석하여 강연하고 미국 오하이오주 클리블랜드의 부호 세브란스(Louis H. Severance)로부터 병원 건립 기금으로 1만 달러를 기부받음
1900. 10.	에비슨 안식년을 마치고 돌아옴
1900.	김필순 에비슨의 번역 조수로 채용되어 그레이 해부학 책을 다시 번역하고 영어도 가르치면서 의학 공부를 함
1901. 6.	캐나다 건축가 고든(Henry B. Gordon) 내한
1901. 9.	서효권 합류하여 제중원의학교의 학생이 6명으로 됨. 전병세 5학년, 서효권 4학년, 박서양 2학년(1900. 8. 30. 입학), 김정원 2학년, 홍인후 1학년, 홍덕수 1학년임
1902. 6월초	에비슨 남대문 밖 복숭아골에 병원 대지 구입
1902. 8. 8	병원 건축을 위한 기초 작업 시작
1902. 11. 27	세브란스씨 기념병원 정초식(定礎式) 열림
1904. 9.	김필순 그레이 해부학 2차 번역 완료
1904. 9. 13	허스트 세브란스의 후원으로 내한하여 제중원 근무를 시작
1904. 9. 23	세브란스병원 봉헌식(奉獻式) 거행
1904. 11. 16	새로 지은 제중원, 세브란스병원 개원(開院)
1904. 11. 22	윤치호가 발기해 제중원 후원회(濟衆院 後援會) 조직
1905.	『약물학』 교과서 출판
1905. 3. 29	알렌 미국 공사에서 해임 당함 (6월 5일 조선을 떠남)
1905. 4. 10	제중원 반환에 관한 약정서를 체결하고 조선정부 대금 지불
1905. 7. 8	의정부 회의에서 부담금을 지출할 것을 결정하고 황제에게 결재를 올렸으며, 7월

	11일 재가 받음, 7월 14일 관보에 공표
1906	『해부학 권1』, 『해부학 권2』, 『해부학 권3』, 『신편 화학교과서. 무기질』, 『신편 생리교과서. 전』, 『진단학 1』 등의 교과서 출판
1906. 5. 31	조선정부 세브란스병원으로 이름이 바뀐 제중원의 환자 치료 공로를 치하하기 위해 찬성금 3천원 지급
1906. 9.	세브란스병원 간호부양성소(Severance Hospital Training School for Nurses) 개교
1907. 1.	세브란스병원 간호부양성소 두 명의 학생으로 교육을 시작
1907	『진단학 2』, 『피부병 진단치료법 단』, 『병리통권』, 『서약단방』 등의 교과서 출판
1907 여름	세브란스씨 가정주치의 러들로를 대동하고 한국 방문(3개월 동안)
1908.	『무씨 산과학』 교과서 출판
1908. 6. 3	제중원의학교에서 김필순, 김희영, 박서양, 신창희, 주현칙, 홍석후, 홍종은 등 7명이 제1회로 졸업하여 우리나라 최초의 의술개업인허장 1-7번을 부여 받음 (우리나라 의사면허의 효시)
1908. 6. 4	의술개업인허장 받음
1908. 6. 12	세브란스병원 간호부양성소에서 5명이 첫 가관식 가짐
1908. 6	세브란스동창회 창립
1908. 8. 26	사립학교령 반포
1909.	『해부학 권1』, 『신편 화학교과서. 유기질』, 『신편 생리교과서. 전』 등의 교과서 재판 출판
1910. 6. 10	세브란스병원 간호원양성소의 첫 졸업생인 김배세(Miss Bessie C. Kim) 배출
1909. 7.	세브란스병원의학교로 학부에 등록
1910. 8. 29.	한일합병(韓日合倂)
1910. 10.	『외과 총론』 교과서 출판
1910. 12. 6	세브란스병원 부속 교회 새 건물 봉헌식
1911. 6. 2	제2회 졸업식
1911. 8. 23	조선교육령(朝鮮教育令) 공포
1911. 10.	사립학교규칙(私立學校規則) 공포
1911.	밀즈(R. G Mills)를 병리학 교수로 임명
1912. 1.	학교를 일시적으로 폐쇄 (9월 말까지)
1912-3년도	노튼 위생학을 강의
1912. 5. 12	미 남장로회 군산에서 활동하던 오긍선을 파견
1912. 8.	미 북장로회 외과전문의 러들로를 교수로 임명
1912. 10. 1	새로 지은 의학교 교사에서 학교 문을 다시 엶
1913. 6. 13	신축 의학교 교사의 봉헌식
1913. 11. 15	조선총독부령 제100호로 「의사규칙(醫師規則)」을 반포
1914. 4	인턴제도 시작
1914.	맥라렌 세브란스의 신경학 교수로 부임
1914. 11. 4	세브란스 연구부 설립
1915. 3. 5	서울 종로 중앙기독교 청년회관을 빌려 경신학교 대학부 개교
1915. 3.	사립학교규칙 개정
1915. 3.	전문학교규칙(專門學校規則) 공포

1915. 8. 30	미 북장로회 쉐플리를 파견하여 치과학교실 설치
1916. 4.	미 남장로회 다니엘(T. H. Daniel)을 내과 교수로 파견
1916. 4. 25	재단법인의 제1회 이사회 개최(이사장 에비슨, 부이사장 반버스커크)
1916. 10. 12.	언더우드 57세의 나이로 미국 애틀랜틱 시에서 사망하여 에비슨 경신학교 대학부 교장 겸임
1916. 11	캐나다 장로회 스코필드(F. W. Schofield)를 교수로 파견
1917. 3.	세브란스연합의학전문학교 재단법인 설립
1917. 4. 7	사립 연희전문학교 기독교연합재단 법인과 사립 연희전문학교의 설립 인가
1917. 5. 14	세브란스연합의학전문학교 설립 인가. 세브란스연합의학전문학교(Severance Union Medical College)로 개칭 교복과 교모 제정 사립세브란스연합의학전문학교 부속 간호부양성소(Severance Union Medical College Training School for Nurses)로 개칭
1985. 4. 10	연세대학교 의과대학 개교 100주년.
1987. 4. 10	연세대학교 구내에 재동 광혜원 건물을 복원하고 영빈관을 알렌관으로 명명
1996.	서울역 앞 세브란스빌딩 로비에 '옛 세브란스'를 개관하고, 세브란스 복원 모형 제작 설치
1998. 4. 10	광혜원 개원 114주년 기념식. 제중원의학당 학생들 연세대학교 의과대학 명예졸업장 수여 및 명예동창 추대
2001. 5	연세사료관에 재동 제중원 복원 모형 제작 설치
2005. 5. 4	세브란스 새병원 개원 연세의료원 120년사 전편 출판

찾아보기

쪽수 뒤의 f는 그림을, t는 표를 나타낸 것이며, 서적은 『 』로 표시하였다.

(ㄱ)

가관식(加冠式) 210
가노(加納五郞) 201, 355, 359
가우처(Goucher, JF) 41, 41f
각 교파(各 敎派)의 한국인 교수 후원(韓國人 敎授 後援) 198
간호(看護) 208
『간호교과서(看護敎科書)』 214f
갑신정변(甲申政變) 8
갑오개혁(甲午改革) 5, 31
강문집(姜文集) 186, 253, 253f, 355, 364
강성은(姜聖恩) 217
강태신(康泰信) 218
개정 사립학교 규칙(改定 私立學校 規則) 336
개화 상소(開化 上疏) 4
거열(巨烈) → Currell, H 47
건양원년 세입세출총예산설명(建陽元年 歲入歲出總豫算說明) 76
검역규칙(檢疫規則) 207
겐소(Genso, JF) 201
견미사절단(遣美使節團) 40
경성의학전문학교(京城醫學專門學校) 317
경성제국대학 의학부(京城帝國大學 醫學部) 319
경신(儆新)중·고등학교 330
경신학교 대학부(儆新學校 大學部) 334f, 335
경태협(景台協) 65
계례지병원(桂禮知病院) → Kennedy Hospital 57
고다께(小竹武次) 71, 302, 307

고든(Gordon, HB) 100, 101f
고명우(高明宇) 190, 221, 253f, 258, 365
고문정치(顧問政治) 75, 301
고야마(小山善) 303, 307
고제자(高濟弟) 24
고종(高宗) 9f
고지마(兒島高里) 303
곤다(今田束) 155
공립병원 이건확장(公立病院 移建擴張)에 대한 건의(建議) 27
공립의원 규칙(公立醫院 規則) 14, 15f
공사관의원(公使館醫院) 3
곽병규(郭柄奎) 190
광제원(廣濟院) 76
광제원(廣濟院)으로의 개칭(改稱) 78
광혜여원(廣惠女院) 46, 52
광혜원(廣惠院) 16
교육입국조서(敎育立國詔書) 63
구니에다(國技博) 303
구례선(具禮善) → Grierson, R 48
구리개 제중원(濟衆院) 27, 27f
구보(久保武) 314
구세군(救世軍)의 의료사업(醫療事業)
 - 제4기 60
구세약방(救世藥房) 60
구체(具體) → Greathouse, CR 147
국교확대(國交擴大) 3
군산 야소교병원(Francis Bridges Atkinson Memorial Hospital) 51

귀, 코, 그리고 목의 질병(疾病) 367
그래함병원(Ella Lavine Memorial Hospital) 55, 57
그레이 해부학 교과서(解剖學 敎科書) 146
  - 의 1차 번역(飜譯) 151
  - 의 2차 번역(飜譯) 152
그레이트 하우스(Greathouse, CR) 147
그리어슨(Grierson, R) 48
기꾸지(菊地常三郎) 308
기홀병원(紀忽病院) 46
김각현(金珏鉉) 64
김관철(金寬喆) 218
김관현(金寬鉉) 80
김규식(金奎植) 221
김규홍(金奎弘) 70
김마르다(Kim, M) 209
김마리아(金瑪利亞) 221
김배세(金背世) 215, 217
김봉선(金鳳善) 218
김순애(金順愛) 221
김신성(金信聖) 217
김엘라(Kim, E) 211
김염(金焰) 224
김옥균(金玉均) 41
김의환(金宜煥) 25
김익남(金益南) 69
김인국(金仁國) 190
김재명(金載明) 190
김정원 149
김진성(金鎭成) 24
김진성(金震聲) 24
김필순(金弼淳) 152, 182, 220, 223f, 358, 364
김홍집(金弘集) 66
김희영(金熙濚) 182, 224

(ㄴ)

나기라(柳樂達見) 275
나도로(羅道魯) → Ludlow, AI 254
나병환자 수용소(癩病患者 收容所) 50
나약이(羅約耳) → Ross, JB 47
나원정(羅元鼎) 355, 360
낙동진료소(駱洞診療所) 49
낙선시의원(樂善施醫院) → St. Luke's Hospital 49
남대문교회(南大門敎會) 290
남별궁(南別宮) 27
남성병원(南星病院) 54
남순희(南舜熙) 65, 69
내과 회진(內科 回診) 363f
『내과신설(內科新說)』 3
내과학(內科學) 363
내과학 임상강의(內科學 臨床講義) 364
내과학교실(內科學敎室) 363
내부병원(內部病院) 76
내부소관의 병원 관제(病院 官制) 77
내의원(內醫院) 5
내피어(Napier, G) 216
네비우스(Nevius) 정책(政策) 269
노돈(魯敦) → Norton, AH 258
노설(魯雪) → Russel, R 55
노월(魯越) → Lowell, P 41
노인산(魯仁山) → Laws, AF 49
노춘경(盧春京) 26, 330
노튼(Norton, AH) 53, 258
노튼기념병원((Lovisa Holmes Norton Memorial Hospital) 52f, 58, 258
놀런(Nolan, J) 51
눌(Null, MM) 51

(ㄷ)

다니엘(Daniel, TH) 45, 51, 57, 193f, 201
다른 의학교과서(醫學敎科書)의 번역(飜譯) 156
단의열(端義烈) → Daniel, TH 57
대구동산기독병원(大邱東山基督病院) 45, 52f
대한의원(大韓醫院) 303
대한의원 개원 기념엽서(大韓醫院 開院 紀念葉

書)	306f	말콤슨(Malcomson, OK)	56
대한의원 관제(大韓醫院 官制)	304, 307	맥길(McGill, WB)	47
대한의원 교육부(大韓醫院 教育部)	304	맥라렌(McLaren, CI)	193f, 194, 256, 354, 367, 368
대한의원 부속의학교(附屬醫學校)	308	맥리화(麥利和) → Maclay, RS	41
- 의 시간표(時間表)	309t	맥밀란(McMillan, K)	48f, 49
대한의원 의육부(大韓醫院 醫育部)	307	맥안리스(McAnlis, JA)	273
덩컨병원(Duncun Hospital)	55, 56, 217	맥윌리암스(McWilliams, DW)	42
동대문부인병원(東大門婦人病院)	58	맥코원기념병원(Mckowan Memorial Hospital)	55, 57
드류(Drew, AD)	45	맥클레이(Mcclay, RS)	41, 41f

(ㄹ)

라이너(Reiner, EM)	216	맨스필드(Mansfield, TD)	59
래드병원(Caroline A. Ladd Hospital)	50	맹미란(孟美蘭) → McMillan, K	49
랜디스(Landis, EB)	49	메가다(目賀田種太郎)	301
러들로(Ludlow, AI)	108, 194, 254, 254f, 354, 365	메리 라이트 병원(Mary Wright Hospital)	51
- 의 묘지(墓地)	107f	메리 콜린스 화이팅진료소(Mary Collins Whiting Dispensary)	45
러들로 장학컵	256	메이즈(Mayes, WC)	54
러셀(Russel, R)	55	모리야스(森安連吉)	317
레비(Levie, JK)	275	목태상	361, 362
레이크 뷰 공동묘지(Lake View Cemetery)	106	물리학(物理學)	358
로스(Ross, JB)	47	미국 남감리회(美國 南監理會)의 의료사업(醫療事業)	
로웰(Lowell, P)	41		
로즈(Laws, AF)	49, 54	- 제2기	47
류전(劉銓)	355, 358	- 제3기	53
리드(Reid, CF)	47	미국 남장로회(美國 南長老會)의 의료사업(醫療事業)	
리드(Reid, WT)	53, 193		
릴리안 해리스기념병원(Lillian Harris Memorial Hospital)	55, 58	- 제2기	45
		- 제3기	51
		- 제4기	57
		미국 북감리회(美國 北監理會)의 의료사업(醫療事業)	

(ㅁ)

마등산(馬登山)	303		
마루야마(丸山重俊)	75, 301	- 제1기	43
마최수(馬最秀) → McLaren, CI	256	- 제2기	46
마퀸드(Marquand, F)	42	- 제3기	53
마틴(Martin, SH)	59	- 제4기	57
만국선교대회(萬國宣教大會)	102	미국 북장로회(美國 北長老會)의 의료사업(醫療事業)	
만민공동회(萬民共同會)	64		

- 제1기	43	벨(Bell, E)	46
- 제2기	44	『병리통론(病理通論)』	68f
- 제3기	50	병리학(病理學)	361
- 제4기	56	병리학교실(病理學敎室)	361

미국인 주거권리(美國人 住居權利)의 부담금(負擔金) 132
민비(閔妃) 9f
민산해(閔山海) → Martin, SH 59
민영익(閔泳翊) 8, 9f, 40
밀즈(Mills, RG) 51, 193f, 194, 281, 354, 361

병원 전도자(病院 傳道者) 287
병원관제 개정(病院官制 改正) 78
보구녀관 감리교 간호원양성학교(保救女館 監理敎 看護員養成學校) 208
보구녀관(保救女館) 44, 208
 - 에서의 간호교육(看護敎育) 208
보오(輔奧) → Follwell, ED 46
볼드윈시약소(Baldwin Dispensary) 46, 208
부언사(富彦士) → Bunsch, R 60
『부영신설(婦嬰新說)』 3
부인과(婦人科) 367
부츠(Boots, JL) 273
분쉬(Wunsch, R) 35, 60
브라운(Brown, AJ) 112, 112f
브라운(Brown, HM) 45
비거(Bigger, JD) 56
빈튼(Vinton, CC) 29, 34f, 128, 131
빌링스(Billings, BW) 335

(ㅂ)

바로우(Borrow, N) 59
바우만(Bowman, NH) 54
박건호(朴建鎬) 186
『박물신편(博物新編)』 3
박서양(朴瑞陽) 148, 225, 226f, 355, 364
박성춘(朴成春) 225
박시제중(博施濟衆) 16
박에스더(Park, E) 48f, 53
박영식(朴永湜) 186
박영신(朴永信) 217
박우병(朴又秉) 355
반버스커크(Van Buskirk, JD) 53, 193f, 284, 354, 360
반복기(潘福奇) → Van Buskirk, JD 53
방거부인(房巨夫人) → Ellers, AJ 21
방사선, 전기, 물리 및 물치료 364
방역국(防疫局) 36, 207
방합신(方合信) 221
배돈병원(培敦病院) → Paton Memorial Hospital 52f, 56, 58
배유지(裵裕祉) → Bell, E 46
버드맨(Birdman, FH) 211
버피(Burpee, EB) 211
법의학(法醫學) 362
법의학교실(法醫學敎室) 362
베어드(Baird, WM) 45

(ㅅ)

사까이(酒井謙治) 314
사또(佐藤 進) 302
사또(佐藤丸桓) 317
사또(佐藤剛藏) 314, 317
사락수(謝樂秀) → Sharrocks, AM 35, 45
사립 세브란스연합의학전문학교(私立 世富蘭偲聯合醫學專門學校) 345
사립 세브란스연합의학전문학교 기부행위(私立 世富蘭偲聯合醫學專門學校 寄附行爲) 345
사립 연희전문학교(私立 延禧專門學校) 337
사립 연희전문학교 기독교연합재단 법인(私立 延禧專門學校 基督敎聯合財團 法人) 337
사사키(佐佐木四方志) 79, 303, 307
사이또(齊藤謙次) 314

산과(産科)	367	세브란스 가문(家門)	106
산부인과학교실(産婦人科學教室)	367	세브란스 연구부의 설립(設立)	278
삼의사(三醫司)	5	세브란스 치과(齒科)	273
상소(尙灝)	24	세브란스 프렌티스건물(Severance Prentiss Wing)	108
생리학(生理學)	360		
생리학(生理學) 및 생화학교실(生化學教室)	360	세브란스, 존(Severance, JL)	279
생물학(生物學)	360	세브란스기념병원(世富蘭偲紀念病院) → Severance Memorial Hospital	119, 251
생생의원(生生醫院)	3		
생화학(生化學)	360	세브란스병원(世富蘭偲病院)	122f, 124f
생화학 실습(生化學 實習)	360f	- 의 개원식(開院式)	121
샬폰벨(Schall von Bell, JA)	3	- 의 구조(構造)	123
서광호(徐光昊)	186, 221	- 의 봉헌식(奉獻式)	121
서미감병원(瑞美監病院)	56, 58	- 의 정초식(定礎式)	119, 119f
서상륜(徐相崙)	287	- 의 정초식 초청장(定礎式 招請狀)	119f
서양의학 진단서(西洋醫學 診斷書)	20f	- 의 준공(竣工)	50
서양의학교육(西洋醫學教育)의 효시(嚆矢)	26	세브란스병원 간호부(世富蘭偲病院 看護婦) 달력	215
『서의약론(西醫略論)』	3		
서필선(徐弼善)	218, 355	세브란스병원 간호부양성소(世富蘭偲病院 看護婦養成所)	
서효권	144, 148		
선교치과의사(宣教齒科醫師)의 내한(來韓)	274	- 의 설립(設立)	212
선천미동병원(宣川미동病院)	51	세브란스병원 간호부회(世富蘭偲病院 看護婦會)	215
성마태병원	49		
성베드로병원	49	세브란스병원 부속교회(世富蘭偲病院 附屬教會)	290
성안나병원(St. Anne Hospital)	52f, 55		
성진제동병원(城津濟東病院)	49	세브란스병원의학교(世富蘭偲病院醫學校)	181, 196
세균학(細菌學)	362		
세균학(細菌學) 및 위생학교실(衛生學教室)	362	- 의 신축 학교 교사 봉헌식(新築 學校 校舍 奉獻式)	196
세브란스(Severance, LH)	102, 103f, 106	- 의 신축 학교 교사(新築 學校 校舍)	196f
- 와의 만남	101	- 의 제2회 졸업생(卒業生)	186f
- 의 가족(家族)	108f	- 의 제2회 졸업식(卒業式)	184
- 의 가족 묘지(家族 墓地)	107f	- 의 제3회 졸업생(卒業生)	187, 189f
세브란스(世富蘭偲)		- 의 제3회 졸업식(卒業式)	189
- 의 간호교육(看護教育)	205	세브란스연합병원(世富蘭偲聯病院)	196
- 의 연구활동(研究活動)	278	세브란스연합의학교 도서과(世富蘭偲聯合醫學校 圖書科)	201
- 의 외래진찰실(外來診察室)	263f		
- 의 재정(財政)	269	세브란스연합의학교(世富蘭偲聯合醫學校)	191, 196
- 의 전도(傳導)	286		
- 의 진료(診療)	261		

398 세브란스

- 의 1914년 졸업장(卒業狀)	198f
1913-4학년도 강의(講義)	197
1914-5학년도 강의(講義)	199
1915-6학년도 강의(講義)	200
1916-7학년도 강의(講義)	201

세브란스의학전문학교(世富蘭偲醫學專門學校)
- 의 교과과정(敎科課程)　356
- 의 교칙(校則)　350
- 의 인가 당시 교직원(認可 當時 敎職員)
　353, 354f

셔록스(Sharrocks, AM)　35, 45
소민의원(蘇民醫院)　57
소아과(小兒科) 및 정형외과학교실(整形外科學敎室)　367
소아과학(小兒科學)　367
송영서(宋榮瑞)　186
수술외과(手術外科)　365
수학(數學)　358
순안병원(順安病院)　55
쉐플리(Scheifley, WJ)　273, 276f, 355, 368
쉡핑(Shepping, EJ)　216
쉴즈(Shields, EL)　34, 205, 211, 213f
스미드(Smith, WE)　50
스즈키(鈴木謙之助)　80
스코필드(Schofield, FW)　193f, 201, 285, 355, 362
스크랜튼(Scranton, WB)　19, 43f, 307
스탠다드 석유회사　106
스티븐스(Stevens, DW)　127
스팀슨(Steamson, CM)　335, 339
시기란돈(時奇蘭敦) → Scranton, WB　19
시병원(施病院)　43, 43f
시타케(佐竹秀)　200
신경과(神經科)　368
신경과학(神經科學) 및 정신과학교실(精神科學敎室)　368
신기선(申箕善)　64
신민회(新民會)　222

신창희(申昌熙)　182, 227
신필호(申弼浩)　253f, 259, 355, 367
신현창(申鉉彰)　229
실용해부학(實用解剖學)　155
심호섭(沈浩燮)　355, 363

(ㅇ)

아각선(雅各善) → Jacobson, AP　34
아관파천(俄館播遷)　64
아메바성 간농양(肝膿瘍)　256
아버클(Arbuckle, V)　206
아사노신분(朝野新聞)　24, 24f
아사카와(麻川松次郞)　68
아이비병원(Ivey Memorial Hospital)　54
아펜젤러(Appenzeller, HG)　42
아펜젤러 홀(Appenzeller Hall)　339
안경혜(安敬慧)　217, 355
안과학(眼科學)　366
안과학교실(眼科學敎室)　366
안도전(安道全) → Anderson, AG　58
안동성소병원(安東聖蘇病院)　56, 57
안력산병원(安力山病院) - Alexander Hospital 57
안련(安連) → Allen, HN　6
안사영(安思永)　360
안식교(安息敎)의 의료사업(醫療事業)
- 제3기　55
- 제4기　60
안창호(安昌浩)　222
알렉산더(Alexander, AJA)　257
알렉산더병원(Alexander Hospital)　56, 57
알렌(Allen, HN)　6, 7f, 17f
- 의 병원설립안(病院設立案)　9, 10f
- 의 입국(入國)　42
애인병원(愛人病院)　59
앤더슨(Anderson, AG)　58
앤더슨(Anderson, NA)　211
약리학과(藥理學科)　368
『약물학 상권. 무기질』　153, 158f

약물학(藥物學) 및 약학교실(藥學敎室)	361
약제생산과(藥劑生産科)	189
약학(藥學)	361
약학(藥學) 및 약물학(藥物學)	361
어비신(魚丕信) → Avison, OR	29
어빈(Irvin, CH)	35, 56
어을빈(漁乙彬) → Irvin, CH	56
어의(御醫)	21
언더우드(Underwood, HG)	19, 329
언더우드 홀(Underwood Hall)	339
언즈버거(Ernsberger, EF)	53, 211
에드먼즈(Edmunds, MJ)	208, 209f
에비슨(Avison, OR) 29, 30f, 99f, 251, 354, 358	
- 과 제1회 졸업생(卒業生)	175f
- 의 부임(赴任)	29
- 의 안식년(安息年)	99
- 의 의학교육 구상(醫學敎育 構想)	144
에스텝(Esteb, KM)	216
엘러즈(Ellers, AJ)	21, 22f
엘린우드(Ellinwood, FF)	41f, 42, 101
영국선교회(英國宣敎會)의 의료사업(醫療事業)	
- 제2기	49
- 제3기	54
- 제4기	59
영변제중원(寧邊濟衆院)	53
영사관 부속병원(領事館 附屬病院)	3
영어(英語)	356
오게시다(樋下謙次郎)	314
오긍선(吳兢善) 193f, 194, 257, 354, 358, 366	
오기원(吳基元) → Owen, CC	46
오까(岡喜七郎)	308
오까(岡忍)	201, 355, 367
오부인(吳婦人) → Whiting, G	34
오시마(大島正健)	202, 355, 356
오웬(Owen, CC)	46
오현숙(吳賢淑)	217
와일즈(Wiles, J)	49
『외과 총론(外科 總論)』	364
외과학교실(外科學敎室)	364
외국어학교(外國語學校)와 의학교(醫學校)와 중학교 졸업인(中學校 卒業人)을 해학교(該學校)에 수용(收用)하는 관제(官制)	72
요시모토(吉本潤亮)	303, 307
우리나라 최초(最初)의 의사 면허(醫師 免許) 177	
우리말 의학교과서(醫學敎科書)의 편찬(編纂) 151	
우월손(禹越遜) → Wilson, RM	51
우월시(禹越時) → Wells, JH	45
우제익(禹濟翌)	24
우찌다(內田徒志)	79
우키다(浮田傳吾)	200
원두우(元杜尤) - Underwood, HG	19, 329
원산구세병원(元山救世病院)	47, 56
원주기독병원(原州基督病院)	52f
웨어(Weir, HH)	193
웰즈(Wells, JH)	45, 48f
『위생신론(衛生新論)』	68f, 69
위생학(衛生學)	362
윌슨(Wilson, RM)	48f, 51
유홍(劉泓)	65
윤리학(倫理學)	356
윤일선(尹日善)	279
윤호(尹鎬)	24
의료 선교(醫療 宣敎)에서의 우의(友誼)	102
의료위원회(醫療委員會)	149
의사규칙(醫士規則)	178, 180f
의사규칙(醫師規則)	202, 202f
의사면허제도(醫師免許制度)	
일제 시기(日帝 時期)의 -	202
의사면허증(醫師免許證)	204f
의사시험합격증(醫師試驗合格證)	204f
의술개업인허장(醫術開業認許狀)	178f
의술개업인허장 수여(醫術開業認許狀 授與)	177
의업면허(醫業免許)	204
의학교(醫學校)	63

- 의 의학교과서 번역 출판(醫學敎科書 飜譯 出版) 68
- 의 외국인 교사 교체(外國人 敎師 交替) 69
- 의 의학생 모집(醫學生 募集) 67
- 의 입학식(入學式) 67
- 의 졸업생 배출(卒業生 輩出) 72
의학교 관제(醫學校 官制) 65, 65f
의학교 관제 청의안(醫學校 官制 請議案) 64
의학교 규칙(醫學校 規則) 66
의학교 부속병원(醫學校 附屬病院) 74
의학득업사(醫學得業師) 174
의학진사(醫學進士) 310, 310f
이갑성(李甲成) 361, 361f
이겸래(李謙來) 24
이규경(李圭景) 3
이규환(李圭桓) 66
이나모토(稻本龜五郎) 314
이덕(李德) → Reid, CF 47
이도재(李道宰) 64, 99
이또히로부미(伊藤博文) 75
이비인후과학교실(耳鼻咽喉科學敎室) 367
이수정(李樹廷) 42, 330
이애시(李愛施) 218, 355
이용기(李龍基) 355
이용익(李容翊) 116
이위만(李慰萬) → Reid, WT 53
이윤신(李允信) 218
이은혜 209
이의식(李宜植) 24
- 의 이력서(履歷書) 25f
이익(李翼) 3
이익채(李益采) 202, 355, 356
이재곤(李載崑) 174
이지용(李址鎔) 305
이진호(李軫鎬) 24
이창호(李昌鎬) 355
이태준(李泰俊) 186, 221

이하영(李夏榮) 131
인턴 수료증(修了證) 199f
인턴(intern) 199
인턴제도 199
일반외과(一般外科) 365
일본 해부학 책(日本 解剖學 冊)의 번역(飜譯) 154
일본어(日本語) 358
임도재 200
임상병리학(臨床病理學) 362
임선준(任善準) 305
잉골드(Ingold, MB) 46

(ㅈ)

장성무(張聖武) 218
장세기(張世基) 74
장시영(張時英) 120
장인석(張仁錫) 190
재동 제중원(齋洞 濟衆院) 13f
- 의 구리개 이전(移轉) 26
재콥슨(Jacobson, AP) 34
전도부인(傳導婦人) 287
전문학교 규칙(專門學校 規則) 335
전병세 148
전의감(典醫監) 5
전주예수병원(全州耶蘇病院) 46, 52
『전체신론(全體新論)』 3
전킨기념병원(Junkin Memorial Hospital) 45
정도은(鄭道恩) 218
정동진료소(貞洞診療所) 49
『정선산학(精算算學)』 68f, 69
정약용(丁若鏞) 3
정용식(鄭容軾) 355
정형외과학(整形外科學) 368
제동병원(濟東病院) 56, 59
제물포성누가병원(St. Luke's Hospital) 49
제생의원(濟生醫院) 3
제성병원(諸聖病院) 59

제중원(濟衆院)	16	조선총독부의원 부속의학강습소(朝鮮總督府醫院 附屬醫學講習所)	312
- 에서의 간호(看護)	205	조선총독부의원 부속의학강습소 규칙(朝鮮總督府醫院 附屬醫學講習所 規則)	313
- 에서의 전도(傳導)	26	조선총독부의원 부속의학강습소(朝鮮總督府醫院 附屬醫學講習所) 졸업앨범	315
- 에서의 진료(診療)	18	조원숙(趙源淑)	217
- 에서의 치과진료(齒科診療)	273	조직학(組織學)	359
- 의 개원(開院)	9	존슨(Johnson, WO)	45
- 의 공식적(公式的)인 개원 축하연(開院 祝賀宴)	13	종양등록사업(腫瘍登錄事業)	256
- 의 규모(規模)	13	『주제군징(主制群徵)』	3, 4f
- 의 미선교부 이관(美宣敎部 移管)	29	주한 장로교단 선교협의회(駐韓 長老敎團 宣敎協議會)	45
- 의 운영(運營)	17	주현칙(朱賢則)	228, 229f
- 의 입원 환자(入院 患者)	36	중앙의원(中央醫院)	312
에비슨 시기(時期)의 -	34	중앙의원 부속의학교(中央醫院 附屬醫學校)	312
제중원 건물(濟衆院 建物)의 반환(返還)	126	지석영(池錫永)	64, 67f
제중원 교사(濟衆院 敎師)	26, 330	진급증서(進級證書)	185f
제중원 대지(濟衆院 垈地)의 반환(返還)	126	진단학(診斷學)	363
제중원 반환(濟衆院 返還)에 관한 약정서(約定書)	128, 129f	진천애인병원(鎭川愛人病院)	55
제중원 배치도(濟衆院 配置圖)	23f	진학순(秦學洵)	24
제중원 부녀과(濟衆院 婦女科)	21		
제중원 전관(濟衆院 專管)	32f		
제중원의학교(濟衆院醫學校)	143	(ㅊ)	
- 의 제1회 졸업생(卒業生)	171f, 175f	차형은(車亨恩)	355
- 의 첫 졸업식(卒業式)	167, 168f	최규성(崔奎星)	24
- 의 학년 부여(學年 附與)	148	최동(崔棟)	280
제중원의학당(濟衆院醫學堂)	22, 23f	최마태(崔馬太) → Tate, MI	206
제중원일차년도보고서(濟衆院一次年度報告書)	19, 19f	최명학(崔明學)	279
제창병원(濟昌病院)	52, 56, 59	최영욱(崔泳旭)	221
제콥슨(Jacobson, AP)	207	최응순(崔應順)	355
제혜병원(濟惠病院)	56, 59	최의덕(崔義德) → Tate, LB	46
조선교육령(朝鮮敎育令)	334	최종악(崔鐘岳)	24, 25f
조선기독교대학(朝鮮基督敎大學)	335	최한기(崔漢綺)	3
조선정부(朝鮮政府)의 비협조(非協助)	115	최훈주(崔勳柱)	77
조선총독부 및 소속 관서 관제(朝鮮總督府 및 所屬 官署 官制)	312	치과학(齒科學)	368
		치과학교실(齒科學敎室)	273, 368
조선총독부의원(朝鮮總督府醫院)	312, 315f	치료학(治療學)	364
조선총독부의원 관제(朝鮮總督府醫院 官制)	312	치원관(致遠館)	339

(ㅋ)

카나이(金井豊)	79
카이로세 데시꼬(海瀨敏行)	14
캐나다 장로회(長老會)의 의료사업(醫療事業)	
- 제2기	48
- 제3기	54
- 제4기	58
캠벨(Campbell, JP)	216
커렐(Currell, H)	47, 194
커틀러(Cutler, MM)	53, 208
케네디병원(Kennedy Hospital)	55, 57
켄트(Kent, EW)	53
코쿠부(國分象太郞)	303
쿡(Cook, ED)	201, 355, 361, 368
킴버(Kimber, D)	182

(ㅌ)

탁명숙(卓明淑)	218
탕약망(湯若望) → Schall von Bell, JA	3
테이트(Tate, LB)	46
테이트(Tate, MI)	206
통감(統監)	301
특수외과(特殊外科)와 외과병리(外科病理)	365
티몬즈(Timmons, HL)	57

(ㅍ)

파스테르연구소(Pasteur Institute)	125
펜윅(Fenwick, MC)	100
평양 선교사들의 반대(反對)	111
평양기독병원(平壤基督病院)	56
평양맹아학교(平壤盲兒學校)	53
평양제중병원(平壤濟衆病院)	50
페디스토마	281
포사이드(Forsythe, H)	216
포사이드(Forsythe, W)	51
폴웰(Follwell, ED)	46, 193
프레데릭 언더우드 피난처(Frederick Underwood Shelter)	331
프렌취병원(French Memorial Hospital)	56, 57
프렌티스(Prentiss, FF)	279
플레처(Fletcher, AG)	51
피병원(避病院)	207
피부(皮膚)와 비뇨기 질환(泌尿器 疾患)	366
피부비뇨기과학교실(皮膚泌尿器科學敎室)	366
필(弼) → Field, E	34
핕킨(Pitkin, W)	105

(ㅎ)

하기와라(萩原守一)	126
하디(Hardie, RA)	34, 34f, 47
하리영(河裡泳) → Hardie, RA	34
하세가와(長谷川好道)	345
하야시(林權助)	71, 126
하워드(Howard, M)	33, 208
하위렴(河衛廉) → Harrison, WB	46
한(Hahn, DE)	274
한국기독교의료사(韓國基督敎醫療史)	39
한국산 클로버	281
한국시정개선(韓國施政改善)에 관한 협의회(協議會)	75
한국연합출판사(韓國聯合出版社)	157
한국의료선교(韓國醫療宣敎)	
- 의 제1기	43
- 의 제2기	44
- 의 제3기	50
- 의 제4기	55
한국의료선교사협회(韓國醫療宣敎師協會)	191
한대위 → Hahn, DE	274
한일의정서(韓日議定書)	75, 301
한지의업면허(限地醫業免許)	204
할시(Halsey, LS)	105
함석태(咸錫泰)	276
함흥자혜의원(咸興慈惠醫院)	308f
함흥제혜병원(咸興濟惠病院)	49
합신(合信) → Hobson, B	3

해리 장(Harry Chang)	120
해리슨(Harrison, WB)	46
해부생리학교과서(解剖生理學敎科書)	182
해부학 교과서(解剖學 敎科書)	154f
해부학 실습(解剖學 實習)	359f
해부학(解剖學)	359
해부학교실(解剖學敎室)	358
해주구세병원(海洲救世病院)	56, 58, 58
해주진료소(海洲診療所)	53
핸드(Hand, CW)	101
허그스(Hughes, E)	216
허스트(Hirst, JW)	252, 252f, 354, 358, 367
- 와 1회 졸업생(卒業生)	171f
허제(許濟) → Hirst, JW	252
헤론(Heron, JW)	6, 28f
혜론(惠論) → Heron, JW	6
혜민서(惠民署)	5
혜중국(惠衆局)	77
호열자 예방 주의서(虎熱刺 豫防 主意書)	73
호열자 예방규칙(虎列刺 豫防規則)	207
호주 장로회(濠洲 長老會)의 의료사업(醫療事業)	
- 제2기	47
- 제3기	54
- 제4기	58
호튼(Horton, LS)	22f, 331
홀(Hall, RS)	48f, 208
홀(William, WJ)	46
홀(忽) → Hall, WJ	46
홀덴(Holden, LE)	102
홀맨(Hallman, SB)	53
홉슨(Hobson, B)	3
- 의 책	4f
홍난파(洪蘭波)	231
홍덕수	149
홍도라(洪道羅)	218
홍범(洪範) 14조	63
홍석후(洪錫厚)	182, 230, 232f, 355, 366
홍순화(洪舜華)	218
홍인후	149
홍종은(洪鍾殷)	234
화이팅(Whiting, G)	34, 207
화이팅(Whiting, HC)	51
화학(化學)	358
화학(化學) 및 물리학교실(物理學敎室)	358
활인서(活人署)	5
황호리(黃浩里) → Whiting, HC	51
후루시로(古城梅溪)	66
휘시(Fish, MA)	35
휠드(Field, E)	34, 34f
휴 오닐 2세 기념진료소(Hugh O'Niel Jr. Memorial Dispensary)	332
히드코트(Heathcote, E)	206(1)

(1)

105인 사건	224
1901년도 보고서(1901年度 報告書)	36, 149f
1인 의사 병원	44

(A)

Alexander Hospital	57
Alexander, AJA	257
All Saints' Hospital	59
Allen, HN	6
Amebic liver abscess	256
Anderson, AG	58
Anderson, NA	211
Appenzeller, HG	42
Arbuckle, V	206
Avison, OR	29
Ay-in Hospital	59

(B)

Baird, WM	45
Baldwin Dispensary	46, 208
Bell, E	46
Bigger, JD	56

Billings, BW	335
Bird Hospital	49
Birdman, FH	211
Bookkeeping Department	201
Boots, JL	273
Borrow, N	59
Bowman, NH	54
Brown, AJ	112
Brown, HM	45
Bunsch, R	60
Burpee, EB	211

(C)

Campbell, JP	216
Caroline A. Ladd Hospital	50
Chosen Christian College	335
Comity in Medical Missions	102
Cook, ED	201
Cornelius Baker Memorial Hospital	57
Currell, H	47
Cutler, MM	208

(D)

Daniel, TH	45, 51, 57, 201
Department of Manufacturing Pharmacy	189
Drew, AD	45
Duncan Hospital	56

(E)

East Gate Women Hospital	58
Ecumenical Conference of Missions	102
Edmunds, MJ	208
Ella Lavine Memorial Hospital	57
Ellers, AJ	21
Ellinwood, FF	42, 101
Ernsberger, EF	53, 211
Esteb, KM	216

(F)

Fenwick, MC	100
Field, E	34
Fish, MA	35
Fletcher, AG	51
Follwell, ED	46, 193
Forsythe, H	216
Forsythe, W	51
Francis Bridges Atkinson Memorial Hospital	51
Frederick Underwood Shelter	331
French Memorial Hospital	57

(G)

Genso, JF	201
Gordon, HB	100
Goucher, JF	41
Gray, H	146
Greathouse, CR	147
Grierson, R	48

(H)

Hahn, DE	274
Hall Memorial Hospital	46
Hall, RS	208
Hall, WJ	46
Hallman, SB	53
Halsey, LS	105
HamHeung Canadian Mission Hospital	59
Hand, CW	101
Hardie, RA	34
Harrison, WB	46
Heathcote, E	206
Heron, JW	6
Hirst, JW	252
Hobson, B	3
Holden, LE	102
Horton, LS	331
Hospital for the Love Man	59

House for the Blind	53
Howard, M	44, 208
Hugh O'Niel Jr. Memorial Dispensary	332
Hughes, E	216

(I)

In His Name Hospital	51
Ingold, MB	46
Intern	199
Irvin, CH	35, 56
Ivey Memorial Hospital	54

(J)

Jacobson, AP	34, 207
Johnson, WO	45
Junkin Memorial Hospital	45

(K)

Kennedy Hospital	57
Kent, EW	53
Kim, BC	215
Kim, E	211
Kim, M	209
Kimber, D	215
Korea Medical Missionary Association	191
Korean Lespedeza	281
Korean Religious Tract Society	157

(L)

Lake View Cemetery	106
Landis, EB	49
Laws, AF	49
Levie, JK	275
Lillian Harris Memorial Hospital	58
Lovisa Holmes Norton Memorial Hospital	58
Lowell, P	41
Ludlow cup	256
Ludlow, AI	108, 194, 254

(M)

Maclay, RS	41
Malcomson, OK	57
Mansfield, TD	59
Marquand, F	42
Martin, SH	59
Mary Collins Whiting Dispensary	45
Mary Wright Hospital	51
Mayes, WC	54
McAnlis, JA	273
McGill, WB	47
McLaren, CI	256
McMillan, K	49
McWilliams, DW	42
Mills, RG	51, 194

(N)

Napier, G	216
Nolan, J	51
Norton, AH	53, 258
Null, MM	51

(O)

one man-hospital	44
Owen, CC	46

(P)

Pasteur Institute	125
Pitkin, W	105
Po Ku Ryo Kwan	44
Po Ku Nyo Kwan Methodist Training School for Nurses	208
Prentiss, FF	279

(R)

Registry of Tumors	256
Reid, CF	47

Reid, WT	53, 193
Reiner, EM	216
Ross, JB	47
Russel, R	55

(S)

Salvation Hospital	58
Salvation-for-all-women Hospital	44, 208
Schall von Bell, JA	3
Scheifley, WJ	273
Schofield, FW	201
Scranton, WB	19, 307
Severance Hospital Medical College	196
Severance Hospital Medical School	181
Severance Hospital Nurses' Association	215
Severance Hospital Nurses' Calender	215
Severance Hospital Training School for Nurses	212
Severance Memorial Hospital	119, 251
Severance Prentiss Wing	108
Severance Union Hospital	197
Severance Union Medical College	196, 345
Severance, JL	107, 279
Severance, LH	102, 106
Sharrocks, AM	35, 45
Shepping, EJ	216
Shields, EL	34, 205, 211
Smith, WE	50
St. Andrew Hospital	59
St. Anne Hospital	55
St. Luke's Hospital	49
Standard Oil Company	106
Steamson, CM	335
Stevens, DW	127
Swedish Memorial Hospital	58

(T)

Tate, LB	46
Tate, MI	206
Timmons, HL	57

(U)

Underwood, HG	19, 329
Union Publishing House of Korea	157

(V)

Van Buskirk, JD	53
Vinton, CC	29, 128

(W)

Weir, HH	193
Wells, JH	45
Whiting, G	34, 207
Whiting, HC	51
Wiles, J	49
Wilson, RM	51
Women's Dispensary of Extended Grace	46
Wunch, R	35

(Y)

Yee, G	209

세브란스와 한국의료의 여명
ⓒ박형우 2006

초판 1쇄 인쇄/ 2006년 5월 7일
초판 1쇄 발행/ 2006년 5월 12일

지은이/ 박형우
펴낸이/ 이왕준
편집주간/ 박재영
책임편집/ 김민아(licomina@fromdoctor.com)
표지디자인/ 우순식
인쇄/ 국제문화기획

펴낸곳/ (주)청년의사
주소/ 서울시 마포구 신수동 99-1 루튼빌딩 2층
전화/ (02)2646-0852
FAX/ (02)2643-0852
전자우편/ webmaster@fromdoctor.com
홈페이지/ www.fromdoctor.com
출판등록/ 1999년 9월 13일 제11-195호

ISBN/ 89-91232-05-1

가격 25,000원